KONSTITUTIONSPATHOLOGIE
IN DEN MEDIZINISCHEN SPEZIALWISSENSCHAFTEN
HERAUSGEGEBEN VON JULIUS BAUER-WIEN
2. HEFT

KONSTITUTIONSPATHOLOGIE IN DER OHRENHEILKUNDE

VON

Dr. JULIUS BAUER UND **Dr. CONRAD STEIN**

A. O. PROFESSOR AN DER
UNIVERSITÄT WIEN

PRIVATDOZENT AN DER
UNIVERSITÄT WIEN

MIT 58 ABBILDUNGEN

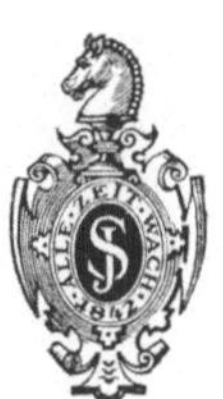

BERLIN
VERLAG VON JULIUS SPRINGER
1926

ISBN-13:978-3-642-88982-0   e-ISBN-13:978-3-642-90837-8

DOI:10.1007/978-3-642-90837-8

Vorwort.

Vor 12 Jahren schon haben sich die Verfasser dieses Heftes zu gemeinsamer Arbeit zusammengefunden. Damals waren es auffällige interne klinische Befunde an Otosklerosekranken, die unsere Aufmerksamkeit wachriefen und zur systematischen Verfolgung veranlaßten. Seither haben wir beide die daran anknüpfenden Probleme nicht aus den Augen verloren und reiche Erfahrung sowohl als wesentliche Vertiefung unserer theoretischen Kenntnisse und Anschauungen auf dem Gebiete der Konstitutions- und Vererbungslehre dürften uns die Berechtigung geben, den vorliegenden Versuch zu wagen und eine systematische Darstellung der Ohrenheilkunde vom Standpunkte der Konstitutionspathologie auszuarbeiten.

Wie der eine von uns im Vorworte des Herausgebers zum 1. Hefte dieser Sammlung gesagt hat, ist die Konstitutionspathologie keineswegs etwa ein Sonderfach der Pathologie sondern vielmehr die Umfassung sämtlicher Grundlagen und Voraussetzungen zu einer ätiologisch-pathogenetischen Betrachtungsweise aller krankhaften Vorgänge im Organismus vom Gesichtspunkte der im Organismus selbst enthaltenen, endogenen, anlagemäßigen Bedingungen. Diese Grundlagen und Voraussetzungen liefern sorgfältige und umfassende klinische Beobachtung der Kranken, verständnisvolles Studium der strukturellen, pathologischanatomischen und histologischen Veränderungen, vor allem aber systematische, methodisch einwandfreie Vererbungsforschung. Umfangreiche eigene Untersuchungen, über die wir schon in früheren Arbeiten berichten konnten, bewegten sich in diesen Bahnen und bilden den Grundstock der vorliegenden Darstellung. Dem Herausgeber erschien seit jeher gerade die Pathologie des Ohres ein besonders günstiges Objekt zum Studium allgemein gültiger, prinzipieller konstitutionspathologischer Fragen und unsere auf diesem Teilgebiet menschlicher Pathologie gewonnenen Ergebnisse dürften auch für die Auffassung ganz anderer krankhafter Vorgänge im Organismus nicht ohne Belang sein. Diese Erkenntnis mag es auch entschuldigen, daß ein in der Ohrenheilkunde nichts weniger als Berufener den Mut gefunden hat hier mitzureden. Aber gerade in der Zusammenarbeit des Ohrenarztes mit dem allgemein konstitutionspathologisch und erbbiologisch eingestellten inneren Kliniker erblicken wir nicht geringe Vorteile und hoffen, daß diese auch der Ohrenheilkunde zugute kommen werden. So begrenzt das Spezialfach der Ohrenheilkunde auch zu sein scheint, so weitreichend und umfassend muß der Gesichtspunkt sein, von dem aus allein sie eine Lösung ihrer ätiologisch-pathogenetischen Probleme erwarten darf.

Wenn auch unsere Arbeit unter stetem gegenseitigen Gedankenaustausch vor sich ging, so haben wir doch bei der Abfassung eine Arbeitsteilung vorgenommen, wie aus dem Inhaltsverzeichnis hervorgeht.

Wir möchten schließlich noch jenen Herren Dank sagen, die uns bei unserer Arbeit unterstützt und gefördert haben, vor allem Herrn Professor Alexander, dessen Abteilung der größte Teil unseres Krankenmaterials entstammt, sowie seinen Assistenten, den Kollegen Brunner, Bénesi und Fischer. Unser besonderer Dank gebührt aber dem Verlag Springer, der in großzügigster Weise die Beibringung des reichen Bildermaterials ermöglichte und die prächtige Ausstattung besorgte.

Wien, Juni 1926.   **Julius Bauer. Conrad Stein.**

Inhaltsverzeichnis.

Äußeres Ohr.

Die Ohrmuschel.

Konstitutionsanomalien der Ohrmuschel nehmen unter den Anomalien der Partialkonstitution einzelner Organe und Organteile eine besondere Stellung ein. Da sie als Teilerscheinung der äußeren Körperform, des Habitus, ohne besondere Untersuchungsmethoden auch am bekleideten Individuum mit bloßem Auge leicht wahrgenommen werden können, haben sie auch schon sehr bald in der wissenschaftlichen Forschung Beachtung gefunden. Im 15.—17. Jahrhundert waren es die Physiognomiker, welche Beziehungen zwischen bestimmten Formen der Ohrmuschel und dem Charakter und Temperament ihres Trägers feststellen wollten, in der ersten Hälfte des 18. Jahrhunderts wurde der degenerative Charakter gewisser Formanomalien der Ohrmuschel erkannt und mit Veranlagung zu Geisteskrankheiten und Verbrechertum in Zusammenhang gebracht. Die umfangreiche einschlägige Literatur knüpft hier vor allem an die Namen Morel (1837) und Lombroso (1871—1875) an.

Die Stellung der menschlichen Ohrmuschel in der Phylogenese läßt sie für derartige Studien über ihre individuellen Varianten besonders geeignet erscheinen, denn die individuelle Variabilität der Ohrmuschel ist in der Tat ganz besonders groß. Dies hängt offenbar damit zusammen, daß einerseits die Ohrmuschel in der Reihe der Säugetiere eine neue Erwerbung darstellt und andererseits diese in der Stammesgeschichte noch junge, also noch nicht allzu fest fixierte Bildung beim Menschen wiederum eine Rückbildung erfahren hat. Diese Verhältnisse bringen es auch mit sich, daß wir stammesgeschichtlichen Reminiszenzen, also sog. Atavismen oder Tierähnlichkeiten in der Form der Ohrmuschel nicht ganz selten begegnen und daß derartige Bildungen oft nichts anderes sind als eine abnorme Persistenz fetaler Entwicklungsstadien der Ohrmuschel, also sog. Fetalismen (Tandler), deren Übereinstimmung mit gewissen tierischen Formen auf Grund des biogenetischen Grundgesetzes unschwer verständlich ist. Gewisse Ohrmuschelformen erweisen sich als Merkmal bestimmter Rassen, sind somit dadurch allein schon als konstitutionell bedingt gekennzeichnet, bei anderen wieder müssen erst besondere Untersuchungen erweisen, wie weit solche Varietäten oder Anomalien erbanlagemäßiger, also konstitutioneller Natur oder aber durch äußere Faktoren im intra- oder extrauterinen Leben entstanden sind. Statistische Untersuchungen über die Häufigkeit gewisser Varianten in einer bestimmten Population müssen uns zeigen, welche von ihnen als wirklich seltene, also extreme Varietäten anzusehen und damit als „abnorm", d. h. als Abartungszeichen, als degenerative Stigmen anzusprechen sind.

Der eine von uns (B.) hat vor mehreren Jahren vorgeschlagen, die Grenze zwischen normal und abnorm in einer Variantenreihe vereinbarungsgemäß so anzusetzen, daß 95,5% der gesamten Variantenreihe die Norm repräsentieren und die restlichen 4,5% ausmachenden extremen Varianten als abnorm zu bezeichnen sind. Diese Abgrenzung wurde deshalb gewählt, weil sie bei rein binomialer Verteilung einer Variationskurve gerade mit dem Werte der doppelten Streuung ($\pm 2\,\sigma$) zusammenfällt, die rein praktische Zweckmäßigkeit dieses Wertes also auch mathematisch fundiert erscheint. H. Günther hat dann diesen Vorschlag im Prinzip übernommen.

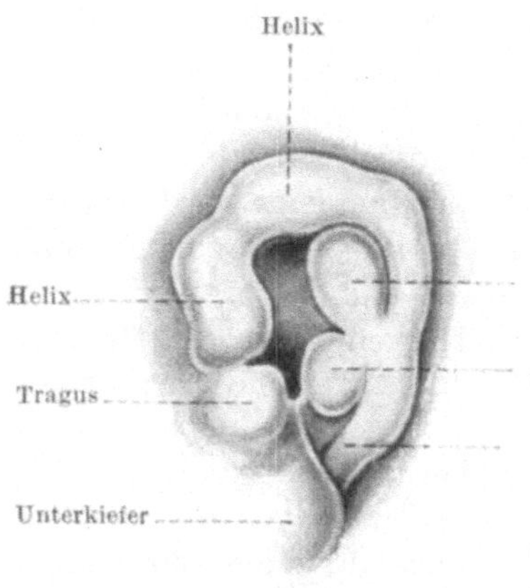

Abb. 1. Ohranlage eines menschlichen Embryo (nach His).

Es wird sich also darum handeln, zu untersuchen, welche Varietäten der Ohrmuschel bei weniger als 4,5% der Bevölkerung vorkommen, denn nur diese werden wir als Zeichen extremer Abweichung vom Typus, als Degenerationsmerkmale werten dürfen. Welche theoretische und praktische Bedeutung derartigen Degenerationszeichen zukommt, wie sie bei der klinischen Erfassung einer Person zu bewerten sind und wie die alte Lehre vom Morelschen Ohr als Zeichen besonderer Veranlagung zu Geisteskrankheiten oder Verbrechertum zu beurteilen ist, das wollen wir erörtern, nachdem wir uns mit den hauptsächlichsten Anomalien der Ohrmuschel vom morphologischen, genetischen und statistischen Standpunkt vertraut gemacht haben. In der Darstellung der einzelnen Anomalien werden wir uns hauptsächlich an die klassischen Beschreibungen Binders, G. Schwalbes und Gradenigos halten, vorerst aber das in der Phylogenese wurzelnde Prinzip des Bauplanes der menschlichen Ohrmuschel uns klarmachen.

Die Ohrmuschel entwickelt sich hauptsächlich aus sechs sog. branchialen Aurikularhöckern, die schon in den ersten Wochen der Fetalentwicklung aus den wulstigen Rändern der ersten Schlundspalte hervorgehen. Die zwischen den Höckern befindliche, immer tiefer werdende Tasche entwickelt sich zum äußeren Gehörgang, ihr Grund zum Trommelfell. Die sechs Aurikularwülste umsäumen als plumper Ring die Öffnung des äußeren Gehörgangs und differenzieren sich, wie Abb. 1 zeigt, zu den aus Abb. 2 ersichtlichen

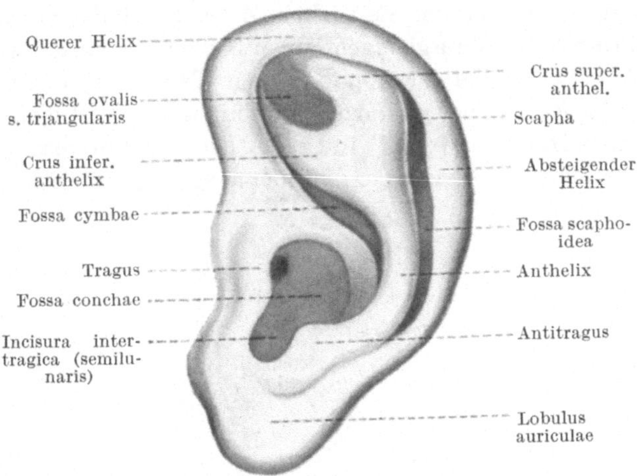

Abb. 2. Anatomie der Ohrmuschel (nach Binder).

morphologischen Abschnitten des Crus helicis, des aufsteigenden Helix, Crus anthelicis inf., Tragus, Antitragus und Ohrläppchen. Schon am Schluß des zweiten Fetalmonats beginnt die Differenzierung des Ohrknorpels, der sich mit dem Knorpel des äußeren Gehörgangs zusammen aus dem Mesenchym des 2. Kiemenbogens, dem sog. Zungenbein- oder Hyoidbogen, entwickelt. Das aus dem 6. Aurikularhöckerchen hervorgehende, aus Fettgewebe bestehende Ohrläppchen bleibt lange Zeit klein und wird erst im fünften Monat deutlicher. G. Schwalbe zeigte nun, daß die aus der Hügel- oder Höckerregion hervorgehenden basalen Abschnitte des Ohres in der Säugerreihe eine weit größere Konstanz aufweisen

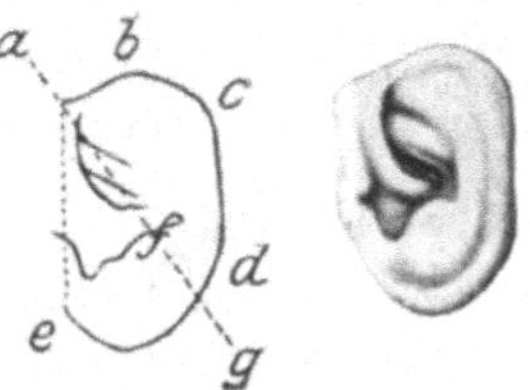

Abb. 3. Ohrmuschel eines 5-monatigen menschlichen Embryo (nach Schwalbe). *a e* Ohrbasis, *b* Scheitelspitze, *c* Darwinsches Höckerchen, *c f* wahre Ohrlänge.

als die von ihm als „Gebiet der freien Ohrfalte" bezeichneten apikalen Anteile mit dem Anthelixfeld und lateralen oberen Ohrrande. Abb. 3 zeigt diese Scheidung in die Ohrhügelzone und Ohrfalte, Abb. 4 die weitgehende Rückbildung der menschlichen Ohrmuschel im Bereich der freien Ohrfaltenregion. Nur dieser Anteil der menschlichen Ohrmuschel ist als rudimentäres Gebilde anzusehen. Der Vorgang der Rückbildung führt zu

einer Verkürzung der Ohrmuschel durch Einrollung des Helix und stärkere
Ausbildung des Anthelixsystems, speziell Auftreten des Crus anthelicis
sup. Damit Hand in Hand geht eine Verbreiterung der vorderen Inser-
tionslinie des Ohres an der Wangenhaut (Martin) und eine Reduktion der
Ohrmuskeln, denn je breiter die Insertion, desto unbeweglicher muß die
Ohrmuschel werden. Es ist kein Zweifel, daß der Vormensch sich seiner
Ohrmuskeln in ausgiebigem Maße bedienen konnte und die Ohrmuschel
beim Mienenspiel sowie in derselben Weise verwendete, wie wir dies bei
den meisten Säugern konstatieren können, als Hilfsmittel des aufmerk-
samen Horchens (vgl. Wiedersheim). Wenn also gewisse Menschen
auch heute noch mehr oder minder ausgiebig ihre Ohrmuskeln willkürlich

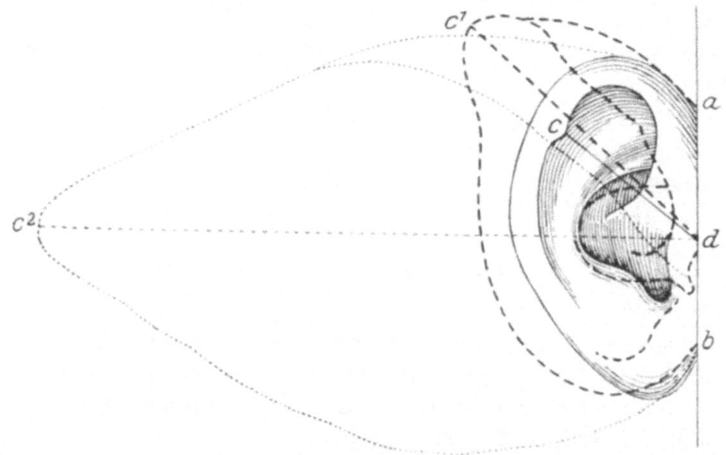

Abb. 4. Menschliche Ohrmuschel im Vergleich mit derjenigen eines Pavian und eines Rindes
(nach Schwalbe). — Ohrmuschel des Menschen ($a\,c\,b$), ——— Ohrmuschel des Pavian
($a\,c^1\,b$), ·········· Ohrmuschel des Rindes ($a\,c_2\,b$), mit gleicher Basis aufeinander gezeichnet.

oder reflektorisch bewegen — die Ohren „spitzen", lauschen können —,
so bedeutet das einen Atavismus, einen mangelhaften stammesgeschichtlichen Rückbildungsvorgang. Der eine von uns (B.) verfügt
seit frühester Jugend über eine derartige, unter Mitbewegungen der
Galea erfolgende aktive Beweglichkeit der Ohrmuschel, die links weit
intensiver ist als rechts und in der gleichen Weise auch bei einem seiner
beiden Söhne schon mit fünf Jahren vorhanden war. Übrigens sind die
Ohrmuskeln bei den anthropoiden Affen noch weiter rückgebildet
als beim Menschen, ja beim Orang-Utan sind sie sogar spurlos verschwunden (Wiedersheim).

1. Die Dimensionen der Ohrmuschel können individuell außerordentlich schwanken. Es ist nach dem Gesagten verständlich, wenn
Gradenigo eine abnorme Größe, eine exzessive Entwicklung der Ohr-

muscheln „als Zeichen von Degradation" ansieht, während die größere Reduktion im Vergleich mit den Säugetieren eine Vervollkommnung und höhere Entwicklung repräsentieren würde. In gewissem Sinne stellt eine große Ohrmuschel aber nicht nur einen Atavismus, sondern auch einen Fetalismus dar, denn die dem ersten und zweiten Schlundbogen angehörenden, zur Ohrmuschel sich differenzierenden sechs Auricular-höcker nehmen ein ziemlich umfangreiches Gebiet des embryonalen Kopfes für sich in Anspruch. Cardona schreibt im Jahre 1860 in seinem Werke über Physiognomie: „Kleine Ohrmuscheln sind Zeichen von Geistesstärke, während eine zu große Ausdehnung der Ohrmuschel ein Zeichen von Langlebigkeit ist und den Verdacht auf Trägheit des Geistes erweckt. Menschen, die zum Studieren taugen, unterscheiden sich durch fein geformte Ohrmuscheln, während die mit runden und grob gestal-teten Ohrmuscheln undiszipliniert sind und mit Nachtschwärmern fraternisieren; die Verschmälerung und Zuspitzung des Helix, wie bei den Waldgeistern, bewirkt, daß die betreffenden Leute höhnisch werden und ihre Mitmenschen hintergehen."

Fälle von Aplasie oder rudimentärer Ausbildung der Ohrmuscheln gehören zu den ausgesprochenen Mißbildungen und sind regelmäßig mit einer Atresie des Gehörganges und anderen Anomalien im Bereich des Gehörorgans, aber auch an anderen Abschnitten des Körpers ver-gesellschaftet.

Das Verhältnis zwischen Ohrlänge und Ohrbreite ist dem Gesagten zufolge ein Ausdruck des Reduktionsprozesses der menschlichen Ohr-muschel. Die Anthropologie (vgl. Martin) verwendet zur Charakteri-sierung dieses Verhältnisses den sog. morphologischen Ohrindex und den sog. physiognomischen Ohrindex. Der morphologische Ohrindex

$$= \frac{\text{morphologische Ohrbreite} \times 100}{\text{morphologische Ohrlänge}},$$ wobei die morphologische Ohr-breite die angewachsene Strecke der Ohrmuschel an der Wange, die morphologische Ohrlänge („wahre Ohrlänge") die Distanz von dem ober-halb des Tragus, in der sog. Incisura auris ant. gelegenen Punkt vom Darwinschen Höckerchen angibt. Der physiognomische Ohrindex

$$= \frac{\text{physiognomische Ohrbreite} \times 100}{\text{physiognomische Ohrlänge}},$$ wobei die physiognomische Ohr-breite die geradlinige Entfernung der Ohrbasis an der Wange von dem am meisten ausladenden Punkt des hinteren Randes des Helix, die physiognomische Ohrlänge die geradlinige Entfernung des Ohrscheitels vom tiefsten Punkt des Ohrläppchens bedeutet.

Je größer also der morphologische Ohrindex, desto stärker erscheint der Rückbildungsprozeß der freien Ohrfalte vorgeschritten. Nach Schwalbe beträgt der morphologische Ohrindex beim Kaninchen 21,3,

Schwein 35,4, Katze 58,8, Macacus rhesus 93,0, Schimpansen 106, Orang-Utan 122, Gorilla 125, Menschen 130. Indessen sind die individuellen Schwankungen des morphologischen Ohrindex beim Menschen sehr beträchtlich. So erstrecken sie sich beim Elsässer von 83,7 ($\male$), resp. 97,3 ($\female$) bis 195,5, resp. 189,5. Bei den Ainos auf der japanischen Insel Hokkaido wurde ein morphologischer Ohrindex zwischen 110 und 223 gefunden (Sakaki), sie wären also im phylogenetischen Involutionsprozeß besonders weit vorgeschritten.

Auch der physiognomische Ohrindex ist beträchtlichen Schwankungen unterworfen und bewegt sich zwischen 45 und 74, mit einem Mittelwert von ungefähr 60 bei Elsässern. Neugeborene haben eine geringere Ohrlänge als Erwachsene, somit höheren physiognomischen Ohrindex; im Alter nimmt, wie Schwalbe gezeigt hat, die Länge und Breite der Ohrmuschel weiter zu, und zwar die Länge mehr als die Breite, so daß das Greisenohr relativ länger und schmäler wird. Wahrscheinlich beruht dies auf einer Abflachung der Krümmungen der Ohrmuschel und auf einer Abnahme der Elastizität der Haut (Martin). Die weiblichen Ohren sind übrigens durchweg erheblich kleiner.

Die Anthropologie lehrt, daß die längsten Ohren (in bezug auf physiognomische Länge) bei Mongolen und semitischen Völkern vorkommen (makrot über 65 mm), die kürzesten Ohren bei Buschmännern und Hottentotten anzutreffen sind (hypermikrot unter 55 mm). Das gilt auch für die relative Ohrlänge im Verhältnis zur Körpergröße. Die vorderasiatisch-dinarische Rasse hat, wie mir Frau Dr. Hella Pöch auf Grund ihrer Untersuchungen mündlich mitzuteilen die Güte hatte, im allgemeinen sehr große und breite Ohren, während die nordische Rasse ebenso wie die sog. Ost- und Alpinrasse weniger große und vor allem schmälere Ohrmuscheln aufweist. Nach Sigaud und seinen Schülern soll der sog. cerebrale Menschentypus besonders große Ohren haben.

2. Die Insertion der Ohrmuschel und die Neigung ihrer Längsachse ist einer gewissen Variabilität unterworfen. Abgesehen von gewissen Monstrositäten mit hochgradiger Verlagerung der Ohrmuschel, gibt es Fälle, wo die Ohrmuschel zu hoch oder zu tief sitzt — normalerweise liegt die quere Helixleiste etwa in der Höhe der Augenbrauenbogen —, wo sie zu weit hinten oder vorne inseriert oder schief von hinten oben nach vorne unten verläuft. Lombroso[1]) fand diesen Typus der Ohrmuschel häufig bei musikalisch veranlagten Personen.

3. Die äußerst seltene Adhärenz der Ohrmuschel an ihrer hinteren (inneren) Fläche mit der gegenüberliegenden seitlichen Schädelfläche ist eine viel weniger wichtige und interessante Anomalie als die

---

[1]) Mündliche Mitteilung an Gradenigo (Arch. f. Ohren-, Nasen- u. Kehlkopfheilk. Bd. 33, S. 7. 1892).

dieser Varietät zu knapp anliegender Ohren gerade entgegengesetzte Anomalie der

4. abnorm abstehenden Ohrmuscheln. Es kann entweder die ganze Ohrmuschel in einem mehr oder weniger vergrößerten Winkel von der Ebene des Warzenfortsatzes abstehen, oder aber die Anomalie betrifft nur den oberen Teil der Ohrmuschel und nicht die Ansatzstelle der Concha. Natürlich können auch abnorme Insertion der ganzen Muschel und Abstehen des oberen seitlichen Ohrrandes miteinander kombiniert sein. Während die abnorme Insertion der Ohrmuschel auch genetisch offenbar nur als Ausdruck der Variabilität dieses Merkmals

anzusehen ist, erklärt sich das Abstehen bloß des oberen Ohrmuschelanteiles durch Persistenz eines bestimmten Entwicklungsstadiums der Embryonalzeit. Zu Beginn des dritten Fetalmonats tritt nämlich der hintere, obere Teil der Ohrmuschel mehr aus der Kopffläche heraus und schlägt sich nach vorne um, so daß Anthelix und Concha vollkommen verdeckt werden. Bei gewissen Säugern fand Gradenigo sogar eine vorübergehende epitheliale Verklebung des nach vorne unten umgeschlagenen Helix. Nach einem halben Monat bildet sich diese eigentümliche Form- und Lageveränderung des Helix wieder zurück. Wenn die Wieder-

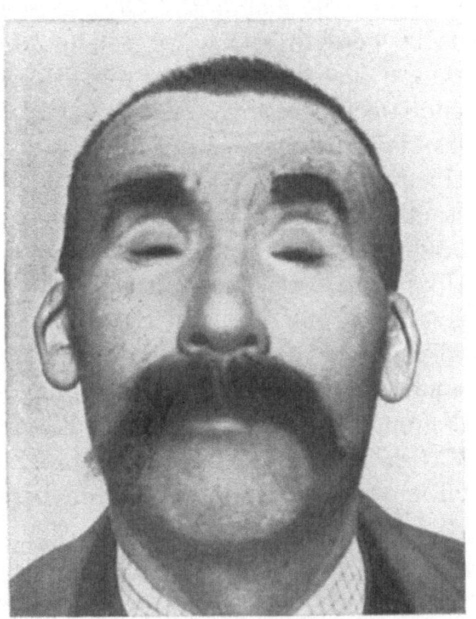

Abb. 5. Katzenohr mit Blepharophimosis (nach Marx).

aufrichtung des nach vorne unten umgeschlagenen oberen seitlichen Ohrrandes ausbleibt, so kommt es zu jener Anomalie, die als „Katzenohr" bezeichnet wird und bei der infolge der Verdeckung des äußeren Gehörganges sogar das Hörvermögen beeinträchtigt sein kann.

Sehr interessant ist die Kombination von beiderseitigem Katzenohr mit Blepharophimosis bei einem Manne, den Marx abbildet (Abb. 5). Bekanntlich kommt es an den Lidrändern zu einer vorübergehenden epithelialen Verwachsung, die beim Menschen im dritten Monat eintritt. Bei gewissen Reptilien (Schlangen) wird dieser Verschluß ein bleibender, und es entsteht vor der Hornhaut noch eine dünne, durchsichtige Membran. Schon Gradenigo hatte die Analogie zwischen diesem temporären Verschmelzungsprozeß der Lider und der von ihm beobachteten epithelialen Anheftung des nach vorne unten umgeschlagenen oberen

seitlichen Ohrmuschelrandes erkannt, die beide in der gleichen Zeit-
periode des Fetallebens sich einstellen. Der Marxsche Fall illustriert sehr
schön die abnorme Persistenz dieses Fetalzustandes an Ohr und Auge.

Die nicht selten zu beobachtende, im oberen und seitlichen Anteile
abstehende Ohrmuschel stellt einen geringeren Grad derselben Anomalie
dar (Gradenigo). Man ist vielfach geneigt, — und namentlich
die Anthropologen betonen dies —, die Art der Kopfbedeckung der
Kinder für dieses Abstehen der Ohrmuschel verantwortlich zu machen.
Voigtel hatte demgegenüber vor 120 Jahren die Ansicht geäußert,
daß die bei uns die Norm darstellenden, anliegenden Ohren daher kommen, daß die Köpfe und Ohren der Kinder mit Binden und Mützen bedeckt werden. Dort, wo solche Kopfbedeckungen nicht im Gebrauch
sind, sollen die Ohren weiter abstehen. Dies wäre also die natürliche
und zweckmäßigere Gestaltung der Ohrmuschel. Uns erscheint es zweifellos, daß abstehende Ohren aus konstitutionellen Gründen, infolge einer
abnormen Persistenz eines normalen fetalen Entwicklungsstadiums zustande kommen, sei es durch eine abnorme Anlage oder durch eine Be-
hinderung in der phänotypischen Auswirkung einer normalen Anlage.
Über diesen Mechanismus soll später noch einiges gesagt werden. Auch
Gradenigo hat diesen Standpunkt, wenn auch mit großer Reserve,
vertreten und sich auf die alte Erfahrung gestützt, daß noch so sorg-
same und ausdauernde Bestrebungen mancher Mütter, die fehlerhafte
Stellung der Ohrmuschel ihrer Kinder durch zweckmäßige Hauben und
Mützen zu korrigieren, nicht zum Ziele führen und nur operative Verfahren das Abstehen der Ohren beseitigen können.

Abb. 6 zeigt eineiige Zwillingsschwestern (L.), die sich in jeder Weise auffallend ähnlich sind. Sie sind 19 Jahre alt, von gleicher Größe, derselben blonden
Haarfarbe und haben blaugraue Augen. In der Schule wurden sie stets miteinander
verwechselt und hatten immer gleiche Zeugnisse. In Zeichnen, Geometrie und Ge-
sang hatten beide immer die schlechteste, in Handarbeiten die beste Note. Die
Augenbrauen stehen bei beiden in gleicher Weise im äußeren Drittel etwas höher,
beide Schwestern haben einen steilen Gaumen und mäßige Scapula scaphoidea, hochgradige Akrocyanose, überstreckbare Finger und eine asthenische Enteroptose. Beide
menstruierten seit ihrem 14. bis 15. Lebensjahre regelmäßig bis Oktober 1923,
seit damals blieb die Menstruation bei beiden ein halbes Jahr lang aus. Die gynä-
kologische Untersuchung (Dr. Döhler, Abt. Prof. Bucura) ergab bei beiden einen
hypoplastischen Uterus. Beide haben die rechte Mamma etwas größer als die linke,
die rechte Mamilla etwas tiefer als die linke. Ein linsengroßer Naevus pigmentosus
findet sich bei dem einen Zwilling im linken oberen Epigastrium, $^3/_4$ cm von der
Mittellinie entfernt, bei dem anderen ein analoger, etwas größerer im gleichen
Dermatomer weiter rückwärts zwischen Scapular- und hinterer Axillarlinie.

Diese eineiigen Zwillinge zeigen nun beide ein Abstehen der oberen
Hälfte der Ohrmuschel, jedoch beide nur rechterseits, die eine Zwillings-
schwester etwas ausgesprochener als die andere. Die linke Ohrmuschel
ist bei beiden normal anliegend. Angesichts der erbanlagemäßigen

Gleichheit, der Konstitutionsidentität eineiiger Zwillinge ist eine andere
Erklärung für die Übereinstimmung der Ohrform der beiden Schwestern
nicht möglich als die Annahme einer konstitutionellen Bedingtheit.
Von der Einseitigkeit der abnormen Bildung soll später noch die Rede
sein.

Was konstitutionell bedingt ist, ist aber als rassenmäßiges Vorkommnis mit Wahrscheinlichkeit zu erwarten. In der Tat erwähnt schon
Topinard die Häufigkeit der abstehenden Ohren bei Kabylen, Kal-
mücken und Turkmenen, Frau Dr. Hella Pöch fand sie als Rassenmerkmal der vorderasiatisch-dinarischen Rasse (mündliche Mitteilung),
und ich selbst hatte Gelegenheit, sie bei den Baschkiren als typischen

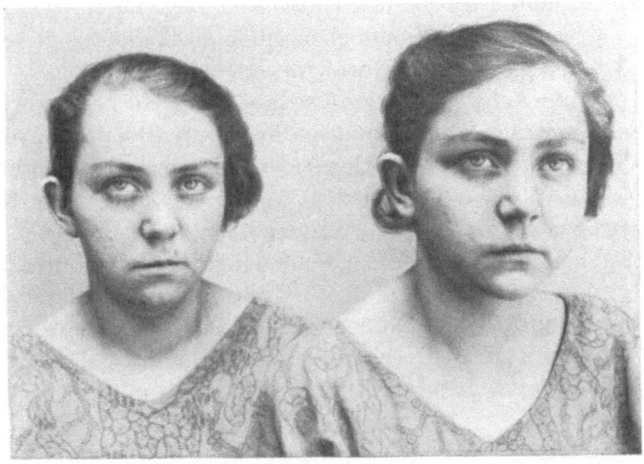

Abb. 6. Eineiige Zwillingsschwestern mit Abstehen der rechten Ohrmuschel.

Befund festzustellen. Herr Dr. Hesch, Assistent des Wiener anthropologischen Universitätsinstitutes, war so freundlich, mir die Gipsab-
güsse von Baschkirenköpfen aus den Distrikten Ufa, Orenburg und Samara
zur Verfügung zu stellen, die von weil. Prof. Rud. Pöch in den österreichischen Gefangenenlagern abgenommen wurden, und ich fand unter
20 wahllos vorgenommenen Köpfen elfmal starkes, zweimal deutliches,
fünfmal geringes Abstehen der Ohrmuschel, während zwei Individuen
nur linkerseits geringes Abstehen des Ohres erkennen ließen. Bei dem
einen von diesen Baschkiren wurde links starkes, rechts nur deutliches
Abstehen der Ohrmuschel konstatiert. An irgendeine sonstige, charakteristische Gestaltung der Ohrmuschel war dieses offenkundig rassenmäßige Merkmal nicht geknüpft. Daß es durch das Tragen der hohen
Pelzmützen seit frühester Jugend bedingt sein könnte, wie von anthro-
pologischer Seite vielfach angenommen wird (vgl. Karutz), erscheint

mir angesichts der oben angeführten Tatsachen durchaus unwahrscheinlich (vgl. auch H. Pöch). Daß konditionelle Einwirkungen dieser Art Abstehen der Ohren bedingen können, ist nicht bewiesen, sicher ist aber, daß diese Ohrform konstitutionell bedingt sein kann. Es ist also plausibler anzunehmen, daß auch die bei gewissen Völkern normalerweise vorkommenden abstehenden Ohren wirklich ein Rassenmerkmal darstellen, also konstitutionell bedingt sind. Gradenigo bemerkt auch, daß das abstehende Ohr oft auch sonst Abweichungen von der Norm darbietet. Es ist gewöhnlich groß, dick, das Crus anthelicis superius undeutlich, zuweilen fehlend, das Läppchen adhärent und fleischig usw.

Ist das abstehende Ohr als Degenerationszeichen zu werten oder nicht? Bei Beantwortung dieser Frage sind zwei wesentliche Momente bzw. Schwierigkeiten zu berücksichtigen: 1. Welchen Grad des Abstehens der Ohrmuschel will man eben schon als Anomalie gelten lassen, da ja alle Übergänge von der Norm zur extremen Abweichung vorkommen, und 2. für welche Population ist diese Frage zu beantworten? Gesicherte zahlenmäßige Feststellungen für unsere Population existieren meines Wissens nicht. Die vorliegenden Angaben divergieren außerordentlich, weil offenbar verschiedene Werte als Grenzwerte der Norm angenommen wurden. Übereinstimmend ergibt sich aber, daß bei Frauen abstehende Ohren viel seltener sind als bei Männern (Lombroso, Gradenigo, Váli, H. Pöch). Gradenigo z. B., der in Turin die enorme Anzahl von 15 000 Männern und 10 000 Frauen sowie von etwa 800 Geisteskranken und 467 Delinquenten beiderlei Geschlechtes untersuchte, gibt folgendes Häufigkeitsverhältnis an:

	Männer	
Normale	Geisteskranke	Verbrecher
11,1%	20%	25,2%
	Weiber	
3,1%	4,2%	5,3%

Nach dieser Statistik wären in Turin abstehende Ohren nur bei Frauen als degeneratives Stigma anzusehen, weil sie die Frequenz von 4,5% nicht erreichen.

Nach den von Váli für Budapest angegebenen Zahlen wäre nur einseitiges Abstehen der Ohren als Degenerationszeichen zu betrachten, da er es bloß bei 1,2% seines Materials, und zwar nur bei Verbrechern beobachtete, während er die Frequenz doppelseitig abstehender Ohren bei normalen Männern mit 16,8%, bei normalen Frauen mit 10,5% angibt. Bei den Ainos finden sich weit abstehende Ohren in 6,2% der Bevölkerung (Sakaki), also gleichfalls zu häufig, als daß man von einem degenerativen Stigma sprechen könnte. Übrigens darf nicht unerwähnt bleiben, daß im Kindesalter abstehende Ohren häufiger sind als bei Erwachsenen, daß sich also diese Anomalie später noch ausgleichen kann (Gradenigo). Nach R. Lederer zeigen insbesondere Kinder vom cerebralen Typus nach Sigaud häufig große, abstehende Ohren, während für den muskulären Typus des Säuglings eng anliegende Ohren charakteristisch sein sollen. Übereinstimmend ist auch die Angabe, daß bei Geisteskranken, Idioten und Verbrechern die Frequenz abstehender Ohren größer ist als bei Normalen. Bemerkenswert erscheint es, wenn Albertotti unter 33 Taubstummen 16 Fälle mit abstehenden Ohrmuscheln angetroffen hat.

5. Anomalien des Helix gehören zu den häufigsten Formvarietäten der Ohrmuschel, was ja nach unseren einleitenden Ausführungen über die stammesgeschichtliche Reduktion gerade dieses Anteiles der Ohrmuschel verständlich erscheint. Der Helix kann im Bereich seines oberen queren und seitlichen absteigenden Anteils alle Grade der Ausbildung aufweisen von einem nahezu völligen Fehlen bis zu einer exzessiven Entwicklung in Gestalt eines gelegentlich bis auf das Ohrläppchen sich fortsetzenden breiten, übergeschlagenen, platten Bandes. Normalerweise hört die Faltung des Helix etwa in der Höhe des

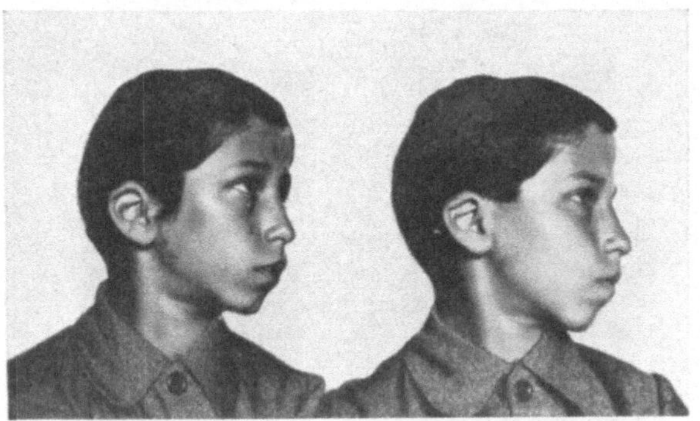

Abb. 7. Eineiige Zwillinge mit Abplattung des queren Helixabschnittes am rechten Ohr.

Antitragus, beim Übergang in das Läppchen auf. Die breite, bandförmige Ausbildung des Helix sieht man meist auf den queren oberen Anteil begrenzt, der dann die Crura anthelicis und Fossa triangularis überdecken, ja an dem Crus anthelicis superius angeheftet sein kann. In solchen Fällen bildet sich dann an der Übergangsstelle des queren zum absteigenden Teil des Helix häufig ein stumpfer oder rechter Winkel statt der normalen, schön geschwungenen Bogenlinie (Binder). Die folgende Beobachtung zeigt die ausschlaggebende Bedeutung der konstitutionellen Anlage für die Entstehung einer derartigen Anomalie (Abb. 7.)

Es handelt sich um 14jährige, eineiige Zwillinge (H.), deren einer (Fritz) nach Aussage des selbst die Entbindung leitenden Vaters, eines Wiener Arztes, in Schädellage, deren anderer (Emil) in Steißlage geboren wurde. Gemeinsames Chorion.

Die äußere Ähnlichkeit ist ganz außerordentlich groß, so daß selbst der Vater gelegentlich im Zweifel ist, welchen seiner Söhne er vor sich hat. Beide Knaben sind brünett, entsprechend ihrem Alter entwickelt und zeigen als sehr auffälliges Merkmal eine eigenartige Gestaltung der rechten Ohrmuschel. Der Helix ist in seinem oberen queren Anteil breit, platt und bandförmig geformt und bildet, wie dies eben dargelegt wurde, beim Übergang in den absteigenden Teil einen etwa rechten Winkel. Das Ohr erscheint dadurch von oben her abgeplattet. Bei Emil ist diese Deformation ein wenig stärker als bei Fritz und findet sich bei ihm in sehr geringem Ausmaße auch links. Beide Brüder haben die gleichen, relativ sehr großen mittleren oberen Schneidezähne. Auch die Haaransatzlinie an der Stirn ist bei beiden Brüdern vollkommen gleich. Auch psychisch, in bezug auf Temperament, Gewohnheiten, Geschmacksrichtung, Vorliebe für Unterrichtsgegenstände u. dgl. keine Differenzen.

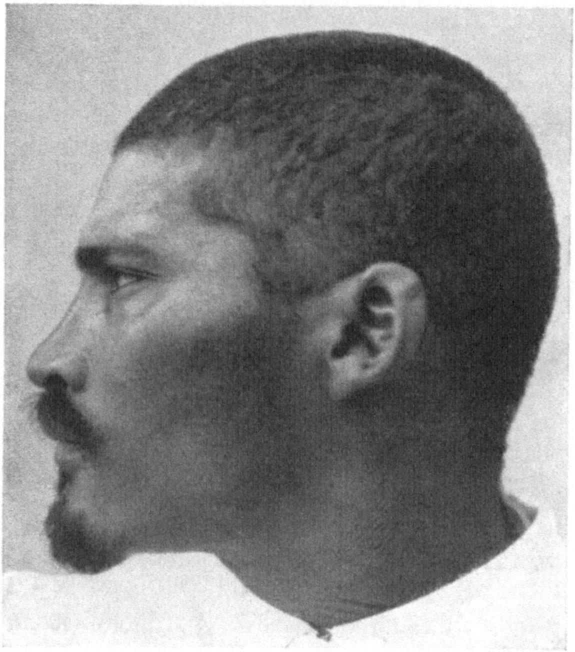

Beide Knaben zeigen einen sehr leichten Tremor der Hände, der bei ihrer Mutter stärker entwickelt ist.

Etwas Analoges scheint auch Siemens beobachtet zu haben. Er spricht von einer Impressio helicis (Rand der Ohrmuschel hinten oben eingedrückt) und fand mit dieser Anomalie beide Partner zweier eineiiger Zwillingspaare symmetrisch behaftet, während bei einem dritten eineiigen Zwillingspaar die eine Schwester nur linksseitig behaftet, die andere

Abb. 8. Südwestafrikanischer Bastard mit Buschmannohr. Phot. E. Fischer (nach R. Martin).

frei war. Von zwei zweieiigen Zwillingspaaren zeigte die gleiche Anomalie beide Male nur der eine von den Zwillingen und zwar symmetrisch. Bezüglich der asymmetrischen Form der Anomalie verweisen wir auf unsere späteren Ausführungen.

Auch für diese Konstitutionsanomalie besitzen wir ein rassenmäßiges Korrelat. R. Pöch konnte nämlich zeigen, daß die Buschmänner fast durchwegs diese excessive Ausbildung des Helix aufweisen (Abb. 8). Er schildert dieses „ganz charakteristische Rassenohr" der Buschmänner folgendermaßen: „Es ist dies eine sehr kleine Ohrmuschel, der nicht nur jede Spur von einem Läppchen fehlt, sondern die mit ihrem unteren Rande eigentümlich, wie in die Wange gezogen, aussieht; der Helixrand ist sehr weit umgerollt, von einem Darwinschen Knötchen ist in der Regel keine Spur zu entdecken. Der Beginn des oberen Randes streicht vom Ansatze fast horizontal weg, oft ist ein beträchtlicher Anteil der oberen Hälfte der Ohrmuschel gar nicht frei, sondern mit der Kopfhaut verwachsen." Diese letztere Erscheinung habe ich als Anomalie auch bei Europäern gelegentlich beobachten können. Übrigens hatte schon Langer auf die Charakteristik des Buschmannohres, auf die starke Einrollung des Helix, die Zerklüftung des oberen Endes des Anthelix und die scharfe Konturierung der Ohrmuschel beim Übergang zu dem an die Wange angewachsenen und nach vorne gezogenen Läppchen aufmerksam gemacht. Die charakteristische Ohrform der Buschmänner ist auch bei den Mischlingen dieser Rasse anzutreffen (vgl. E. Fischer, Die Rehobother Bastards). (Abb. 8.) Die Hottentotten sollen im Gegensatz zu den Buschmännern meist große Ohren haben.

Mit der fortschreitenden Reduktion der Ohrmuschel hängt auch das als Darwinsches Höckerchen (Tuberculum Darwini) bekannte Gebilde am oberen seitlichen Ohrmuschelrand zusammen. Es entspricht phylogenetisch durchaus der am tierischen Ohr ausgeprägten Spitze der freien Ohrfalte, wie dies auch Abb. 4 deutlich zeigt. Auch die Anordnung der Haare an der hinteren resp. inneren Fläche der menschlichen Ohrmuschel zeigt, daß das Tuberculum bzw. die Spina Darwini der Spitze der Ohrmuschel der Säugetiere entspricht. Chiarugi fand, daß die Haare hier im oberen und unteren Abschnitt der Ohrmuschel in zwei verschiedenen Richtungen angeordnet sind, welche an der Stelle der Darwinschen Spitze zusammenlaufen, ganz analog den Verhältnissen an der tierischen Ohrspitze. Auf diese Weise kommt auch in den späteren Embryonalmonaten des Menschen sowie bei Neugeborenen gelegentlich auf der Darwinschen Spitze ein konvergierendes Haarbüschelchen zustande. Je nach der Beschaffenheit des Helix, d. h. nach dem Grade seiner Einrollung liegt die kleine Vorragung entweder am Hinterrande der Ohrmuschel oder sie ist mit dem Helixrand nach vorne umgeschlagen. An menschlichen Feten, deren Helixrand zwar verdickt, aber noch nicht eingerollt ist, ist die Ohrspitze viel ausgesprochener und Schäffer bemerkt, daß bis zum zweiten Drittel des dritten Monats alle Menschen eine Darwinsche Spitze haben, im vierten Fetalmonat nur 81%, vom achten Monat bis zur Geburt sei das Tuberculum Darwini nur mehr bei 30—40% deutlich ausgeprägt.

Nach dem Ausbildungsgrade von Helix und Tuberculum Darwini unterscheidet man mit Schwalbe sechs Typen von Ohrmuscheln (Abb. 9):

1. Der Helixrand ist im ganzen hinteren oberen Anteil ungefaltet. Die Darwinsche Spitze ragt nach hinten scharf vor. Diese Ohrform nennt man auch das Macacusohr. Sie entspricht der Persistenz des im 4. bis 6. Fetalmonats normalen Entwicklungszustandes.

2. Der Helixrand ist gleichfalls ungefaltet, die Darwinsche Spitze ragt aber nicht mehr frei nach hinten vor. Diese einem späteren embryonalen Zustand entsprechende Ohrvarietät (vgl. Wiedersheim) heißt auch das Cercopithecusohr.

3. Ist der Helix in normaler Weise gefaltet, dann ist das Höckerchen mit dem Helixrand nach vorne umgeschlagen (vgl. Abb. 4). Dies ist die klassische, von Darwin beschriebene Form des Tuberculum.

4. Das Tuberculum Darwini ist an dem gut gefalteten Helix nicht als spitzige Vorragung, sondern nur als lokale Verdickung wahrnehmbar.

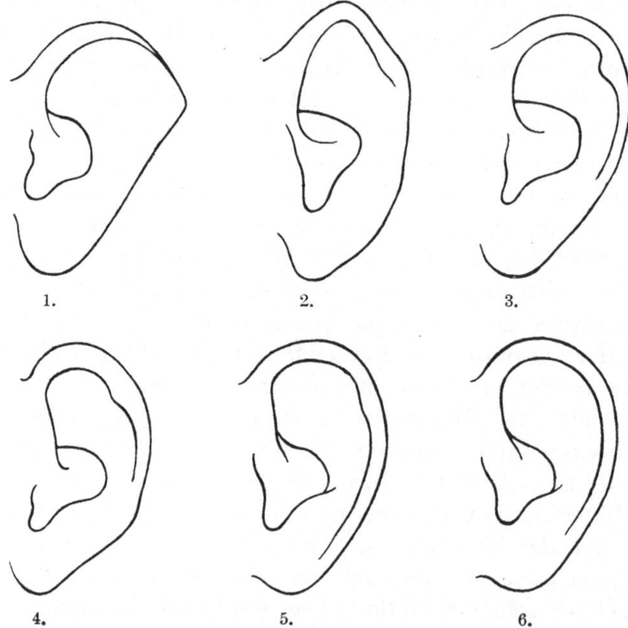

Abb. 9. Schema der Ausbildung der Darwinschen Ohrspitze (nach Schwalbe). 1. Macacusohr. 2. Cercopithecusohr. 3. Ohrspitze scharf. 4. Ohrspitze abgerundet. 5. Ohrspitze angedeutet. 6. Ohrspitze fehlt.

5. Das Tuberculum Darwini ist an dem sonst gleich geformten Helix nur eben angedeutet.

6. Das Tuberculum Darwini ist überhaupt nicht erkennbar.

Von der Darwinschen Spitze vollkommen verschieden ist die sog. Scheitel- oder Satyrspitze (Schwalbe), welche eine Knickung des oberen queren Helixrandes darstellt und der abnormen Persistenz eines im 2. bis 3. Fetalmonat normalen Zustandes entspricht. Das Gorillaohr zeigt eine Satyrspitze als besonders charakteristisches Merkmal (Martin). Von beiden Spitzen zu unterscheiden sind akzessorische kleine Höckerchen am freien Helixrande. Ihre Lokalisation gestattet diese Unterscheidung meist leicht.

Wie sind nun die einzelnen Varianten des Helix ihrer Frequenz nach zu beurteilen? Für den fehlenden, d. h. nicht umgebogenen Helix liegen folgende Zahlen vor:

	Normale	Geistes-kranke	Verbrecher	Idioten
Gradenigo (Turin) . . . . . Männer	0,8%	3,8%	4 %	
Frauen	7,3%	8,0%	9,7%	
Váli (Budapest) . . . . . . Männer	3,2%	9,7%	6,4%	8,1%
Frauen	6,2%	6,5%	9,8%	9,1%

Bloß einseitiges Fehlen des Helix erwähnt Váli nur bei einer geringen Anzahl von Verbrechern. Die angeführten Zahlen lassen demnach erkennen, daß 1. mangelhafte Ausbildung des Helix bei Frauen wesentlich häufiger vorkommt als bei Männern, daß 2. dieses Merkmal nur bei Männern als Stigma degenerationis gewertet werden darf und daß 3. eine ausgesprochene Frequenzzunahme dieses Merkmals bei Geisteskranken und Verbrechern zu beobachten ist.

Für das Gegenstück, den bandförmigen Helix wurden folgende Zahlen angegeben:

	Normale	Geistes-kranke	Verbrecher	Idioten
Gradenigo (Turin) . . . . . Männer	3,0%	3,0%	4,0%	
Frauen	2,6%	3,0%	3,6%	
Váli (Budapest) . . . . . . Männer	4,4%	6,4%	5,8%	12,4%
Frauen	3,6%	7,5%	8,1%	12,5%

Einseitigen bandförmigen Helix erwähnt Váli wieder nur bei einer geringen Anzahl von Kriminellen. — Demnach gibt es beim bandförmigen Helix keine ausgesprochenen Geschlechtsdifferenzen, er ist bei beiden Geschlechtern als Degenerationszeichen anzusehen und findet sich etwas häufiger bei Psychosen und Kriminellen.

Über die Häufigkeit des Tuberculum bzw. der Spina Darwini liegen außerordentlich schwankende Angaben vor. Nach Schwalbe haben im Unterelsaß 78,8% der Männer und 30,5% der Frauen eine Darwinsche Spitze, nach Gradenigo haben sie in Turin nur 3,5% normaler Männer, 3% normaler Frauen, nach Váli in Budapest 3% normaler Männer und 4,4% normaler Frauen. Bei Geisteskranken und Verbrechern haben sie die beiden letzteren Autoren nicht nennenswert häufiger gefunden.

Das Macacusohr fand Schwalbe im Unterelsaß bei Männern in 4,2%, bei Frauen in 1,6%, das Cercopithecusohr bei Männern in 19,7%, bei Frauen in 1,6%. Die Ainos sollen in 3.6% der Männer und 3,9% der Frauen ein Macacusohr aufweisen, während das Cercopithecus-

ohr von Sakaki gar nicht beobachtet wurde. Auch die sonstigen Angaben der Literatur (vgl. Martin, S. 466) über die Frequenz des Darwinschen Höckerchens sind überaus different.

Die Satyrspitze ist ein zweifellos seltenes Vorkommnis, Gradenigo
sah sie im ganzen bloß bei zwei Frauen. Bei Russen soll sie, und zwar nur
am weiblichen Ohr häufiger vorkommen (Martin). Ich sah eine ausgesprochene Satyrspitze bei 3 Männern. Eine Geschlechtsdifferenz,
wie sie Schwalbe in so ausgesprochener Weise im Sinne eines phylogenetisch vorgeschritteneren Reduktionsprozesses der weiblichen Ohrmuschel gefunden hat, ist nicht konstant beobachtet worden. Bei den
Ainos, bei den Großrussen wurde sie vermißt und auch die oben angeführten Zahlen Gradenigos und Válís lassen sie nicht erkennen.

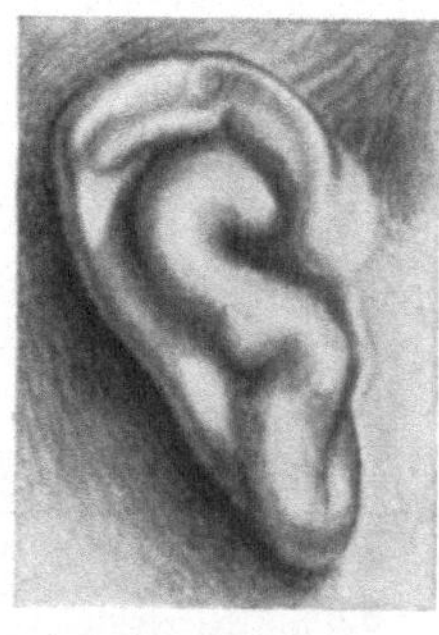

Abb. 10. Wildermuth-
sches Ohr (nach Marx).

Als Degenerationszeichen kann jedenfalls das Macacusohr und die Satyrspitze
angesehen werden, für die übrigen Typen,
insbesondere das Tuberculum Darwini ist dies
nach den bisher vorliegenden Statistiken nicht
berechtigt. Gradenigo erwähnt, er habe das
Macacusohr unter 17 Kretins viermal gesehen. Bemerkenswert erscheint, daß das Darwinsche
Höckerchen bei außereuropäischen Rassen vielfach
seltener angetroffen wird als in vielen Gegenden
Europas. Selbstverständlich kommt auch das Darwinsche Höckerchen gelegentlich einseitig zur
Beobachtung. O. Ammon fand es in mittlerer
Ausbildung nur rechts bei 330, nur links bei 79 zur Militärmusterung
kommenden Männern. In auffallend mächtiger Entwicklung sah er es
nur rechts bei 10, nur links bei bloß einem Mann. Es überwiegt hier also
die rechte Seite beträchtlich über die linke.

6. Anomalien des Anthelix sind gleichfalls nicht selten. Er kann
zu wenig oder übermäßig ausgebildet sein. Die übermäßige Entwicklung
des Anthelix in seinem mittleren Abschnitt, derart, daß er im Profil das
Niveau des Helix überragt, wird auch als Wildermuthsches Ohr bezeichnet (Abb. 10). Es soll im Gegensatz zu den abstehenden Ohren, welche
auch sonst dem Wildermuthschen Ohr in gewissem Sinn gegenüberge-
stellt werden, bei Frauen häufiger vorkommen als bei Männern. Die vorliegenden Angaben über die Frequenz des Wildermuthschen Ohres lauten:

	Normale	Geistes-kranke	Verbrecher	Idioten
Gradenigo (Turin) . . . . . Männer	7,2%	18,0%	18,0%	
Frauen	11,9%	26,0%	14,2%	
Váli (Budapest) . . . . . . Männer	5,6%	8,8%	9,2%	12,4%
Frauen	6,0%	8,4%	16,9%	24,3%

Einseitiges Wildermuthsches Ohr wird von Váli wieder nur bei Verbrechern angegeben, und zwar rechts mit 2%, links mit 1,1%. — Als Degenerationszeichen wäre das Wildermuthsche Ohr diesen Angaben zufolge nur bei einseitiger Ausbildung zu betrachten.

Der zu geringen, ja fast fehlenden Ausbildung eines Anthelix begegnet man mitunter bei abstehenden, insbesonders aber bei den stark muschelförmig gekrümmten Ohren, die vom Helix wie einem Trichter umrahmt werden, in dessen Tiefe die Formation des Anthelix eben nur angedeutet sein kann.

Von sonstigen Anomalien des Anthelix sind besonders folgende bemerkenswert. Das Crus anthelicis inf. kann eine vom übrigen Anthelix unabhängige, mit ihm nicht verschmolzene Bildung darstellen (Binder), eventuell auch vom ganzen Anthelixsystem allein vorhanden sein (Gradenigo). Dies erklärt sich aus der stammes- und entwicklungsgeschichtlichen Tatsache, daß sich das Crus anthelicis inf. unabhängig und früher als die anderen Teile des Anthelix entwickelt und bei allen Säugetieren vorkommt, während die anderen Abschnitte des Anthelix erst bei den Primaten erscheinen. Der Anthelix kann gelegentlich nach unten zu bald aufhören, so daß eine seichte Furche oberhalb des Antitragus schief von hinten oben nach vorne unten von der Fossa scaphoidea zur Concha führt. Das Crus anthelicis sup. kann fehlen oder mit einem bandförmigen Helix verschmolzen sein. Binder nennt diese letzte Anomalie auch das Stahlsche Ohr I. Gradenigo findet es in 2—4% der Fälle bei normalen Menschen, in 5—10% bei Verbrechern und Geisteskranken. Die letztere Angabe ist nicht gut verständlich, da in der oben angeführten Tabelle die Häufigkeit des bandförmigen Helix bei Verbrechern und Geisteskranken vom selben Autor geringer angegeben wird. Jedenfalls wäre die Verschmelzung des Crus anthelicis sup. mit einem bandförmigen Helix als Degenerationszeichen zu werten, ebenso wie das Fehlen oder die mangelhafte Entwickelung des Crus anthelicis sup., welches von Váli bei Verbrechern in 0,8% der Fälle, bei Verbrecherinnen überhaupt nicht und bei Idioten und Geisteskranken in 5—6% gefunden wurde.

Eigenartig ist die von Haren abgebildete Ohrmuschel. Der Anthelix verläuft vollkommen parallel dem Helixrand, mit dem er oben verschmilzt. Crura anthelicis und Fossa triangularis sind keine vorhanden, die Fossa scaphoidea ist ein schmaler Spalt, die Concha weit ausgebuchtet. Diese nur linksseitige Anomalie der im ganzen kleineren Ohrmuschel ist vergesellschaftet mit einer angeborenen Lähmung des 7. und 8. Hirnnerven dieser Seite. Selten ist auch die Dreiteilung oder Mehrgabelung des Anthelix in der Gegend des Abganges der beiden Crura anthelicis (Abb. 11). Gradenigo hält solche akzessorische Schenkel des Anthelix für Rudimente des Längsstreifensystems der Ohrmuschel,

wie es bei Säugetieren von der Spitze zur Basis der Ohrmuschel verläuft, um dem besonders lang entwickelten Ohre als Stütze zu dienen,
und wie es auch bei menschlichen Embryonen im vierten Embryonal-

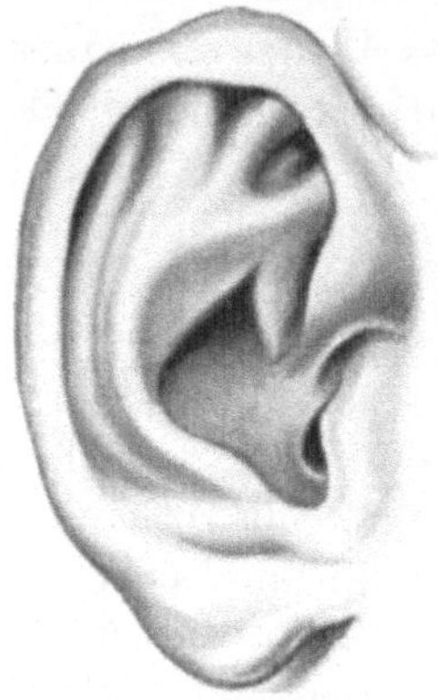

monat zu finden ist. Im fünften Monat sind diese
Längsfalten wieder verschwunden. Binder bezeichnet diesen Typus der Mehrgabelung des Anthelix als Stahlsches Ohr II. Diese Anomalie
wurde nur bei Verbrechern und Idioten, von Váli
auch bloß rechtsseitig beschrieben; sie ist zweifellos ein Degenerationszeichen.

7. Anomalien der Fossa scaphoidea hängen
mit solchen des Helix und Anthelix zusammen.
Die Fossa scaphoidea kann bis auf das Ohrläppchen verlängert, sie kann verkürzt sein, indem
Helix und Anthelix zu hoch aufhören und sie kann
stellenweise verengt oder überbrückt sein. Als De-

Abb. 11. Dreiteilung des
Anthelix (nach Langer).

generationszeichen dürften diese Varietäten kaum
bezeichnet werden, weil ihre Frequenz zu groß ist.

8. Anomalien im Bereiche der Concha können deren Ausdehnung
und deren Relief betreffen. Es gibt Ohren mit ganz riesenhafter, weit
ausgebauchter Concha und solche mit einer leich-
ten grubigen Vertiefung. Zum großen Teil ist dies
vom Ausbildungsgrad des Anthelixsystems abhängig. Was das Relief der Concha anlangt, so
kommen Anomalien durch knorpelige Leisten zustande, welche das Gebiet der Concha einnehmen.
Es kann das Crus helicis quer durch die Concha
bis zum Anthelix verlaufen, um sich mit ihm zu
vereinigen, so daß es den Anschein erweckt, als
ob ein drittes Crus anthelicis als das caudalste
sich in das Crus helicis fortsetzen würde. Schon
Langer bildete diese Varietät ab (Abb. 12).
Sakaki fand sie gelegentlich auch bei den Ainos,
ebenso wie jene Modifikation dieser Varietät, bei
der das Crus helicis sich nicht mit dem Stamme
des Anthelix, sondern weiter unten mit dem Antitragus verbindet.

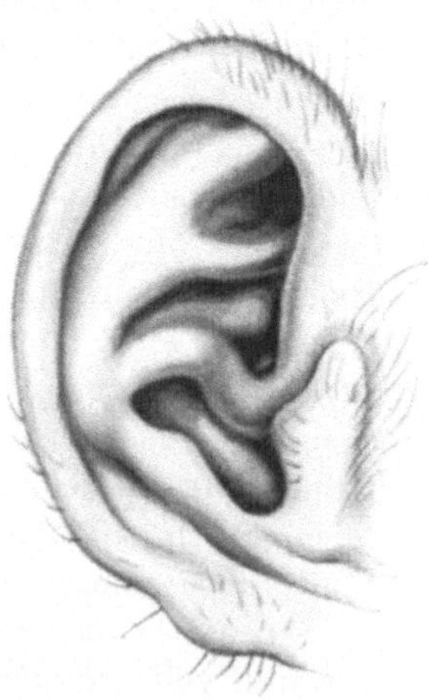

Abb. 12. Crus helicis ad anthelicem (nach Langer).

Vom unteren Rand des Crus helicis verläuft gelegentlich hinter dem
hinteren Rande der Gehörgangsöffnung eine Leiste nach abwärts gegen
den Antitragus. Petrona Eyle hat diese Varietät zuerst abgebildet und,
wie Schwalbe, Gradenigo und Holl mit Recht meinen, unzweck-
mäßig als „fehlende Concha" beschrieben. Es kann wohl bei starker
Ausbildung dieses Wulstes die Concha fast vollkommen ausgefüllt er-

scheinen, in den meisten Fällen ist dies aber nicht der Fall. Man hat diese seltenen, den Raum der Concha durchquerenden Leisten und Wülste als Processus cruris helicis ad anthelicem, Processus antitragi ad crus helicis (Gradenigo), als Stahlsches Ohr III (Binder) bezeichnet, Holl schlägt mit Rücksicht auf den hervorragendsten Träger dieser Varietät den Namen „Mozartsches Ohr" vor, Alexander nannte eine solche, von ihm für noch nicht bekannt gehaltene und abgebildete analoge Varietät Crus helicis accessorium. Sicher erscheint, daß diese Bildungen durchwegs entwickelungsgeschichtlich fundiert, d. h. in einer gewissen Periode der Embryonalzeit regelmäßig zu finden sind, und wahrscheinlich ist es, daß sie stammesgeschichtlich dem von Gradenigo beschriebenen, oben schon erwähnten System longitudinaler und transversaler Falten entsprechen. Dem würde auch die von Alexander geäußerte Anschauung entsprechen, der die von ihm beschriebene, vom Crus helicis caudalwärts abzweigende knorpelige Leiste als phylogenetisches Rudiment auffaßt, aus jener Epoche, in der die Ohrmuschel noch als Verschlußapparat für den äußeren Gehörgang fungierte. Auf diesen Mechanismus hatte ja besonders Henneberg hingewiesen. Binder machte schon darauf aufmerksam, daß knorpelige Einlagerungen in die Concha gelegentlich in einem solchen Grade vorhanden sein können, daß der Meatus auditorius nahezu verlegt wird. Ein bei vielen Säugetieren (besonders beim Schaf und Rind) regelmäßig vorkommendes Tuberculum centrale am Boden der Concha ist mitunter beim Menschen angedeutet (Gradenigo). Dieser Autor erwähnt auch als seltene Vorkommnisse Spuren der ersten Kiemenspalte am Boden der Concha in Gestalt kleiner Grübchen oder Leistchen.

Es ist erwiesen, daß sich die beschriebenen, als Fœtalismen und Atavismen aufzufassenden Varietäten im Bereiche der Concha vererben können. Das glänzendste Beispiel ist das „Mozartsche Ohr", welches, wie Holl gezeigt hat, bei Mozart Vater und Sohn in gleicher Ausbildung, und zwar sonderbarerweise bloß linkerseits vorhanden war, während das rechte Ohr normal geformt gewesen zu sein scheint. Es handelt sich wohl bei diesen Varietäten durchwegs um seltene Bildungen, also um Degenerationszeichen. Váli erwähnt die relative Häufigkeit des Processus cruris helicis ad anthelicem bei Verbrechern.

Von den konstitutionellen Anomalien im Conchagebiet sind zu unterscheiden die erworbenen Deformitäten der berufsmäßigen Faustkämpfer (Pankratiasten) und Ringer, wie sie auf antiken Bildwerken gelegentlich zu sehen sind und auch jetzt noch von einer großen Anzahl Ringkämpfer in Japan mit Stolz als Zeichen ihrer Tapferkeit getragen werden. Ich habe sie übrigens auch an einem österreichischen Ringkämpfer beobachtet. Dieses sog. Pankratiastenohr (vgl. Langer, Sakaki, Miura) zeigt einen bis zum Verstreichen seiner Form gequollenen Anthelix samt Crura anthelicis, welche die Concha gelegentlich bis auf einen schmalen Zugang zum Gehörgang verengen. Diese traumatisch meist auf Basis von Othämatomen entstandenen Deformierungen sind bei den Pankratiasten des Altertums Folge von Schlägen mit der durch Kampfriemen bewehrten Faust, bei den Japanern Folge von Druck, Reiben und Quetschen des Ohres am Körper des Gegners bei Anwendung eines typischen Ringergriffes, des sog. „Sashi". Sakaki macht nun schon darauf aufmerksam — und das ist in unserem Zusammenhang von Interesse —, daß Leute mit harten und unnachgiebigen Ohrknorpeln zur Erwerbung der typischen traumatischen Deformierungen mehr disponiert sind als solche mit elastischen, weichen Ohren.

9. Anomalien des Tragus und Antitragus spielen keine große Rolle. Váli macht auf die Vergrößerung der beiden Ohrmuschelanteile bei vielen Verbrechern aufmerksam; oberhalb des Tragus findet man gelegentlich ein Tuberculum supratragicum, der Antitragus springt manchmal exzessiv nach außen vor. Übermäßige Haarentwicklung im Bereiche des Tragus ist meist mit einer ebensolchen lokalen Hypertrichosis am Naseneingang, oft auch mit einem Haarbüschel am oberen queren Anteil des Helix und·am Ohrläppchen verbunden. Bei jüngeren Leuten mag man eine derart vorzeitige und übermäßige Entwicklung dieser Terminalhaare als partiellen Senilismus auffassen.

10. Anomalien der Ohrläppchen. Die Ohrläppchen sind eine phylogenetisch sehr junge Erwerbung, nur die Anthropomorphen, insbesondere der Schimpanse zeigen überhaupt eine Andeutung dieser Bildung. Auch im Individualleben des Embryo kommt es erst verhältnismäßig spät zur Entwicklung. Das Ohrläppchen kann übermäßig stark entwickelt sein. Hierbei muß in bezug auf ethnographische Unterschiede vor einer Verwechslung konstitutioneller Überentwicklung mit erworbenen, oft ganz monströsen Verzerrungen und Verlängerungen der Ohrmuschel durch Schmuck gewarnt werden. Bei Fettleibigen sieht man öfters ein stark ausgeprägtes Ohrläppchen. Hier pflegt manchmal das Ohrläppchen durch das Fett der Wange und durch eine vergrößerte Parotis abgedrängt zu sein. Abstehen des Ohrläppchens kann aber auch ohne Fettleibigkeit vorkommen. Váli hebt dessen relative Häufigkeit be Geisteskranken, Idioten und Verbrechern hervor. Das Ohrläpuchen kann auch mangelhaft entwickelt sein, was wiederum der Persistenz eines onto- und phylogenetisch früheren Entwicklungsstadums ertspricht. Zwischen einem sehr kleinen, scheinbar ganz fehlenden, einem angewachsenen und einem normalen Ohrläppchen gibt es alle Ubergänge. Als fehlend bezeichnet man das Läppchen, wenn der Ohrknorpelhur mit knapper Haut, ohne Einlagerung von Fettgewebe überzogen Ist. Das Ohrläppchen kann gerade an die Wange angewachsen sein oder es kann schräg von oben auf die Wange herabziehen und hier

noch ein vorstehendes Streifchen bilden. Gradenigo nennt dies ein „auf die Backe verlängertes Läppchen“. Man vergleiche damit auch die oben zitierte Pöchsche Schilderung des Buschmannohres.

Daß die Ausbildung des Ohrläppchens erbanlagemäßig bedingt ist, kann keinem Zweifel unterliegen. Es liegen auch Untersuchungen vor, welche den speziellen Erbgang der Ohrläppchenform verfolgen. Carrière hatte auf Grund von Untersuchungen an 15 deutschen Familien geglaubt, einen dominanten Erbgang des einfach angewachsenen Ohrläppchens annehmen zu müssen, eine Anschauung, die durch Hildén widerlegt erscheint und offenbar durch das viel zu geringe Beobachtungsmaterial des Autors bedingt war. Hildén konnte an der im ganzen nur 268 Personen umfassenden, abgeschlossen lebenden Bevölkerung von Runö, einer kleinen Insel im Rigaischen Meerbusen, den Nachweis erbringen, daß das freie und das angewachsene Ohrläppchen in ihrer Vererbung mit aller Wahrscheinlichkeit dem einfachen monohybriden Schema folgen, wobei das freie, also normale Ohrläppchen dominant, das adhärente recessiv ist. An einem eineiigen Zwillingspaar fand Siemens übereinstimmend fehlendes Ohrläppchen, von zwei zweieiigen Zwillingspaaren hatte beide Male der eine Zwilling angewachsene, der andere freie Ohrläppchen. Von den Pygopagenschwestern Blažek, die ja eineiigen Zwillingen entsprechen, hatte die eine nur rechts, die andere beiderseits angewachsene Ohrläppchen. Wenn Siemens diese Befunde für widerspruchsvoll hält und meint, es bestehe „vielleicht idiotypische Bedingtheit mit starker Paravariabilität“, so können wir ihm hierin nicht beistimmen, sondern erblicken in diesen Befunden nur Argumente für die erbanlagemäßige Bedingtheit der Ohrläppchenform. Da auch unter gewöhnlichen Verhältnissen Seitendifferenzen in der Ausbildung der beiden Ohren eines Individuums vorkommen, für die keine paratypische Einwirkung ätiologisch geltend gemacht werden kann, so darf es uns nicht wundernehmen, wenn auch bei eineiigen Zwillingen derartige Differenzen gelegentlich vorkommen (vgl. Bauer 1924). Übrigens soll von den Asymmetrien im folgenden noch die Rede sein.

Man kann die adhärenten bzw. scheinbar fehlenden Ohrläppchen keinesfalls als Degenerationszeichen ansehen, da ihre Häufigkeit zu groß ist. Am größten scheint sie bei den Buschmännern, dann wohl bei den mongoloiden Rassen zu sein. Europäer haben stärker ausgebildete Ohrläppchen als Neger und von den ersteren wieder Frauen besser entwickelte als Männer (vgl. Martin). In Europa schwankt die Frequenz adhärenter oder fehlender Ohrläppchen zwischen 20 und 40%; Hildén fand sie bei der schwedischen Bevölkerung Runös in 35,2%. Nach den Untersuchungen Dr. Hella Pöchs hat die vorderasiatisch-dinarische sowie die nordische Rasse ein großes, freies Ohrläppchen, die ostisch-alpine Rasse dagegen ein in die Wangenhaut hineingezogenes Ohrläppchen. Gradenigo hält nur das schräg angewachsene, auf die Backe verlängerte Läppchen für ein Degenerationszeichen, das er ebenso wie Váli bei Geisteskranken und Verbrechern wesentlich häufiger findet, indessen könnten wir es auch nach Gradenigos Zahlen nur bei weiblichen Individuen als degeneratives Stigma gelten lassen. Nach Váli wäre das behaarte Läppchen ein Degenerationszeichen. Dieser Autor hebt auch das seltene einseitige Vorkommen der verschiedenen Varietäten hervor. Ein sehr seltenes Ereignis ist das auf einer Entwicklungshemmung — mangelhafte Verschmelzung zwischen fünftem und sechstem Auricularhöcker (His) — beruhende Coloboma lobuli, eine Spaltung des Läppchens in zwei Teile. Gradenigo beobachtete ein solches Kolobom nur am linken Ohr einer Verbrecherin, ihr rechtes Ohr war normal.

Weninger hat in seinen „Leitlinien zur Beobachtung der somatischen Merkmale des Kopfes und Gesichtes am Menschen“ noch eine Reihe von Besonderheiten des Ohrläppchens hervorgehoben, die sich auf Länge, Breite, Form, Stellung, Abstufung gegen Helix und Anthelix und auf die Furchung der Oberfläche beziehen und bei künftigen Untersuchungen Berücksichtigung finden sollten.

11. Der Verlauf des Ohrmuschelkonturs kann gewisse Besonderheiten aufweisen, die eine deutliche Vererbbarkeit erkennen lassen. So begegnet man nicht selten, namentlich bei fehlendem Ohrläppchen, einer Zuspitzung des Ohres von oben nach abwärts. Binder gibt dies als Merkmal des von ihm als Wildermuthsches Aztekenohr bezeichneten Typus an. Als Gegenstück möchte ich eine Ohrform ansehen, bei der die Ohrmuschel entweder in der Gegend der Incisura intertragica am breitesten erscheint, indem nämlich der absteigende Helixrand von oben leicht nach hinten gerichtet verläuft und hier mit einer stärkeren Krümmung, ja fast unter einem Winkel nach vorn unten abbiegt. Ich sah diese Ohrform bei zwei sechsjährigen eineiigen Zwillingsschwestern, sie ist auch an einer Abbildung im Siemensschen Büchlein über Zwillingspathologie (Abb. 12 und 13 dortselbst) bei beiden eineiigen Zwillingsbrüdern deutlich zu sehen.

12. Als besondere Anomalie wollen wir schließlich noch die schon im vorangehenden einzeln besprochenen verschiedenartigen Asymmetrien im Bau der Ohrmuschel anführen. Binder faßt alle diese Formen unter der Bezeichnung Blainvillesches Ohr zusammen, weil dieser Autor auf die Asymmetrien der Ohren im allgemeinen hingewiesen hatte. Nach Godin ist das linke Ohr bei Knaben in 89%, bei Erwachsenen in 79% länger als das rechte. Schwalbes Beobachtungen ergaben, daß das linke Ohr in der Regel in stärkerem Maße phylogenetisch reduziert erscheint als das rechte. Nach Binder und Váli findet sich die jeweilige Anomalie in der Mehrzahl der Fälle links, nach Gradenigo rechts. Es wird also wohl kein großer Unterschied diesbezüglich bestehen.

In diese Gruppe gehören demnach nicht nur Größen- und Insertionsunterschiede der beiden Ohrmuscheln, sondern alle die besprochenen Varietäten, wie Abstehen der Ohren, Katzenohr, mangelhaft ausgebildeter oder zu stark eingerollter Helix, verschiedene Ausbildung des Darwinschen Höckerchens, Anomalien des Anthelix, der Fossa scaphoidea, der Concha und des Ohrläppchens, insofern sie nur eine Seite oder vorwiegend eine Seite betreffen.

Nur für eine Asymmetrie der Insertion der Ohrmuschel können primäre Asymmetrien des Schädelbaues eventuell ursächlich in Betracht kommen, wie S. Weiß anzunehmen geneigt ist, bei den übrigen Asymmetrien müssen ganz andere Verhältnisse vorliegen, auf die wir sogleich zu sprechen kommen wollen. Übrigens hatte schon Gradenigo 1891 darauf verwiesen, daß Asymmetrie der Einpflanzung und Größe der Ohrmuschel immer mit Gesichtsasymmetrie verbunden ist.

Asymmetrien im Bau der Ohrmuschel werden auch bei anthropoiden Affen, insbesondere beim Schimpansen als häufig hervorgehoben (vgl. Martin). Die Häufigkeit bloß einseitiger Anomalien der Ohrmuschel gegenüber den doppelseitigen beträgt nach den Zahlen Gradenigos etwa $^1/_2$—$^1/_3$, nach jenen Válìs $^1/_4$—$^1/_5$ der letzteren, d. h. verhältnismäßig häufig sieht man Varietäten der Ohrmuschel bloß auf einer Seite.

Überblicken wir die beschriebenen Varietäten und Anomalien der Ohrmuschel nochmals, so haben sich für folgende Formen Geschlechtsunterschiede ergeben:

Größe der Ohrmuschel bei Frauen geringer als bei Männern.

Abstehen der Ohrmuschel bei Frauen seltener als bei Männern.

Schräg angewachsene, auf die Backe verlängerte Ohrläppchen bei Frauen seltener als bei Männern.

Darwinsches Höckerchen, Macacus- und Cercopithecusohr nur in Schwalbes Material bei Frauen seltener als bei Männern.

Mangelhafte Ausbildung des Helix bei Männern seltener als bei Frauen.

Satyrspitze bei Männern seltener als bei Frauen (?).

Wildermuthsches Ohr bei Männern seltener als bei Frauen (?)

Von einer generellen stammesgeschichtlichen Höherentwicklung eines Geschlechtes in bezug auf die Ausbildung der Ohrmuschel kann also nicht gesprochen werden, geschweige denn von einer regelmäßigen Bindung irgendeiner Varietät an das Geschlecht. Wir haben gesehen, daß gewisse Varianten, wie abstehende Ohren, bandförmiger Helix, fehlende Ohrläppchen u. a. rassenmäßige Häufigkeitsunterschiede aufweisen, ja daß bestimmte Kombinationen von Merkmalen der Ohrmuschel geradezu Rassenmerkmale sein können (Buschmannohr). Wenn wir also auch Karutz nicht beistimmen können, der tiefergreifende Rassenunteschiede des Ohres in Abrede stellt, so möchten wir doch auch die Berechtigung der Beanschen Klassifikation nicht gelten lassen, der an der reichhaltigen Mischlingsbevölkerung der Philippinen gleich eine ganze Reihe von Typen (negroider, malayischer, alpiner, iberischer, nordischer, Cro-Magnon usw.) konstruiert, deren Berechtigung uns durchaus zweifelhaft erscheint.

Als Degenerationszeichen in dem von uns oben definierten Sinne haben wir auf Grund der vorliegenden Angaben über die Frequenz gelten zu lassen:

Abstehende Ohrmuscheln.

Schräg angewachsene, auf die Wange verlängerte Ohrläppchen   } nur bei Frauen

Mangelhafte Ausbildung des Helix nur bei Männern.

Bandförmiger Helix.

Macacusohr.

Satyrspitze.

Einseitiges Wildermuthsches Ohr.

Mangelhafte Entwicklung des Crus anthelicis sup.

Adhärenz des Crus anthelicis sup. am bandförmigen Helix.

Mehrteilung des Anthelix.

Leisten in der Concha zwischen Crus helicis und Anthelix bzw. Antitragus.

Behaartes Ohrläppchen.

Kolobom des Ohrläppchens.

Dazu kommen natürlich noch verschiedenartige seltene (z. B. Katzenohr), vielleicht singuläre Varianten, stark ausgesprochene Asymmetrie sowie die Kombination mehrerer Anomalien an einem Individuum. Binder nannte eine solche aus Bildungsfehlern des Helix, Anthelix, der Fossa scaphoidea usw. resultierende Form ganz allgemein Morelsches Ohr.

Unsere Aufstellung stützt sich auf die namentlich von Gradenigo und Váli erhobene statistische Häufigkeit der einzelnen Varianten und es mag leicht sein, daß auf Grund umfassender und sorgfältiger neuerlicher Untersuchungen die eine oder die andere aus obiger Reihe entfallen, eine neue hinzukommen würde. Im allgemeinen aber dürfte sie ihre Geltung beibehalten. Vergleichen wir damit z. B. die Angaben von Karutz, der durch Feststellung von Ohrmuschelvarietäten an 78 geistigen Arbeitern (Schriftstellern, Malern, Professoren, Rechtsanwälten, Ärzten, Offizieren) die alte Lehre von den Degenerationszeichen als Ausdruck einer Disposition zu Geisteskrankheiten und Verbrechertum zu stürzen versuchte, so finden wir eine erfreuliche Übereinstimmung. Auch nach Karutz' kleinem Material wären übergroße Ohren, oben sehr breit ausgezogene Ohren (bei gefaltetem Helix), übermäßig muschelig gewölbte Ohren, fehlendes Crus sup. anthelicis, Satyrspitze, übergroße Ohrläppchen Degenerationszeichen, während Darwinsches Knötchen, angewachsenes oder fehlendes Ohrläppchen, vorragender Anthelix und abstehende Ohrmuschel wegen ihrer zu hohen Frequenz nicht als solche zu betrachten wären. Nur ein bandförmiger Helix, ein rudimentärer Helix und Macacusohr sind im Gegensatz zu unserer obigen Aufstellung in seiner kleinen Gruppe zu häufig (4—6 von 78), um als degeneratives Stigma angesehen zu werden, dagegen müßten schräg auf die Wange fortgesetzte Ohrläppchen hier als degeneratives Merkmal erklärt werden (1 von 78).

Genetisch erweisen sich die meisten Varianten der Ohrmuschel als Folge der Persistenz phylo- und ontogenetisch früherer Entwicklungsstadien, somit als Atavismus und Fötalismus, eine kleinere Anzahl (Überentwicklung von Helix und Anthelix) als Ausdruck besonders weiten Fortschrittes der stammes- und entwicklungsgeschichtlich erkennbaren Bildungstendenz, einzelne als Resultate mangelhafter Koordination und Korrelation in der Entwicklung bestimmter Teile.

Daß die verschiedenartigen Varianten der Ohrmuschel vererbt werden können, ist schon älteren Autoren immer wieder aufgefallen (vgl. Schaeffer); wie weit diese Vererbungstendenz geht, zeigen unsere Abb. 6 und 7 besonders deutlich, wo eineiige Zwillinge dieselben im oberen Anteil abstehenden Ohrmuscheln, denselben oben plattgedrückten, bandförmigen Helix haben, noch dazu jedesmal bloß einseitig. In letzter Zeit hat Dalla Volta systematische Untersuchungen über die Morphologie der Ohrmuschel bei 19 Zwillingspaaren angestellt und die gelegentlich geradezu verblüffende Übereinstimmung auch der feinsten Details in der Konfiguration der Ohrmuschel bei eineiigen Zwillingen hervorgehoben, ganz besonders aber betont, daß diese Übereinstimmung auch bloß auf dem Ohre einer Seite vorkommen kann. Wir erinnern nochmals an das Mozartsche Ohr mit der in der Concha des linken Ohres verlaufenden knorpeligen Leiste. Bei Vater und Sohn war die gleiche Anomalie nur linksseitig vorhanden. Andererseits ist nicht zu zweifeln, daß in manchen Familien verschiedenartige Varietäten miteinander alternieren und die einzelnen Familienmitglieder verschiedene Formen von Ohrmuschelanomalien aufweisen können, wie dies schon Binder hervorgehoben hat. Gunnar Dahlberg betont in einer soeben erschienenen umfassenden Darstellung der Zwillingsphysiologie und -pathologie ganz konform dem schon früher von uns vertretenen Standpunkt gleichfalls die überraschende Ähnlichkeit der Ohrform eineiiger Zwillinge, die er geradezu als ein diagnostisches Merkmal der Eineiigkeit ansieht. Die Unterschiede in der Ohrform eineiiger Zwillinge sind nicht größer als die Unterschiede zwischen rechtem und linkem Ohr eines einzelnen Individuums. Dahlberg belegt seine Feststellung mit reichlichem Bildermaterial.

Wir sind auf dem Boden der neueren Vererbungslehre gewohnt, dort, wo Vererbungserscheinungen zu erkennen sind, der Art der Repräsentation des vererbbaren Merkmals oder der vererbbaren Eigenschaft im Keimplasma nachzuspüren, wir haben das Bedürfnis, uns genauere Vorstellungen machen zu können über das, was da eigentlich von den Vorfahren auf die Nachkommen durch das Keimplasma übertragen wird, kurz über die Natur und das Verhalten der Gene, welche die Repräsentanz des betreffenden Merkmals im Keimplasma darstellen. Wir meinen, nicht die Frage, ob dominant oder recessiv, sondern die Frage, was an einem phänotypischen, also gegebenen Merkmal der Auswirkung eines bestimmten Gens oder Genkomplexes entspricht, bzw. worauf und wieweit sich das Wirkungs- und Kraftbereich eines bestimmten Gens oder Genkomplexes erstreckt, ist es, die unser Interesse in erster Linie fesseln muß. Gerade mit diesem so leicht verfolgbaren Problem der Vererbbarkeit der Ohrformen hat sich die moderne Vererbungslehre noch fast gar nicht in systematischer Weise beschäftigt. Nur die oben erwähnten Zwillingsstudien Dalla Voltas und Dahlbergs machen hier eine Ausnahme. Im Gange befindliche Untersuchungen von Frau Dr. Hella Pöch und von Dr. Geyer im Wiener anthropologischen Institut werden hier vielleicht manche Aufklärung bringen.

Vorderhand kennen wir eigentlich nur ein Gen, welches die Form des Ohrläppchens bestimmt. Das scheinbar fehlende oder adhärente Ohrläppchen ist die Folge eines recessiven Erbfaktors, dessen dominanter Paarling (Allelomorphe) die Ausbildung eines gewöhnlichen, freien Ohrläppchens gewährleistet (Hildén). Die meisten Varianten der Ohrform erklären sich, wie gesagt, aus dem Verbleiben eines bestimmten Teiles der Ohrmuschel auf einem gewöhnlich nur vorübergehenden Entwicklungsstadium früherer oder späterer Periode. Erweist sich dieses Verbleiben als vererbbar, so haben wir mit der Wirkung eines Faktors oder Faktorenkomplexes zu rechnen, der eine weitere Entwicklung des betreffenden Ohrmuschelabschnittes verhindert, bzw. wir müssen annehmen, daß der diese Entwicklung besorgende Faktor von der Norm abweicht, indem sich seine Kraftentfaltung vorzeitig erschöpft. Ob es zweckmäßiger ist, sich einen eigenen Hemmungsfaktor oder gewissermaßen eine Minusvariante eines Gens, einen nicht vollkräftigen Erbfaktor als Ursache solcher Bildungsfehler vorzustellen, mag dahingestellt bleiben. Mit der Existenz von Evolutions-, Involutions- und Wachstumsgenen müssen wir ja fraglos rechnen (vgl. Bauer). Exakte Analysen botanischer Vererbungsforscher haben ja ergeben, daß selbst Merkmale, die durch eine Verschiebung im Entwicklungsablauf, durch eine Verspätung in der Entfaltung, durch ein offensichtliches „Verirren" eines Organs zustande kommen, ihre keimplasmatische Vertretung besitzen.

Genaue Untersuchungen müßten zeigen, auf welche einzelnen Teile der Ohrmuschel sich die Wirksamkeit derartiger Hemmungsgene erstreckt, bzw. wieweit bestimmte Teile der Ohrmuschel von bestimmten gesonderten und vielleicht gekoppelten Genen abhängig und wieweit korrelative Wirkungen der sog. abhängigen Differenzierung von seiten der Umgebung eine Rolle spielen.

Das Alternieren verschiedener Varietäten und Anomalien der Ohrmuschel in bestimmten Familien ist keineswegs eine „Umwandlung der Form", wie sich Binder ausdrückt, sondern erklärt sich zum Teil vielleicht in unserem Sinne als Effekt quantitativer Differenzen ein und desselben Gens oder Genkomplexes, indem das abnorme Persistieren des bis dahin erreichten fetalen Entwicklungsstadiums etwas früher oder später erfolgt. Genaue Analysen der Anomalien in solchen Familien werden zeigen müssen, ob es sich tatsächlich um mehr oder weniger mangelhaft potente Erbfaktoren oder um den Einfluß eigener Hemmungsgene handelt. Ereignisse, wie das oben beschriebene gleichzeitige Vorkommen von Katzenohr und Blepharophimosis, sprechen mehr im letzteren Sinne. Irgendeine Einwirkung hat gleichzeitig die phänotypische Entfaltung zweier an verschiedenen Organen tätigen Gene oder Genkomplexe behindert. Es könnte wohl an eine konditionelle, paratypische Einwirkung gedacht werden. Es wäre aber zu sonderbar, daß diese äußere Einwirkung sonst nichts als bloß die Entfaltung gerade dieser zwei Gene gehemmt haben sollte, wo doch Katzenohr und Blepharophimosis entwicklungsmechanisch analoge Vorgänge (temporäre epitheliale Verklebungen) darstellen. Es wäre geradezu gezwungen, hier nicht an einen inneren Zusammenhang zu denken und sich nicht vorzustellen, daß diese beiden zwar an verschiedenen Organen sich abspielenden, aber doch gleichartigen Entwicklungsphasen nicht von irgendeinem gemeinsamen Regulationsfaktor in irgendeiner Weise abhängig sein sollten, dessen Versagen („Hemmungsfaktor") den gleichzeitigen Stillstand der Entwicklung an Auge und Ohr erklären könnte. Oder kurz, die Annahme eines inneren Zusammenhanges ist in diesem Falle ungleich wahrscheinlicher und befriedigender als jene einer zufälligen Koinzidenz durch eine exogen bewirkte Entwicklungshemmung bloß gerade an diesen zwei Stellen des in Entwicklung begriffenen Organismus.

Wir erinnern bei dieser Gelegenheit an die eigenartige und ziemlich regelmäßige Kombination von Cystenniere und Cystenleber, deren Vererbbarkeit durch zahlreiche Beobachtungen erwiesen ist. Angesichts der entwicklungsmechanisch analogen Entstehung der cystischen Entartung von Niere und Leber — in beiden Fällen handelt es sich um die Konsequenz einer mangelhaften Vereinigung zweier getrennt voneinander sich entwickelnder embryonaler Röhrensysteme — hat der eine von uns (B.) auf S. 562 seines Buches über „Konstitutionelle Disposition zu inneren Krankheiten" (3. Aufl.) die Vermutung geäußert, daß ein Gen den gegenseitigen Anschluß getrennt sich entwickelnder und später zu einem drüsigen Organ mit Ausführungsgang sich vereinigender embryonaler Röhrensysteme „überwacht". Ist dieses „Anschluß-Gen" nicht in normaler Weise vorhanden, dann erfolgt die notwendige Vereinigung der beiden Röhrensysteme nicht in der normalen Weise, es bleiben blind endigende Röhren zurück, die später durch Inhaltsstauung eine cystische Umwandlung erfahren. Ob sich das Wirkungsbereich dieses Gens auf das Parenchym des Röhrensystems selbst oder auf das zwischengeschaltete Mesenchymgewebe erstreckt, ist eine noch offene Frage sekundärer Natur. Die Analogie dieser beiden Vorgänge — an Ohr-Auge einerseits, an Niere-Leber andererseits — liegt auf der Hand. Ein näheres Verständnis des erbbiologischen Mechanismus dieser entwicklungsmechanisch zusammengehörigen Vorgänge dürfen wir wohl von der künftigen Vererbungsforschung erhoffen.

Ein noch merkwürdigeres und schwer verständliches Phänomen ist die Vererbbarkeit einseitiger Varietäten, wie wir sie oben kennengelernt haben. Eigentlich sind es zwei Probleme, die angesichts dieser Tatsachen auftauchen. Erstens, wie kommt es überhaupt zu asymmetrischer Ausbildung offensichtlich vererbbarer Merkmale und zweitens, wie soll man sich die Vererbbarkeit solcher Asymmetrien vorstellen? Was die erste Frage anlangt, so ist das verhältnismäßig häufige Vorkommen einer Asymmetrie in der Ausbildung der Ohrmuschel nur ein Spezialfall eines allgemeinen Problems. Ungleiche Refraktion der Augen, Heterochromie der Iris, Asymmetrien des Gebisses, einseitige vererbbare Muskeldefekte (J. Bauer und B. Aschner) seien nur als Beispiele anderer Spezialfälle dieses Problems angeführt.

Da das phänotypische Merkmal das Resultat der Interferenz der betreffenden beiden elterlichen Erbanlagen oder Erbanlagenkomplexe, also der sog. Paarlinge oder Allelomorphen darstellt und da diese Paarlinge doch normalerweise in allen Körperzellen in der gleichen Weise vorhanden sind, so könnten folgende Möglichkeiten in Betracht kommen: Es könnte irgendein äußeres Moment die phänotypische Auswirkung der Erbanlagen auf beiden Seiten in verschiedener Weise beeinflussen, also etwa nur auf der einen Seite störend wirken; dann wäre die Asymmetrie paratypisch verursacht. Abgesehen davon, daß bei der überwiegenden Mehrzahl der Fälle von Asymmetrien auch nicht der geringste Anhaltspunkt für eine derartige Annahme zu finden ist, spricht aber schon das Faktum der Vererbbarkeit von Asymmetrien gegen sie. In solchen Fällen können nur endogene Vorgänge im Spiele sein.

Es könnte ferner durch Anomalien im Ablauf der mitotischen Zellteilung (z. B. sog. Hängenbleiben der Chromosomen) eine ungleiche Verteilung der Erbfaktoren in den Zellen zustande kommen. Für gewisse Anomalien, wie einseitige Gynäkomastie, hat der eine von uns diese Erklärung zu geben versucht (B. 1924). Hier handelte es sich aber um Raritäten, um ausgesprochen seltene Ausnahmserscheinungen, die uns jetzt interessierenden Asymmetrien aber sind durchaus häufige Vorkommnisse und können sich vererben, dürfen also nicht durch die Annahme einer „zufällig" vorkommenden Störung im Ablauf der mitotischen Zellteilung erklärt werden. Warum sollte in mehreren Generationen immer dieselbe Chromosomenpartie „hängen bleiben"?

Es könnte schließlich das Prävalenzverhältnis, die Durchschlagskraft der beiden Paarlinge eine Seitendifferenz aufweisen, die endogener Natur wäre. Die Paarlinge selbst wären auf beiden Seiten dieselben, ihr Interferenzprodukt aber wäre auf beiden Seiten verschieden durch eine Verschiedenheit des Milieus, in dem sie zur Wirkung gelangen — ganz wie zwei chemische Substanzen in differentem Milieu verschiedene Reaktionen geben. Geringste Verschiedenheit des Milieus könnten bei labiler Dominanz eines Paarlings mächtige Ausschläge für das phänotypische Resultat ergeben. Ob man derlei Milieudifferenzen auf Verschiedenheiten der Blutversorgung, der nervösen Beeinflussung oder aber auf sehr geringfügige Unterschiede in der zeitlichen Auswirkung der beiderseitigen Gene und Genkomplexe zurückführen will, mag dahingestellt bleiben. Vorstellbar ist es, daß durch geringe zeitliche Unterschiede in der Realisierung der gleichen Erbfaktoren diese in ein, wenn auch nur minimal differentes Milieu geraten, welches ausreichen könnte, das Prävalenzverhältnis der beiden Paarlinge oder Paarlingkomplexe zu modifizieren und damit das phänotypische Resultat zu ändern.

Wie aber sollte dieser Vorgang, dieser Zeitunterschied in der phänotypischen Auswirkung der beiderseitigen Erbfaktoren sich vererben können? Denkt man da nicht unwillkürlich an irgendein übergeordnetes Prinzip, welches die richtige Korrelation, die zeitliche Übereinstimmung, gewissermaßen das gleichmäßige Arbeitstempo der beiderseitigen Erbfaktoren reguliert? Tritt nicht ein ähnliches Prinzip bei der Anlage der Bilateralität des Wirbeltierkörpers, bei der Anlage der mehrachsigen Symmetrieebenen niederer Tiere, bei der Schraubung gewisser Organismen in Kraft? Ist nicht eine Abweichung dieses „Regulationfaktors für die Symmetrie" der Grund dafür, daß einseitige Varietäten und Anomalien der Ohrmuschel vererbbar sein können? Es liegt uns natürlich fern, die eben angedeuteten Gedanken als eine endgültige Erklärung der beobachteten Tatsachen betrachten zu wollen. Uns war es nur darum zu tun, eine Erklärungsmöglichkeit und vielleicht heuristisch nicht wertlose Anregung zu geben, deren Berechtigung erst künftige Forschungen erweisen müßten. Bisher ergaben systematische Untersuchungen von Peppard und Powers, die auf Veranlassung des einen von uns (B.) unternommen wurden, daß Asymmetrien verschiedener Abschnitte des Organismus häufiger multipel angetroffen werden, als es dem Zufalle nach zu erwarten wäre, daß ihnen also offenbar irgendein gemeinsames, übergeordnetes kausales Prinzip zugrunde liegt. Es schien uns unerläßlich, in die Tiefe der hier vorliegenden Probleme hinein zu leuchten, an denen man alltäglich achtlos vorbeizugehen pflegt und die gerade an den individuellen Varietäten und Anomalien der Ohrmuschel so schön zum Ausdruck kommen.

Zum Schlusse noch einige Worte über die Bedeutung der von uns besprochenen Degenerationszeichen am Ohre. Die alte Lehre von ihrer zu Geisteskrankheiten und Verbrechertum disponierenden Bedeutung ist allerdings in dieser Form unhaltbar (vgl. Karutz). Was aber auch heute nicht geleugnet werden kann und von jedem mit offenen Augen und klarem Verständnis für die Dinge arbeitenden klinischen Beobachter zugegeben werden muß, ist, daß Degenerationszeichen am Ohre ganz ebenso wie an anderen Körperteilen, wenn sie miteinander gepaart und gehäuft vorkommen, den äußerlich sichtbaren Ausdruck für eine Abartung ihres Trägers in allgemeinerem Sinne darstellen. Sie sind im gegebenen Falle der Hinweis auf eine eventuell generellere Deviation ihres Trägers vom Typus und zeichnen ihn schon äußerlich als Individuum, bei dem wir mit Abweichungen von der Norm auch auf anderen Gebieten werden rechnen dürfen. Mit ungewöhnlichen, atypischen, abnormen Reaktionen werden wir auf Grund der konstitutionellen Eigenart solcher Persönlichkeiten besonders dort zu rechnen haben, wo eine Häufung von degenerativen Stigmen die Abartung des Individuums schon in seinem Exterieur kundtut. Das einzelne degenerative Stigma, die einzelne extreme Variante am Ohr oder sonstwo mag als solche für den Lebensablauf und die Reaktionsweise eines Individuums vollkommen belanglos sein, ihre Häufung im Rahmen eines Status degenerativus (Bauer) zeigt aber die Wahrscheinlichkeit an, mit der auch ganz andersartige konstitutionelle Abweichungen von der Norm ins Kalkül gezogen werden müssen. Diese Dinge sind ja zu wiederholten Malen dargelegt worden.

Dort, wo Anomalien der Ohrmuschel die Anwesenheit abnormer Gene anzeigen, wo die Häufung degenerativer Stigmen eine Häufung abnormer Gene im Erbbestande ihres Trägers verraten, dort sind neben den uns verborgenen anderweitigen Auswirkungen dieser Gene im Organismus (sog. Pleiotropie) mit großer Wahrscheinlichkeit auch andere abnorme Gene zu gewärtigen, auch solche, die nicht in äußerlich sichtbaren Merkmalen zum Ausdruck kommen müssen, sondern sich in funktioneller Abweichung einzelner Organe oder Organteile oder in einer besonderen konstitutionellen Krankheitsbereitschaft verschiedenster Art manifestieren. Wir werden in späteren Kapiteln auf das Problem des Status degenerativus und speziell auf seine Beziehungen zur Pathologie des Ohres noch zu sprechen kommen. Wer nicht sieht, daß Träger eines Status degenerativus biologisch minderwertige Individuen sind, weil sie von dem stammesgeschichtlich erreichten rassenmäßigen Optimum der menschlichen Konstitution abweichen, wer nicht sieht, daß sie anfälliger und morbider sind als der Typus oder die Norm, wer nicht begreift, warum dies so ist und sein muß, der kann oder will nicht sehen und begreifen.

Minus- und Plusvarianten, sie alle rangieren in bezug auf die biologische Wertigkeit ihrer Träger gleich, und biologische Wertigkeit ist nicht mit der kulturellen und sozialen zu verwechseln. Die Mozartsche Ohrdeformität war eine Anomalie, sie war ein Degenerationszeichen und sie zeigte die biologische Minderwertigkeit ihres Trägers genau so an, wie sie es an einem Geisteskranken oder Verbrecher, wie sie es aber auch bei allen möglichen, auf dem Boden einer abnormen Konstitution sich entwickelnden Erkrankungen tut. Das ist keine Blasphemie, das ist eine auf alltäglich wiederkehrende Tatsachen sich stützende Behauptung. Natürlich, diese eine Anomalie besagt nichts, nur eine Häufung, nur ein Status degenerativus läßt auf einen größeren Komplex abnormer Anlagen und damit auf generelle Abartung, id est Entartung schließen. Die Beziehungen zwischen biologischer und kulturell-sozialer Wertigkeit hat der eine von uns an anderer Stelle besprochen (B., 1920).

Nochmals sei hervorgehoben, daß Degenerationszeichen am Ohr ebensowenig wie anderwärts irgendeine spezifische Krankheits- oder Charakterveranlagung anzeigen, Psychosen und Verbrechertum nehmen hier keine Ausnahmestellung ein, sondern sind nur Spezialfälle konstitutioneller Abweichungen von der Norm, welche hier erst an ihren Folgen zu erkennen sind. Auch die mit Abartungszeichen am Ohr häufig zusammen vorkommenden sonstigen degenerativen Stigmen des Körpers (vgl. Binder) zeigen keine bestimmte Gruppierung, keine typische Korrelation. Auch heute noch können wir Morels Definition des Degenerationsbegriffes gelten lassen: „Die Degenerescenz ist eine krankhafte Abweichung vom normalen Typus" und, wenn vor 70 Jahren der Physiognomiker Joux den Ausspruch tat: „Montre-moi ton oreille, je te dirai, qui tu es, d'où tu viens et où tu vas!", so hat er in intuitiver Ahnung treffend Dinge formuliert, mit denen auch heute noch viele Ärzte nicht vertraut sind und nichts anzufangen wissen und die erst die Lehre von der Vererbung und vom Status degenerativus in ihrem Wesen aufgeklärt hat.

Die Auricularanhänge.

Wir bezeichnen als Auricularanhänge Gebilde, die am äußeren Ohre (und zwar besonders im Zusammenhang mit dem Helix ascendens, dem Tragus oder in der Incisura intertragica) oder in der Umgebung des Ohres (an der Wange, an der unteren seitlichen Partie des Gesichtes, in der Parotisgegend, in der Regio mastoidea) gefunden werden. Nicht selten sind solche Anhänge auch an der mittleren oder seitlichen Halspartie anzutreffen.

Diese kongenitalen Gebilde stellen stecknadelkopf- bis etwa 1 cm große knötchen-, zitzen-, lappenförmige oder höckerige Tumoren dar, die breitbasig oder gestielt aufsitzen und manchmal eine weiche, in anderen Fällen feste oder derbe Konsistenz aufweisen. Der Hautüberzug ist entweder unverändert oder hyperämisch, manchmal pigmentiert, mitunter mit Härchen besetzt.

Wir finden solche Anhänge bei normaler und bei mißbildeter Ohrmuschel und — besonders bei doppelseitigem Sitz — nicht selten mit

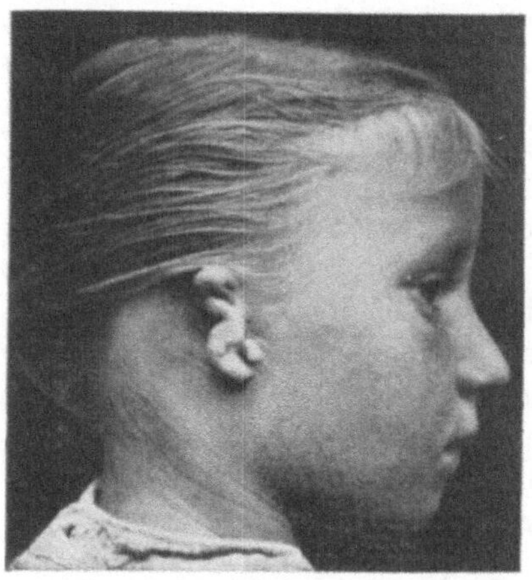

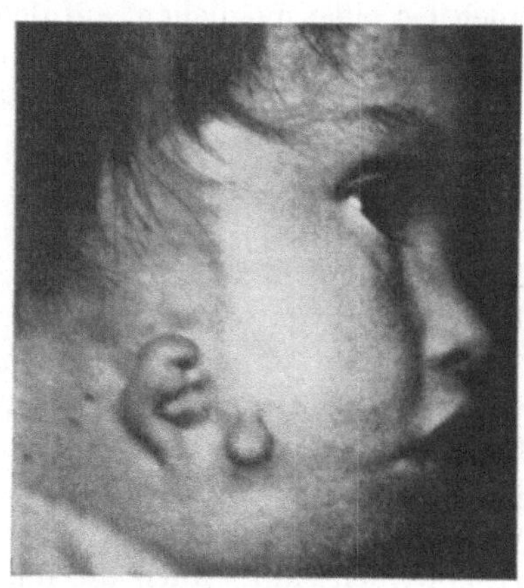

Abb. 13. Mikrotie mit Auricularanhang nach H. Marx, Die Mißbildungen des Ohres.

Abb. 14. Verlagerung der Ohrmuschel mit Auricularanhang. Nach H. Marx.

anderen Mißbildungen, besonders Spaltbildungen des Gesichtes, Hasenscharte, Wolfsrachen, Uvula bifida, Hypoplasie des Kiefers, abnormer Zahnstellung usw. kombiniert (Virchow, v. Kostanecki, v. Mielicki, Ahlfeld, Hennes, Alexander, Marx, Froehner).

Die Abbildungen 13 und 14 zeigen Auricularanhänge bei mißbildeter Ohrmuschel. In dem einen Falle handelte es sich um Mikrotie mit Auricularanhang, im zweiten um eine Verlagerung der Ohrmuschel mit Auricularanhang.

Einen Fall von Kombination von Auricularanhang mit kongenitaler Atresie des Gehörganges (bei gleichzeitiger Unterentwicklung der gleichen Gesichtshälfte) stellt die Abb. 18, 19 und 20 auf S. 52 dar.

Fälle von Kombination von Auricularanhängen und Halsanhängen beschrieben Buttersack und Disselhorst.

Auricularanhänge von besonderer Größe zeigen manchmal das Aussehen einer verkrüppelten, überzähligen Ohrmuschel, so daß sie, wenn gleichzeitig eine normale Ohrmuschel besteht, leicht als Polyotie gedeutet werden können.

Einen Fall von Ausbildung einer überzähligen, gut entwickelten Ohrmuschel, also echter Polyotie teilen Bol und de Kleyn mit. Auf der anderen Seite bestanden in diesem Falle vor der normalen Ohrmuschel zwei Auricularanhänge und ein analoger Anhang auf der Wange. Nach Marx ist das überzählige Ohr bei der Polyotie offenbar morphologisch ein analoges Gebilde wie die Auricularanhänge und stellt das Endglied der morphologischen Reihe dieser Gebilde dar.

In Fällen von Mikrotie können sich an Stelle der normalen Ohrmuschel den Auricularanhängen analoge Gebilde vorfinden.

Nach Untersuchungen an otologischen Patienten (Wiechmann) und Schulkindern (Ostmann) wurden die Auricularanhänge einseitig in $1{,}5^0/_{00}$, doppelseitig in $0{,}09^0/_{00}$ der untersuchten Fälle gefunden, sie sind also als Degenerationszeichen anzusehen.

Es erscheint vom vergleichend anatomischen Standpunkte aus von Interesse, daß auch bei Tieren wie z. B. bei Schweinen, Ziegen, Kälbern nebst Halsanhängen auch Ohr- und Gesichtsanhänge als sog. „verirrte Glöckchen" beobachtet wurden. Schmidt hat Auricularanhänge bei einem Kalbe gesehen, das auch andere branchiogene Mißbildungen aufwies. Nach Heusinger sind diese bei Tieren vorkommenden „Appendices colli" analoge Gebilde wie die Halsanhänge des Menschen — eine Ansicht, die auch Marx vertritt. Sie sind nicht als pathologische Gebilde, sondern als rudimentäre Organe „ähnlich wie die Ohrmuschel" (Bossert) anzusehen.

Phylogenetisch entsprechen die Auricularanhänge beim Menschen dem als Scutulum bezeichneten, vor dem Ohre gelegenen selbständigen Knorpelstücke vieler Säuger. Nur bei Halbaffen, Affen und dem Menschen verschmilzt das Scutulum mit dem Hauptknorpel des Ohres (Schwalbe).

Dem anatomischen Bau nach entsprechen diese Bildungen dem äußeren Ohre: Sie bestehen histologisch aus Epidermis, Cutis, Subcutis und Knorpel. Bei kleinen Tumoren kann es sich um einfache Hautduplikaturen handeln.

Für die vorerwähnte Analogie mit dem Scutulum spricht nach Alexander die Tatsache, daß der in den Auricularanhängen enthaltene Knorpel aus Netzknorpel besteht, somit mit dem hyalinen Knorpel der Kiemenbogen nicht verwandt sein kann (Schwalbe).

Es handelt sich hier um Tumoren, die entweder auf einem Gewebsüberschuß beruhen und zu den hyperplastischen Mißbildungen gerechnet werden, oder — wenn sie, wie in Fällen von Mikrotie oder Anotie, an Stelle des normalen Ohres vorhanden sind — als Gewebsdefekte (auf Grund von Hemmungsbildungen) gedeutet werden (vgl. Siemens). Virchow spricht von „abgesprengten auriculären Enchondromen", Albrecht schlägt vor, diese Gebilde den Hamartomen und Choristomen resp. Hamartien und Chorismen zuzurechnen.

Siemens macht den Vorschlag, die Auricular- und Halsanhänge, die wohl Tumoren darstellen, infolge ihres absolut benignen Charakters und ihres ausgesprochen homologen Baues aber den typischen Blastomcharakter vermissen lassen, als Blastoide zu bezeichnen. Je nach dem Vorhandensein oder Fehlen eines Knorpelkernes wäre zwischen Chondroblastoiden (oder Chondrodermoblastoiden) und Dermoblastoiden zu unterscheiden. Vom dermatologischen Standpunkte aus glaubt Siemens, sie der Gruppe der Naevi einreihen und als Naevi chondrosi, bzw. Naevi dermatici ansprechen zu sollen.

Pathogenetisch handelt es sich bei den Ohr- und Halsanhängen um Gebilde, die mit den Kiemenbögen in Zusammenhang zu bringen und als Folgen einer Störung im Verschlusse der Kiemenspalten anzusehen sind.

Für ihren branchiogenen Ursprung spricht nebst ihrem Sitze und ihrem anatomischen Bau ihr häufig symmetrisches Auftreten und die nicht selten zu beobachtende Kombination mit anderen branchiogenen Mißbildungen, wie branchiogenen Fisteln, Cysten und Spaltbildungen des Gesichtes (Virchow).

Kostanecki und Mielecki betrachten die am Halse befindlichen Auswüchse als Produkte des zweiten, die vor dem Ohre befindlichen als solche des ersten Kiemenbogens und sehen sie als heterotope Reproduktion derjenigen Teile an, aus denen die Ohrmuschel sich entwickelt.

Marx weist besonders auf die häufige Kombination der Auricularanhänge mit der queren Wangenspalte hin, einer Mißbildung, die auf ein Ausbleiben des Verschlusses zwischen Ober- und Unterkieferfortsatz zurückzuführen ist — embryonale Bildungen, die Produkte des ersten Kiemenbogens sind. Seiner Ansicht nach besteht die Berechtigung, die Auricularanhänge als Produkte des ersten Kiemenbogens aufzufassen; die in näherer oder weiterer Entfernung vor dem Ohre befindlichen Anhänge sind mit großer Wahrscheinlichkeit auf eine Störung der embryonalen Verschmelzung des Ober- und Unterkiefersfortsatzes zurückzuführen. Bei Kombination von Auricular- und Halsanhängen handelt es sich nach Marx offenbar um einen „erweiterten Störungskreis" im Virchowschen Sinne, d. h. die Störung während der embryonalen Entwicklung hat nicht nur einen, sondern mehrere Kiemenbogen betroffen.

Dieser Ansicht steht die Auffassung Gradenigos gegenüber, nach welcher die Auricularanhänge durch eine mangelhafte Involution des in einer bestimmten foetalen Periode vorhandenen Crus supratragicum

(His) entstünden, also von sekundären Entwicklungsvorgängen im Gebiete der Kiemenspalten und Kiemenbogen abhängig wären.

Gradenigo macht darauf aufmerksam, daß die Auricularanhänge zuweilen in einer Linie anzutreffen sind, die den Gehörgang mit der Lippencommissur verbindet, und betont, daß der genetische Zusammenhang der Auricularanhänge mit den Kiemenspalten bei einer derartigen Lokalisation kaum verständlich erscheine. Demgegenüber behauptet Marx, daß die Linie nicht einer Kiemenspalte entspreche, wohl aber der foetalen Wangenspalte. Eine Stütze für diese Ansicht bietet ein von Marx beobachteter Fall (siehe Abb. 15). Hier fand sich ein Auricularanhang vor dem Ohre, außerdem aber eine etwas wulstige Narbe, die vom Ohre schräg in der Richtung nach dem Mundwinkel verlief.

Offenbar hatte also eine Störung beim Schluß der Spalte während des Embryonallebens stattgefunden; als Folgeerscheinung dieser Störung waren die Narbe im dorsalen Abschnitte und der Auricularanhang zurückgeblieben.

Nach Marx ließe sich eine „morphologische Reihe" aufstellen, die vom nahezu normalen Zustande bis zur stärksten Mißbildung führt: isolierte Auricularanhänge — intrauterin nur im dorsalen Abschnitte unregelmäßig vernarbte Spalte mit Auricularanhängen — intrauterin unregelmäßig vernarbte Spalte über

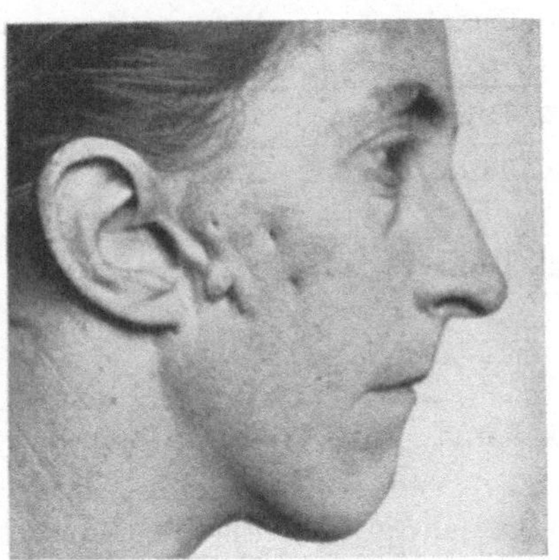

Abb. 15. Narbe als Residuum einer foetalen Wangenspalte und Auricularanhang. (Nach H. Marx.)

die ganze Wange mit Auricularanhängen — dauernde Wangenspalte mit Auricularanhängen.

Bezüglich der Ätiologie der Auricular- und Halsanhänge sei erwähnt, daß schon Hippokrates den Halsanhängen eine konstitutionelle Bedeutung zuschrieb. Er schrieb in den „Epidemien" 7. Buch, 105. Kap.: „Es herrschte Husten als Volkskrankheit, namentlich waren die Kinder davon betroffen, die in der Nähe der Ohren Gebilde haben wie die Satyre[1]."

Die vergleichende Anatomie vermag insofern ein Streiflicht auf die Beurteilung dieser Gebilde in ätiologischer Hinsicht zu werfen, als bekannt ist, daß die bei Ziegen, Schafen und Schweinen beobachteten Glöckchen in weitgehendem Maße erblich sind und daß auch die Halsanhänge in den verschiedenen Rassen mit verschiedener und dabei konstanter Häufigkeit auftreten (Siemens).

---

[1] Zit. nach Froehner resp. nach Siemens.

Von Belang erscheint ferner die Beobachtung, daß die bei gewissen Schweinearten, wie dem bayrischen Landschwein ein- oder doppelseitig beobachteten Halsanhänge seit der Veredlung dieser Schweinerasse mit englischem Kulturschlag immer seltener werden. Es sei ferner hinzugefügt, daß nach vielfachen Annahmen von Züchtern diese „Glöckchenschweine" sich besonders gut zur Mast eignen sollen.

Die von fast allen Autoren geteilte Ansicht, daß die Auricular- und Halsanhänge beim Menschen nicht erblich wären, erscheint nach der Zusammenstellung einer Reihe von fachliterarisch verzeichneten Fällen durch Siemens unrichtig.

Im Nachfolgenden sei die von ihm aufgestellte Tabelle mit zwei von ihm beigefügten Stammbäumen wiedergegeben:

1. Duret	Patient, Mutter u. Mutterbruder	Halsanhänge
2. Engelmann	Vater und Sohn	Halsanhänge
3. Thomson	2 Schwestern	Anhängsel in der Nähe des Tragus, einseitig
4. Rohrer	2 Brüder	der eine hat drei Auricularanhänge am rechten Ohre, der andere einen Anhang vor dem rechten Tragus
5. Hunt	5 von 6 Geschwistern	Auricularanhänge (anscheinend einseitig)
6. Ostmann I	siehe Stammbaum 1	einseitige Auricularanhänge
7. Ostmann II	siehe Stammbaum 2	einseitige Auricularanhänge
8. Siemens	Mutter und Sohn	doppelseitige Auricularanhänge

Stammbaum 1

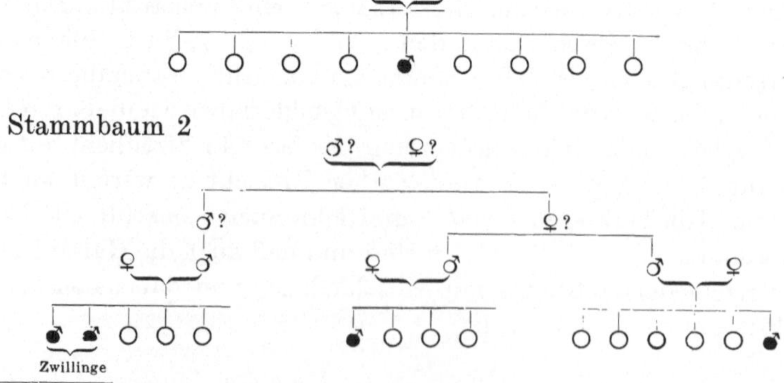

¹) Angewachsenes Ohrläppchen.

Siemens zitiert überdies einen von Bland Sutton mitgeteilten Fall, in welchem die Schwester eines mit einem knorpeligen Halsanhange behafteten Patienten einen Wolfsrachen aufwies.

Die Fistula auris congenita.

An gewissen Teilen der normalen und mißbildeten Ohrmuschel, wie besonders am und vor dem Tragus, in der Incisura intertragica, am Crus helicis und am Helix ascendens, am Lobulus, seltener in der Umgebung des Ohres sind mitunter seichte Grübchen zu finden oder kleine Löchelchen zu sehen, deren Sondierung in feine, meist blind endigende Kanälchen von $^1/_2 - 1\,^1/_2$ cm Länge führt. Wir haben es hier mit der zuerst von Betz und von Heusinger beschriebenen Fistula auris congenita zu tun.

In sehr seltenen Fällen kommunizieren die Ohrfisteln mit der Paukenhöhle. In einem von Virchow beschriebenen Falle bestand bei einem defekten und dislozierten äußeren Ohre eine vollkommene Halsrachenfistel, die außen zwischen Kieferwinkel und Warzenfortsatz und innen als trichterförmige Tasche an der Übergangsstelle von der Choane zum Rachen mündete.

Von den Anomalien, in deren Gemeinschaft die kongenitale Ohrfistel auftritt, erscheinen Auricularanhänge als die häufigsten.

Hartmann berichtet über zwei Fälle von Kombination einer Ohrfistel mit Polyotie, einer Hypoplasie des Unterkiefers derselben Seite und einer angeborenen episcleralen Verdickung an dem gleichseitigen Auge. Einen ebenfalls mit einem episcleralen Tumor (von dermoidem Charakter) kombinierten Fall sah Knapp. Das Bestehen von Ohrfisteln bei mehr oder weniger schweren Anomalien der Ohrmuschel und anderen schweren kongenitalen Mißbildungen finden wir in der Literatur mehrfach verzeichnet (Roulland, Taruffi, Heusinger, Lincke, Toynbee, Lannelongue und Ménard, Rohrer, Kratz usw.). Die Kombination von Ohr- und Halsfistel erwähnen Dzondi, Heusinger, V. Urbantschitsch, Schrötter, Paget, Ole Bull.

Die Ohrfistel wird von den meisten Autoren als branchiogenes Gebilde angesehen und auf unvollständige Schließung der ersten Kiemenspalte zurückgeführt (Betz, Heusinger, Virchow, Tröltsch, Schwartze, Albert, Gruber, Denker u. a.). Für diese Auffassung spricht der Umstand des gleichzeitigen Vorkommens anderer branchiogener Mißbildungen, besonders von Halsfisteln (siehe Abb. 16 u. 17).

Auch Urbantschitsch meint, daß die Fistel von einer mangelhaften Schließung der ersten Kiemenspalte abhängt. Er gibt aber auf Grund seiner embryologischen Untersuchungen die Abstammung des mittleren und äußeren Ohres von der ersten Kiemenspalte nicht zu und

meint, daß daher keine Kommunikation zwischen der Fistel und dem
mittleren und äußeren Ohre stattfinden kann. Urbantschitsch schlägt
auf Grund dessen vor, die Fistel nicht Ohr-, sondern Kiemenfistel zu
nennen, eine Ansicht, die auch von Kratz mit dem Vorschlage der Be-
nennung Fistula fissurae branchialis primae congenita vertreten wurde.

His und Gradenigo rechnen die Fistula auris congenita zu den
sekundären Entwicklungsprozessen und führen sie auf eine
Entwicklungsstörung bei der Verwachsung der im Gebiete der ersten
Kiemenspalte befindlichen Höcker, Colliculi branchiales, auf eine unvollständige Verwachsung der Furche zwischen Crus supratragicum und

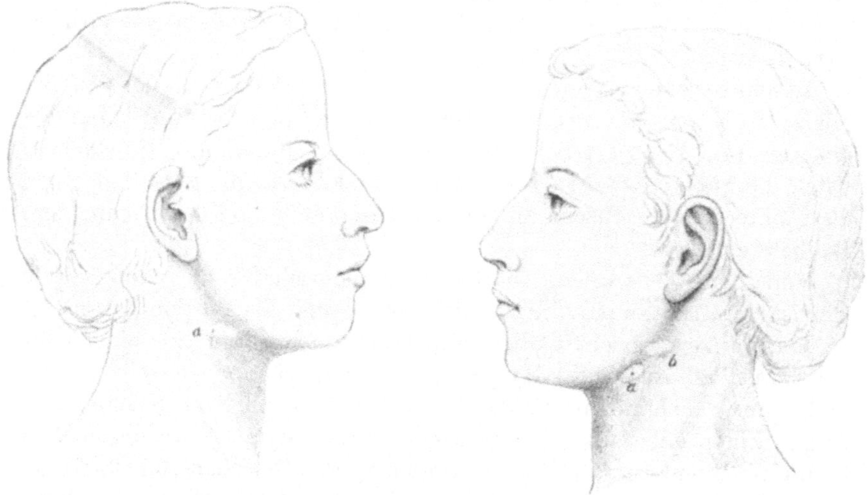

Abb. 16.   Abb. 17.

Es besteht auf beiden Seiten an der typischen Stelle eine Fistula auris congenita, an der rechten
Ohrmuschel eine leichte Mißbildung im oberen Anteile (leichtes Katzenohr), vor dem Tragus
der linken Seite eine Andeutung eines Auricularanhanges. Im vorderen Halsdreieck der linken
Seite bestand eine freie, sezernierende Fistel (*a*), oberhalb des Sternocleidomastoideus ein
Wulst (*b*), der durch einen spangenförmig unter der Haut liegenden festen Körper (Knochen
oder Knorpel) gebildet wurde. Rechts zeigte sich an derselben Stelle, an welcher links die
Fistelöffnung saß, eine Narbe mit mehreren Löchelchen. (Nach Heusinger.)

Crus helicis zurück. Die gleiche Auffassung der Genese der Ohrfisteln
vertreten Kümmel und L. Onodi.

Grunert meint, daß kongenitale Fistelgänge, die in die Ohrmuschel
oder in kongenitale Rudimente derselben führen, von der Fistula auris
congenita als Fistula auriculae congenita zu trennen seien, vor allem auch
deshalb, weil über ihre Entstehung aus Störungen in den sekundären Entwicklungsvorgängen des äußeren Ohres kaum ein Zweifel bestehen kann.

Nach Marx wird unter dem Namen Fistula auris congenita nicht
immer ein und dasselbe Gebilde beschrieben, woraus sich auch die dif-
ferierenden Auffassungen der Genese der Ohrfistel erklären. Man findet

Fisteln von bedeutender Länge, die wohl sicher branchiogenen Ursprungs sind und mit Recht als Kiemenfisteln bezeichnet werden können. Zu dieser Form der Fistel rechnet Marx auch die seltenen Fälle von Gehörgangsverdoppelung. Hier hat sich außer dem Gehörgang noch ein weiterer Gang als Rest der äußeren Visceralfurche erhalten. Die zweite Form von Fisteln, die sich als kleine Grübchen oder kurze Gänge darstellen, entsteht durch eine mangelhafte Verwachsung der Auricularhöcker, resp. der die Ohrmuschel aufbauenden Gebilde. Schließlich findet sich noch eine dritte seltene Form von Fisteln, die ihren Sitz in etwas weiterer Entfernung vom Ohr hat und nach Marx wahrscheinlich mit einer Störung der Verschmelzung des Ober- und Unterkieferfortsatzes im Zusammenhang steht. Auf Grund dieser Auffassung nimmt Marx für die verschiedenen Formen einen verschiedenen teratogenetischen Terminationspunkt an; jener der ersten und dritten Form fällt in die siebente Woche, da zu dieser Zeit normalerweise der Verschluß der ersten Kiemenspalte stattfindet, die zweite Form terminiert im vierten oder fünften Monat, da erst zu dieser Zeit die sekundären Entwicklungsvorgänge ihren Abschluß erreicht haben.

Wir begegnen den Ohrfisteln im allgemeinen häufiger als den Auricularanhängen. Urbantschitsch gibt den Prozentsatz mit $6\,^0/_{00}$, Gradenigo wie Wiechmann mit $2\,^0/_{00}$, Eyle mit $2^1/_2\,^0/_{00}$, L. Onodi mit $1^1/_2\,^0/_0$ an. Urbantschitsch beobachtete unter 2000 Fällen sechsmal einseitige, dreimal beiderseitige Fisteln, dreimal stecknadelkopfgroße Grübchen. Gradenigo verzeichnet auf Grund des in der Literatur gesammelten Materiales unter 60 Fisteln 30 mal beiderseitiges Vorkommen. Onodi fand unter 3200 ohrgesunden Männern 48 mit Ohrfisteln, und zwar 25 mit rechtsseitigen, 16 mit linksseitigen und 7 mit beiderseitigen.

Zur Frage der Heredität der Fistel entnehmen wir der Literatur folgende Angaben:

Kratz: Eine Familie: Mutter und sämtliche Kinder; eine Familie: Mutter und ein Teil der Kinder mit Ohrfisteln.

Urbantschitsch berichtet von einem Knaben mit Ohrfistel. Der Bruder des Großvaters hatte drei Töchter und einen Knaben. Eine dieser Töchter und zwar die erstgeborene und deren Erstgeborener (von drei Söhnen) wiesen eine Ohrfistel auf.

Von einem zweiten Bruder des Großvaters zeigte der erstgeborene Enkel eine Fistel rechts, die zweitgeborene Enkelin war ohne Fistel, der drittgeborene Enkel hatte eine rechtsseitige Fistel.

Urbantschitsch weist darauf hin, daß bei Auftreten der Fistel in dem Zweige dieser Familie, diese Anomalie immer bei dem Erstgeborenen erschien und wiederholt auf diesen beschränkt blieb, ein Vorkommen, das auch bei anderen angeborenen Anomalien, z. B. bei Taubstummheit beobachtet wurde. Offenbar liegt aber hier nur ein Zufall vor.

Paget: Ohrfistel bei einem sonst normal entwickelten Manne, seinem Bruder, seiner Schwester und vier seiner Kinder.

Schwabach: Ohrfistel bei einer Frau, ihrer Mutter, Schwester und einem ihrer Kinder[1]).

Hartmann: 10 Fälle von Ohrfisteln in einer Familie.

Eyle teilt folgenden Stammbaum einer Familie des Kantons Zürich mit:

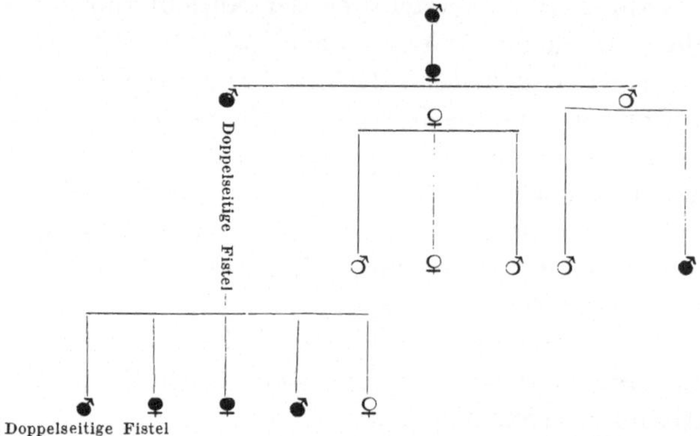

Die Ohrfistel war also in dieser Familie durch vier Generationen hindurch zu verfolgen.

Wir selbst sahen an 3 Geschwistern (14 jähriges, 12 jähriges und 11 jähriges Mädchen) beiderseitige präauriculare Fisteln an den typischen Stellen. Bei dem ältesten Mädchen sezernierte die rechtsseitige Fistel, das jüngste Kind wurde vor 2 Jahren wegen einer der rechtsseitigen Fistel entsprechenden entzündeten Retentionscyste von Dr. Erdheim operiert.

Eine klinische Bedeutung erlangen die Ohrfisteln dadurch, daß es nach Verschluß der Öffnungen zur Bildung von Retentionscysten, bzw. infolge von Vereiterung des Cysteninhalts zur Abszeßbildung kommt. In solchen Fällen werden wir — je nach dem Inhalte der Cyste — einer dem Inhalte entsprechenden Sekretion aus dem Fistelgange begegnen. Selbstverständlich werden wir solche sezernierende Fisteln von fistelartigen Öffnungen zu unterscheiden haben, die durch entzündliche Prozesse erworben wurden.

Die Bildungsanomalien des Gehörganges.

Es ist schwer, unter den Bildungsanomalien des äußeren Ohres die konstitutionellen, d. h. im Keim präformierten, von den im Laufe der

---

[1]) Schwabach sah überdies noch zwei Brüder, von denen der eine rechts eine von Zeit zu Zeit sezernierende Fistel, links eine narbige Vertiefung, der andere nur links ein flaches Grübchen zeigte, und zwei Fälle, bei denen solche Bildungen bei Geschwisterkindern, das eine Mal rechts, das andere Mal links vorkamen. Von ähnlichen Bildungsanomalien in der Verwandtschaft war in beiden Familien nichts bekannt.

Entwicklung durch äußere Ursachen (wie durch amniotische Stränge oder durch Umschlingung des Kopfes mit der Nabelschnur) hervorgerufenen genau zu unterscheiden.

Obwohl gerade bei den Bildungsanomalien des Gehörganges verläßliche Belege für ihre konstitutionelle Natur in der Literatur nur vereinzelt vorliegen, ist doch per analogiam zu schließen, daß wenigstens ein größerer Teil von ihnen hierhergehört.

Vererbung von Anomalien des Gehörganges hat Stetter beobachtet. Er fand bei einer Familie durch drei Generationen abnorm verlaufenden, pfropfenzieherartig gewundenen Gehörgang. Die Mutter, ihre 6 erwachsenen Kinder und auch deren Kinder hatten beiderseits diese Anomalie. Marx sah bei Vater und Sohn hochgradig hyperosotisch verengten Gehörgang von genau derselben Beschaffenheit. Krampitz berichtet von einem Kinde, das beiderseits bei normaler Ohrmuschel an der Grenze des häutigen und knöchernen Gehörganges eine Atresie hatte. Die Mutter hatte genau dieselbe Mißbildung. Ein Operationsversuch ergab knöcherne Atresie und Fehlen des Trommelfells, also offenbar eine Mittelohrmißbildung.

Nur in vereinzelten Fällen ist der Gehörgang allein der Sitz von Bildungsanomalien; fast immer weist gleichzeitig die Ohrmuschel, nicht selten auch das mittlere Ohr Abweichungen von der Norm auf.

Das gilt ganz besonders von der wichtigsten Gehörgangsanomalie, der Atresie des Gehörganges. Wir haben diese Anomalien in dem Abschnitte „Äußeres Ohr" rubriziert, weil sie — und zwar speziell die Gehörgangsatresie — vor allem in dieser Ohrsphäre klinisch in Erscheinung treten.

Die Ergänzungen des kasuistischen Materials in den letzten Jahren, die sowohl durch histologische Untersuchungen wie durch exakte Funktionsprüfungen unsere Erfahrungen auf diesem Gebiete wesentlich bereichert haben, zeigen ferner, daß auch die Sphäre des inneren Ohres in solchen Fällen nicht selten an der Mißbildung teilnimmt.

Das überwiegende Vorkommen von Mißbildungen, die sich auf das äußere und mittlere Ohr beschränken, erklärt sich aus der Entwicklungsgeschichte des Gehörorganes.

An der Entwicklung des schalleitenden Apparates beteiligen sich die erste Kiemenspalte und der 1. und 2. Kiemenbogen, sowie deren Derivate.

Der Schalleitungsapparat entwickelt sich aus einer von der äußeren Oberfläche her erfolgenden geringeren ektodermalen Einsenkung und einer stärker entwickelten, jener entgegenkommenden endodermalen Tasche. Der ventrale Abschnitt der Kiemenspalte kommt zum Verschluß; der dorsale bildet ein von außen nach dem Schlunddarm führendes Rohr, das einen ektodermalen und endodermalen Abschnitt hat. An der Grenze beider entsteht eine Verwachsung, an der sich besonders das mittlere Keimblatt beteiligt.

In dieser Trennungsmasse bilden sich aus dem Gebiete der ersten beiden Kiemenbogen hervorgegangene Skelettstücke, die Gehörknöchelchen. Es muß also eine Einstülpung des ektodermalen und endodermalen Blattes erfolgt sein, wenn ein vollkommener Schalleitungsapparat zustandekommen soll. Die Ohrmuschel nebst dem knorpeligen Gehörgang entwickelt sich aus der Haut, welche die äußere Öffnung der früheren Kiemenspalte begrenzt; daher beeinflußt die Mißbildung des äußeren Ohres auch die Entwicklung des mittleren Ohres.

Das häutige Labyrinth ist ein Produkt des äußeren Keimblattes. Die durch die Einstülpung des Ektoderms entstandene primitive Ohranlage, das Gehörgrübchen, rückt allmählich tiefer und wandelt sich zum späteren Gehörbläschen um. Auf diese Weise kommt nach Moldenhauer diese Anlage schon in einer sehr frühen Entwicklungsphase in eine sehr geschützte Lage und ist deshalb den schädlichen äußeren Einwirkungen weniger ausgesetzt als das äußere und mittlere Ohr.

So erklärt es sich auch, daß Mißbildungen des äußeren Ohres sehr häufig durch äußere mechanische Entwicklungshemmungen hervorgerufen werden, während für die Entwicklungshemmungen der inneren Ohrsphäre wesentlich häufiger endogene Störungen verantwortlich zu machen sind. Hierin liegt zum Teil vielleicht auch die Begründung für die Tatsache, daß Mißbildungen der Ohrmuschel und des Gehörganges bei kongenital Tauben nur ganz vereinzelt gefunden werden.

Die Bildungsfehler des Gehörganges können sich im Sinne eines Bildungs mangels oder im Sinne eines Bildungs exzesses äußern. Bildungsmängel können den Gehörgang partiell oder in seiner Gänze betreffen.

Von den angeborenen partiellen Bildungsanomalien wäre das Fehlen des knorpeligen Gehörganges oder des Annulus tympanicus anzuführen. Ein Defekt des Annulus tympanicus wurde wiederholt beobachtet.

Von Interesse sind die normalen Ossificationsvorgänge des Gehörganges und ihre Varietäten. Der knöcherne Gehörgang entwickelt sich bekanntlich erst nach der Geburt in der Weise, daß vom Annulus tympanicus, dem knöchernen Abschluß des bei der Geburt noch membranösen (später knöchernen) Gehörganges aus, Knochenfortsätze gegen den knorpelig-membranösen Gehörgang vorrücken und im Vereine mit dem oben gelagerten horizontalen Schuppenteile allmählich die Stelle der ursprünglich membranösen Wandungen einnehmen, bzw. dieselben nach außen vorschieben. Diese Ossification des Gehörganges erfolgt nicht an allen Stellen gleichmäßig, sondern es bleibt an der vorderen Wand eine Lücke offen, die noch im zweiten und dritten Lebensjahre, mitunter noch an älteren Kindern und sogar bei Erwachsenen vorgefunden wird. In einem Falle (Bochdalek) wird ein vollständiger Mangel der Ossification, also ein Fortbestehen des membranösen Gehörganges mitgeteilt. Diesem Bildungsmangel kommt auch vom vergleichend anatomischen Standpunkte ein besonderes Interesse zu. Nach Mitteilungen von Joseph[1]) bewahren die Affen der neuen Welt, im Gegensatz zu denen der alten Welt, ihr ganzes Leben hindurch einen membranösen Gehörgang.

Durch partielle, mangelhafte Ossificationsvorgänge im knöchernen Gehörgange ergeben sich persistierende Ossificationslücken. Sie gehören nicht zu besonderen Seltenheiten. Nach V. Urbantschitsch finden sie sich beim weiblichen Geschlecht häufiger als beim männlichen, an den Schädeln von Erwachsenen überhaupt in 19,2% der Fälle. Seltener finden sich Dehiszenzen gegen die Warzen- und Paukenhöhle, ganz vereinzelt solche an der unteren Gehörgangswand[2]).

Luschan (zit. nach Alexander) fand bei deformierten Peruanerschädeln in 50% der Fälle Defektbildungen im Bereich des Os tympanicum. Außer diesen Anomalien sah er an solchen Schädeln auch gewöhnliche Ossificationslücken und Läsionen, welche vom 30. Jahre an auftreten und möglicherweise durch den Gelenkskopf des Unterkiefers erzeugt werden.

Einen Bildungsexzeß stellt die Verdoppelung des Gehörganges dar. Die neuere Literatur verzeichnet drei Fälle, die als Mißbildungen[3]) gedeutet werden können (Brieger, Guranowski, Habermann). Im Falle Habermann lag unterhalb des zum Trommelfell führenden Gehörganges ein blind endigender zweiter Gang von 7 mm Länge, im Falle Briegers oberhalb des normalen Gehörganges ein 12 mm langer zweiter Gang. In beiden Fällen bestanden gleichzeitig Auricularanhänge. Im Falle Guranowski fand sich ein häutiges Septum, das den Gehörgang in einen vorderen, blind endigenden und einen hinteren normalen Abschnitt trennte.

Das Lumen des Gehörganges kann schon bei der Geburt innerhalb beträchtlicher Grenzen schwanken[4]). Bemerkenswert ist die Angabe Nagels, der bei Taubstummen auffällig oft eine Enge des Gehörganges fand. Blake bestätigt eine Angabe von Turner, daß bei den Ureinwohnern Amerikas häufig eine angeborene sagittale Verengerung des Gehörganges anzutreffen ist.

Das Vorkommen stärkerer Verengerung des knöchernen Gehörganges als Rasseneigentümlichkeit erwähnt Virchow. Hartmann fand bei der Untersuchung von 9630 Schädeln in 14 Fällen beiderseits abnorm enge knöcherne Gehörgänge.

---

[1]) Zit. nach V. Urbantschitsch. Lehrbuch der Ohrenheilk. 5. Aufl., S. 180.

[2]) In solchen Fällen kann der Bulbus venae jugularis in die dadurch entstandene Lücke eingelagert sein (Gruber).

[3]) In den meisten Fällen ist die Verdoppelung des Gehörganges auf entzündliche Vorgänge zurückzuführen, die zur Membranbildung geführt hatten.

[4]) Der vertikale Durchmesser schwankt von 5—7 mm, der horizontale von 6—9,5 mm. Durch konvexes Vorspringen der hinteren knöchernen Gehörgangswand kann sich im Isthmusbereich eine fast nierenförmige Querschnittsform mit nach hinten gerichtetem Hilus ergeben.

Ostmann (zit. nach Schwalbe) fand, daß bei dolichocephalen Rassen (Negern, Ozeaniern, Australiern, Eskimos) der Gehörgangseingang mehr kreisförmig ist, indem der vertikale Durchmesser den horizontalen nur um ein geringes übertrifft. Dabei ist die Öffnung auffallend groß (18 : 15 mm). Bei Brachycephal-Rassen (Mongolen, Chinesen, Japanern) findet Ostmann die Öffnung mehr länglich-oval, den Höhendurchmesser nahezu doppelt so groß als den Querdurchmesser.

Von Interesse erscheint die Tatsache, daß Otosklerosekranke verhältnismäßig oft eine größere Weite des Gehörganges zeigen, die besonders in Fällen einseitiger Erkrankung bei Beobachtung der gesunden Seite deutlich hervortritt (V. Urbantschitsch). So wie die Weite, unterliegen auch Krümmung und Verlaufsrichtung des knöchernen äußeren Gehörganges wesentlichen Variationen.

Als eine seltene Entwicklungsanomalie des Gehörganges ist das Bestehen kongenitaler membranöser Verbindungen der Wände des Ohrkanals anzuführen. Ihre Abstammung ist nach V. Urbantschitsch von jener Epithelialmasse herzuleiten, welche die zentralen Partien des Gehörganges ursprünglich einnimmt und die noch während des Intrauterinlebens einer regressiven Metamorphose anheimfällt. Urbantschitsch weist auch auf das Interesse hin, welches diese den Ohreingang abschließende Membran vom entwicklungsgeschichtlich und vergleichend anatomischen Standpunkte verdient.

Bei neugeborenen Hunden, Katzen und Mäusen ist der äußere Gehörgangseingang noch nicht wegsam und von Epidermis ausgefüllt (Kunzmann). Nach Untersuchungen von Urbantschitsch[1]) handelt es sich hierbei nicht um einen wirklichen Cutisverschluß, sondern um eine epitheliale Verklebung, die nicht allein auf den Eingang des Ohrkanals beschränkt bleibt, sondern auch die anfänglich klappenförmig eingeschlagene Ohrmuschel betrifft. Während sich dieser Epithelialverschluß beim Menschen sowie bei manchen Tieren noch vor der Geburt regelmäßig löst, ist er bei anderen Tieren zur Zeit der Geburt vorhanden und gibt erst allmählich die einzelnen miteinander verbundenen Teile der Ohrmuschel in der Nähe des Ohreinganges und endlich diesen selbst frei.

Die kongenitale Atresie des Gehörganges ist neben den verschiedenen Formen der Taubstummheit die klinisch wichtigste Form der kongenitalen Mißbildungen des Ohres. Es handelt sich um eine Mißbildung, die das männliche und weibliche Geschlecht mit gleicher Häufigkeit betrifft, am rechten Ohre häufiger angetroffen wird wie am linken, auf beiden Seiten nur in vereinzelten Fällen vorkommt. Die Seltenheit

---

¹) Urbantschitsch fand diesen Vorgang an Hunden, Katzen, Kaninchen, Meerschweinchen, Schweinen und Mäusen.

ihres Vorkommens geht aus der Aufstellung Bezolds hervor, der unter 20 468 Ohrenkranken nur elfmal angeborene Atresie des Gehörganges mit mißbildeter Ohrmuschel fand.

Der angeborene Gehörgangsverschluß kann membranös oder knöchern sein und er kann sich auf die ganze Länge des Gehörganges erstrecken, kann sich aber auch auf den membranösen oder knöchernen Anteil des Gehörganges allein beschränken. Dementsprechend sehen wir Fälle, in denen die Haut der Ohrmuschel glatt über die Gehörgangsöffnung hinwegzieht und solche, bei denen der Gehörgang einen kürzeren oder längeren blind endigenden Gang bildet.

Bei der knöchernen Atresie besteht die laterale Wand aus einer kompakten Knochenplatte, die eine kleine Öffnung oder eine kleine Vertiefung haben kann oder auch vollständig glatt ist. Bei den höchsten Graden der Mißbildung findet man nach Ablösung der Ohrmuschel keine Andeutung eines Gehörganges, sondern nur eine glatte Fläche, die nach oben in die Temporalfascie übergeht und der die Parotis aufgelagert ist.

Der angeborene Gehörgangsverschluß ist fast immer mit Mißbildungen der Ohrmuschel oder anderen Anomalien des Ohres, sehr oft mit angeborenem Defekt des Gehörganges und mit Anomalien des mittleren Ohres verbunden.

In der Minderzahl der Fälle besteht eine Atresie der Tube; in solchen Fällen ist auch die Muskulatur des weichen Gaumens auf der Seite der Mißbildung unvollständig entwickelt (Politzer).

Die Trommelhöhle ist nach den Schilderungen Alexanders klein und überall durch Osteophyten verengt, so daß man den Eindruck gewinnt, daß die knöcherne Tube viel weiter als sonst in die Trommelhöhle fortgesetzt, somit verlängert ist. Das knöcherne Rohr erstreckt sich gewöhnlich nach hinten und außen bis an die Nische des Schneckenfensters. Das Antrum ist klein, die mediale Trommelhöhlenwand zeigt in der Mehrzahl der Fälle das normale Relief; im übrigen finden sich häufig Knochendefekte am Facialiskanal, mitunter pathologische Knochenauflagerungen und bindegewebige Ligamente, durch welche besonders die Nischen des Vorhofes und des Schneckenfensters verengt oder verschlossen werden können.

Die Gehörknöchelchen und das Trommelfell sind in den meisten Fällen nachweisbar, zeigen jedoch stets starke Veränderungen. Die Gehörknöchelchen sind zumeist klein und plump. Häufig besteht Defekt des Hammerkopfes oder des langen Ambosschenkels, beide Steigbügelschenkel sind miteinander verschmolzen, und bei gleichzeitiger Verkleinerung der Steigbügelplatte erinnert das Steigbügelrudiment oft an die Columella der Vögel. Mitunter sind der Hammerkopf und Ambosschenkel zu einem Knöchelchen vereinigt,

und das mittlere Gehörknöchelchen besteht aus dem langen Ambosschenkel, der an seinen beiden Enden mit dem lateralen und dem inneren
Knöchelchen bindegewebig verbunden ist. Die gesamte Gehörknöchel-
chenkette wird durch ein dichtes Bindegewebsnetz eingehüllt. Das
Trommelfell findet sich in Form einer unregelmäßig begrenzten, nicht
gespannten Membran, die mehr oder weniger vollständig der lateralen
knöchernen Deckplatte des Mittelohres anliegt, mit derselben aber nicht
verwachsen ist. Mitunter ist das Trommelfell rudimentär oder es ist
von einer bindegewebigen Membran ersetzt, welche die normale histologische Differenzierung vermissen läßt. Die Mittelohrmuskeln sind vorhanden, zeigen jedoch bedeutende degenerative Veränderungen. Voll-
kommenes Fehlen des einen oder anderen Muskels oder auch beider ist in
der Literatur mehrfach angeführt (Kaufmann, Landauer, Lucae,
Moos und Steinbrügge, Toynbee, Wagenhäuser und Wreden,
Alexander und Bénesi). Die Chorda tympani ist in den meisten
Fällen vorhanden, in einzelnen Fällen hypoplastisch, in anderen zeigt
sie atypischen Verlauf. In zwei Fällen von Marx verlief die Chorda
tympani lateral von der atresierenden Knochenplatte. Mitunter fehlt
die Chorda gänzlich.

Untersucht man in Fällen von kongenitaler Atresie das Schläfenbein,
so findet man nach Alexander gewöhnlich einen auffallend pneumatischen Warzenfortsatz, an den sich nach vorn unmittelbar die Fossa
articularis des Unterkiefers anschließt.

Was das Verhalten des inneren Ohres in Fällen von kongenitalem
Gehörgangsverschluß anbetrifft, so finden wir in der älteren Literatur
die Ansicht vertreten, daß das Labyrinth in solchen Fällen nur selten
an der Mißbildung des äußeren und mittleren Ohres partizipiert. In
diesem Sinne äußern sich Steinbrügge, der unter 24 Fällen von angeborener Mikrotie mit Gehörgangsverschluß nur dreimal das Labyrinth
wesentlich beteiligt fand, Ruedi auf Grund des Beobachtungsergebnisses
von 42 Fällen und Joél unter Bezugnahme auf die makroskopisch-anato-
mischen Befunde bei 12 Fällen, die er aus der Literatur zusammenstellte.

In der Reihe der funktionell genauer untersuchten Fälle figuriert
eine ganze Anzahl solcher mit Hörbefunden einer Schalleitungsstörung
bei intaktem, resp. funktionsfähigem Labyrinth[1]); es seien speziell zwei
Fälle von Bezold und ein Fall von Schwendt mit doppelseitiger angeborener Gehörgangsatresie angeführt, bei denen sich auf Grund der
Funktionsprüfung annehmen läßt, daß die pathologischen Veränderungen
sich nur auf den Schalleitungsapparat allein beschränkten.

Andererseits muß darauf hingewiesen werden, daß ein großer Teil
der post mortem untersuchten Fälle nur makroskopisch-anatomisch be-

---

[1]) Hierher gehören die Fälle von Jürgens, Neuenborn, Northeote,
Amberg, Sugár, Alexander, Ruttin und Iwata.

rücksichtigt worden war und daß bei vielen der intra vitam untersuchten Kranken genauere klinische Feststellungen verabsäumt worden waren.

Aber selbst in der Reihe jener Fälle, die bezüglich des inneren Ohres in nicht verläßlicher Weise untersucht worden waren, finden wir bei genauerer Durchsicht der einschlägigen Literatur, das innere Ohr keineswegs selten in anormalem Zustande.

So weisen unter 16 Fällen, die Bezold auf Grund der in der Literatur vorliegenden Kasuistik zusammenstellt (hier sind die 12 Fälle, auf welche sich Joél bezieht, inbegriffen), fünf Fälle auf Grund makroskopisch-anatomischer Untersuchung ein pathologisches Verhalten des inneren Ohres auf[1]). Außerdem ergab die Beobachtung in zwei Fällen, in denen das Labyrinth als normal bezeichnet wird, auf dem mißbildeten Ohre völlige Taubheit, ein Befund, der wohl auf eine Anomalie im Bereiche des inneren Ohres schließen läßt. Je einen Fall von angeborener Mikrotie und Gehörgangsatresie mit Taubheit, resp. hochgradige Schwerhörigkeit teilen Kretschmann, Jacobsohn, Mauthner, Wotzilka, Stein und zwei Fälle Bénesi mit. Auch Uffenorde vertritt die Ansicht, daß die kongenitale Gehörgangsatresie viel häufiger von Veränderungen im inneren Ohre begleitet wird, als früher angenommen wurde. Besonderes Interesse beanspruchen drei Fälle von Alexander und Bénesi, da uns hier zum ersten Male die Ergebnisse genauer mikroskopischer Untersuchungen vorgelegt werden. Auch in diesen Fällen erstreckte sich die Defektbildung auf sämtliche Ohrsphären.

Wir sehen also, daß Mißbildungen des Gehörorgans in seinen sämtlichen Abschnitten, wie sie bei hochgradigen Körper-, resp. Gesichtsmißbildungen an nicht lebensfähigen Früchten (so nach Alexander bei Syn- und Anencephalie usw.) zur Regel gehören, auch klinisch nicht gar so selten zur Beobachtung gelangen.

Zu den häufigeren Vorkommnissen müssen wir allerdings das Beschränktbleiben der Mißbildung auf die äußere und mittlere Ohrsphäre rechnen. Diese Tatsache findet ihre Erklärung in den oben skizzierten entwicklungsgeschichtlichen Verhältnissen des Gehörorganes, die auch die Grundlage für die Annahme bieten, daß die Mißbildung des äußeren, resp. mittleren Ohres allein eine andere Genese hat als die des Innenohres mit und ohne Beteiligung des äußeren Ohres.

Virchow hat gelegentlich der Beschreibung einiger Mißbildungen des Ohres die Ansicht ausgesprochen, daß es sich in solchen Fällen nicht um einfache Hemmungsbildungen handle, sondern um Folgeerscheinungen akuter oder irritativer Vorgänge. Virchow zieht zur Stütze seiner

---

[1]) In einem Falle war das Labyrinth defekt, in einem Falle wird es als nicht völlig normal, in einem Falle als verkleinert bezeichnet, in einem Falle fehlte es gänzlich, in einem Falle bestand die Region des Felsenbeines aus einer diffusen, spongiösen Masse.

Annahme die Beobachtung von Fällen heran, bei denen sich Verschluß des äußeren Gehörganges neben dem Fehlen der einen Nabelarterie fand, weist aber speziell auf einen Fall hin, bei dem die Nabelschnurarterie auf der einen Seite fehlte, während gerade das Ohr der anderen Seite mißbildet war. Man könne demnach den Ohrdefekt nicht aus dem Fehlen der Nabelarterie erklären, sondern müsse örtliche Ursachen für beide Bildungsfehler verantwortlich machen. Der Ansicht Virchows schließen sich auch Viktor Bremer und Joél an. Auch Takanarita denkt an die Möglichkeit eines im intrauterinen Leben ablaufenden irritativen Prozesses im Gebiete der ersten Schlundspalte. Allerdings gibt Joél auch Mischformen von entzündlichen Prozessen und Entwicklungshemmungen zu, da auch die Entwicklung der Teile bei entzündlichen Vorgängen im embryonalen Leben nicht ungehindert vor sich gehen könne.

Daß Mißbildungen des äußeren Ohres durch äußere mechanische Entwicklungshemmungen hervorgerufen werden können, zeigen Mitteilungen von Alexander und Moszkowicz (Mißbildung des äußeren Ohres infolge von Verwachsung des Amnion mit der betreffenden Gesichtshälfte) und von Marx (Mißbildung des äußeren Ohres infolge von Umwicklung des Kopfes mit der Nabelschnur).

Bezeichnend für die Genese der Atresia auris congenita ist ihr Zusammentreffen mit anderen Hemmungsbildungen, Mikrotie, Auricularanhängen, Wangen-, Lippen- und Gaumenspalten, Halskiemenfisteln u. dgl. Hemiatrophie des Gesichtsschädels der betroffenen Seite beschrieben Grawitz, Hoepfner, Lucae, Ogston, Welter, Stein, Bénesi, mangelhafte Entwicklung des Unterkiefers Moos und Steinbrügge, Blanke, Mißbildung des Unterkiefers sah Wreden.

Aus den bisher bekannt gewordenen Tatsachen geht hervor, daß in Fällen von Atresia auris congenita schon die allerersten Stadien der Formentwicklung, die sich beim Menschen bei der Umformung der ersten Schlundspalte ergeben, gestört erscheinen müssen; Befunde von Alexander und Bénesi an einem achtmonatigen Embryo berechtigen zur Annahme, daß die zur kongenitalen Atresie führende Schädigung in den zweiten Lunarmonat zu verlegen sei. Das häufigere rechtsseitige Vorkommen der Mißbildung führte Landauer zur Annahme, die stärkere rechtsseitige Rückbildung der embryonalen Gefäßbogen setze die Widerstandsfähigkeit dieser Seite herab.

Während manche Autoren, darunter Iwata, die zur Atresie führende primäre Entwicklungsstörung in jene Embryonalgegend verlegen, welche das äußere Ohr liefert, also in denjenigen Ektodermteil, der peripher von den Kiemenbogen gelegen ist, sind andere der Ansicht, die Mißstaltung des äußeren und des Mittelohres sei ontogenetisch einander koordiniert.

Wertvolles Material zur Aufklärung der Entstehung der kongenitalen Atresie erbrachten die histologischen Befunde von Alexander und Bénesi. Nach ihren Untersuchungsergebnissen ist die embryogenetisch zuerst auftretende und grundlegende Veränderung in einer defekten Anlage des Tympanicum zu suchen. Mit der defekten Entwicklung des Deckknochens geht eine über die Norm hinausgehende Massenentwicklung des Laterohyale einher.

Es kann sich entweder um einen Totaldefekt des Tympanicum handeln, wobei das keulenförmig vergrößerte Hinterende des Laterohyale den atresierenden Teil liefert, oder um einen partiellen Defekt des Tympanicum, wobei dasselbe noch in Bogenform oder nur mehr als Platte angelegt erscheint. Beide embryologische Typen führen zur hochgradigen Störung oder Aufhebung der Trommelfellentwicklung und zum Defekt des äußeren Gehörganges. Sie unterliegen im Laufe der Zeit sekundären Veränderungen. Vor allem kann postembryonal im Laufe der ersten Lebensjahre oder später durch Verschmelzung des Squamosum mit den atresierenden Knochenteilen eine das Mittelohr nach außen deckende Knochenplatte zustande kommen.

Während Alexander und Bénesi demnach die Gehörgangsatresie ontogenetisch begründet sehen in einem kongenitalen Defekt des Tympanicum und in einer konsekutiven, über die Norm hinausgehenden Massenentwicklung des Laterohyale — so daß demnach an der Bildung der atresierenden Platte sowohl das Os tympanicum wie das Laterohyale Anteil hat, ist Marx der Ansicht, daß der Belegknochen von der Bildung der verengernden Knochenpartie auszuschließen ist und daß vielmehr das Derivat des Hyoidbogens allein für die Atresie verantwortlich zu machen sei.

In den Fällen von Marx ist die atresierende Knochenplatte ein Produkt des zweiten Viszeralbogens. Sie hat sich aus dem obersten Teile des Reichertschen Knorpels — dem distal von dem Laterohyale gelegenen Teil des Hyoidbogens — entwickelt. Bei der normalen Entwicklung geht aus diesem Teile die Protuberantia styloidea Politzers hervor. Die Mittelohrmißbildung umfaßte in den Marxschen Fällen nur die laterale Wand, den Hammer und Amboß, welche rudimentär entwickelt waren. Die Chorda tympani lag nicht medial, sondern lateral von der Atresieplatte. Die Lage wird von Marx unter Hinweis auf die Arbeiten von Bromann, Fuchs und Gaupp im Gegensatze zu der Ansicht von Alexander und Bénesi für die Beurteilung der Entwicklungsgeschichte der Mißbildung verwertet. Die Chorda verläuft entwicklungsgeschichtlich außen um den zweiten Viszeralbogen.

L. Deutsch, der die anatomischen Einzelheiten, die sich ihm aus röntgenologischen Untersuchungen ergeben haben, zur Deutung der ontogenetischen Vorgänge bei der angeborenen Gehörgangsatresie heranzieht, gelangt zu dem Schlusse, daß die Atresie als eine polymorphe Mißbildung anzusehen sei, deren anatomische Grundlage keine einheitliche ist.

Einige seiner Befunde bringt Deutsch mit der Ansicht von Marx in Einklang. 4 Fällen gemeinsam war die Hypoplasie des Os tympanicum und der Ersatz des entstandenen Defektes durch eine Massenzunahme einer benachbarten Skelett-

partie (3 mal des Stylohyale, 1 mal des überreich pneumatisierten Warzenfortsatzes). Bei einer zweiten Gruppe von Fällen war die Gehörgangsatresie bedingt
durch eine exzentrische Einengung des Gehörganges, durch welche sein Lumen
auf ein Minimum reduziert wurde. Deutsch weist darauf hin, daß der Annulus
exzentrisch wächst und durch Knochenapposition in seiner äußeren Circumferenz,
durch Knochenabbau in seinen innen gelegenen Teilen seine endgültige Form und
Größe erhält. Er hält es nun für denkbar, daß durch eine derzeit unbekannte Noxe
die Knochenresorption unterbleibt oder zumindest mit der Knochenapposition
nicht Schritt hält. Eine hieraus resultierende Atresie sei zumindest als kongenital
angelegt zu bezeichnen.

In den leichtesten Fällen von Gehörgangsatresie handelt es sich um
Fälle mit vorhandenem, jedoch defektem Tympanicum, bei höheren
Graden der Mißbildung kommen noch Entwicklungsdefekte und
Hypoplasien im Mittelohr hinzu. Hier kann sich der Entwicklungs-
defekt außer im Ohre auch auf der ganzen Schädelseite der Mißbildung
zeigen, indem es zur Verkleinerung, resp. zur Asymmetrie des Gesichtsschädels, zu Entwicklungsdefekten des Unterkiefers, der Kaumuskulatur
kommt. In den Fällen, in denen das Mittelohr in das mißbildete Gebiet einbezogen erscheint, muß es zur defekten Entwicklung des Facialiskanals mit konsekutiver Hypoplasie des N. facialis (Fälle von Neuenborn, Kretschmann, Bénesi) kommen.

Alexander und Bénesi weisen darauf hin, daß bei einem gewissen
Grade der Defektentwicklung im Bereiche der beiden ersten Kiemenbogen das innere Ohr für die normale Formentwicklung keinen Platz
mehr zur Verfügung habe, woraus selbstverständlich eine Hypoplasie
des inneren Ohres resultieren müsse.

Während also in solchen Fällen die defekte Entwicklung im Bereiche
der Schlundbogen und -spalten als erste Veränderung anzusehen ist,
an die sich die anderen Veränderungen anschließen, gibt es andere, in
welchen die Veränderungen im inneren Ohre in allgemeinen, zu degenerativer Atrophie und kongenitaler Taubheit führenden Ursachen liegen.
Solche Fälle zeigen (wie auch der eine der von Alexander und Bénesi
beschriebenen Fälle lehrt) diejenigen Defekte, die auch in Fällen von kongenitaler Taubheit ohne Abnormitäten im Mittelohre und äußeren Ohre
gefunden wurden (Alexander).

Auch die klinisch in genauerer Weise untersuchten Fälle von Atresie
mit Taubheit ergeben meist den charakteristischen Befund der kongenitalen Taubheit mit normaler Labyrinthfunktion (Typus der sacculocochlearen Degeneration[1]): Alexander, Mauthner, Wotzilka,
Stein, Bénesi.

---

[1] Der im Falle von Mauthner nachweisbare spontane Nystagmus zeigte die
Charaktere des neurotischen Nystagmus, der im Falle von Bénesi nachweisbare
war auf die Abducenslähmung zu beziehen und schon seinem Charakter nach (er
war ziemlich langsam, auffallend grobschlägig, unabhängig von der Blickrichtung)

Diese Fälle gestatten auf Grundlage der Einzelheiten der Allgemein-untersuchung die Schlußfolgerung, daß die Ursache für das gesamte Gehörorgan umfassende Mißbildungen in einer allgemeinen degenerativen Anlage gegeben ist. Diejenigen Patienten, über die eingehendere Befunde vorliegen, bringen in der Häufung von degenerativen Stigmen den Charakter des Status degenerativus (Bauer) deutlich zum Ausdruck. So verzeichnet Stein an seinem Falle von rechtsseitiger Atresie mit Taubheit rechts und leichtgradiger labyrinthärer Schwerhörigkeit links — Steigerung der Reflexe, starke vasomotorische Übererregbarkeit, eine kongenitale Augenanomalie und eine deutliche Unterentwicklung der rechten Hand, Bénesi in dem einen seiner Fälle (kongenitale Aplasie der rechten Ohrmuschel mit Atresie des äußeren Gehörganges, Taubheit) einen Defekt am rechten, weichen Gaumen, Lähmung des rechten N. facialis und des rechten N. abducens, stärkere Pigmentierung der rechten Iris, diffuse Vergrößerung der Schilddrüse, Thymusdämpfung, auffallend starke Entwicklung der Mammae, starke Akzentuation des 2. Pulmonaltones, Überstreckbarkeit der Fingergelenke und des Ellbogengelenks, Cubitus varus.

In einem von Krampitz histologisch untersuchten Falle mit Entwicklungsanomalien in allen drei Anteilen des Gehörorganes fehlte der Facialis vollständig, und es bestand Situs viscerum inversus der Brusteingeweide.

Auf der allgemeinen degenerativen Anlage beruht auch die in den Fällen von Wotzilka und Stein auf dem nicht mißbildeten Ohre nachgewiesene labyrinthäre Schwerhörigkeit. Hier erstreckte sich die Entwicklungshemmung bloß auf das innere Ohr und führte bei weniger hochgradiger Schädigung desselben nur zur Schwerhörigkeit, nicht aber zur Taubheit.

Es ist nicht zu zweifeln, daß genauere Untersuchungen in dieser Richtung zur Klarstellung der Genese der hier besprochenen Bildungsanomalien führen werden.

Wenn auch der Entstehung des angeborenen Gehörgangverschlusses äußere mechanische Entwicklungshemmungen zugrunde gelegt werden müssen, so dürfen wir doch auch konstitutionellen Faktoren eine maßgebende Bedeutung für die Entstehung und die Natur jener Bildungsanomalien beimessen, welche zur kongenitalen Gehörgangsatresie und den sie begleitenden Anomalien der anderen Hörsphären führen.

Die Abb. 18, 19 u. 20 illustrieren die Begleiterscheinungen des von C. Stein beschriebenen Falles von rechtsseitiger kongenitaler Atresie

---

nicht als labyrinthärer zu bezeichnen. Dafür sprach auch die normale experimentelle Reflexerregbarkeit des Labyrinthes. Ein merkwürdiges Symptom bot diese Patientin darin, daß sie trotz beiderseitiger normaler Erregbarkeit des Labyrinthes weder subjektiv noch objektiv Schwindel bekam (Bondy).

des Gehörganges und angeborener vollständiger Taubheit auf derselben Seite: Knorpeliger Aurikularanhang, geringere Entwicklung des Gesichtsskelettes der rechten Seite und der rechten Hand.

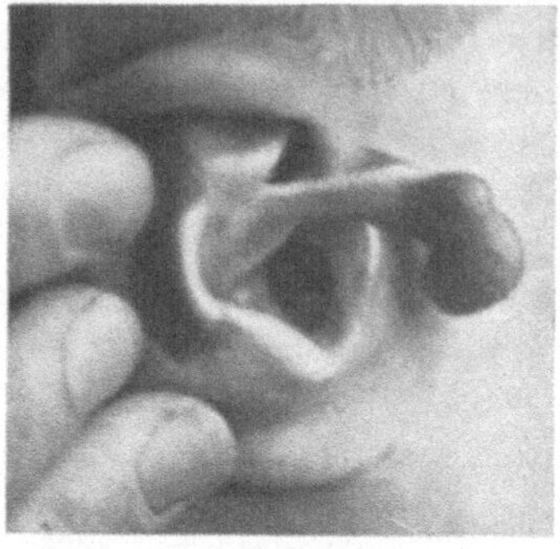

Abb. 18. Rechtes Ohr. Großer traubenförmiger, knorpeliger, freipendelnder Aurikularanhang vor dem Gehörgange, knapp oberhalb des Tragus. Das Crus helicis ist mit dem Anthelix durch eine Knorpelspange verbunden. Die Gehörgangsmündung ist stark verengt, der Gehörgang endet knapp hinter der Mündung blindsackförmig. Ohrläppchen angewachsen. Länge der Ohrmuschel 6 cm (links 6½ cm).
(Nach Passow-Schäfer.)

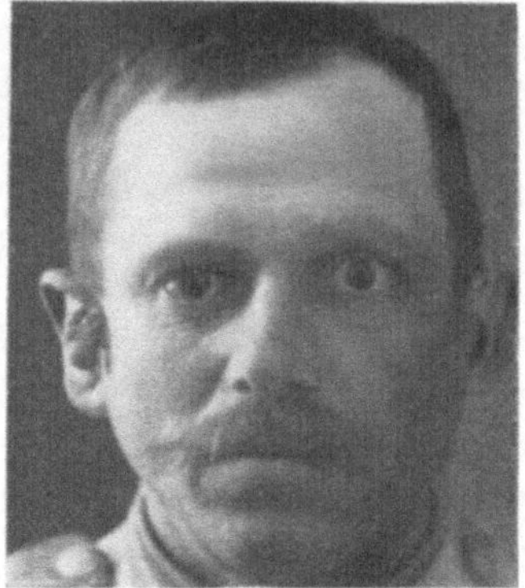

Abb. 19 zeigt die Asymmetrie des Gesichtsskelettes (zu ungunsten der rechten Seite). Die Asymmetrie offenbart sich vor allem an der geringeren Ausbildung des rechten Ober- und Unterkiefers, die beide kürzer und flacher erscheinen als die korrespondierenden der anderen Seite. Die rechte Lidspalte ist enger wie die linke.
(Nach Passow-Schäfer.)

In praktischer Hinsicht lehren die von Alexander und Bénesi beschriebenen anatomischen Befunde, daß eine chirurgische Behandlung

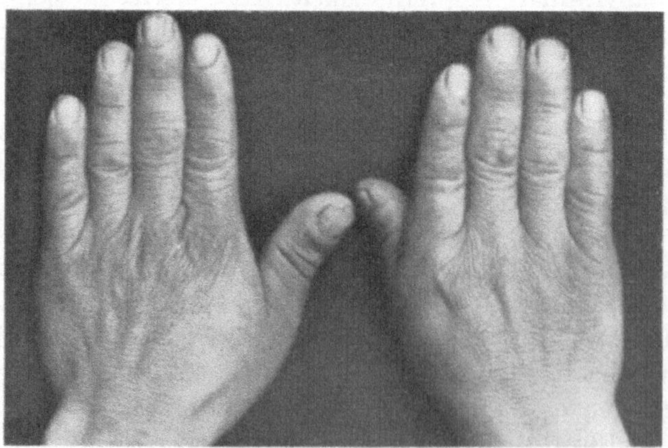

Abb. 20 zeigt die deutlich geringere Entwicklung der rechten Hand.
(Nach Passow-Schäfer.)

der Gehörgangsatresie in Form einer Anlegung eines Gehörganges im Gebiete des Tympanicumdefektes vollkommen zwecklos sein muß. Eine Aussicht auf Hörverbesserung bietet (sofern das innere Ohr funktionstüchtig ist) nur eine Öffnung im Bereiche des Antrums des Warzenfortsatzes. Die das Mittelohr durchziehenden Bindegewebsbrücken wirken insofern günstig, als sie postoperativ zu einem membranösen Verschluß der Antrumöffnung führen können.

Anomalien der Ceruminaldrüsen.

Die Cutis des Gehörganges ist von zahlreichen Haarfollikeln, Talgdrüsen und Schweißdrüsen, den sog. Ceruminaldrüsen, durchsetzt. Während normalerweise eine Absonderung der Talg- und Ceruminaldrüsen in einer mäßigen Quantität und halbflüssigen Qualität erfolgt — gerade genügend, um der Haut des Gehörganges die nötige Geschmeidigkeit zu verleihen —, gibt es Individuen, bei denen die Absonderung dieser Drüsen in vermindertem oder in vermehrtem Maße erfolgt.

Abgesehen von der Sekretionsverminderung, wie wir sie bei und nach Gehörgangs- und eitrigen Mittelohrentzündungen beobachten, ist die auffallende Verminderung der Ceruminalabsonderung zu erwähnen, die sich nicht selten bei Otosklerose findet. Sie wird als ein Symptom vasomotorisch-trophischer Natur angesehen.

Verbindet sich das Produkt der Talg- und Ceruminaldrüsen mit Epidermisschollen, abgestoßenen Haaren und Staubteilchen, und wird die Entfernung des abgesonderten Sekretes behindert, so kommt es zur Bildung mehr oder weniger großer Ceruminalpfröpfe. Es kann sich aber auch um eine abnorm gesteigerte Tätigkeit der Ceruminaldrüsen allein handeln. Während man früher die Ceruminalpfropfbildung in erster Linie auf örtliche Verhältnisse des Gehörganges, wie Verengerungen, Hyperostosen, starke Windung, Entzündungen usw., zurückführte, wiesen später einzelne Autoren (Körner, Denker, Boenninghaus, Grunert) darauf hin, daß diese Momente keine genügende Erklärung für das häufige Rezidivieren von Ohrenschmalzpfröpfen in manchen Fällen abgeben können.

Von mancher Seite (Troeltsch) wurde darauf hingewiesen, daß die Cerumenproduktion der Talgdrüsenproduktion der übrigen Haut parallel gehe, daß bei trockener, spröder Haut wenig, bei feuchter, fettreicher Haut reichlich Cerumen abgesondert werde.

Genauer hat dieses Problem in jüngster Zeit J. Berberich studiert. Er zeigte, daß die Cerumenproduktion vom Gesamtstoffwechsel abhängig ist und daß bei rezidivierender Ceruminalpfropfbildung ein über das Doppelte des Normalen vermehrter Cholesteringehalt des Blutes nachgewiesen werden kann. Als weiteren Beweis der vorhandenen Hypercholesterinämie führt Berberich das häufige Vorkommen von Xanthelasmen, den Arcus lipoides corneae und den Arcus lipoides myringis an.

Daß bei der Ceruminalproduktion konstitutionelle Einflüsse mitspielen, geht aus Aufzeichnungen Steins hervor, der gelegentlich familienanamnestischer Erhebungen konstitutionell ohrenkranker Individuen die Mitteilungen solcher Kranken notieren konnte, daß Familienangehörige an auffallend starker Ohrenschmalzabsonderung gelitten hätten. Es muß sich in diesen Fällen um eine ganz besonders gesteigerte Drüsentätigkeit gehandelt haben, da die Patienten dies erwähnten. In einem Falle handelte es sich um eine Otosklerosekranke mit fehlender Ceruminalproduktion, die die Frage, ob sie immer so wenig Ohrenfett gehabt habe, bejahte und gleichzeitig spontan anführte, daß ihr Onkel zeitlebens an so reichlicher Ohrenschmalzabsonderung gelitten habe, daß zu wiederholten Malen im Jahre die Ausspritzung der Pfröpfe nötig gewesen sei. Gerade in der extremen Differenz — einerseits vollständiges Fehlen der Ceruminalabsonderung, andererseits überreichliche Ceruminaldrüsentätigkeit bei Mitgliedern einer und derselben Familie — liegt ein die konstitutionelle Grundlage der Sekretionsanomalie kennzeichnendes Moment. In einer zweiten Familie, in welcher labyrinthäre Schwerhörigkeit häufig auftrat, sah Stein ein Mitglied mit auffallend reichlicher Ceruminalabsonderung, ein zweites mit chronischem Gehörgangsekzem.

Auch Berberich verzeichnet das familiäre Vorkommen rezidivierender Ceruminalproduktion. Oft sind einer der Eltern und eines oder mehrere der Kinder von dem Leiden befallen. Berberich sah 3 solcher Familien und hörte, daß in einer Familie der Vater den Kindern alle 4—6 Wochen die Ceruminalpfröpfe ausspült.

Da auch ein starkgewundener Verlauf des Gehörganges, seine spaltförmige Verengerung, Exostosen und Hyperostosen die Herausbeförderung des Ceruminaldrüsensekretes erschweren und behindern können, so kann auch die kongenital bestehende oder auf kongenitaler Anlage extrauterin erfolgende Gestaltsveränderung des Gehörganges die Ceruminalanhäufung daselbst veranlassen[1]).

Wenn auch Berberich an die Möglichkeit denkt, daß hier Anomalien im Gehörgangsbau oder eine lokale Disposition zu Entzündungen, zu Atresie sich vererben und diese die Ursache der Ceruminalpfropfbildung abgeben können, so glaubt er doch, daß hier in erster Linie Störungen des allgemeinen Stoffwechsels, bzw. des erhöhten Cholesterinstoffwechsels in Betracht kämen. Für nicht ausgeschlossen hält er es, daß die Hypercholesterinämie auf endokrinen Störungen beruht, also endogener Natur wäre.

Berberich glaubt auch, die Herabsetzung der Ceruminalproduktion bei Otosklerose (Bing, Boenninghaus u. a.) — er fand bei allen

---

[1]) Weite, Lage und Krümmungsverhältnisse des knorpelig membranösen Gehörganges sind bedeutenden Schwankungen unterworfen. Der Winkel, den der knorpelig-membranöse und der knöcherne Gehörgang miteinander nach vorne unten einschließt, variiert von 110—170° (Alexander).

otosklerosekranken Mitgliedern belasteter Familien eine Herabsetzung des Cholesteringehaltes — auf eine vererbbare Hypocholesterinämie beziehen zu dürfen, resp. sie als Ausdruck einer endokrinen Störung deuten zu können. Auch die von Berberich betonte Tatsache des erblichen und familiären Auftretens der Hypercholesterinämie bei familiären Erkrankungen, wie Diabetes mellitus, Hypertonie (vgl. auch Voß), Arteriosklerose, gewissen Nieren- und Lebererkrankungen, gestattet in gewissem Sinne, konstitutionelle Faktoren als Ursache eines solchen Vorkommens anzusehen.

Selten ergeben sich Varietäten der Ceruminaldrüsen nicht ihrer sekretorischen Tätigkeit nach, sondern hinsichtlich ihrer anatomischen Ausbildung und ihres Sitzes. So hören in einzelnen Fällen die Ceruminaldrüsen nicht linear am Übergang des knorpelig-membranösen in den knöchernen Gehörgang auf. Auch Dichte und Stärke der Haarauskleidung im äußeren Gehörgange variieren — abgesehen von ihrer physiologischen Zunahme mit dem Alter — in denselben Altersstufen außerordentlich.

Berberich verweist darauf, daß bei rezidivierender Ceruminalproduktion selbst im hohen Alter noch ein starker Haarwuchs im Gehörgange zu sehen ist, während im auffallenden Gegensatz dazu bei Otosklerose sehr wenig Haare im Gehörgange zu finden sind. Da bei starkem Haarwuchs ein fettiger Gehörgang und Hypercholesterinämie und bei Otosklerosekranken mangelnder Haarwuchs bei herabgesetztem Cholesteringehalt im Blute zu finden sei, so hält es Berberich für nicht ausgeschlossen, daß der Haarwuchs durch den vermehrten Cholesteringehalt des Blutes günstig, resp. im entgegengesetzten Falle ungünstig beeinflußt wird.

Gehörgangsexostosen.

Wir verstehen unter Exostosen glatte oder unebene kugel-, kegel-, knopf-, pilz- oder zapfenförmige knöcherne Vorwölbungen oder Auswüchse, die den Wänden des Gehörganges einfach oder mehrfach, einseitig oder beiderseitig (im letzteren Falle mitunter in Größe und Anordnung symmetrisch) aufsitzen.

Sie engen je nach ihrer Größe und Zahl die Lichtung des Gehörganges in geringerem oder höherem Grade, oft bis auf einen engen Spalt, ein. Ist die Knochenneubildung circumscript an den Rändern des Os tympanicum, so kommt es zur Bildung von Exostosen, die am Annulus tympanicus oder etwas lateral vom Trommelfell als höckerige, oft perlartige Gebilde, manchmal auch mehrfach, in das Gehörgangslumen hineinragen.

In einzelnen Fällen ist die Vorwölbung keine circumscripte, sondern sie erstreckt sich in größerer Ausdehnung der Gehörgangswand entlang;

manchmal umfaßt sie die Gehörgangslichtung ringförmig, sie auf diese Weise von allen Seiten verengend. In solchen Fällen sprechen wir von Hyperostosen des Gehörganges. Wir treffen sie bei Personen verschiedenen Alters, auch schon bei jugendlichen Individuen, mitunter auch schon zur Zeit der Pubertät.

Nicht selten werden Exostosen — und zwar selbst bei nicht unbeträchtlicher Größe und Ausdehnung — zufällig festgestellt. In manchen Fällen führen entzündliche oder ekzematöse Veränderungen der Gehörgangshaut, ebenso wie auch eitrige Mittelohrprozesse zu ihrer Entdeckung. Über ihre Ursache wissen die Kranken fast niemals verläßliche Angaben zu machen, gelegentlich einmal hören wir von stattgehabten Traumen.

Die Unklarheit, die hinsichtlich der Entstehungsursachen der Exostosen herrscht, wird am besten ersichtlich, wenn wir die Verschiedenheit der diesbezüglichen Angaben der Autoren anführen.

Politzer gruppiert die Exostosen nach den angeführten ätiologischen Momenten in folgender Weise:

1. Partielle Hyperplasien während des Entwicklungs- und Verknöcherungsstadiums des knöchernen Gehörganges. Zu dieser Form sind nach Politzers Ansicht jene symptomlos entstandenen beiderseitigen Knochenneubildungen zu rechnen, die an symmetrischen Stellen der Gehörgänge sitzen und auch bezüglich ihrer Form in beiden Gehörgängen übereinstimmen. Ihr Standort ist der mittlere und innere Abschnitt des knöchernen Gehörganges. 2. Umschriebene chronische Periostitis im knöchernen Gehörgang. Hierher wären auch die von Wagenhäuser nach traumatischer Fraktur der vorderen Gehörgangswand entstandenen kegelförmigen Exostosen (Osteophyten) zu rechnen. 3. Primäre oder im Verlaufe chronischer Mittelohreiterungen sich entwickelnde, umschriebene oder diffuse Entzündungen des äußeren Gehörganges. Zu diesen zählen die nach Ablauf chronischer Mittelohreiterungen durch Verknöcherung von Knorpelneubildungen und Polypen entstandenen Exostosen im Gehörgange (Dalley). 4. Hereditäre Disposition (Schwartze). 5. Syphilis (Roosa) und 6. Gicht (Toynbee) sind nach Politzer weit seltener Ursache der Exostosen, als früher angenommen wurde. Ein Zusammenhang mit den genannten Allgemeinerkrankungen ist nur dann wahrscheinlich, wenn gleichzeitig auch an anderen Körperstellen Knochengeschwülste vorkommen, deren Entstehung auf die Allgemeinerkrankung zurückgeführt werden kann.

Schon die zahlreichen Beobachtungen von Exostosen, für deren Entstehung kein ätiologisches Moment zu eruieren ist, sowie die vielfachen Versuche, für ihre Ätiologie verschiedene Umstände verantwortlich zu machen, bieten Hinweise darauf, daß konstitutionelle Einflüsse bei der Entstehung der Exostosen eine Rolle spielen. Nicht minder spricht

die Beobachtung, daß Exostosen nicht selten in der Zeit der Pubertät auftreten, und ebenso die Feststellung ihres beiderseits symmetrischen
Vorkommens für das Vorhandensein endogener ursächlicher Momente.

Die Literatur enthält manche Mitteilung, welche die Auffassung der
Exostosen als Entwicklungsanomalien zum Ausdruck bringt.
So spricht Krepuska an der Hand eines Falles seiner Beobachtung von
einer „abgeirrten Verknöcherung" des Annulus tympanicus, welche den
Charakter eines Osteoms angenommen hatte. Auch Körner nimmt für
zwei Fälle seines Beobachtungsmaterials Entwicklungsanomalien als Ursache der Neubildungen an, nur daß er nicht von einem Osteom, sondern
von Exostosen spricht. Körner meint, daß der aus bindegewebigen
wie knorpeligen Anlagen hervorgehende Knochenkomplex des Schläfenbeines an seinen Nahtstellen (z. B. des bindegewebigen Annulus tympanicus und der knorpelig vorgebildeten Pyramide und des Warzenfortsatzes) eine aus der Entwicklungszeit stammende örtliche Disposition
der Gewebe zu übermäßiger Wucherung bietet. Es handle sich demnach
auch bei den gestielten Gehörgangsexostosen nicht um Geschwülste im
engeren Sinne, sondern um die Folgen exzessiven Wachstums.

Alexander unterscheidet im Gegensatze zu den intrauterin und
postfetal auf entzündlicher Grundlage erworbenen Exostosen typische
„kongenitale" Exostosen, die in den ersten Lebensjahren gelegentlich
der Umwandlung des Paukenringes in das Paukenbein manifest werden.
Solche Exostosen bilden häufig die Teilerscheinung anderer Varietäten
oder Mißbildungen des äußeren Ohres.

Die kongenitale Exostose ist daran zu erkennen, daß sie an ihrer Basis zum
Teile oder ganz aus Knorpel besteht. Immer ist eine Art Stiel oder eine dünne
Haftlinie zu erkennen. Die entzündlich entstandenen Exostosen zeigen alle Formen,
oft sklerotischen Knochen und keinen Knorpel.

Es erscheint nun vor allem von Interesse, Aufschlüsse darüber zu
erlangen, wie häufig Exostosen zur Beobachtung gelangen. Leider verzeichnet die Literatur gerade diesbezüglich nur sehr spärliche ziffern-
mäßige Feststellungen.

Immerhin ist es von Bedeutung, daß Untersuchungen in dieser Richtung das relativ häufige Vorkommen von Exostosen bei überseeischen
Rassen ergeben haben. Als erster hat Zschokke auf die Häufigkeit
von Exostosen an den Knochen von Altperuanern aufmerksam gemacht.
Seligman, Flower, Bernard Davis, Blake, Turner, Ostmann
Walcker und Virchow haben festgestellt, daß Gehörgangsexostosen
bei den Ureinwohnern Mexikos ziemlich oft anzutreffen sind. Blake
fand sie in 25% der Schädel der „Mount Builders", Virchow unter
134 Peruanerschädeln 18 mal (= 13,5%). Ostmann fand an 2633
Schädeln der verschiedensten Menschenrassen nur 16 mal Exostosen

im äußeren Gehörgang und zwar 12 mal bei Peruanern, 1 mal bei einem Mexikaner, 2 mal bei Ozeaniern, 1 mal bei einem Altägypter, hingegen keine bei Negern, Asiaten und Europäern. Dagegen zeigten sich an 245 Peruanerschädeln 39 Exostosen im äußeren Gehörgang und zwar am Rande des Os tympanicum. Die Ursache dieser Exostosen ist nicht bekannt. Die künstliche Deformierung der Schädel bei Altperuanern gibt aber mindestens nicht die direkte Ursache für das Auftreten der Exostosen ab (vgl. Alexander, Anthropologie des Gehörorgans).

Alexander weist darauf hin, daß manche Naturvölker einen nierenförmigen Querschnitt des Gehörganges mit nach rückwärts gerichtetem Hilus zeigen. Alle Exostosen, die von der rückwärtigen Wand des knöchernen Gehörganges entspringen, gehen aus einer anthropologischen Varietät hervor. Sie sitzen immer breit auf, gehen kontinuierlich in den Knochen des Gehörganges über und bestehen aus kompakten Knochen.

Im Gegensatz zu dem häufigen Vorkommen der Exostosen bei überseeischen Völkern werden sie auf unserem Kontinent weit seltener beobachtet.

Hartmann fand bei der Untersuchung von 9630 Schädeln in 14 Fällen Hyperostosen und zwar stets doppelseitig.

J. Kessel beziffert ihr Vorkommen nach dem Verzeichnis aller von ihm auf Exostosen untersuchten Patienten auf nicht ganz 1%.

O. G. Kessel fand an einem großen, ziffernmäßig nicht näher bezeichneten Beobachtungsmateriale 75 Exostosenträger, Stein sah unter 12 500 an verschiedenen Ohrenerkrankungen leidenden Individuen 68 Exostosenträger.

Eine Zusammenstellung dieser Zahlenverhältnisse ergibt somit nach I. Kessel nahezu 1%, nach C. Stein 0,54%. Auch diese Ziffern gestatten, die Exostosen als degenerative Stigmen anzusehen.

Betreffs des Sitzes der Exostosen verzeichnen wir

	nach O. G. Kessel,	nach Körner,	nach Bezold,	nach Stein
beiderseitigen Sitz	70%	64%	45. 6%	69. 2%
einseitigen Sitz	30%	36%	54. 4%	30. 8%

O. G. Kessel konstatiert auf Grund seiner Untersuchungen ein wesentliches Überwiegen der linksseitigen Exostosen (unter den Fällen mit einseitigem Sitz): von 22 Fällen mit Exostosen auf einer Seite zeigten 20 diese Gebilde linksseitig. Auch Stein erhob ein häufigeres Vorkommen linksseitiger Exostosen, wenn auch dieses Verhältnis an seinem Material nicht so auffällig erscheint als jenes, das Kessel anführt. Stein fand bei 21 Ohrenkranken mit einseitigem Sitz der Exostosen 15 mal den linken und 6 mal den rechten Gehörgang mit Exostosen behaftet.

O. G. Kessel führt auch Zahlen betreffs der Beteiligung der beiden Geschlechter an dem Vorkommen von Exostosen an. Er verzeichnet unter seinen 74 Exostosenträgern

57 männliche und 17 weibliche,

Stein zählte unter 68 Exostosenträgern
49 männliche und 19 weibliche Individuen.

Bezüglich des Alters der Exostosenträger ergeben die Aufstellungen
Steins folgende Resultate, bei deren Beurteilung allerdings nicht außer
acht gelassen werden darf, daß die in einem Falle nachgewiesenen Exostosen auch schon lange vorher bestanden haben konnten, gelangten sie
doch in der Mehrzahl der Fälle zufällig zur Feststellung.

Alter des Patienten	Gesamtzahl	männlich	weiblich
10—20 Jahre	4	4	—
21—30 ,,	14	11	3
31—40 ,,	9	4	5 ǀ
41—50 ,,	18	14	4
über 51— ,,	23	16	7
	68	49	19

Einen wichtigen Fingerzeig zur Beurteilung der Ätiologie bieten uns
die Angaben einzelner Autoren (Schwartze, Politzer, I. Kessel,
O. G. Kessel), daß Exostosen hereditär vorkommen.

Eine besonders wertvolle Mitteilung in dieser Hinsicht danken wir
O. G. Kessel, der uns mit einem drei Generationen umfassenden Exo-
stosenstammbaume bekannt macht. Dieser interessante Stammbaum
sie im nachfolgenden wiedergegeben:

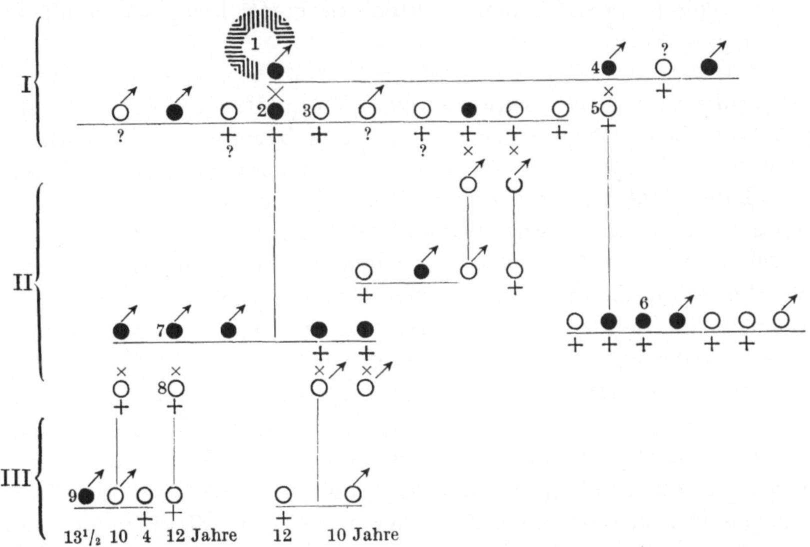

Zeichenerklärung:

♂ männlich, ♀ weiblich, × miteinander verheiratet, ? otologisch nicht untersucht, deshalb nicht
gekennzeichnet, ⬤, ⬤ Exostosenträger.

Kessel gelangt aus den Ergebnissen dieses Stammbaumes zur Ansicht, daß sich die Exostosen des äußeren Gehörganges dominant vererben.

1 × 2 = Ehe zwischen zwei Exostosenträgern, die miteinander verwandt waren (Vetter und Base dritten Grades), die fünf Kinder aus dieser Ehe hatten sämtlich Exostosen. In der dritten Generation sind bis jetzt bei dem ältesten $13^1/_2$jährigen Knaben Exostosen feststellbar, die übrigen Kinder sind noch unter 13 Jahren. Beide Brüder von 1 (in der 1. Generation) sind Exostosenträger, die Schwester wurde nicht untersucht. Der Ehe des einen dieser Brüder mit einem exostosenfreien Mädchen entstammen sieben Kinder, von denen drei Exostosen aufweisen. Von den zehn Geschwistern der 1. Generation blieben vier ununtersucht, von den übrigen sechs waren drei Exostosenträger, drei hiervon frei.

Von den im Stammbaum untersuchten 38 Mitgliedern sind somit 16 Exostosenträger, drei weitere Fälle sind in der Familie noch festgestellt, sie stammen aus den Ehen der zehn Geschwister der 1. Generation; diese Ehen sind nicht alle eingezeichnet.

Der Stammbaum führt zehn männliche und sechs weibliche Exostosenträger an.

Auch Ruttin beobachtete gehäuftes Vorkommen von Exostosen in einzelnen Familien, u. zw. jener Form, die er vor und hinter der Shrapnellschen Membran und an der unteren Gehörgangswand, also an den typischen Ossifikationspunkten, als harte, kompakte, multiple Bildungen antraf.

Stein war in der Lage, beiderseitige Exostosen bei einem 65jährigen (hochgradig labyrinthär schwerhörigen) Manne und bei seinem 31jährigen (auf einem Ohre in geringem Grade labyrinthär schwerhörigen) Sohne zu beobachten. Vorkommen von Exostosen in einer und derselben Familie sah er ferner bei zwei Brüdern, deren einer auf einer Seite labyrinthär schwerhörig war, während der andere an chronischem Gehörgangsekzem litt. Die Exostosen waren auch hier beiderseits festzustellen.

Bieten schon die hier angeführten Umstände Beweise des konstitutionellen Charakters der Exostosen, so erbringen neuere Untersuchungen diesbezüglich interessante Beiträge.

O. Mayer vertritt auf Grund histologischer Untersuchungen die Ansicht, daß die Otoscleroseherde im Knochen der Labyrinthkapsel als geschwulstartige Bildungen aufzufassen seien, welche sich aus örtlichen Gewebsmißbildungen entwickeln und in die Gruppe der Fehlbildungen oder Hamartome gehören. Mayer glaubt, daß die im äußeren Gehörgang vorkommenden Exostosen in dieser Hinsicht eine Analogie darzustellen scheinen.

Die Untersuchungen Mayers haben ergeben, daß sich die Exostosen im Bindegewebe nach dem Typus der Verknöcherung von Bindegewebe entwickeln. Sie bestehen zuerst aus geflechtartigen Knochen und werden bald in lamellären Knochen umgebaut. Aus Mayers Befunden geht hervor, daß das periostale Bindegewebe im äußeren Gehörgang, ja auch in der Paukenhöhle eine eigenartige Tendenz zur Knochenneubildung zeigt. Diese Neubildung ließe sich bei Fehlen irgendwelcher anderer Momente nur aus einer fehlerhaften Anlage des periostalen Bindegewebes erklären. Die multiplen Exostosen entstünden aus Wucherungen dieser fehlerhaften Anlagen. Sie können daher gleichfalls zu den Fehlbildungen oder Hamartomen gerechnet werden, die aus embryonal geschädigten oder fehlerhaft gebildeten Zellen entstanden sind, gleichwie dies für die multiplen Exostosen an anderen Körperstellen angenommen wird.

Mayer fand neben otosklerotischen Herden in der Labyrinthkapsel Exostosen an verschiedenen Stellen des Schläfenbeines, so im inneren Gehörgang an der hinteren Pyramidenfläche und am Paukenhöhlenboden[1]). Er nimmt unter gleichzeitigem Hinweis auf das Vorkommen von Verknöcherungen im Bindegewebe des Labyrinthes bei Otosklerose an, daß das ganze Bindegewebe des Felsenbeines bei Otosklerose eine — in der besonderen Tendenz zur Neubildung von Knochen zum Ausdruck gelangende — fehlerhafte Anlage besitzt. Daraus resultiert, daß es zwischen den Otoskleroseherden und anderen geschwulstartigen Knochenneubildungen eine Reihe von Berührungspunkten gibt. Allerdings unterscheiden sich die typischen Otskleroseherde durch ihre scharfe Abgrenzung von den multiplen Exostosen des Gehörganges und jenen an anderen Stellen des Felsenbeines, doch gibt es Fälle (namentlich der sklerotischen Form der otosklerotischen Knochenneubildung), die nicht so scharf zu trennen sind und den Übergang zu den otoskleroseähnlichen Knochenerkrankungen bilden.

Die bemerkenswerten Untersuchungsergebnisse Mayers, die die Pathogenese der Exostosen in helleres Licht rücken, bieten Veranlasung, der Frage des Zusammenhanges von Otosklerose und Exostosen auch vom klinischen Standpunkte näherzutreten.

O. G. Kessel hat sein klinisches Material nicht nur in bezug auf das Vorkommen von Exostosen, sondern auch im Hinblick auf Otosklerose gesichtet und gleichzeitig auch die übrigen Ohrenerkrankungen bei Exostosenträgern berücksichtigt. Er fand unter seinen 75 Exostosenträgern:

---

[1]) Lange fand in einem Falle am vorderen, oberen Rande der Incisura Rivini, am freien Rande des Tympanicum einen Knochenherd, der in seinem Aufbau an einen oterosklerotischen Knochen erinnerte, weil er aus geflechtartigem Knochen bestand, das Mark fibrös war und sich lebhafter Umbau zeigte. Diesem Befunde entsprechend konnte es sich nach Lange nur um eine wachsende, noch nicht umgebaute Exostose handeln.

8 Fälle von labyrinthärer Schwerhörigkeit (wobei die Presbyakusis nicht mitgerechnet wurde),

3 Fälle von Otosklerose,

4 Fälle von chronischen Mittelohreiterungen mit Cholesteatom,

1 Fall von trockener zentraler Perforation (als Residuum nach abgelaufener Mittelohreiterung) und

1 Fall von chronischer Mittelohrschwerhörigkeit nach dem Typus des chronischen Adhäsivprozesses. Unter seinem Stammbaummaterial fand Kessel eine labyrinthäre Schwerhörigkeit und eine mit Cholesteatom komplizierte chronische Mittelohreiterung. Zwei in dieser Familie aufgetretene Otosklerosen waren exostosenfrei.

Kessel kontrollierte auch seine Otosklerosefälle auf Exostosen und fand unter 75 Otosklerosen drei Fälle mit Exostosen. Außerdem fand er bei einer 52jährigen Otosklerosekranken eine kugelige Ecchondrose am äußeren knorpeligen Teile des Meatus audit. externus.

Die Ohruntersuchungen Steins bei den von ihm selbst beobachteten Exostosenträgern ergeben folgende Resultate:

Ohrbefunde	Männer	Frauen	Gesamtzahl
Labyrinthäre Schwerhörigkeit	20	6	26
Otosklerose	5	3	8
Chronische Mittelohreiterung	4	1	5
Chronischer Mittelohrkatarrh	3	1	4
Chron. Mittelohrkatarrh mit labyrinth. Schwerhörigkeit	4	1	5
Akuter Mittelohrkatarrh	—	1	1
Akute Mittelohrentzündung	1	—	1
Gehörgangsekzem[1])	3	2	5
Gehörgangsentzündung[2])	2	1	3
Cerumen	3	1	4
Läsion des Gehörganges	—	1	1
Negativer Ohrbefund[3])	4	1	5
Summe	49	19	

In der vorliegenden Tabelle zeigt sich das ganz auffällige Überwiegen labyrinthärer Schwerhörigkeit bei Exostosenträgern. Der diesbezügliche Prozentgehalt beträgt 38,6, resp. wenn wir die Fälle von chronischem Mittelohrkatarrh mit labyrinthärer Schwerhörigkeit hinzurechnen, sogar 45,5%. Die Tabelle weist allerdings im Gegensatz zu der Aufstellung Kessels auch alle Fälle von Presbyakusis auf.

Das Überwiegen labyrinthärer Schwerhörigkeit erklärt sich, wenn wir vorstehende Tabelle durchsehen, wohl nur zum geringsten Teil aus

---

[1]) und [2]) bei im übrigen normalen Ohrbefunde; in einer Reihe von Fällen, die mit anderen Diagnosen rubriziert sind, waren es gleichfalls Erkrankungen des äußeren Gehörganges, die zur Feststellung der Exostosen führten.

[3]) Feststellung der Exostosen gelegentlich einer wegen irgendwelcher Ohrenbeschwerden (Schmerzen, Ohrgeräuschen, Schwindel) vorgenommenen Ohruntersuchung.

dem Alter, in dem sich die Mehrzahl der Fälle befand (41 von 68 Patienten hatten die Altersgrenze von 40 Jahren überschritten).

Der häufige Nachweis labyrinthärer Schwerhörigkeit (die bei männlichen Individuen im allgemeinen häufiger anzutreffen ist als bei weiblichen[1]) steht dagegen im Einklange mit dem Überwiegen der Exostosen bei männlichen Individuen. Ebenso bietet zum Teil auch das weit seltenere Vorkommen von Exostosen bei Otosklerosekranken (obiger Tabelle nach in 11,7% der Fälle) eine Erklärung für das sich ziffernmäßig ergebende häufigere Vorkommen von Exostosen bei Männern, weil die Otosklerose erfahrungsgemäß beim weiblichen Geschlechte häufiger auftritt.

Wenn wir uns nun vergegenwärtigen, daß Otosklerose und labyrinthäre Schwerhörigkeit nach den Ergebnissen neuerer Forschungen als konstitutionelle Ohrerkrankungen anzusehen sind, so glauben wir die vorliegende Statistik (die die Exostosenträger in $45,5 + 11,7 = 67,2\%$ der Fälle mit konstitutionellen Ohrerkrankungen behaftet erscheinen läßt) als eine wertvolle Stütze jener Anschauung ansehen zu dürfen, welche die Exostosen als schon in der Anlage gegebene Gebilde bezeichnet. Das Prozentverhältnis von 67,2% ist, wie noch hinzugefügt werden muß, zweifellos zu niedrig gegriffen, da eine ganze Anzahl von Exostosenträgern sich erst in einem Lebensalter befand, das noch unterhalb der durchschnittlichen Manifestationsgrenze für die Otosklerose und die labyrinthäre Schwerhörigkeit gelegen war.

Es sei übrigens noch auf die Mitteilung Kessels hingewiesen, daß sein Stammbaum auch zwei exostosenfreie Otosklerosekranke aufwies. Wir finden hier bemerkenswerte Hinweise darauf, daß sich die konstitutionelle Minderwertigkeit des Gehörorganes in einer und derselben Familie in verschiedener Form — so z. B. ebenso in Form der Otosklerose, wie in Form von multiplen Exostosen — kundgeben kann.

Die Beziehung der Gehörgangsexostosen zur Otosklerose wird auch durch die Tatsache gekennzeichnet, daß beide Prozesse eine Sonderstellung in der Pathologie des Skelettsystems einnehmen. Sie sind nicht mit krankhaften Manifestationen im Bereiche des übrigen Knochensystems kombiniert, was um so bemerkenswerter ist, als ein ausgesprochen konstitutionelles Krankheitsbild des Knochenapparates bekannt ist, das eine Systemerkrankung darstellt und mit dem Namen multiple cartilaginäre Exostosen bezeichnet wird. Die Gehörgangsexostosen sind, wie gesagt, ein Krankheitsbild für sich und keine Teilerscheinung dieser Systemerkrankung.

Das Ekzem des äußeren Ohres.

Unter den Hauterkrankungen im allgemeinen wie auch unter den Hauterkrankungen des äußeren Ohres im besonderen ist es das Ekzem,

---

[1]) Vgl. S. 58 und 59.

das in der Art seiner Entstehung, der Entwicklung seiner mannig-
faltigen Krankheitsbilder und in seinem Krankheitsverlaufe den Einfluß konstitutioneller Faktoren erkennen läßt, ein Umstand, den wir in
der Beurteilung der Pathogenese der Hauterkrankungen auch immer
wieder angeführt finden.

Wie bei manchen anderen Krankheitsformen ist man aber auch bei
dieser Hautaffektion lange Zeit über den engen Begriff der „Krankheitsdisposition" nicht hinausgekommen und erst das Aufblühen
der Konstitutionsforschung führt dazu, auch bei den sich in der
Haut abspielenden krankhaften Vorgängen immer mehr die Einwirkung bestimmter endogener Krankheitsbedingungen näher ins Auge zu
fassen.

Das Ekzem ist bekanntlich eine oberflächliche Hautentzündung,
welche mit dem Auftreten einzelner zerstreuter, entzündlicher Efflores-
cenzen (Knötchen, aus denen sich dann Bläschen bilden) ihren Anfang
nimmt, um in weiterer Folge durch fortgesetzte Nachschübe solcher entzündlicher Herde zu einer diffusen Hauterkrankung zu führen. Auf der
Höhe der Entwicklung der Erkrankung kommt es infolge von Abhebung
der Hornschicht zum Nässen, zur Krustenbildung und in ihrem Rück-
bildungsstadium zur Schuppung.

Wiewohl die einzelnen Entwicklungsphasen gewöhnlich nebeneinander anzutreffen sind, so herrscht doch im allgemeinen im Entwicklungsgange der Erkrankung eine bestimmte Krankheitsform vor, nach
der man die Erkrankung als Eccema madidans, papulosum, vesiculosum,
crustosum, squamosum usw. bezeichnet. Außerdem kennen wir die
Form des Eccema seborrhoicum.

Auch an der Haut des äußeren Ohres treten uns diese verschiedenen
Formen des Ekzems entgegen; besonders häufig treffen wir das nässende
und schuppende Ekzem an, überaus oft, namentlich bei Kindern,
das intertriginöse Ekzem mit nässenden Rhagaden hinter dem
Ohre, entlang der Insertionsstelle der Ohrmuschel und unter dem
Ohrläppchen.

Das Ekzem des äußeren Ohres kommt isoliert vor oder in Begleitung
eines Ekzems an anderen Körperstellen, am häufigsten eines Ekzems des
Gesichtes, der behaarten Kopfhaut, der Augenlider und des Nasenein-
ganges.

Seine veranlassenden Ursachen sind — von der sekundären Reizung
der Haut des äußeren Ohres im Verlauf akuter und chronischer Mittelohreiterungen abgesehen — vor allem Einträufelungen irritierender
Medikamente, der mechanische Reiz harter oder quellender Fremdkörper, unzweckmäßige Reinigung des Gehörganges, vor allem durch
übermäßigen Seifengebrauch, das Eindringen kalten oder heißen Wassers
oder heißer Dämpfe bei Bädern und Douchen. Zu den chemischen Rei-

zen können wir auch die durch Telephon- und Radiohörer verursachten (Arzt, Marcus, Oelze, Hanfland, R. O. Stein[1]) zählen.

Es ist eine bekannte Tatsache, daß die Haut des äußeren Ohres bei manchen Individuen eine auffällige Vulnerabilität besitzt und schon auf geringfügige Schädlichkeiten mehr oder weniger heftig reagiert. So sehen wir, daß Medikamente, die von der großen Mehrzahl der Ohrenkranken gut vertragen werden (Alkohol), bei einzelnen Individuen sehr bald akute Ekzeme hervorrufen, die sich nach fortgesetzter Anwendung dieser Mittel, selbst nach ihrem Aussetzen, hartnäckig gestalten; ja in manchen Fällen stellen sich solche Folgeerscheinungen schon bei An- wendung von ganz indifferenten Spülwässern ein. Um so heftiger reagieren solche Kranke selbstverständlich auf stärkere mechanische, thermische, chemische oder infektiöse Reize.

Diese ungewöhnliche Herabsetzung der Widerstandsfähigkeit der Haut wird um so auffälliger, wenn wir in anderen Fällen sehen, daß die Haut des Ohres trotz unrationellster Pflege, bei unzweckmäßiger An- wendung therapeutischer Maßnahmen, bei profusen, vernachlässigten Eiterungen von jeglicher Erkrankung verschont bleibt.

Weisen diese Beobachtungen auf eine lokale Disposition der Haut zum Ekzem hin, so läßt das Auftreten dieser Hautkrankheit unter Ein- wirkung geringfügiger Reize bei gewissen Allgemeinerkrankungen auch die Einwirkung allgemeiner Einflüsse bei ihrem Zustandekommen erkennen.

Es sind vor allem die Anomalien des Blutes und der blutbildenden Organe und die Stoffwechselerkrankungen (besonders Diabetes, uratische Diathese, Adipositas), in deren Verlauf wir dem Ekzem des öfteren be- gegnen; wir wissen von der besonderen Häufigkeit dieser Hauterkran- kung bei skrofulösen und marantischen Individuen und beobachten die Neigung der Haut zu ekzematösen Veränderungen bei den verschie- denen Autointoxikationen, vor allem bei den als Folge von Funktions- störungen des Magen-Darmtraktes auftretenden. Auf die kausalen Beziehungen zwischen nervösen (organischen und funktionellen) Erkran- kungen und den Ekzemen haben schon Hebra, Kreibich, Schwim- mer und Bulkley hingewiesen.

Die Entwicklung der Lehre von den Drüsen mit innerer Sekretion mußte naturgemäß dazu führen, die Pathologie der verschiedenen Haut- erkrankungen auch mit endokrinen Störungen in Zusammenhang zu bringen. Man war vielfach bemüht, die hier vorliegenden Beziehungen klarzulegen, doch sind die diesbezüglichen Untersuchungen noch keines- falls soweit gediehen, um die mitgeteilten Befunde als feststehende

---

[1] Nach R. O. Stein enthalten die Dermatitiden provozierenden Hörmuscheln als Bindemittel ein Gemisch von Anthrazenölen und Steinkohlenteer. Auch Acridin wurde festgestellt.

Bauer-Stein, Otiatrie. 5

Tatsachen ansehen zu lassen. Immerhin bieten sowohl die Ergebnisse des Tierexperimentes wie die Erfahrungen der Klinik vielfache Anhaltspunkte für die Annahme eines Zusammenhanges von Hauterkrankungen und Anomalien des endokrinen Apparates. Das Tierexperiment zeigte nämlich die verschiedensten Erscheinungen an der Haut und ihren Adnexen nach Thyreoidektomie und Exstirpation der Epithelkörperchen, wie die Änderungen des Haarwuchses, trophische und myxödematöse Veränderungen der Haut, Pigmentanomalien, Neigung zu Ekzemen, Änderung der Hautreaktion gegen entzündungserregende Reize usw. Die klinische Erfahrung wieder ergab Anomalien der Haut und der mit ihr zusammenhängenden Organe (Änderung des Feuchtigkeitsgrades, der Geschmeidigkeit, des elektrischen Leitungswiderstandes der Haut, Pigmentanomalien, Ekzeme, Urticaria, Sklerodermie usw., Anomalien im Haarwuchs und Nagelerkrankungen[1]) bei Hyper-, Hypo, bzw. Dysfunktion der Schilddrüse. Sabouraud bringt auch die Acne vulgaris im Zusammenhang mit Schilddrüsenstörungen. Ebenso mußte das Auftreten von Hauterkrankungen zur Zeit der Pubertät, der Menstruation, der Gravidität und des Klimakteriums dahin führen, diese pathologischen Veränderungen der Haut von Funktionsstörungen der Keimdrüsen ursächlich abhängig zu machen.

Die otiatrische Literatur weist keine Publikationen von Arbeiten auf, die sich in eingehender Weise mit dem Thema der konstitutionellen Natur des Ohrekzems beschäftigt haben.

Der eine von uns (Stein) hat bei 55 Fällen von chronischen oder oft rezidivierendem akuten Ekzem des äußeren Ohres außer den Ergebnissen der genauen Ohr- und internen Untersuchung auch die anamnestischen Daten — sowohl hinsichtlich des Krankheitsverlaufes bei dem Patienten, wie hinsichtlich der in der Familie des Kranken vorkommenden Erkrankungen genau registriert.

Bei 34 von diesen Patienten fanden sich weder bei der Allgemeinuntersuchung noch auch familienanamnestisch irgendwelche Besonderheiten. 21 Fälle jedoch, welche nach mehrfachen Richtungen bemerkenswerte Untersuchungsergebnisse aufwiesen, seien im Nachfolgenden unter tabellarischer Gruppierung der Untersuchungsergebnisse des Näheren angeführt. Die genaue Wiedergabe dieser Krankengeschichten erscheint uns um so mitteilenswerter, als jeder einzelne Fall in der Kombination von familienanamnestischen und krankengeschichtlichen Einzelheiten ein gewisses Interesse bietet.

Die auf Seite 68—74 mitgeteilten Fälle bieten eine Reihe krankengeschichtlicher Momente, die manches für die Beurteilung der Patho-

---

[1]) Nach Heller, der über ein sehr großes Material verfügt, sind Nagelerkrankungen nicht mit Sicherheit auf innersekretorische Störungen zurückzuführen. (Deutscher Dermatologenkongreß, Dresden 1925.)

genese der Hauterkrankungen des äußeren Ohres nicht unwesentliche Detail aufweisen.

Wenn wir uns zunächst der Frage der Erblichkeit des Ekzems zuwenden, so können wir das familiäre Vorkommen dieser Hautaffektion in fünf Fällen unseres Beobachtungsmateriales verzeichnen: Im Falle 4 (rezidivierendes akutes Gehörgangsekzem) litt die Schwester des Vaters des Kranken an nässendem Gehörgangsekzem, im Falle 7 (nässendes Ekzem des äußeren Ohres) hatte ein Kind der Patientin lange an Ekzem des behaarten Kopfes gelitten, im Falle 17 konnte bei der Mutter des Kranken ein schuppendes Ekzem des Gehörganges nachgewiesen werden, im Falle 19 litt der ältere Bruder des Patienten (sowie dieser selbst) an chronischem Gehörgangsekzem (infolge von chronischer Mittelohreiterung) und im Falle 21 (krustöses Gehörgangsekzem) hatte bei einem der Kinder der Patientin im Säuglingsalter ein Ekzem der Kopfhaut bestanden.

Wir verzeichnen des weiteren auf Grund der diesbezüglichen Erhebungen in 13 Fällen Angaben, die auf verschiedenartige Anomalien der Haut in der direkten oder indirekten Verwandtschaft der Kranken hinweisen.

Wir führen von derartigen Mitteilungen an:

Fall 3 Vater und Bruder des Vaters: glatzköpfig.

Fall 4 Eine Schwester des Vaters: Nässen des Ohres.

Fall 6 Vater: schwere Furunkulose (Diabetes), Schwester: Urticaria.

Fall 8 Mutter: Pruritus, Schwester: Urticaria.

Fall 9 Vater: glatzköpfig.

Fall 10 Vater: rezidivierendes Erysipel.

Fall 12 Mutter: skrofulöser Hautausschlag.

Fall 13 Vater: Antipyrinexanthem.

Fall 15 Großvater: Furunkulose.

Fall 16 Vater: glatzköpfig, Mutter: Großer Naevus pigmentosus.

Fall 17 Mutter: Gesichtsausschläge, Komedonen an den Gehörgangsmündungen.

Fall 19 Bruder: chronisches Gehörgangsekzem.

Fall 21 Mutter: Prurigo.

Prüfen wir weiterhin die Fälle auf die unter den Familienangehörigen der Kranken vorgekommenen Ohrerkrankungen, so ergibt sich folgendes:

Fall 1 Ein Bruder: chronische Mittelohreiterung, ein Bruder oft rezidivierende akute Mittelohreiterung, Vater schwerhörig (nach Mittelohreiterung).

Fall 3 Ein Bruder: chronische Mittelohreiterung.

Fall 4 Vater: rezidivierende Gehörgangsentzündungen, eine Schwester des Vaters: Nässen des Ohres.

Nr.	Alter	Beruf	Ohrbefund	Somatischer Befund	Persönliche Anamnese	Familienanamnese
1. Fl. M.	23	Beamtin	Beiderseitiges chron. nässendes Gehörgangsekzem.	Klein, schwächlich, anämisch. Cariöse Zähne, hypertr. Tonsillen. Struma parenchym. Dermographismus. Sigmatismus. Perniones.	Beginn der Ohrerkrankung bald nach Eintritt der Menses. Zeitweise versuchte Behandlung von geringem Erfolg. Zur Zeit der Menses (die in unregelmäßigen Intervallen auftreten und von dysmenorrhoischen Beschwerden begleitet sind) sehr heftiger Juckreiz.	Ein Bruder chron. Mittelohrentzündung. Ein zweiter Bruder leidet sehr häufig an akuten Mittelohrentzündungen. Großvater (väterlicherseits) schwerhörig (soll lange an Ohreiterung gelitten haben).
2. Ir. G.	28	Stenotypistin	Beiderseitiges chron. schuppendes Gehörgangsekzem.	Sehr anämisch, in schlechtem Ernährungszustande. Hellblond. Haut dünn, trocken, spröde. Rhinitis chron. atroph. Blasse, sehr vulnerable Schleimhaut. Wurde in der Kindheit adenotomiert. Cornealreflexe θ. Rachenreflexe θ. Sehnenreflexe gesteigert. Menses unregelmäßig, oft ausbleibend.	Leidet seit mehreren Jahren an Juckreiz (sowohl im Ohre wie auch am übrigen Körper), am stärksten bei ausbleibender Menstruation.	Belanglos.
3. M. Sch.	39	Korrespondent	Chron. nässendes Ekzem des rechten Ohres (Gehörgang und Cavitas conch.). Linker Gehör-	Spärliche Kopfbehaarung. Neigung zu Schweißen (schon bei d. geringsten psychischen Erregungen).	Hat im Alter von 14—18 Jahren an Ekzem des äußeren Ohres gelitten. Vor 10 Jahren Ekzem des behaarten	Vater und Bruder des Vaters waren schon mit einigen dreißig Jahren glatzköpfig. Der Bruder des Vaters

			gang trocken, mit einer sehr spärlichen Menge krümeligen Cerumens.		Kopfes. Vor vier Jahren (mehrere Monate lang)schuppendes Ekzem zwischen den Zehen. Seit zwei Jahren (nach häufigen Flußbädern) Nässen des rechten Ohres.	hat an chron. Mittelohreiterung gelitten.
4. J. Kl.	32	Privatbeamter	Häufig rezidivierendes akutes Ekzem des Gehörganges beider Seiten. Links mäßig-gradige labyrinthäre Schwerhörigkeit.	Klein, fettleibig, glatzköpfig. Haut im Gesichte fettglänzend, von gelbweißem Kolorit. Unregelmäßige Zahnstellung. Große Tonsillen, vergrößerte Zungenfollikel. Lingua plicata. Rachenreflex beträchtlich gesteigert. Ebenso die Sehnenreflexe. Sehr geringe Libido. Ejaculatio praecox.	Leidet seit einer beiderseitigen akuten Mittelohreiterung, die vor fünf Jahren bestand und vier Wochen dauerte, an akutem Gehörgangsekzem, das schon bei Einwirkung geringfügiger Schädlichkeiten (zufälligem Eindringen von Wasser ins Ohr, Vornahme irgendwelcher Manipulationen im Gehörgange) eintritt.	Der Vater des Pat. hat oft an Gehörgangsentzündungen gelitten. Eine Schwester des Vaters leidet an Nässen der Ohren und starkem Ohrenjucken.
5. M. L.	18	Modistin	Krustöses Ekzem des r. Gehörganges. R. Trommelfellnarbe. L. Haut des Gehörganges trocken, ohne Cerumen.	Rotblond, anämisch. Acne des Gesichts. Große Tonsillen. Adenoide Vegetationen (vor vier Jahren entfernt). Chron. Rhinitis, Haut des Naseneinganges infiltriert, gerötet. Perniones.	Seit drei Jahren (im Anschlusse an eine im Verlaufe von Morbillen durchgemachte Otitis med. ac. supp. dextra) Krustenbildung und starkes Jucken im r. Ohre.	Großmutter (mütterlicherseits) gichtleidend u. schwerhörig. Mutter seit Kindheit auf einem Ohre (nach Scharlach) schwerhörig. Die Untersuchung ergab trockenen Trommelfelldefekt. Ein Bruder der Mutter Rheumatismus. Ein Bruder d. Pat. 15 Jahre alt: Conjunctivitis ekzematosa. Hyperplasie d. lymph. Rachenringes.

Nr.	Alter	Beruf	Ohrbefund	Somatischer Befund	Persönliche Anamnese	Familienanamnese
6. G. W.	46	Lehrerin	Schuppendes Ekzem beider Gehörgänge. Abnorm große Ohren. Leichtgradige labyrinthäre Schwerhörigkeit.	Struma parenchymatosa. Cutis marmorata. Vasomotorische Übererregbarkeit. Hypertonie 160—170 mm Hg. Enge, dicke Gefäße.	Leidet seit mehreren Jahren an Hautjucken, besonders an Jucken oder Kitzelgefühl in den Ohren. Während des (zweimaligen) graviden Zustandes soll das Jucken unerträglich gewesen sein. Seit $^1/_2$ Jahre (gleichzeitig mit Auftreten klimakt. Beschwerden) wieder bedeutende Steigerung des Juckens.	Vater an Diabetes gestorben (soll an schwerer Furunculose gelitten haben). Eine Schwester der Pat. leidet oft an Nesselausschlägen.
7. V. Br.	31	Lehrersgattin	Chronisches nässendes Ekzem des r. Ohres. Hyperostose im r. Gehörgange. Angewachsene Ohrläppchen.	Mittelgroß, ziemlich fettleibig. Behaartes Kinn, behaarte Oberlippe. Hoher Gaumen. Deviatio septi. Drüsen am Halse. Chvostek +++ Labiles Herz. Dermographismus.	Das Nässen des r. Ohres besteht seit einer vor 2 Jahren durchgemachten Mittelohrentzündung von 6wöchiger Dauer. Leidet sehr oft an Wadenkrämpfen und Krämpfen der Brust- und Rückenmuskulatur (bei forcierten Bewegungen).	Ein Kind der Patientin litt mehrere Monate an Ekzem des behaarten Kopfes.
8. J. K.	48	Bedienerin, unverheiratet	Pruritus beider Gehörgänge. Oft rezidivierendes intertriginöses Ekzem unter dem Ohrläppchen und in den Ohrfalten. Gehörgangshaut trocken, leicht schuppend.	Fettleibig, klein. Bedeutende vasomotorische Erregbarkeit. Labiles Herz. Hypherhidrosis. Starkes Ekzem der Leistenbeugen. Pes planus. Glykosurie.	Leidet oft an Migräne. In den letzten Monaten Wallungen, schlechter Schlaf, Herzklopfen. Nach Brom jedesmal heftige Akne.	Mutter litt an Gicht und war im Alter sehr schwerhörig. Hat im höheren Alter an heftigem Hautjucken gelitten. Eine Schwester bekommt nach gewissen Nahrungsmitteln Nesselausschlag.

9. F. V.	12	Gymnasiast	Impetiginöses Ekzem des rechten Gehörganges und des Ohrläppchens. Beiderseits Trommelfellnarbe.	Sehr anämisch, unterernährt. Conjunctivitis ekzematosa. Hypertrophia tonsill. Adenoide Vegetationen Lymphdrüsen am Halse.	Haufig Bronchialkatarrhe. Hat in der Kindheit oft an Stimmritzenkrampf und bellendem Husten gelitten.	Vater war schon in jungen Jahren glatzköpfig. Mutter anämisch, schlecht genährt, Conjunctivitis chron. Leidet oft an Darmkatarrhen.
10. K. St.	16	Lehrling	Oft rezidivierendes, intertriginöses Ekzem des äußeren Ohres beiderseits.	Sehr trockene, spröde Haut. Chron. Rhinitis mit Ekzem des Naseneinganges. Sehr blasse Schleimhäute. Unregelmäßige Zahnstellung. Drüsen am Halse. Apicitis.	Hat schon in der Kindheit an „Frattsein" gelitten.	Vater des Patienten hat öfters an Gesichtserysipel (von der Nase ausgehend) gelitten. Eine Schwester des Patienten, 12 Jahre alt: Chron. Mittelohreiterung.
11. N. P.	38	Zeichnerin	Oft rezidivierendes akutes impetiginöses oder pustulöses Ekzem des äußeren Ohres. Auffallend große Fossa scaphoidea der Ohrmuschel.	Akne im Gesicht und am Rücken. Rhinitis vasomotoria. Nervöse Dyspepsie. Obstipation. Menses mit starken dysmenorrhoischen Beschwerden.	Neigung zur Furunkelbildung an verschiedenen Körperstellen.	Ohne Belang.
12. A. C.	41	Kassier.	Chronischesschuppendes Ekzem des äuß. Ohres. Exostosen in beiden Gehörgängen, außerordentliche Hyperästhesie der Gehörgänge. Labyrinthäre Schwerhörigkeit mäßigen Grades beiderseits.	Schlecht genährt, asthenischer Habitus. Sehr blasse, zarte, leicht vulnerable Haut mit femininer Behaarung. Labiles Herz. Aschner++Erben++Kleine, matsche Testikel, offener Leistenkanal.	Schlaflosigkeit, Kopfschmerzen, psychische Depression. Fehlende Libido.	Ein Bruder der Mutter soll an einem skrofulösen Hautausschlag gelitten haben und auf einem Ohre (nach Scharlach) schlecht gehört haben. Ein Bruder an Tubercul. pulm. gestorben.

Nr.	Alter	Beruf	Ohrbefund	Somatischer Befund	Persönliche Anamnese	Familienanamnese
13. G. H.	33	Musiker	Nässendes Ekzem d. linken Gehörganges. R. Haut des Gehörganges dünn, trocken, vulnerabel. Gehörgang beiderseits außerordentlich enge, im häutigen Anteil spaltförmig. Links Trommelfellnarbe.	Asymmetrie der Gesichtshälften. Hoher Gaumen. Trägt Zahnprothese. Hyperplasie des lymphatischen Rachenringes. Aschner + Erben + Respiratorische Irregularität. Sexuelle Störungen (Ejaculatio praecox, Pollutionen).	Leidet oft an Migräne. Das Gehörgangsekzem soll seit einem Seebade (seit 4 Jahren) bestehen und allen therapeutischen Bemühungen getrotzt haben. Patient ist sehr nervös, reizbar, leidet an Angstvorstellungen und Schlaflosigkeit.	Der Vater des Patienten soll nach Gebrauch von Antipyrin einen heftigen, über den ganzen Körper ausgebreiteten Ausschlag bekommen haben.
14. R. St.	51	Kaufmannsgattin	Schuppendes Ekzem des äußeren Ohres beiderseits. Rezidivierende Gehörgangsentzündungen. Leichtgradige labyrinthäre Schwerhörigkeit. Auffallend starke Entwicklung des Anthelix.	Morbus Basedowi. Rigide periphere Arterien. Akzentuation des 2. Aortentones. Trockene, spröde Haut.	Patientin hat als junges Mädchen an einem Gesichtsekzem gelitten, das sich während der ersten Gravidität wiederholte. Seit 3 Jahren (mit Eintritt des Klimakteriums) heftiges Hautjucken und Juckreiz in den Ohren.	Vater und Großvater (väterlicherseits) sind mit 47, bzw. 48 Jahren an Gefäßverkalkung gestorben. Beide waren schwerhörig.
15. Gr. T.	14	Schülerin	Rezidivierende Gehörgangsentzündung rechts. Haut beider Gehörgänge trokken, sehr vulnerabel. Angewachsene Ohrläppchen.	Hellblond. Haut blaß und trocken. Epheliden im Gesichte und am Nacken. Vergrößerung der Schilddrüse. Tonsillen und adenoide Vegetationen entfernt. Drüsen am Halse. Rhinitis vasomotoria. Noch keine Menstruation.	Soll in frühester Kindheit an langwierigem Ekzem der Genitalfalten und des Nabels gelitten haben. Oft rezidivierende Otitis med. supp. Die erste Gehörgangsentzündung stellte sich nach Gebrauch von Hydrogen ein.	Großvater (mütterlicherseits) soll an schwerer Furunculose gelitten haben. Mutter der Patientin wurde wegen chronischer Mittelohreiterung radikal operiert.

16. Th. F.	28	Beamter	Seborrhoisches Ekzem beider Gehörgänge mit Neigung zu Gehörgangsentzündungen. Beiderseits trockener Trommelfelldefekt. Sehr große abstehende Ohren.	Spärlicher Haarwuchs. Gesichtshaut fettig glänzend mit zahlreichen Komedonen. Strabismus. Labiles Cor.	Im 12. Lebensjahr (nach Morbillen) beiderseitige akute Otitis med. Im Verlaufe dieser Mittelohreiterung sowie jeder (der oft auftretenden) späteren Otitiden Gehörgangsentzündungen.	Mutter sehr anämisch, ausserordentlich nervös. Naevus pigmentosus am Halse. Vater fettleibig, rheumatisch, glatzköpfig.
17. R. W.	36	Reisender	Schuppendes Ekzem des äußeren Ohres beiderseits. Zeitweise Rhagaden in der Hautfalte oberhalb der Ohrmuschelspitze. Exostosen in beiden Gehörgängen.	Klein, schwächlich. Asthenischer Thorax. Apicitis. Sehnen- und Periostreflexe bedeutend gesteigert. Rachenreflex θ. Leistenhernie links. Dermographismus, rot, m. fleckiger Ausbreitung. Äußerst geringe Libido.	Leidet seit vielen Jahren an Jucken in den Ohren, öfters an Funrunkelbildung im Gehörgange, aber auch am übrigen Körper.	Mutter labyrinthäre Schwerhörigkeit. Ist an den Wangen und am Kinn behaart. Schuppendes Ekzem der Gehörgänge. Hat in der Jugend oft an Gesichtsausschlägen gelitten.
18. ? G. R.	49	Staatsbeamter	Oft rezidivierendes akutes Ekzem des rechten äußeren Ohres. Chronisches nässendes Ekzem des linken Gehörganges.	Sehr fettleibig, blaß. Rhinitis vasomotoria. Deviatio septi. Rigide periphere Arterien. Blutdruck 160 mm Hg. Habituelle Obstipation. Aerophagie.	Soll vor mehreren Jahren nach Gebrauch von Copaiva einen masernähnlichen Ausschlag bekommen haben. Nach Genuß von scharfem Käse tritt bei dem Pat. ein Nesselausschlag auf.	Mutter und Großmutter (mütterlicherseits) waren schon in jungen Jahren schwerhörig. Bei der Mutter begann die Schwerhörigkeit nach der ersten Entbindung (Otosklerose?).
19. St. B.	32	Verkäufer	Schuppendes Ekzem beider Gehörgänge. R. öfters rezidivierende Gehörgangsentzündungen. Rechtsseitige chronische Mittelohreiterung.	Hellblond, mit sehr blasser Haut. Epheliden auf der Stirn. Conjunctivitis chron. Drüsen am Halse. Asthenischer Habitus. Vasomotorische Übererregbarkeit.	R. Mittelohreiterung seit Kindheit. Zeitweise Steigerungen der Sekretion haben gewöhnlich Gehörgangsentzündungen im Gefolge. Leidet oft an Ekzem	Vater: beiderseitige chronische Mittelohreiterung. Ein älterer Bruder des Pat.: rechtsseitige Mittelohreiterung mit chronischem Gehörgangsekzem.

Nr.	Alter	Beruf	Ohrbefund	Somatischer Befund	Persönliche Anamnese	Familienanamnese
19. St. B.	32	Verkäufer			an anderen Körperstellen. Vor $^1/_2$ Jahre nach Infektion am r. Oberschenkel mit einem rostigen Nagel ausgebreitete Furunculose an mehreren Körperstellen.	
20. E. R.	35	Ökonom	Seborrhoisches Ekzem beider Gehörgänge.	Haut des Gesichtes fettglänzend, sehr komedonenreich, stellenweise mit Milien. Sehr spärlicher Haarwuchs. Hyperhydrosis pedum et manuum. Nervöse Dyspepsie. Obstipation. Oft rezidivierende Follikuliden an den Naseneingängen.	Leidet oft an Jucken in beiden Ohren.	Belanglos.
21. R. St.	41	Kaufmannsgattin	Krustöses Ekzem des linken Ohres und der linken Ohrmuschel. Die Haut des äußeren Ohres zeigt kleine Erosionen und Exkoriationen mit Krustenbildung.	Haut trocken, schuppend. Perniones. Struma parenchymatosa. Drüsen am Halse. Pharyngitis granulosa. Menses sehr unregelmäßig, oft mit dysmenorrhoischen Beschwerden.	Soll in der Kindheit an „Juckblattern“ gelitten haben. Leidet seither oft an juckenden Hautausschlägen, die im Gesichte oder an den Streckseiten der Hände auftreten (Prurigo)	Mutter soll an juckenden Hautausschlägen gelitten haben. Eines der 3 Kinder der Patientin hat als Säugling an Gneis gelitten.

Fall 5 Großmutter: im Alter schwerhörig, Mutter: trockener Trommelfelldefekt.

Fall 8 Mutter: im Alter schwerhörig (soll lange an Ohreiterung gelitten haben).

Fall 10 Schwester: chronische Mittelohreiterung.

Fall 12 Bruder: nach Scharlach schwerhörig.

Fall 14 Vater und Großvater: im Alter schwerhörig.

Fall 17 Mutter: labyrinthäre Schwerhörigkeit und **schuppendes Ekzem des Gehörganges**.

Fall 18 Mutter und Großmutter: Otosklerose.

Fall 19 Vater und Bruder: chronische Mittelohreiterung. Bruder auf einem Ohre **Ekzem des äußeren Ohres** und chronische Mittelohreiterung.

Das Ekzem des äußeren Ohres fand sich somit in der Verwandtschaft der Kranken nur dreimal vertreten (einmal bei der Schwester des Vaters, einmal bei der Mutter und einmal bei einem Bruder des Patienten), in der direkten Ascendenz somit nur in einem Falle.

Wir können aber, wie in den vorliegenden Tabellen ersichtlich ist, aus den familienanamnestischen Daten bei den an Affektionen der Haut des äußeren Ohres leidenden Patienten eine hereditäre Belastung feststellen, und zwar nach zwei Richtungen hin: 1. hinsichtlich des Vorkommens verschiedener **Anomalien der Haut** und 2. hinsichtlich des Vorkommens verschiedener **Ohrerkrankungen** in der direkten Ascendenz der Kranken. Von insgesamt 55 Kranken, die an chronischen oder öfters rezidivierenden Hautaffektionen des äußeren Ohres litten, berichteten 13 über Hautaffektionen und 11 über Ohrerkrankungen in ihrer Familie. Die uns angegebenen Anomalien waren weder, was die Haut-, noch was die Ohrerkrankungen anbelangt, einheitlich. Wir finden unter den **Haut**anomalien Glatzköpfigkeit (Seborrhöe), Acne, skrofulöses Exanthem, Furunculose, Urticaria, Prurigo, Arzneiexanthem, eine Pigmentanomalie angeführt, unter den in der Familie der Kranken vermerkten **Ohr**erkrankungen Gehörgangsentzündungen, Mittelohrerkrankungen, Otosklerose und labyrinthäre Schwerhörigkeit angegeben.

Wir können unter Hinweis auf die Hautanomalien und auf die Ohranomalien, die sich bei den Familienmitgliedern fanden, die Ansicht vertreten, daß in solchen Familien eine Disposition zur Erkrankung in dem einen oder anderen Organgebiete (Haut — Gehörorgan) oder auch in beiden vorlag. Diese Disposition äußerte sich im Vorkommen verschiedener Hauterkrankungen, darunter auch solchen, deren konstitutioneller Charakter heute allgemein anerkannt wird, wie Seborrhöe und Prurigo, im Vorkommen konstitutioneller Ohrerkrankungen, wie Otosklerose und labyrinthärer Schwerhörigkeit bei den Familienmitgliedern. Sie zeigte sich ferner in der Verwandtschaft der Patienten in dem Bestehen einer abnormen Reaktionsweise der Haut wie im Auftreten von Urticaria, von Arzneiexanthemen einerseits und in den Anzeichen einer verringerten Widerstandsfähigkeit der Haut des äußeren Ohres und einer Unterwertigkeit der Gewebselemente des Mittelohres in der Abwehr bakterieller Infektion, d. h. im häufigen Auftreten von entzündlichen Affektionen des äußeren und mittleren Ohres andererseits.

Wenn wir des weiteren die Krankengeschichten des einzelnen Ekzemkranken des genaueren durchsehen, so glauben wir, auch hier eine Reihe von Einzelheiten betonen zu können, welche die Pathogenese des Krankheistbildes im Lichte der Konstitutionsforschung zur Ansicht bringt.

Es zeigt sich vor allem, daß bei der Mehrzahl der mit Ohrekzem behafteten Kranken nicht allein die Haut des Gehörganges den Sitz einer Anomalie bildete, sondern, daß auch die Haut anderer Körperregionen in ihrer Reaktionsweise und ihrer Krankheitsdisposition ein anormales Verhalten bekundete. Wir verweisen auf die trockene, spröde, dünne Beschaffenheit der Hautdecken einzelner Fälle, auf die fettreiche, pastöse, komedonenreiche Beschaffenheit der Haut bei anderen Patienten, auf die Neigung zu Schweißen, auf das Vorkommen von Perniones, von Epheliden, auf die Neigung eines Kranken zu Urticaria, auf das nach Copaivagebrauch aufgetretene Exanthem desselben Patienten, auf die Neigung einzelner Patienten zu Follikulitiden, zu Furunkelbildung usw. Es erscheint ferner von Wichtigkeit, darauf hinzuweisen, daß die Hautdecke mehrerer unserer Kranken infolge der bei ihnen nachgewiesenen labilen Zirkulationsverhältnisse unter dem Einflusse vielfach wechselnder Blutversorgung, somit unter Wirkung eines, die supponierte Krankheitsdisposition unterstützenden Faktors stand. Nicht ohne Belang erscheint der Umstand, daß die überwiegende Mehrzahl der Patienten die Hauterkrankung in beiden Ohren zeigte, daß aber dort, wo dies nicht der Fall war, zumindest eine abnorme Beschaffenheit der Haut des Gehörganges vorlag. Das Auftreten der Hauterkrankungen im Gebiete des äußeren Ohres unter Einwirkung geringfügiger Reize, der Umstand, daß diese Individuen oft ihr ganzes Leben hindurch unter der einen oder anderen Hauterkrankung, resp. unter der ungewöhnlichen Disposition zu Rezidiven solcher Affektionen zu leiden hatten, und schließlich die Hartnäckigkeit, mit welcher die Ohrerkrankung der lokalen Behandlung trotzte, bedeuten weitere wichtige Hinweise auf das Bestehen e n d o g e n e r ursächlicher Momente.

Wir können aber noch weitere Belege für die Mitwirkung solcher ätiologischer Faktoren an der Entstehung der Ohrerkrankung in mehreren unserer Fälle anführen.

Es sind dies die Ergebnisse der genaueren otologischen und internen Untersuchung des Kranken.

In der Reihe der Ohrbefunde verzeichnen wir:

In 5 Fällen Erkrankungen des Mittelohres[1]),

in 6 Fällen Erkrankungen des inneren Ohres und

in 5 Fällen das Bestehen von Anomalien im Bau des äußeren Ohres (Bildungsanomalien der Ohrmuschel, Exostosen und Hyperostosen im Gehörgange, ungewöhnliche Enge oder ungewöhnlicher Verlauf des Gehörkanals).

In 2 Fällen waren alle drei Abschnitte des Gehörorganes (äußeres, mittleres und inneres Ohr) der Sitz pathologischer Veränderungen.

Wir registrieren ferner eine Reihe von Erscheinungsformen einer abnormen Körperverfassung bei unseren Kranken wie ganz besonders die Hyperplasie des lymphatischen Rachenringes, Lymphdrüsenschwellungen, Rhinitis vasomotoria und sonstige Zeichen gesteigerter Erregbarkeit der Vasomotoren, Labilität der Herzaktion, abnormes Verhalten der Reflexe, psychische Anomalien, sexuelle Störungen usw. Wir erwähnen ferner jene Befunde, die auf eine Mitbeteiligung der innersekretorischen Drüsen hinweisen, wie Struma, intensives Chvosteksches Phänomen und Spasmophilie, Glykosurie, Menstruationsanomalien. Endlich sei noch jener familienanamnestischen Daten gedacht, die das Vorkommen von in degenerativem Boden wurzelnden Erkrankungen bei den Familienangehörigen unserer Kranken feststellen, wie der Mitteilungen von Gicht, Rheumatismus, Diabetes usw.

Die Würdigung jener Befunde, die auf Störungen der Tätigkeit der endokrinen Drüsen hinweisen, könnte dahin führen, einen kausalen Zusammenhang des Ekzems mit innersekretorischer Störungen anzunehmen. In diesem Sinne könnte vor allem der relativ häufige Nachweis von Strumen bei den an chronischem Gehörgangsekzem Leidenden beurteilt werden. Wir glauben, uns vollkommen der Ansicht Pulays über den Zusammenhang der Hautveränderungen beim Morbus Basedowii, resp. über den Zusammenhang zwischen Schilddrüsenhyperfunktion und Haut anschließen zu müssen.

Pulay lehnt einen solchen Zusammenhang in der Relation von Ursache und Wirkung ab und meint, die allgemeine Hautbeschaffenheit wie sie der Basedowiker, resp. jede Hyperthyreose zeigt, sei bei allen Individuen mit abnormer Konstitution anzutreffen und bloß als Ausdruck des Status degenerativus (Bauer) der Haut anzusehen. Pulay glaubt, auch alle übrigen mit dem Morbus Basedowii in eine kausale Relation gebrachten Erkrankungen wie die Urticaria und vor allem die Sklerodermie wären nicht aus der Schilddrüsenstörung, sei es nun eine Hyper- oder Hypofunktion, zu erklären, sondern als ein

---

[1]) Hier sind ebenso die noch bestehenden Mittelohrerkrankungen einbezogen wie die Befunde, die auf abgelaufene Mittelohrprozesse hinweisen (Adhäsionen, Narben, Trommeldefekte usw.).

der Schilddrüsenerkrankung koordiniertes Symptom aufzufassen. Pulay macht für alle diese verschiedenen Hauterkrankungen
eine besondere Labilität im vegetativen System verantwortlich und legt
den Störungen eine Reizung des Sympathicus zugrunde.

Auch das Bestehen von Hautaffektionen gleichzeitig mit pathologischen Veränderungen im Genitalapparate, das Auftreten von Hautveränderungen in der Pubertät, in der Gravidität, im Klimakterium ist
nur dahin zu deuten, daß die Hautaffektionen durch die Veränderungen
im Genitalapparate, wenn auch nicht hervorgerufen, so doch durch sie
unterstützt werden können (Pulay). Daß die innersekretorischen
Drüsen auch einen die Hautaffektion in günstigem Sinne beeinflussenden
Faktor darstellen können, beweisen die Beobachtungen Weidenfelds[1]),
der während und nach der Schwangerschaft bedeutende Besserungen
von Seborrhöe eintreten sah. Eine Beobachtung in ähnlichem Sinne
verzeichnet auch Stein, der bei einem Mädchen, das er vom 8. bis zum
15. Lebensjahre wegen chronischen Gehörgangsekzems[2]) zu wiederholten
Malen ohne dauernden Erfolg behandelte, nach Eintritt der Menses eine
außerordentliche Besserung feststellen konnte. Wir müssen uns vergegenwärtigen, daß wir mehrfache Äußerungen einer abnormen Konstitution bei einem und demselben Individuum vor uns haben und daß
die Haut infolge einer ganz spezifischen Reizbarkeit und Vulnerabilität
durch die verschiedenen Störungen im Organismus ebenso wie durch
verschiedene exogene Schädlichkeiten betroffen werden und zu Schaden
kommen kann. So sehr die Art und Intensität des exogenen Reizes von
Bedeutung für die Entstehung einer Dermatitis, resp. eines Ekzems ist,
so sehr müssen wir eine besondere Ansprechbarkeit des Organismus und
die Qualität der endogenen Reize für die Entstehung und den Verlauf
der Hautaffektion in Rechnung ziehen. Dieser Umstand wird auch betreffs anderer Hautaffektionen hervorgehoben, so auch z. B. betreffs
der Prurigo von Bettmann ins Treffen geführt. Bettmann betont die
Wichtigkeit, nicht nur die Prurigo als solche zu beachten, sondern
auch alle Besonderheiten, die sich an den Trägern dieser Dermatose
finden. Er verweist darauf, welch bunte Reihe von Erscheinungen,
von in ihrer Bedeutung und in ihren Beziehungen sehr verschiedenen
Eigentümlichkeiten, hier beschrieben wurde. V. Petersen beispielsweise fand bei den meisten der Prurigoleidenden: Erhaltensein der La-
nugohärchen bei gleichzeitiger Dystrophie der Zähne und unregelmäßig
ausgebildeten Ohrmuscheln. Vielfach wurde auf Kryptorchismus und
auffallende Kleinheit der Testikel, auf besondere Gaumenformen, spär-

---

[1]) Zit. nach Pulay, Schilddrüse und Epithelkörperchen in ihrer Beziehung zu
Erkrankungen der Haut. Die Ergebnisse der inn. Med. u. Kinderheilk. Bd. XVI.
[2]) Es handelte sich um eine aus gesunder Familie stammende Patientin, die,
von leichter Anämie abgesehen, keinerlei Krankheitserscheinungen aufwies.

liches Haarwachstum und auch andere Erscheinungen hingewiesen. Bettmann hat bei einem Prurigopatienten eine schwere, oft rezidivierende Alopecia areata beobachtet. So kann es sich bei den verschiedenen Kranken um eine Vereinigung von Eigentümlichkeiten handeln, die dem Individuum einen besonderen Gesamthabitus verleihen.

Bettmann ist auch der Ansicht, daß die psychischen Besonderheiten der Prurigokranken, vor allem ihre Gemütsverfassung nicht ohne weiteres von ihren subjektiven Hautbeschwerden abhängig gemacht werden könnten. So sehr diese die Gemütsstimmung in schwerer Weise beeinflussen können, so könne doch auch bei solchen Kranken von vornherein ein besonderer geistiger Habitus bestehen, der dann allerdings durch das Hautleiden eine starke Akzentuation erfährt.

Wenn wir uns nun noch die Frage vorlegen, ob das Krankheitsbild des Ekzems in einen besonderen anormalen Konstitutionstypus einzufügen ist, so müssen wir auf die Häufigkeit gewisser, bei Ekzemkranken zu beobachtender Eigentümlichkeiten hinweisen. Es sind dies die Manifestationen jener Konstitutionsanomalie, die wir mit Czerny als exsudative Diathese bezeichnen, resp. des ihr nahestehenden Lymphatismus: die Disposition der Nasenrachenschleimhäute zu Katarrhen, die Conjunctivitis ekzematosa, Hyperplasie des lymphatischen Rachenringes, Schwellung der Lymphdrüsen, Rhinitis vasomotoria usw.

Aus den Gesamtbefunden bei unseren Kranken ergibt sich ebenso auch relativ häufig die Gruppierung von physischen und psychischen Eigentümlichkeiten, die die ausgesprochen neuropathische Veranlagung der Patienten erkennen lassen.

Die sich aus den vorliegenden Krankengeschichten und aus ihrer epikritischen Beurteilung ergebenden Schlußfolgerungen müssen dahin lauten, daß wir den endogenen konstitutionellen ätiologischen Momenten für die Entstehung dermatitischer und ekzematöser Prozesse der Haut des äußeren Ohres vor den exogenen — so sehr deren Wirkung einzuschätzen ist — die bedeutungsvollere Position einräumen müssen.

Von diesem Gesichtspunkte ausgehend, werden wir in der Therapie des Ekzems die gesamte Veranlagung des Individuums im Auge behalten und im Einklange mit der lokalen Medikation durch entsprechende Allgemeinbehandlung auch alle im Einzelfalle gegebenen sonstigen Störungen berücksichtigen müssen. Nicht außer acht zu lassen ist, daß die lokale Behandlung angesichts der Besonderheiten in der Reaktionsweise der Ekzemkranken unter sorgfältigster Kontrolle und Abschätzung ihrer Wirkungen von Fall zu Fall mit besonderer Individualisierung durchzuführen sein wird.

Mittelohr.

Katarrhalische und entzündliche Erkrankungen des Mittelohres.

Den Erkrankungen des Mittelohres gebührt unter den Erkrankungen des Gehörorganes ein besonderes Interesse, da sie nicht nur die Möglichkeit bleibender Hörstörungen in sich schließen und so die Gesundheit des Individuums beeinträchtigen können, sondern auch durch Ausbreitung auf lebenswichtige Nachbarorgane eine Gefährdung des Lebens zu verursachen vermögen.

Es handelt sich hier um Krankheitsprozesse, die ihren Ausgang von der membranösen Auskleidung des Mittelohres nehmen, und mit Hyperämie, seröser Durchfeuchtung, Auflockerung und Schwellung der Schleimhäute, in weiterer Folge mit Exsudation serösen, schleimigen oder eitrigen Sekretes einhergehen.

Von jenen Fällen abgesehen, in denen die Erkrankung des Mittelohres im Anschluß an eine Läsion des Trommelfelles — also vom Gehörgange aus — erfolgt, sind es — und das gilt für die weitaus überwiegende Mehrzahl der Fälle — die akuten und chronischen Veränderungen der Schleimhäute des Nasenrachentraktes, die zur Ausbreitung des entzündlichen Prozesses auf das Mittelohr führen. Das kann ebenso geschehen, wenn die Nasenrachenschleimhaut durch chemische, thermische oder mechanische Reize geschädigt wurde, oder wenn Mikroorganismen einen infektiösen Prozeß im Nasenrachentrakt verursacht haben.

Letzten Endes handelt es sich hier immer um Krankheitsvorgänge bakterieller Provenienz, und es wird wohl ganz besonders von der Art und der Virulenz der Krankheitserreger abhängen, in welcher Weise sich der Krankheitsprozeß gestaltet.

Nach der von Politzer vorgeschlagenen Einteilung dieser Krankheitsprozesse auf klinischer Basis können wir unterscheiden:

1. Die Mittelohrkatarrhe[1]), die ohne lokale oder allgemeine Reak-

---

[1]) Die katarrhalischen Erkrankungen resultieren meist aus Störungen der physikalischen Funktion der Tube und des physikalischen Zustandes der Trommelhöhle, die normalerweise mit Luft unter dem Druck der umgebenden Außenluft gefüllt sein soll.

tionserscheinungen und ohne Läsion des Trommelfelles unter Hyperämie, Schwellung der Schleimhaut und Ausscheidung eines serösen, schleimigen oder kolloiden Sekretes verlaufen und

2. die Mittelohrentzündungen, die unter mehr oder weniger heftigen Reaktionserscheinungen (Schmerzen, Fieber) mit wesentlich stärkeren lokalen Krankheitserscheinungen und Absonderung eines schleimigeitrigen oder eitrigen Exsudates einhergehen und bei weiterer Fortdauer, resp. Steigerung des Prozesses zur eitrigen Einschmelzung und Perforation des Trommelfelles führen.

Sowohl die Veränderungen der katarrhalischen wie jene der entzündlichen Krankheitsform sind vollständig rückbildungsfähig und einer restitutio ad integrum zugänglich.

In manchen Fällen verlaufen die Krankheitsprozesse im Mittelohr sowohl in anatomischer wie in klinischer Hinsicht ganz anders, als es nach der allgemeinen Erfahrung zu erwarten gewesen wäre, und gestalten sich dann auch in ihren Ausgängen — sowohl im anatomischen Bilde wie in ihren Wirkungen auf die Funktion des Organes und auf den Gesamtorganismus — in mehr oder weniger ernster Weise.

Die katarrhalischen Affektionen entwickeln sich dann in der Weise, daß es entweder noch während des sekretorischen Stadiums oder nach dessen Ablauf zur Massenzunahme der Schleimhaut infolge von Rundzellenwucherung kommt, zur Schwellung der schleimgewebigen Grundsubstanz, zur Bildung succulenten Bindegewebes, das die Gehörknöchelchen einhüllt und die Trommelhöhle mit ihren Nebenräumen ausfüllt, in weiterer Folge zur Umwandlung der rundzelligen Elemente in faseriges Bindegewebe und regressiven Veränderungen in Form von Schrumpfung und Verkalkung. Es kommt durch Formation von membranösen Strängen und Bändern zur Verlötung des Trommelfelles mit der Trommelhöhlenwand, zu Verwachsungen der Gehörknöchelchen mit der Trommelhöhle durch Ankylose der gelenkigen Verbindungen der Gehörknöchelchen, besonders durch Ankylose der Steigbügelschenkel, durch pathologische Veränderungen der Ohrtrompete (Hypertrophie der Schleimhaut, Schrumpfung, Stenose und Striktur des Tubenkanals) und durch Veränderungen der Muskeln der Ohrtrompete und der Binnenmuskeln des Ohres (Atrophie, Schrumpfung, schwielige Entartung) zu schweren Schalleitungshindernissen, die zu mehr oder weniger hochgradiger Einbuße der Hörfunktion Veranlassung geben. Es resultiert jener Zustand, den man als katarrhalischen Adhäsivprozeß des Mittelohres bezeichnet.

Die entzündlichen Mittelohrerkrankungen können ihren Ausgang in adhäsiven Veränderungen nach Art der bei katarrhalischen Prozessen vorkommenden Veränderungen finden, oder es kann nach kürzerer oder längerer Dauer zur Ausheilung mit persistierenden Trommelfellücken, resp. größeren Substanzverlusten, zu Narbenbildungen im Trommelfell oder nach Exfoliation der Gehörknöchelchen, Einschmelzung des Knochengewebes im Knochengerüste des Schläfenbeines zur Ausheilung mit kleineren oder größeren Knochendefekten kommen.

In anderen Fällen gestaltet sich der Verlauf in der Weise, daß sich die eitrige Entzündung im akuten oder chronischen Stadium der Erkrankung auf den Warzenfortsatz (Mastoiditis) ausbreitet, eventuell in weiterer Folge auf die Dura mater (Extraduralabsceß, Pachymeningitis), auf die Pia mater (Meningitis serosa, Leptomeningitis), auf das Gehirn (Meningoencephalitis, Hirnabsceß), auf die Hirnblutleiter (Phlebothrombose) oder auf das Labyrinth (Labyrinthitis serosa, suppurativa) fortsetzt.

Wir sehen also, daß sich sowohl die katarrhalischen wie die entzündlichen Erkrankungen, die selbstverständlich durch zahlreiche, graduell verschiedene Zwischenstufen ineinander übergehen, in außerordentlich vielgestaltiger Weise kundgeben und in ihren Ausgängen sowohl für das Gehörorgan allein wie für den Gesamtorganismus, die leichtesten Störungen bis zu den schwersten Konsequenzen umfassen.

Wenn nun auch die Pathogenese der Mittelohrerkrankungen von Haus aus klar zutage zu liegen scheint, und wir in der Art und Virulenz der bakteriellen Infektion ein Moment gegeben haben, das die vielfachen Formen des anatomischen und klinischen Krankheitsbildes restlos verständlich zu machen scheint, so haben wir doch vielfache Beobachtungen und Erfahrungen zu berücksichtigen, die die Mitwirkung noch anderer Faktoren an der Entstehung, dem Verlauf und dem Ausgang der Mittelohrerkrankungen außer Zweifel stellen.

Wir sehen, daß bei zahlreichen Individuen schon ganz geringfügige Faktoren genügen, um Erkrankungen des Mittelohres hervorzurufen, wir beobachten, daß solche Erkrankungen bei Mitgliedern einzelner Familien ungewöhnlich oft vorkommen und daß dies gerade in Familien geschieht, die hereditär — sei es hinsichtlich des Gehörorganes, sei es hinsichtlich anderer Organgebiete — mit verschiedenen Erkrankungen belastet erscheinen. Wir beobachten ferner, daß diese Krankheitsprozesse, und zwar oft auch unter Umständen, die zur Erklärung nicht genügen können, in ungewöhnlicher Weise verlaufen, daß sie, allen lokaltherapeutischen Maßnahmen zum Trotz, einen protrahierten Verlauf zeigen, unter schnellem Gewebszerfall vor sich gehen, rasch und unvermittelt zu Komplikationen führen oder eine auffallend geringe Heilungstendenz erkennen lassen.

Solche Vorkommnisse weisen in eklatanter Weise darauf hin, daß in gewissen Fällen eine gewisse Krankheitsbereitschaft besteht, und zeigen auch, daß das Mittelohr unter gewissen Umständen einen Locus minoris resistentiae darstellt, so daß sich bei erfolgter Infektion, sei es infolge lokaler Momente, sei es infolge abnormer Reaktionsbedingungen oder ungenügender Abwehrvorrichtungen des Organismus, die weitere Entwicklung und der Ausgang der Krankheit in mehr oder weniger ungünstiger Weise gestalten.

Fassen wir zunächst das Moment der Krankheitsdisposition ins Auge, so erscheint es klar, daß eine solche für das Mittelohr schon im anatomischen Bau des Organes begründet sein kann.

Die Varietäten der Eustachischen Röhre betreffen ihre Länge, den Durchmesser und die Ausbildung des Isthmus am Übergange der knöchernen in die knorpelig-membranöse Tube. Die kurze, weite, isthmuslose Tube stellt den infantilen Typus dar.

Schwartze und V. Urbantschitsch beschreiben Tuben, deren Ostium pharyngeum so groß war, daß die Fingerkuppe eingeführt werden konnte, eine Anomalie, die auch von Kostanecki öfters beobachtet wurde. Abnorme Weite der knöchernen Tube oder des Ostium tympanicum tubae wurde von Zuckerkandl als Folge abnormen Verhaltens des Tegmen tympani und Os tympanicum beschrieben.

Eine von Zuckerkandl beschriebene Anomalie ist der Recessus salpingo-pharyngeus; hier reicht die pharyngeale Mündung der Tube weit nach unten und dieser untere Recessus ist von der eigentlichen Tubenmündung oft zum Teile durch eine Schleimhautfalte getrennt.

Wie schon die Ohruntersuchungen von Bezold und v. Tröltsch ergeben haben, zeigt die Ohrtrompete verschiedene Formen und topographisch-anatomische Varietäten, die einerseits mit Altersveränderungen verbunden sind und andererseits von der individuellen anatomischen Struktur jedes einzelnen Individuums abhängig sind.

Die Ohrtrompete des Neugeborenen und des Kindes ist ziemlich gerade, kurz und breit, der Isthmus fehlt, ihre Schlundkopfmündung ist von keinem Knorpelwulst umgeben. Sie entspricht in dieser Konfiguration der Ohrtrompete der Tiere.

Beim Kalb, Hund, Schaf, Schwein und der Katze ist die Ohrtrompete verhältnismäßig breit und kurz, ihre Achse gerade, der Isthmus fehlt, das Ohrtrompetenlumen erweitert sich allmählich von der Pauken- zur Schlundkopfmündung (Bacher, Pautow).

Bewahrt demnach die Tube in ihren Eigentümlichkeiten und Merkmalen den infantilen Typus, resp. den anatomischen Grundzug der tierischen Ohrtrompete, so stellt dieser Typus vom vergleichend anatomischen, resp. phylogenetischen Standpunkte aus den unvollkommenen gegenüber dem normalerweise beim Menschen anzutreffenden „vollkommenen" (Pautow) dar.

Bezold hat die morphologischen Abarten der Ohrtrompete in 3 Grundtypen eingeteilt: Den 1. Typus stellt die gerade, den 2. die S-förmig ge-

bogene und den 3. Typus die S-förmig gewundene und nach unten ge-
bogene Tube dar.

Pautow hat die Grundtypen der anatomischen Abarten der Ohrtrompete im Zusammenhange mit der anthropometrischen Schädel-
charakteristik der Korrosionspräparaten (50 Fälle) studiert und gelangte zu den in nachfolgender Tabelle festgelegten Resultaten:

Typus	Summe	Brachyceph.	Mesoceph.	Dolicho-ceph.	Chamaeo-prosop.	Mesopro-sop.	Lepto-prosop.
I.	15	11	4	—	14	1	—
II.	24	14	9	1	6	9	9
III.	11	1	5	5	—	2	9
Summe	50	26	18	6	20	12	18

Es zeigte sich also, daß die Ohrtrompete bei Chamaesoprosopen über-
wiegend den 1. Typus (d. h. die Grundzüge der Tierohrtrompete) bewahrt, bei Brachycephalen vor allem den 1. und 2. Typus zeigt, bei Dolichocephalen und Leptoprosopen fast durchaus den 2. und 3. Typus
erkennen läßt.

Entwicklungsanomalien der Ohrtrompete können vor allem von Bedeutung sein, wenn sie den Bau in der Weise betreffen, daß der Tuben-
kanal das Eindringen von Infektionserregern aus der Nase und dem
Nasenrachenraum begünstigt und dadurch gesteigerte Infektionsmög-
lichkeiten für das Cavum tympani gegeben sind.

Daß die Formen der Tuba Eustachii zweifellos die Pathologie des
Mittelohres beeinflußen, geht aus den Beobachtungen von W. E. Pere-
kalin (aus der Arbeit von W. J. Wojatschek) hervor: er fand, daß vor
allem die Brachycephalen und Chamaeoprosopen an chronischen eitrigen
Otitiden leiden.

Yoshii sieht auch die Ursache der besonderen Häufigkeit der eitrigen
Otitiden bei Tuberkulosen in dem Vorhandensein einer breiten Ohrtrompete bei diesen Kranken, die eine häufige Äußerung des allgemeinen
angeborenen phthisischen Habitus ist.

Der offene Zustand und die leichte Durchgängigkeit der Ohrtrompete
sind auch auf die Resultate der Radikaloperation des Mittelohres von
Einfluß, da sie die Epidermisierung der Operationshöhle verhindert
und die Otorrhoe unterhalten (Laurowitsch). Dementsprechend
zeigten auch die Beobachtungen Pautows bezüglich des Nachoperations-
verlaufes unter fast gleichen Bedingungen eine Verzögerung der Heilung,
resp. der Epidermisierung der Operationshöhle bei Chamaeoprosopen
und Brachycephalen.

So wie der infantile Typus der Ohrtrompete infolge der Weite und
Kürze des Tubenkanals eine Prädisposition für Infektionen der Trommelhöhle schafft, kann auch eine abnorm weite, bzw. tiefe Trommelhöhle

eine morphologische Abweichung von der Norm darstellen, durch welche das betreffende Mittelohr zu einem minderwertigen gestempelt wird (J. Fischer). Es erscheint verständlich, daß eine besondere Tiefe des Cavum hypotympanicum, sowie Bildungen von größeren Nischen und Excavationen im Trommelhöhlenraume durch die Möglichkeit von Sekretretention den Verlauf exsudativer Prozesse im nachteiligen Sinne beeinflussen können. Nach Alexander stellt auch die flache Trommelhöhle einen Ausdruck der Minderwertigkeit des Mittelohres dar. Auffallende Flachstellung des Trommelfells des Erwachsenen mit einem Inklinationswinkel von 10—20° (Abb. 21), wobei das Trommelfell dauernd

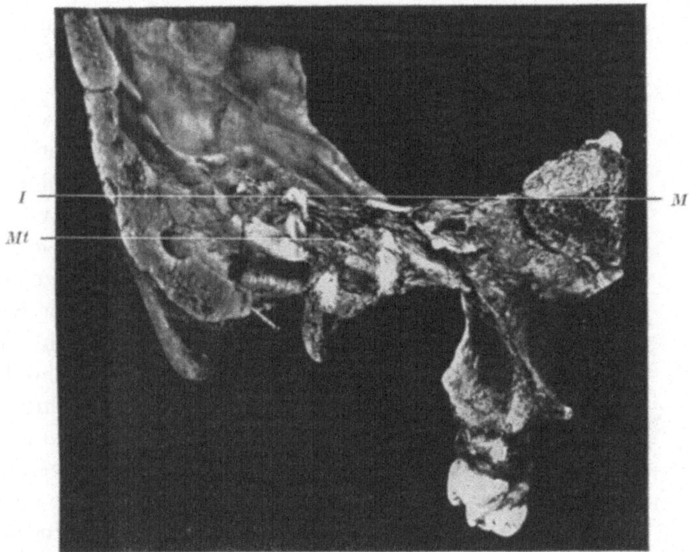

Abb. 21. Infantiler Typus des Ohres eines Erwachsenen in natürlicher Stellung (eingestellt nach dem erhaltenen letzten oberen Mahlzahn und den Proc. pteryg.). Trommelfell (*Mt.*) von innen gesehen mit Hammer (*M.*) und Amboß (*I*). Starke Außenneigung des Trommelfells. (Nach G. Alexander, Handbuch der Hals-, Nasen- und Ohrenheilkunde VI. Bd.)

die Stellung im Kopf und Raum behält, die es am Neugeborenen hat, repräsentiert nach Alexander einen Infantilismus, ungewöhnliche Größe der Membrana flaccida (Abb. 22) einen Atavismus.

Der verschiedenen Tiefe der Trommelhöhle entspricht auch eine Verschiedenheit im Trommelfellbild. Je seichter die Trommelhöhle ist, desto schärfer prägt sich im Trommelfellbilde der Promontorialfleck und das untere Ende des langen Amboßschenkels aus. Mit zunehmender Tiefe der Trommelhöhle kommt im vorderen unteren Quadranten nach dem Gesetze der trüben Medien eine nach hinten und oben meist konvex begrenzte Blauschwarzfärbung zustande (Alexander).

Aber auch die morphologische Abweichung des Mittelohres in anderem Sinne kann von ungünstiger Wirkung auf den Verlauf katarrhalischer und entzündlicher Prozesse sein.

V. Tröltsch nimmt die geringe Geräumigkeit der Paukenhöhle oder Enge der Ohrtrompete, des Schlundkopfes oder der Fensternischen als wahrscheinlichstes Substrat der Vererbung von Ohrenkrankheiten an.

Wendt mißt dem geringen Abstande des Paukendaches vom Hammerkopf und Amboßkörper eine große Bedeutung bei. Seiner Ansicht nach muß eine geringe Entwicklung der Paukenhöhlenräume abnorme Verbindungen erleichtern und so die Heilung erschweren.

Nach Zaufal spielt der Neigungswinkel vom Rahmen des runden Fensters zum Boden der Paukenhöhle eine wichtige Rolle.

Nach Politzer, der ebenso wie V. Urbantschitsch die mitunter im Mittelohr vorkommenden Bindegewebsbrücken und Fäden als Residuen des normalerweise schon innerhalb der ersten 12—24 Stunden nach der Geburt schwindenden embryonalen Bindegewebes erkannt hat, begünstigen diese Brücken die Bildung von Adhäsivprozessen im Mittelohre.

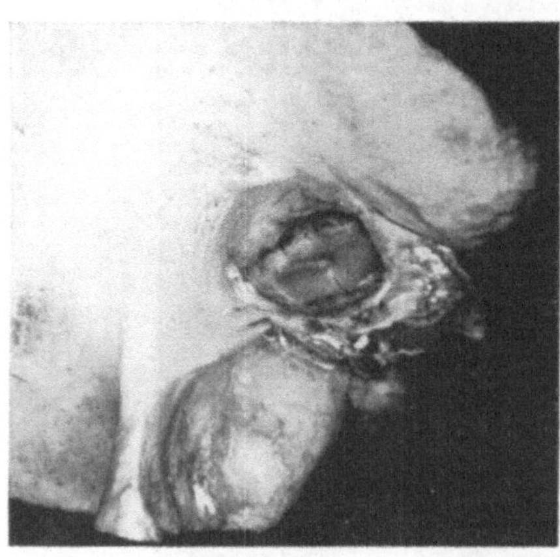

Abb. 22. Ohr eines Erwachsenen. Ansicht von außen. Trommelfell mit ungewöhnlich großer Membrana flaccida. Im hinteren oberen Quadranten eine randständige kleinstecknadelkopfgroße Perforation. 1,5 : 1. (Nach G. Alexander.)

Nach Alexander zeigen sich in der Ausbildung der Schleimhautfalten und Schleimhauttaschen der Trommelhöhle nach ihrer Größe, nach ihrer topographischen Lage und nach ihren Zusammenhängen erhebliche Varietäten. Auch normalerweise kann die Verbindungsöffnung zwischen hinterer Trommelfelltasche und Prussakschem Raum fehlen. Die überaus zarten, vollkommen durchsichtigen Schleimhautfalten zwischen Hammergriff und langem Amboßfortsatz, zwischen der Sehne des Musc. tensoris tympani und der Umgebung, im Intercruralraum des Stapes, in der Nische des Vorhofes und des Schneckenfensters weisen in hohem Grade Varietäten — von fast gänzlichem Fehlen bis zum vollkommenen Vorhandensein — auf. Sie finden, wie die verschiedene Ausbildung des Warzenfortsatzinneren, ihre Erklärung darin, daß die Pneumatisation des Mittelohres mitunter nicht bis zum normalen Endergebnis erfolgt.

Auch Moos hält es für wahrscheinlich, daß das Vorhandensein zahlreicher, die Stapesschenkel mit den Nischenwänden verbindenden Bänder und Fäden die Entstehung adhäsiver Prozesse im Pelvis ovalis bei Katarrhen und Entzündungen begünstige.

Von wesentlicher Bedeutung werden Dehiszenzen der Wandungen der Paukenhöhle für den Verlauf eitriger Prozesse im Mittelohre sein müssen.

Die am häufigsten vorkommenden Lücken im Tegmen tympani, die begreiflicherweise das Übergreifen eitrig entzündlicher Prozesse von der Paukenhöhle auf die mittlere Schädelgrube begünstigen, sind allerdings nur in seltenen Fällen als Bildungsanomalien zu werten (Flesch), häufiger werden sie durch den Druck hervorgerufen, den das Gehirn auf seine Umgebung ausübt. Nach Bürkner kommt eine dünne Paukendecke in 81 % der Fälle bei starken Juga cerebr. und Impressiones digitatae vor, mit denen gleichzeitig auch Durchlöcherungen der Orbita häufig angetroffen werden.

Als begünstigendes Moment zur Lückenbildung im Paukenhöhlendache ist eine bedeutende Entwicklung der Trommelhöhle mit Verdünnung der Knochenwand zu betrachten (Flesch).

Körner fand Dehiszenzen im Tegmen unter 39 Dolichocephalen gar nicht, unter 92 Brachycephalen 9 mal vor.

Der Boden der Paukenhöhle ist nach Joseph bis zum vierten Embryonalmonate membranös und verharrt bei manchen Tieren in diesem Zustande. Lücken im Paukenhöhlenboden können durch eine bedeutende Entwicklung der Fossa jugularis entstehen (Zuckerkandl).

Nach Alexander handelt es sich hier um anatomische Varietäten im Bau der Mittelohrräume. Die normale Dicke des Paukenhöhlenbodens beträgt 2—5 mm. Der Knochen selbst kann diploëtisch, kompakt oder (selten) pneumatisiert sein. Rückt die Fossa jugularis nach aufwärts, so wird der Paukenhöhlenboden unter gleichzeitiger Verkleinerung des Hypotympanums stets dünner, endlich papierdünn, an einzelnen Stellen dehiszent[1]).

Wittmaack bringt das Auftreten von Dehiszenzen des Knochens im Umkreise der Mittelohrräume in Beziehung zur pathologischen Pneumatisation des Schläfenbeines. (Siehe S. 91).

Bedeutungsvoll für den Verlauf von Mittelohreiterungen sind des Weiteren Anomalien im Bau des Schläfenbeines.

Alexander verzeichnet in dem Kapitel „Die Erkrankungen des Gehörorganes bei lymphatischer Konstitution und Rachitis" seines Buches „Die Ohrenkrankheiten im Kindesalter" die Tatsache, daß bei lymphatischen Individuen infolge des gelockerten Zusammenhanges zwischen Periost und Knochen des Schläfenbeines subperiostale und

---

[1]) Ist zugleich der Bulbus venae jugularis ektasiert, so kann sich die Fossa jugularis bis an den inneren Gehörgang, die hintere Felsenbeinfläche und den hinteren Bogengang erstrecken. So sah Alexander einen Fall, in welchem durch Dehiszenz ein lochförmiger Zusammenhang zwischen der Hinterwand des knöchernen inneren Gehörganges und der Vorderwand der Fossa jugularis bestand.

extradurale Abscesse in ungemein schleichender Form auftreten und eine überraschende Größe erreichen können. Subperiostale Abscesse des Warzenfortsatzes können sich unter solchen Umständen bis an die Scheitel- und die Hinterhauptschuppe, ja sogar über die Medianlinie des Kopfes ausdehnen. Bei Perforation von Abscessen durch die knöcherne Gehörgangswand kann der häutige Gehörsschlauch schließlich vollständig von Eiter umspült werden und die Eiterung auf das Kiefergelenk und die Mundweichteile übergreifen. Bezüglich der extraduralen Abscesse erwähnt Alexander die weit ausgedehnten Abscesse am Boden der hinteren Schädelgrube und die großen Abscesse in der Projektion des Tegmen tympani und der Schläfenbeinschuppe.

Bei Rachitis werden, wie Alexander weiter ausführt, charakteristische Entwicklungsstörungen des Schläfenbeines beobachtet; so bleibt die Corticalis besonders dünn und porös. In der Fissura mastoidea können entsprechend der lateralen Antrumwand noch bei älteren Kindern Knorpelreste angetroffen werden. In Fällen von eitriger Entzündung besteht bei rachitischen Kindern die Gefahr des raschen Übergreifens der Eiterung auf den Knochen und der raschen eitrigen Einschmelzung desselben. Bei eitriger Entzündung des Antrums erfolgt sehr rasch der Durchbruch nach außen mit Bildung eines subperiostalen Abscesses der Mastoidregion. In Fällen von Rachitis kann auch das Felsenbein im späteren Alter von auffallend zarter, anscheinend diploetischer Struktur bleiben. Unter diesen Umständen führt eine Mittelohreiterung in überraschend kurzer Zeit zu einer Felsenbeineiterung; es bilden sich dann entweder paralabyrinthäre Eiterherde oder es kommt zur Felsenbein- und Labyrinthnekrose.

Habermann hatte Gelegenheit, in drei Fällen von Status thymicus den Knochen des Schläfenbeines zu untersuchen. Er fand in zwei Fällen vermehrte Mark- und Luftraumbildung im Knochen und dabei eine vermehrte Bildung des erst in der ersten Lebensperiode sich bildenden periostalen Knochens, Kleinheit des Promontoriums, Weite der Fensternischen, des inneren Gehörganges und der Schneckenwasserleitung. Im dritten Falle erinnerte der Bau des Knochens an Befunde, wie sie sich bei abnormer Funktion der Schilddrüse, bei Formen endemischer Taubheit und bei Kretinismus, wenn auch in etwas höherem Grade zeigen (so Verdickungen des Promontoriums, die weit nach hinten und unten reichten, Verengerung der Fenster und des inneren Gehörganges). Die geschilderten Veränderungen der vermehrten Mark- und Luftraumbildung können nach Habermann auch klinische Bedeutung erlangen für die weite Ausbreitung eitriger Mittelohrentzündungen in die Spitze des Schläfenbeines und der angrenzenden Teile des Hinterhauptbeines, für die Entstehung tiefer extraduraler Abscesse an der unteren Fläche der Schläfenpyramide in der Gegend der Schläfe und im Nasenrachenraum.

Diese morphologischen Besonderheiten im Bau des Schläfenbeines sind nicht etwa als Folgeerscheinungen einer abnormen Thymusfunktion anzusehen, sondern, wie wir glauben, der persistenten und hyperplastischen Thymus koordinierte Besonderheiten. Dafür spricht auch der Umstand der Verschiedenheit der anatomischen Befunde, die wir in den Rahmen eines Status degenerativus, bzw. in diesem Falle hypoplasticus einfügen möchten. Eine Stütze für unsere Auffassung bilden die Beobachtungen von Bartel und Gatscher, aus denen die Häufigkeit otogener Komplikationen bei Status hypoplasticus hervorgeht.

Bartel konnte bei Lymphatikern, die einer otitischen Hirnkomplikation erlegen waren, neben anderen charakteristischen Symptomen Brachycephalie und Hirnhypertrophie vorfinden[1]). Unter Hinweis auf die an anderen Organen (Leber usw.) festgestellte auffallende Weite der Lymphbahnen glaubt Bartel, daß auch im Hirn eine solche Vergrößerung der Lymphbahnen besteht, die anatomisch die Hypertrophie bedingt und die Ursache einer erhöhten Disposition für Infektionen darstellen könnte.

Gatscher hat durch klinische Beobachtungen Anhaltspunkte für die Richtigkeit dieser Annahme gewonnen und fand, daß klinisch neben den Stigmen, die zur Diagnose des Status lymphaticus berechtigen, auch im Nachweise einer Schädelasymmetrie und in der röntgenologischen Erhebung einer Hypertrophie des Hirns (Nachweis von Impressiones digitatae und Pacchionischen Granulationen) Kriterien für die Feststellung einer besonderen Beschaffenheit, resp. Krankheitsdisposition des Hirns gewonnen werden könnten.

Angesichts der erhöhten Disposition für Infektionen, die sich für Dura und Gehirn aus ihrer anatomischen Beschaffenheit ergibt, empfiehlt Gatscher, in solchen Fällen die Dura, wenn es die Ausdehnung des Prozesses gestattet, nicht freizulegen und damit gleichzeitig die Prognose mit Vorsicht zu stellen.

Die Bedeutung des Konstitutionsmomentes als eines der entscheidendsten Faktoren in der Pathogenese der Ohrerkrankungen wird in jüngster Zeit besonders auch von Kutepow gewürdigt.

Seinen Erfahrungen zufolge stellen vor allem die lymphatischen und asthenischen Konstitutionsanomalien den Boden dar, auf welchem sich chronische eiterige Otitiden mit besonderer Häufigkeit entwickeln und bösartiger verlaufen.

Bemerkenswert ist die von Kutepow gegebene tabellarische Anordnung des Verlaufes und der Behandlungsergebnisse unter dem Einflusse der genannten Konstitutionsanomalien.

---

[1]) Unter 530 Fällen des Obduktionsmateriales des Wr. pathol. anat. Institutes (1908—1911) waren 7, bei denen eine otitische Todesursache in Form von Hirnkomplikationen (Meningitis, Absceß) vorlag.

Konstitutions-anomalien	Behandlungsergebnis		Ausgang				Gesamtzahl
			Unbefriedigend		Befriedigend		
	Unbefrie-digend	Befriedigend	Operat.	Konser-vative Behandlung	Operat.	Konser-vative Behandlung	
Lymphatische . .	5	6	5	—	2	4	11
Asthenische . . .	9	23	6	3	13	10	32
Hämophilie . . .	—	2	—	—	2	—	2
Neuropathische .	1	1	1	—	—	1	2
Gesamtzahl . . .	15	32	12	3	17	15	47

Aus dieser Tabelle ist ersichtlich, daß lymphatische Konstitutionsanomalien fast in der Hälfte der Fälle von schweren, erfolglos behandelten Ohrerkrankungen begleitet waren, während ein solcher unbefriedigender Verlauf bei asthenischer Konstitution in 25% der Fälle beobachtet wurde.

Der lymphatische und asthenische Organismus bekämpft, wie sich hieraus ergibt, die Ohrerkrankung mit weit größerer Mühe als jeder anderer. Darauf weist, wie Kutepow zitiert, besonders auch Maßlow hin, welcher die Otitis media zu den sekundären Merkmalen der lymphatisch hypoplastischen Diathese im Kindesalter zählt.

Eine weite, von Kutepow angelegte Tabelle stellt die Ausgänge des Ohrprozesses bei Personen mit trockener Rhinitis zusammen.

Charakter des trockenen Nasenkatarrhs	Befriedigender Ausgang	Unbefriedigender Ausgang	Im ganzen	% des unbefriedigenden Ausganges
Schwache Atrophieerscheinungen	14	4	18	22,2
Starke Atrophie	6	4	10	40,0
Deutliche Ozaena	2	2	4	50
Im ganzen	22	10	32	31

Aus der Tabelle ist ersichtlich, daß der Prozentsatz der Fälle mit unbefriedigendem Ausgange bei Personen mit starker ausgeprägter Atrophie der Nasenschleimhaut steigt, daß sich also das Prozentverhältnis ungünstig verlaufender Otitiden in den Gruppen mit schweren Atrophieerscheinungen vergrößert.

In dem Krankenmaterial Kutepows fällt auch der große Prozentsatz trockener Rhinitiden, welche Ohrenerkrankungen begleiten, auf. Unter seinen 50 Fällen zeigten 32 eine trockene Rhinitis, darunter 18 Atrophieerscheinungen.

Trockene Rhinitiden begleiten also Ohrerkrankungen häufig. Sie verlaufen, wie Kutepow hinzufügt, selbst sehr ungünstig und sind sowohl idiotypisch als auch paratypisch so konstant und eigenartig, daß sie neben anderen ausgeprägten, an und für sich eine Krankheit (als nosologische Einheit, z. B. Hämophilie, progressive Muskelatrophie u. a) hervorrufenden Eigenheiten, den betreffenden Organismus charakterisieren können. Nach Wojatschek ist die trockene Rhinitis auch zu einer besonderen Gruppe von partiellen Konstitutionsanomalien gezählt worden.

Einen neuen Weg zum Verständnisse der Verschiedenartigkeit des Verlaufes und der Ausgänge der Mittelohrprozesse hat uns Wittmaack gezeigt. Seine Studien über die normale und pathologische Pneumatisation des Schläfenbeines haben gezeigt, daß die Umwandlung, welche die Mittelohrschleimhaut im Säuglingsalter unter pathologischen Bedingungen erfährt, für die weitere postembryonale Entwicklung des pneumatischen Systems ausschlaggebend ist. In den Entwicklungsvariationen der Schleimhaut und des pneumatischen Systems, die Wittmaack unter der Bezeichnung der pathologischen Pneumatisation zusammengefaßt hat, bietet er die Möglichkeit zur Erklärung der anatomischen Befunde, welche den verschiedenen Formen der Mittelohrerkrankungen zugrunde liegen.

Wenn auch Wittmaack den Einfluß des Virulenzunterschiedes der Krankheitserreger auf den Ablauf der Erkrankungsprozesse nicht in Abrede stellt, so verweist er doch auf die unbefriedigenden Versuche der Bakteriologie, den verschiedenartigen Verlauf einzelner Otitiden gleicher Infektion aus verschiedenartigen Virulenzgraden der Erreger zu erklären. Auch die Bemühungen, die Verlaufsunterschiede bei den Krankheitsprozessen des Mittelohres aus der verschiedenartigen Ausbildung und Reaktionsfähigkeit des Abwehrmechanismus des befallenen Individuen zu erklären, erscheinen ihm nicht ausreichend. Alle diese Momente, so sehr sie innerhalb einer gewissen Variationsbreite in Frage kommen, treten hinter den in erster Linie ausschlaggebenden anatomischen und biologischen Eigentümlichkeiten der Schleimhaut von Bedeutung zurück.

Wittmaack gelangte durch das Studium des normalen Entwicklungsganges der pneumatischen Zellen des Schläfenbeines zur Beobachtung eines sich sowohl am Knochen wie auch an der Schleimhaut abspielenden komplizierten histologischen Umwandlungsprozesses, auf Grund dessen sich die Anlage der einzelnen lufthaltigen Räume des Schläfenbeines vollzieht.

Die Entwicklung des pneumatischen Systems erfolgt bei normalem Entwicklungsgang in der Weise, daß der Warzenteil nur bis ungefähr zum Ende des ersten, bzw. Anfang des zweiten Lebensjahres einen spongiösen Aufbau zeigt, von da ab bis etwa zum fünften Lebensjahre spongiös-pneumatische Struktur und über diese Zeit hinaus komplette Pneumatisation aufweist. Bei normalem Verhalten spielt sich dieser Pneumatisationsprozeß bis ins hohe Alter hinein ab.

Nur durch ungestörtes Zusammenwirken der bei der Bildung der pneumatischen Zellen beteiligten Gewebe (des Knochens und der sowohl in ihren tiefen Schichten wie mit ihrem Epithel beteiligten Schleimhaut) kann sich der normale Entwicklungsgang im Aufbau des pneumatischen Systems vollziehen.

Wittmaack fand, daß Abweichungen in diesem Aufbau, also Störungen des Pneumatisationsprozesses, auf pathologische Beeinflussung der beteiligten Gewebe (und zwar in erster Linie auf latente entzündliche — hyperplastische und fibröse — Prozesse der Mittelohrschleimhaut im 1. resp. 2. Lebensjahre) zurückzuführen sind.

Aus der Beeinflussung der postembryonalen Entwicklung des Pneumatisationsaktes im Schläfenbein, die eine sehr mannigfache sein kann, ergibt sich eine ganze Reihe typischer, vom normalen Aufbau abweichender Strukturbilder des pneumatischen Systems. Es kann sich um vollständigen Pneumatisationsstillstand oder teilweise Pneumatisationsstörung handeln.

Von wesentlicher Bedeutung sind die von Wittmaack festgestellten Beziehungen zwischen pathologischer Pneumatisation und bestimmten Trommelfellanomalien (Mattheit, Trübungen, atrophische Narben usw.), ebenso der Nachweis, daß sich die konstanten Bandverbindungen nur in ganz normal pneumatisierten, akzessorische Falten nur in pathologisch pneumatisierten Schläfenbeinen finden, die Feststellung, daß sich Sinusvorlagerungen nur bei pathologischer Pneumatisation finden. Auch die Beobachtung Wittmaacks, daß die ungewöhnlich weite Persistenz der Nahtverbindungen der das Schläfenbein zusammensetzenden Knochen (fissura petro-squamosa und petro-tympanica) bis ins spätere Leben hinein in Abhängigkeit von den Störungen des Pneumatisationsganges steht, ist von Wichtigkeit. Auch für das Auftreten von Dehiszenzen des Knochens im Umkreise der Mittelohrräume macht Wittmaack die pathologische Pneumatisation verantwortlich. So erwähnt er das Vorkommen derartiger Knochenlücken im Facialiskanale als Begleiterscheinung hyperplastischer Schleimhautumwandlung und ihr Vorhandensein am Paukendache, am Paukenboden und über der Wölbung des Sinus sigmoideus. Sie stehen hier möglicherweise zu perforierenden Gefäßkanälen in Beziehung, die an diesen Stellen durch den Knochen hindurch ins Mittelohr eintreten und bei stark hyperplastischer Schleimhaut infolge des stärkeren Vascularisationsbedürfnisses derselben auch meist stärker entwickelt sind.

Besonders bemerkenswert ist, daß sich nach Wittmaack fast sämtliche schwere Formen der eitrigen Mittelohrentzündung in Schläfenbeinen mit pathologischer Pneumatisation entwickeln.

Wittmaack ist der Ansicht, daß nicht die chronische Mittelohreiterung zur hyperplastischen Umwandlung der Schleimhaut und Sklerose des Warzenfortsatzes führt, sondern, daß es umgekehrt auf Grund der vorhergegangenen hyperplastischen Schleimhautveränderungen und der davon abhängigen Sklerose des Warzenfortsatzes zur Entwicklung einer chronischen Mittelohreiterung kommt.

Die Form der zur Entwicklung kommenden chronischen Eiterungen und ihr Verlauf ist meist schon vor Eintreten klinischer Erscheinungen durch bestimmte, bereits vorgebildete anatomische Veränderungen innerhalb der einzelnen Mittelohrräume vorgezeichnet. Auch die sekundär sich anschließenden Prozesse (Ausdehnung der Perforation, Epidermisierung, Polypenbildung, Vernarbung usw.) beruhen meist auf präformierter anatomischer Grundlage.

Ebenso entwickeln sich nach Wittmaack die akuten Mittelohrentzündungen mit Vorliebe bei mittelschwerer oder leichterer Störung des Pneumatisationsvorganges und entsprechendem Schleimhautcharakter. Störungen im Entwicklungsgange der Pneumatisation führen auch zu einem Bestehenbleiben weiter Gefäßverbindungen zwischen Dura und submukösem hyperplastischen Gewebe und schaffen dadurch anatomische Dispositionen zur Überleitung entzündlicher Prozesse, bzw. zur Entwicklung endokranieller Komplikationen. Je nachdem, auf welcher dieser Gefäßbahnen (am Tegmen, an der hinteren Pyramidenfläche oder am Paukenboden) die Überleitung erfolgt, und je nach der Art der Mittelohreiterung kommt es zur Pyaemie, zur Meningitis oder zum Hirnabsceß.

Von den zur Mittelohrschwerhörigkeit führenden Erkrankungsprozessen stehen die Residuen chronischer und akuter Mittelohreiterungen, die Mittelohrkatarrhe und der Adhäsivprozeß in direkter Beziehung zur pathologischen Pneumatisation. Der Adhäsivprozeß entwickelt sich so wie die chronischen Eiterungen bei stark hyperplastischer Schleimhaut und schwerer Pneumatisationsstörung durch fibröse Schrumpfung und Verknöcherung der hyperplastischen Schleimhautlagen mit Fixation des Stapes.

Wittmaack betont also, wie sich aus dem Gesagten ergibt, den außerordentlichen Einfluß, den in der Säuglingsperiode einsetzende, klinisch unter Umständen völlig latent und unbeachtet bleibende Schädigungen relativ leichter Art auf die ganze weitere Entwicklung des Mittelohres und seine Disposition zu Erkrankungen im späteren Leben ausüben. Er behauptet gleichzeitig, daß die Disposition zu solchen Erkrankungsprozessen nicht von allgemein konstitutionellen Ursachen oder dergleichen abhängt, sondern vom anatomischen Aufbau seiner Schleimhaut und dem hiermit enge verbundenen Pneumatisationsvorgängen.

Allerdings weist Wittmaack bei Besprechung des Entwicklungsganges des latenten Säuglingskatarrhs und seiner Ursachen darauf hin, daß möglicher-, ja sogar wahrscheinlicherweise der Anstoß zur Entwicklung dieses Leidens bis zu einer auf Erbanlage beruhenden Disposition der Schleimhaut zu verfolgen ist. Vergleichende Untersuchungen an Schläfenbeinen neugeborener Kinder deuten nach Wittmaack darauf hin, daß selbst regulär ausgetragene Kinder unmittel-

bar post partum erhebliche Variationen im Schleimhautaufbau zeigen,
indem sich zuweilen schon eine weitgehendere Rückbildung des submu-
kösen Schleimhautpolsters findet, als es dem normalen Befunde entspricht. Durch dieses verschiedene Verhalten kann eine verschiedene
Reaktion der Schleimhaut auf einen Fremdkörperreiz (Fruchtwasser-
und Mekoniumbestandteile) erklärt werden. Außerdem kann die Disposition zum Übertritt dieses Fremdkörperreizes ins Mittelohr in Abhängigkeit von der Stärke der noch vorhandenen subepithelialen myxomatösen Gewebsschichte infolge korrespondierender Variabilität der
Weite des Tubenkanals stehen. ,,Die uns vielfach entgegentretende erbliche Veranlagung zu den sich auf dieser Grundlage entwickelnden entzündlichen Prozessen des Mittelohres würde so eine der heutigen Anschauungen am meisten entsprechende und daher auch am meisten befriedigende Erklärung finden.“

Von den Arbeiten Wittmaacks ausgehend, hat sich W. Albrecht
mit dem Problem der Pneumatisation beschäftigt und die Beziehungen
zwischen Mittelohreiterung und Pneumatisation im Röntgenbilde studiert. Er bestätigt auf Grund seiner Untersuchungen die Ansicht
Wittmaacks, nach welcher die gestörte Pneumatisation, vor allem der
kompakte Warzenfortsatz als Hemmungsbildung und nur ausnahmsweise
als Folge einer Entzündung anzusehen ist. Auch seine klinischen Befunde
ergaben das bemerkenswerte Resultat, daß bei normaler Pneumatisation weit eher ein günstiger Heilungsverlauf erwartet werden darf,
während die gehemmte Pneumatisation eine ausgesprochene Neigung
der Mittelohreiterungen zum Chronischwerden mit sich bringt. Besonderes
Interesse verdient die Beobachtung, daß in akuten Fällen bei gestörter
Pneumatisation unerwartete Komplikationen zu befürchten sind. Cholesteatombildung konnte Albrecht nur bei kompaktem Warzenfortsatz beobachten[1]).

Zur Beantwortung der Frage, worin der innere Zusammenhang
zwischen Konstitution und Pneumatisation bestände, untersuchte Albrecht die Zellbildung im Processus mastoideus bei kräftigem und bei
minderwertigem Schleimhautsystem. Die Resultate dieser Untersuchungen waren folgende: 10 Individuen mit vollwertigen Schleim-
häuten zeigten beiderseits das Bild des normal pneumatisierten Warzenfortsatzes, während bei exsudativen Diathesen 12 mal hochgradige
Hemmung, 5 mal deutliche Reduzierung, aber auch dreimal eine normale Pneumatisation zu erkennen war. So sehr diese Befunde die enge
Zusammengehörigkeit von Pneumatisation und Konstitution zur Anschauung bringen, so sprechen doch die drei Fälle von normaler

---

[1]) Diese Beobachtungen zeigen auch, daß das Röntgenbild eine im Vereine mit
den Ergebnissen der übrigen Untersuchung für die prognostische Beurteilung entzündlicher Mittelohrprozesse sehr wertvolle Untersuchungsmethode darstellt.

Pneumatisation bei schwerer exsudativer Diathese einigermaßen gegen das Bestehen eines direkten Abhängigkeitsverhältnisses von Pneumatisation und exsudativer Diathese. Um die konstitutionellen von den später erworbenen Veränderungen genau voneinander unterscheiden zu können, wählte Albrecht die Warzenfortsätze von eineiigen Zwillingen als Vergleichsmaterial. Albrechts Überlegung zufolge mußten, wenn die Konstitution als die einzige Ursache der Zellentwicklung anzusehen war, die Warzenfortsätze eineiiger Zwillinge — bei der fast vollständigen Gleichheit der Gesichts- und Schädelform solcher — eine völlige Übereinstimmung in der Zellbildung aufweisen. Bei 12 Zwillingspaaren glichen die Röntgenbilder beider Warzenfortsätze einander tatsächlich vollkommen. Bei sechs Paaren fand Albrecht jedoch teils einseitig, teils doppelseitig deutliche Unterschiede in der Pneumatisation. Bemerkenswert ist nun, daß bei all den Individuen, die abweichend von Zwillingsgeschwistern eine reduzierte Pneumatisation zeigten, im Nasenrachenraume chronische Katarrhe oder vergrößerte Rachenmandeln zu finden waren, die beim Zwillingspartner fehlten. Albrecht gelangte auf Grund dieser Untersuchungsergebnisse zum Schlusse, daß die Pneumatisation nicht allein durch idiotypische Einflüsse zu erklären ist, sondern daß dabei auch erworbene Veränderungen eine nicht unwichtige Rolle spielen.

Nach Alexander ist die Pneumatisation des Mittelohres sehr von seiner Umgebung abhängig. Sie verläuft normal bei normaler postfetaler Entwicklung des Rachenkopfes, bei normal erhaltener Nasenatmung und infolgedessen normaler Tubenfunktion des Säuglings. Führt die Hypertrophie des lymphadenoiden Gewebes im Bereiche des Rachens und des Halses zur Störung der physiologischen Funktion der Tube, so wird auch die volle Pneumatisation der Mittelohrräume verzögert, bzw. gehemmt. Alle konstitutionellen Abnormitäten und alle Krankheiten, die zur Verzögerung der Ausbildung des Warzenfortsatzes führen (Rachitis, Taubheit, Hörstummheit, Idiotie), haben auch eine Störung im Ablauf der Pneumatisation des Mittelohres zur Folge, in der Alexander einen anatomischen Ausdruck der Minderwertigkeit erblickt.

Vom Standpunkte der Konstitutionsforschung erscheint es interessant, daß Wagener den Knochenbau des Schädels, als wesentlich bestimmenden Faktor für die Art der Pneumatisation ansieht. Der den betreffenden Individuen vererbte Knochenbau bilde die Grundlage, auf der sich die Pneumatisation nach den von Wittmaack gefundenen Regeln vollziehe. Auf schematische Röntgenaufnahmen gestützt, gelangt Wagener zur Annahme, daß bei grazilem Knochenbau des Schädels starke Pneumatisation zustande komme, während sie durch derben Knochenbau gehindert werde. So zeigt sich der Warzenfortsatz um so zellreicher und großzelliger, je leichter und zartknochiger der Schädel, um so zellärmer und diploetischer, je schwerer der Schädel ist.

Der leichte oder schwere Knochenbau des Schädels ist auf eine ererbte Familien- und Rassenanlage zurückzuführen. Und da der verschiedenartige Bau des Warzenfortsatzes, resp. seines Zellsystems die Art des Verlaufes und die Häufigkeit von Warzenfortsatzaffektionen bestimmt, so kann die Auffassung Wageners auch die Tatsache des verschiedenen Verlaufes von Mittelohreiterungen in verschiedenen Ländern, resp. in verschiedenen Gegenden eines Landes erklären. Wagener erwähnt z. B., daß die Mittelohreiterungen in Mitteldeutschland, der Gegend von Marburg, einen anderen, leichteren Verlauf haben als in Norddeutschland, in der Gegend von Greifswald. Das könne wohl mit der verschiedenen Virulenz der Bakterien zusammenhängen, dann aber auch in der angenommenen stammes- und rassenmäßigen Verschiedenartigkeit im Bau des Warzenfortsatzes bedingt sein.

Dieser Ansicht entspricht auch die Erfahrung Kretschmanns hinsichtlich der Bedeutung der Rassenfrage bei der Pneumatisation der Zellen des Warzenfortsatzes. Er fand bei kriegsgefangenen Russen, welche wegen Mastoiditis zur Operation gekommen waren, daß die Warzenfortsätze kleiner als die germanischen waren, bei den meisten fehlte die Pneumatisation und es fand sich lediglich eine Spongiosa. Auffallend war der ungewöhnlich hohe Prozentsatz intrakranieller Komplikationen[1]) der wohl auf die fehlende Pneumatisation zurückgeführt werden kann.

Wittmaack vertritt bezüglich der Rassenfrage die Ansicht, daß die Kulturrassen — vielleicht nach dem Grade ihrer Kultur variierend — durchgehend pathologische Pneumatisation zeigen werden. Dagegen hält er es für wahrscheinlich, daß die pathologische Pneumatisation eine Domestikationserscheinung ist und daher vielleicht bei Negern und Menschenaffen wenigstens in ihren schwereren Graden fehlen wird.

Auch Runge vertritt unter Hinweis auf die Röntgenstudien Turners die Ansicht, daß die Pneumatisation konstitutionelle Verschiedenheiten aufweist. Während sich bei Polynesiern und Melanesiern sowie bei Eskimos keine Pneumatisationsstörungen fanden, zeigten sich bei den ausgesprochenen Inselbewohnern, Engländern und Iren, die stärksten Störungen. Die erstgenannten Stämme sind scheinbar besonders reinrassige Völker; je stärkere Mischungen vorhanden sind, desto häufiger kommen Störungen vor. Die meisten Fälle pathologigischer Pneumatisation fanden sich bei den Europäern.

---

[1]) Mit den Erfahrungen Kretschmanns in dieser Hinsicht decken sich auch die C. Steins, der auf Grund seiner Beobachtungen in der von ihm im Kriege geleiteten Ohrenabteilung das auffallend häufige Vorkommen intrakranieller Komplikationen bei russischen Kriegsgefangenen bestätigen kann.

Wir sehen also eine ganze Reihe morphologischer Eigentümlichkeiten, die als kongenitale Anomalien — gleichviel, ob wir sie als konstitutionelle, also in der Keimesanlage begründete, oder als intrauterin erworbene ansehen, eine Organminderwertigkeit schaffen, die sich in der Entstehung und im Verlaufe von Erkrankungen des Mittelohres in unzweideutiger Weise kundgibt.

Man könnte einwenden, daß die entzündlichen Ohrerkrankungen, für deren Ursache und Entstehung in der bakteriellen Infektion des Mittelohres eine vollwertige Erklärung gegeben zu sein scheint, der Organminderwertigkeitslehre ganz und gar nicht bedürfen. Aber gerade die Art der Entstehung und Ausbreitung des infektiösen Prozesses, sein Verlauf, die mitunter zu beobachtende geringe Heilungstendenz und die Ausgänge der Erkrankung beweisen die Minderwertigkeit der Gewebszellen und Zellkomplexe gegenüber den pathogenen Mikroorganismen, gerade die Bakteriologie ist es, die uns den konstitutionellen Faktor bei der Entstehung der Erkrankung in vollem Lichte zeigt.

In einer großen Anzahl von Fällen kann man die Disposition zur akuten Otitis in dem Bestehen von adenoiden Vegetationen und hypertrophischen Tonsillen gegeben sehen. Diese Feststellung ändert unserer Meinung nach nichts an der Auffassung, den eigenartigen Verlauf der Erkrankungen, bzw. ihre häufige Entstehung, mit abnormer Konstitution in Zusammenhang zu bringen, da die Hyperplasie des lymphatischen Rachenringes nur ein Glied in der Kette der angeborenen Entartungszeichen darstellt und als solches die fehlerhafte Anlage des Organismus erkennen läßt. Dem Bestehen von adenoiden Vegetationen ist bei den engen Beziehungen zwischen Nasenrachenraum und Ohr selbstverständlich eine hohe Bedeutung beizumessen, doch darf auch bei Berücksichtigung dieser engen Relation die Annahme der Minderwertigkeit keinesfalls als hinfällig bezeichnet werden. Die Beobachtung, daß bei einem Individuum mitunter eine belanglose Ursache genügt, um einen entzündlichen Mittelohrprozeß herbeizuführen, während dasselbe Mittelohr bei heftigen katarrhalischen Vorgängen der Nasen- und Rachenschleimhäute gesund bleibt, spricht unserer Ansicht nach keineswegs gegen die bestehende Minderwertigkeit des betreffenden Gehörorganes. Wir müssen uns zur Erklärung dieses Verhaltens vorstellen, daß die aus der Organminderwertigkeit resultierende Krankheitsdisposition eine sehr variable ist und vielleicht nur zeitweilig oder nur unter gewissen — zum Teil von den Krankheitsursachen, zum Teil von den äußeren Lebensbedingungen, dem Ernährungszustande, dem Berufe usw. abhängigen Voraussetzungen zur Geltung gelangt.

Die Bedeutung der konstitutionellen Momente für die Entstehung der Erkrankungen des Mittelohres ist seit jeher anerkannt worden.

Spira, der das häufige Vorkommen von Ohrenkrankheiten in gewissen Familien nachdrücklich betont, gibt der Ansicht Ausdruck, es beruhe darauf, daß die den Krankheiten zugrundeliegende Ursache erblich oder den Mitgliedern einer Familie gemeinsam sei. Hierzu rechnet Spira vor allem die Erkrankungen der Tube und des Mittelohres auf Basis chronisch katarrhalischer und entzündlicher Prozesse der oberen Luftwege. Er meint, daß diese Prozesse meist auf scrophulösen, lymphatischen, rachitischen, tuberkulösen, syphilitischen u. dgl. Dyskrasien beruhen, die hereditär sind, sich von Eltern auf Kinder übertragen, Geschwistern derselben Familie gemeinsam zu sein pflegen und die häufigsten Ursachen von Ohrenkrankheiten darstellen.

Spira weist ferner darauf hin, daß auch andere Ohrenkrankheiten, denen verschiedene Ursachen zugrundeliegen, oft gehäuft in gewissen Familien angetroffen werden. Dabei können die Krankheiten selbst bei Eltern und Kindern verschieden sein. Allerdings handelt es sich in den meisten Fällen um dieselbe Krankheit oder um eine Affektion desselben Organteiles, z. B. des mittleren oder inneren Ohres in beiden Generationen. Es kommen jedoch oft auch Fälle von Erkrankungen des Ohres bei Kindern vor, deren Eltern an ganz anderen Erkrankungen dieses Organes und sogar anderer Organteile gelitten haben. Die Erkrankung der Eltern mag das innere, die der Kinder das mittlere oder äußere Ohr treffen und umgekehrt. Man kann beobachten, daß im Verlaufe einer akuten allgemeinen Infektionskrankheit, z. B. nach Scharlach, solche Kinder leichter an einer Komplikation des Ohres erkranken, deren Eltern gleichfalls an einer, wenn auch ganz anderen Ohrenkrankheit gelitten hatten, als andere Kinder, deren Eltern immer ohrgesund gewesen waren. So gelangt Spira zu dem Schlusse, daß es nicht die Form, sondern der Sitz der Krankheit ist, welcher den verschiedenen Mitgliedern gewisser Familien gemeinsam ist, so daß eine gewisse Prädisposition nicht zu der oder jener Ohrenkrankheit, sondern zu Erkrankungen des Gehörorganes überhaupt angenommen werden muß. Die Ursache einer solchen gesteigerten Disposition zu Erkrankungen des Gehörorganes sieht Spira in einer ererbten lokalen verminderten organischen oder funktionellen Widerstandsfähigkeit. Sie wird, wie er annimmt, vererbt, und sie ist es, die das Gehörorgan für äußere und innere Schädlichkeiten empfindlich macht.

„Diese, manchen Familien gemeinsame, vererbte, geringe lokale Widerstandsfähigkeit kann die Ursache haben in einer besonderen, lokalen, erblichen, morphologischen Abweichung des anatomischen Baues oder in lokalen trophischen Störungen oder ist auch auf eine allgemeine, weniger bekannte diathetische, rheumatisch-gichtische, neuropathische oder trophoneurotische Anlage, vielleicht auch auf eine gemeinsame zirkulatorische Abnormität zurückzuführen."

Spira zitiert die Mitteilungen Eitelbergs, der seine Beobachtungen an 262 Individuen, die in verschiedenen Verwandtschaftsverhältnissen zueinander standen, zusammengestellt hat. Darunter fand sich eine Familie, in welcher Vater und Sohn an chronischem Mittelohrkatarrh, eine Tochter an Ceruminalpfröpfen und zwei andere Töchter an einer beiderseitigen Akusticusaffektion litten. In anderen Fällen beobachtete Eitelberg bei den Eltern die Neigung zu Gehörgangsentzündungen, bei den Kindern die Disposition zu eitrigen Mittelohrprozessen.

Zur schärferen Präzisierung der hier wiedergegebenen Ausführungen, die zeigen, daß Spira den Kernpunkt der uns interessierenden Frage vollkommen richtig erfaßt hat, wollen wir im nachfolgenden einige Fälle mitteilen, die Stein in seiner Arbeit „Gehörorgan und Konstitution" auf Grund einiger Beobachtungen mitteilte. Diese Fälle lassen in einer Reihe von Einzelheiten in der Entstehung und im Verlaufe des Krankheitsprozesses die pathologische Krankheitsanlage im Bereiche des Mittelohres erkennen und bringen auch den pathogenetischen Zusammenhang verschiedener Affektionen des Gehörapparates auf konstitutioneller Basis deutlich zur Anschauung.

Fall 1. L. M., 18jährige Studentin, leidet seit dem 4. Lebensjahre an einer im Anschlusse an Scharlach aufgetretenen linksseitigen Mittelohreiterung.

Die otoskopische Untersuchung ergibt links: Totaldestruktion des Trommelfelles, foetide Eiterung aus dem Cavum epitympanicum. Einschränkung des Hörvermögens (Uhr 0, Flüstersprache $^1/_2$ m, laute Sprache 2—2$^1/_2$ m). Weber nach der kranken Seite, Rinne negativ, Schwabach verlängert. Rechtes Ohr normal.

Allgemeinuntersuchung: Stark exzentrische Pupillen, besonders links, leichter Epicanthus. Chvostek +++. Fehlen des Rachenreflexes und der Cornealreflexe. Dermographismus rot, fleckige Ausbreitung, sehr intensiv. Labile Herzaktion. Respiratorische Irregularität. Aschner +. Costa decima fluctuans. Myopie.

Eine Schwester der Patientin, 28 Jahre alt, verheiratet, hat zu wiederholten Malen an beiderseitiger Mittelohrentzündung, vor acht Jahren an rechtsseitiger, vor vier Jahren an sechs Monate lang andauernder linksseitiger Mittelohreiterung gelitten. Links besteht seit der Mittelohreiterung sehr häufiges, in der letzten Zeit fast konstantes Ohrensausen.

Die otoskopische Untersuchung ergibt beiderseits Narben im Trommelfelle, die Funktionsprüfung rechts leichtgradige, links mäßiggradige Einschränkung des Hörvermögens auf der Grundlage einer Erkrankung des inneren Ohres.

Allgemeinuntersuchung: Sehr groß, sehr nervös und anämisch. Labile Herzaktion. Dermographismus. Cornealreflexe und Rachenreflexe 0, Sehnenreflexe gesteigert. Fingergelenke stark überstreckbar. Drüsen am Halse.

Ein Zwillingsbruder der Patientin hat öfters an linksseitigen Mittelohrentzündungen, einmal an kurzdauernder linksseitiger Mittelohreiterung gelitten.

Die otoskopische Untersuchung ergibt links: Narbe im vorderen, unteren Trommelfellquadranten. Die Funktionsprüfung ergibt beiderseits eine geringgradige Erkrankung des inneren Ohres.

Sprachfehler (stottert und lispelt). Linke Pupille leicht exzentrisch. Uvula bifida. (Der weiteren Untersuchung widersetzt sich der junge Mann in obstinater Weise. Er gibt nur an, einen Herzfehler zu haben.)

Eine Schwester der Patientin hat niemals an Ohrenerkrankungen gelitten und soll gut hören.

Die Mutter der Patientin — sehr anämisch und außerordentlich nervös — hört normal (ist sehr kurzsichtig).

Zwei ihrer Tanten (Schwestern des Vaters der Patientin) und ein Onkel (Bruder des Vaters) sollen im Alter von ca. 60 Jahren hochgradig schwerhörig gewesen sein. Die Schwerhörigkeit soll im mittleren Lebensalter begonnen haben.

Eine der Schwestern des Vaters unserer Patientin hat zwei Töchter, von denen die eine (42 Jahre alt) taub ist, die andere (38 Jahre alt) sich nur mit einem Hörrohre verständigen kann. Ein Sohn ertaubte in jungen Jahren vollständig und erschoß sich aus Verzweiflung über sein Leiden. Die Schwerhörigkeit soll bei allen drei Kindern im Alter von ca. 20 Jahren begonnen und von da ab rapid zugenommen haben.

Wir finden in dieser Familie neben Ohrerkrankungen, die wir den anamnestischen Mitteilungen zufolge mit einiger Wahrscheinlichkeit als progressive labyrinthäre Schwerhörigkeit (bei den Verwandten mütterlicherseits) und als Otosklerose (bei den Verwandten väterlicherseits) bezeichnen dürfen, bei der Patientin und zwei Geschwistern eine Disposition zu Erkrankungen des Mittelohres. Bemerkenswert erscheint, daß bei der Schwester der Patientin, bei welcher die Mittelohrprozeß mit Narbenbildung in beiden Trommelfellen ausgeheilt war, eine beiderseitige Erkrankung des inneren Ohres sich vorfand. Ebenso war bei dem Zwillingsbruder der Patientin, der übrigens schon durch seinen Sprachfehler und in seinem psychischen Verhalten den Eindruck des degenerierten Individuums machte, neben einer Narbe im linken Trommelfelle eine beiderseitige leichtgradige Erkrankung des inneren Ohres feststellen.

Fall 2. H. T., 36jähriger Agent, früher nie ohrenleidend — die interne Untersuchung ergab außer starker vasomotorischer Übererregbarkeit, labilem Cor und starker Steigerung der Sehnenreflexe keinen pathologischen Befund — erkrankte während einer heftigen Angina mit starken Schmerzen im linken Ohre, die nach zweistündiger Dauer mit dem Eintritt starken Ohrenflusses aufhörten. Die otoskopische Untersuchung ergab bei dem Patienten, der am ersten Tage seiner Ohrenerkrankung zur Untersuchung kam, ein für eine mehrstündige Erkrankung ungewöhnliches Bild: Düstere Rötung und starke Schwellung des Trommelfelles bei profuser, schleimig-eitriger Sekretion aus einer im hinteren unteren Quadranten desselben befindlichen Perforationsöffnung. Hörvermögen stark herabgesetzt (Flüstersprache 10 cm).

Drei Tage später zeigte sich die erste Perforation im hinteren unteren Quadranten verklebt (die Umgebung war vorgewölbt) und eine zweite Perforation im vorderen unteren Quadranten. In der Folge — nach Incision der vorgewölbten Partie — bestand Sekretion aus beiden Perforationen, bis sich nach vierwöchentlicher Dauer der Eiterung mit dem Aufhören derselben zuerst die eine und wenige Tage später die andere Perforationsöffnung schloß. Das Hörvermögen blieb nach der Heilung in geringem Grade reduziert, auch klagt Patient seit der Erkrankung über Summen im krank gewesenen Ohre.

Von Interesse ist die Familienanamnese des Patienten, die uns besonders deshalb verwertbar erscheint, weil S t e i n selbst Gelegenheit hatte, eine Reihe von Mitgliedern der Familie zu behandeln oder wenigstens zu untersuchen.

Die Mutter des Patienten leidet seit Kindheit an sehr häufig wiederkehrenden Mittelohreiterungen, bald der rechten, bald der linken Seite. S t e i n hat die Kranke (Trommelfell beiderseits total destruiert — hochgradige labyrinthäre Schwerhörigkeit) im Laufe mehrerer Jahre zu wiederholten Malen behandelt. Ebenso standen zwei Brüder des Patienten (bei beiden teilweise Zerstörung des Trommelfelles beider Seiten) einige Male wegen Mittelohreiterungen in S t e i n s Behandlung. Die Ohrerkrankung war bei dem einen Bruder nach Morbillen, bei dem zweiten nach Scarlatina aufgetreten und hatte bei beiden Patienten das Hörvermögen in beträchtlichem Grade alteriert. (Die Funktionsprüfung ergab in dem einen Falle ein reines Schalleitungshindernis, in dem anderen neben der Mittelohrerkrankung eine beiderseitige labyrinthäre Schwerhörigkeit.) Die Großmutter des Patienten (mütterlicherseits) und eine ihrer Schwestern waren in höherem Alter vollständig taub.

Eine Tante des Patienten (Schwester der Mutter) hat oft an Ohrenfluß gelitten und hört schlecht; ihre drei Söhne haben nach wiederholten Mittelohreiterungen eine Gehörsverminderung zurückbehalten.

Der Großonkel des Patienten (Bruder des Vaters der Mutter), in höherem Alter sehr schwerhörig, hat zwei Söhne und fünf Töchter. Bei dem einen der Söhne konstatierte St. beiderseits Residuen nach abgelaufener, ausgeheilter Mittelohreiterung (große trockene Perforation des Tommelfelles, Kalkablagerungen in den Trommelfellresten), bei dem zweiten rechts Narbe und Kalkablagerung im Trommelfelle, links große, trockene Perforation. (Das Kind des zweitgenannten Herrn litt im ersten Lebensjahre an heftiger, vier Wochen lang dauernder Otitis, die nach einer äußerst geringfügigen Angina auftrat.) Von den fünf Töchtern war die älteste immer ohrgesund (ebenso ihre beiden Töchter), die zweite hat zwei Söhne, von denen der eine wiederholt an Otitiden litt, die dritte litt in der Kindheit öfters an Mittelohreiterungen (ihre beiden Kinder ohrgesund), die vierte litt als Kind einmal an einer Mittelohrentzündung (zwei Töchter waren nie ohrenkrank), die fünfte soll in der Kindheit wiederholt an Ohrenfluß gelitten haben, ein Sohn hatte im vierten Lebensjahre eine akute Mittelohreiterung, eine Tochter war nie ohrenkrank.

Abgesehen von dem gehäuften Vorkommen von Eiterungsprozessen im Mittelohre in dieser Familie glauben wir als Beweisführung für die Annahme einer Organminderwertigkeit den Verlauf des Krankheitsprozesses bei dem mitgeteilten Falle anführen zu dürfen. Es ist diesbezüglich auf den otoskopischen Befund zu verweisen, den der Patient einige Stunden nach Beginn der Erkrankung darbot, den raschen Eintritt der Trommelfellperforation, die Bildung einer zweiten Durchbruchsstelle wenige Tage nach dem Einsetzen der Infektion des Mittelohres und das Zurückbleiben einer leichten Funktionsstörung (leichtgradige Verminderung des Hörvermögens und subjektive Ohrgeräusche) trotz relativ kurzer Dauer der Otitis.

Fall 3. R. B., 10jähriger Beamtenssohn, erkrankte im Anschlusse an Angina an einer akuten Otitis, die nach 14 Tagen zu einer Mastoiditis führte. Die vier Wochen nach Beginn der Otitis vorgenommene Eröffnung des Warzenfortsatzes ergab eine für die Krankheitsdauer ungewöhnliche Zerstörung im Innern desselben (Extraduralabsceß der mittleren und hinteren Schädelgrube, perisinöser Absceß).

Auch in diesem Falle konnte S t e i n auf Grund selbst durchgeführter Untersuchungen und Behandlungen die Beweise eklatanter Organminderwertigkeit bei mehreren Familienmitgliedern feststellen.

Die Eltern des Patienten hören normal und waren niemals ohrenkrank. (Ein Bruder der Mutter Suizid.) Großvater (väterlicherseits): labyrinthäre Schwerhörigkeit (seit seinem 40. Lebensjahre). Von seinen fünf Kindern: ein Sohn: chronischen Mittelohrkatarrh mit konsekutiver Beteiligung des inneren Ohres, ein zweiter Sohn: Ertaubung auf einem Ohre nach einer Detonation (traumatische Zerreißung des Trommelfelles bei Abfeuern einer Kanone) und mittelgradige labyrinthäre Schwerhörigkeit auf dem anderen Ohre, ein dritter Sohn: leichtgradige labyrinthäre Schwerhörigkeit auf einem Ohre. Eine Tochter hört normal, eine zweite Tochter: beiderseits trockene Perforation des Trommelfelles mit mäßiger Herabsetzung der Hörschärfe (Schalleitungshindernis). Eine Tochter der letzterwähnten Dame stand zweimal wegen Mittelohreiterung in Steins Behandlung.

Ein Vetter der hier zitierten Familienmitglieder (väterlicherseits) leidet an beiderseitigem Ohrenfluß, das einzige Kind dieses Herrn stand einige Wochen hindurch wegen Mittelohreiterung in Behandlung. Sein Bruder soll nach einer Mittelohrentzündung (ohne Eiterung) eine Verringerung des Gehörs zurückbehalten haben (die Untersuchung ergab mittelgradige labyrinthäre Schwerhörigkeit), die Tochter desselben wurde im Alter von 25 Jahren wegen chronischer Mittelohreiterung radikal operiert.

Die hier mitgeteilte Familiengeschichte ergibt klare Beweise der Minderwertigkeit des Hörappartes in seinen verschiedenen Abschnitten. Wir sehen das Vorkommen eitriger Mittelohrprozesse bei zahlreichen Mitgliedern der Familie (wir verweisen ganz besonders auf das rasche Auftreten der Mastoiditis bei dem an erster Stelle erwähnten Patienten und die umfangreiche Zerstörung im Bereiche des Warzenfortsatzes) und das vielfache Auftreten labyrinthärer Schwerhörigkeit in der Familie.

Bemerkenswert für die Frage der Organminderwertigkeit erscheinen die Ertaubung auf einem Ohre im Anschlusse an eine Detonation (bei mittelgradiger labyrinthärer Schwerhörigkeit auf dem anderen Ohre) bei einem Familienmitgliede und der Nachweis der labyrinthären Schwerhörigkeit bei einem zweiten Angehörigen der Familie, welcher die Erkrankung mit Bestimmtheit auf die durchgemachte (leichtgradige, nicht eitrige) Mittelohrentzündung zurückführte.

Fall 4. A. F., 12 Jahre alt. Wurde von Stein im Laufe von sechs Jahren alljährlich einmal wegen beiderseitiger akuter Mittelohreiterung behandelt, die stets im Anschluß an geringfügige katarrhalische Erscheinungen der Nase auftrat und jedesmal 6—8 Wochen lang andauerte. Bemerkenswert ist, daß bei der ersten Otitis, die sich unter minimalen Reaktionserscheinungen einstellte, im Laufe von wenigen Tagen die Entwicklung einer, nahezu den ganzen hinteren unteren Trommelfellquadranten umfassenden Perforationsöffnung (beiderseits) beobachtet werden konnte. In den ersten drei Jahren schlossen sich die Perforationsöffnungen nach Ablauf der Eiterung mit einer Narbe. Nach der vierten Erkrankung blieb die Trommelfellperforation bederseits persistent. Das Hörvermögen wurde durch die durchgemachten entzündlichen Prozesse in ganz geringem Grade alteriert.

Bei dem Vater und Großvater des Patienten konnte Stein eine beiderseitige geringgradige labyrinthäre Schwerhörigkeit feststellen. Eine Tante (Schwester des Vaters): schwere Hysterie, die Großmutter (Mutter des Vaters) starb an einem schweren Nervenleiden. Eine zweite Schwester des Vaters (sehr nervös, anämisch, Blähhals) litt in der Kindheit wiederholt an beiderseitigen Mittelohreiterungen, ebenso ihre beiden Kinder. Ein Bruder des Vaters (sehr nervös, Stotterer, leidet an Schlaflosigkeit) litt in der Kindheit einige Male an Mittelohreiterungen, hört angeblich gut, klagt jedoch über Ohrensausen. (Die vor mehreren Jahren vorgenommene ohrenärztliche Untersuchung soll chronischen Mittelohrkatarrh festgestellt haben.)

Von den hier verzeichneten Daten sind vor allem das rasche Auftreten eines großen Defektes in beiden Trommelfellen im Verlaufe einer leichtgradigen Otitis, die häufige Wiederkehr der Eiterungsprozesse und ihre verhältnismäßig lange Dauer hervorzuheben. Außerdem verweisen wir auf das häufige Vorkommen von Ohrerkrankungen verschiedenen Sitzes unter den Angehörigen der nervös schwer belasteten Familie.

Fall 5. E. S., 30jähriger Lehrer, stand zu wiederholten Malen wegen rechtsseitiger Mittelohreiterung, die sich zumeist ohne nachweisbare Ursache, manchmal nach leichtem Schnupfen, einstellte, in Steins Behandlung.

Linkes Ohr: Narbe, Kalkablagerung. Rechts: Im hinteren, unteren Quadranten Narbe vom Umfange eines mittelgroßen Stecknadelkopfes. Die Eiterung tritt stets reaktionslos unter raschem Einschmelzen des Narbengewebes ein und dauert 4—5 Wochen an. Nach Ablauf des Eiterungsprozesses restituiert sich jedesmal das Narbengewebe wieder. Hörvermögen beiderseits vermindert (mittelgradige labyrinthäre Schwerhörigkeit). Rechts seit mehreren Jahren subjektive Ohrgeräusche.

Allgemeinuntersuchung: Asymmetrie des Gesichtsskelettes, Hyperplasie des lymphatischen Rachenringes, abgeschwächte Cornealreflexe, sehr schwacher Rachenreflex, Uvula bifida. Myopie, großer Naevus pigmentosus der rechten Wange, labiles Cor, Enteroptose, leichte Glykosurie, sehr gesteigerte Sehnenreflexe, sehr geringe sexuelle Erregbarkeit, Ejaculatio praecox.

Mutter des Patienten (soll sehr fettleibig gewesen sein) starb an einem Herzleiden. Vater (starb im Alter von 56 Jahren an Ca. recti) war mit 40 Jahren schwerhörig, ebenso zwei Brüder des Vaters. Ein dritter Bruder soll sehr musikalisch gewesen sein und sehr gut gehört haben (Suicid). Eine Schwester des Patienten (34 Jahre alt): Otosklerose (ihre 14jährige Tochter hört vollkommen normal und ist sehr musikalisch). Eine zweite Schwester (36 Jahre alt) hört schlecht und leidet an heftigem Ohrensausen (die Untersuchung ergibt beiderseits trockene Perforation, Funktionsbefund: labyrinthäre Schwerhörigkeit), von drei Kindern: zwei normal, bei einem trockene Perforation rechts nach Scharlachotitis.

Erwähnenswert in dieser Familiengeschichte ist neben dem Vorkommen von verschiedenen Ohrerkrankungen die außerordentliche musikalische Begabung von zwei Mitgliedern der Familie.

Fall 6. A. K., 31jährige Beamtensgattin. Menses mit 11 Jahren, unregelmäßig, sehr anämisch, nervös. Hyperplasie des lymphatischen Rachenringes, steiler hoher Gaumen, Drüsen am Halse, Cornealreflexe 0, Rachenreflex 0, sehr starke vasomorotische Erregbarkeit, labile Herztätigkeit, Tachycardie, Enteroptose.

Ohrbefund: Beiderseits Narben und Kalkablagerungen (in der Jugend wiederholte Mittelohreiterungen). Hörvermögen beiderseits herabgesetzt (labyrinthäre Schwerhörigkeit), oft Ohrensausen.

Zwei Kinder litten einigemal an Mittelohreiterungen.

Von sechs Geschwistern überstanden vier zu wiederholten Malen Mittelohreiterungen, ein Bruder und eine Schwester wurden wegen Mastoiditis operiert. Vater (schwerer Neurastheniker): Beiderseits Residuen nach ausgeheilter Mittelohreiterung (rechts Narbe, links trockene Perforation — Hörvermögen beiderseits herabgesetzt). Ein Bruder des Vaters leidet an außerordentlich starker Absonderung von Cerumen (hört normal), ein zweiter Bruder: chronischer Mittelohrkatarrh

mit Beteiligung des inneren Ohres (von zwei Söhnen dieses Bruders ist einer nach
Scharlach auf einem Ohr ertaubt. Totaldestruktion des Trommelfells, labyrinthäre
Taubheit), bei einem dritten Bruder, der in frühester Kindheit starb, soll eine Miß-
bildung des äußeren Ohres bestanden haben (an Stelle der Ohrmuschel bestand ein
Hautwulst, der Gehörgang soll verschlossen gewesen sein). Eine Schwester des
Vaters leidet an Epilepsie, eine zweite starb mit 20 Jahren (Suicid).

Das Bemerkenswerte dieses Falles liegt in der eklatanten Minderwertigkeit des Mittelohres bei zahlreichen Mitgliedern einer Familie,
in welcher wir gleichzeitig mehrere Fälle von labyrinthärer Schwerhörigkeit, eine sekretorische Anomalie (ungewöhnlich starke Absonderung von Cerumen) und einen Fall von Bildungsanomalie des äußeren
Ohres verzeichnet finden.

Ein zur Illustration obiger Ausführungen gleichfalls in bemerkenswerter Weise dienender Stammbaum (Beobachtungen von Stein) ist
folgender:

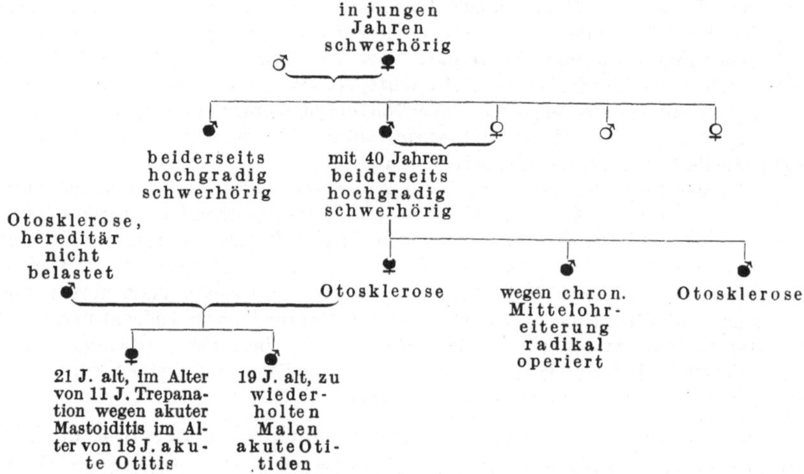

Das Bemerkenswerte dieses Stammbaumes liegt in dem Vorkommen
von Mittelohrerkrankungen und Otosklerose bei mehreren Mitgliedern
einer Familie. Die Otosklerose wurde bei drei Mitgliedern der 3. Generation von Stein festgestellt, aber auch bei drei weiteren Mitgliedern
der 2. und 1. Generation darf unter Hinweis auf das frühzeitige Auftreten der Schwerhörigkeit diese Erkrankung angenommen werden.
Die beiden Mitglieder der 4. Generation (19 und 21 Jahre alt), die eine
Disposition zu Mittelohrerkrankungen zeigen, hören derzeit noch gut;
hier ist natürlich noch die Möglichkeit einer späteren Manifestation der
Otosklerose gegeben.

Ein interessanter Stammbaum, den uns Herr Dr. Cemach liebens-
würdigerweise zur Verfügung gestellt hat, ist folgender:

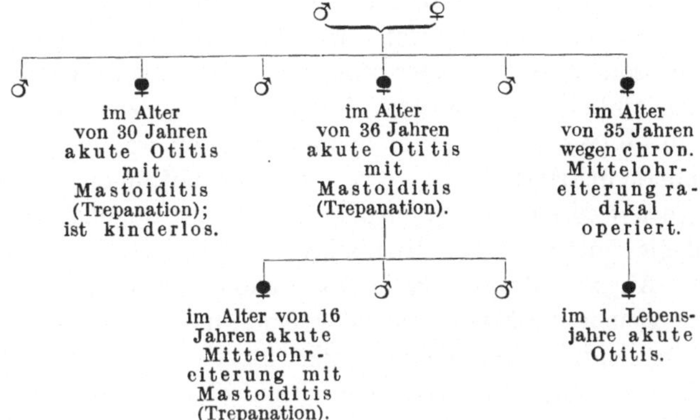

Bemerkenswert ist, daß in der 2. Generation nur die weiblichen Mitglieder ohrenkrank waren und daß in der 3. Generation wieder nur die weiblichen Mitglieder an Mittelohraffektionen litten. Mit Ausnahme des jüngsten (schon im ersten Lebensjahre erkrankten) Mädchens lagen durchwegs Mittelohreiterungen vor, die wegen Übergreifens auf den Knochen zur Operation führten.

Im Anschlusse an diese Stammbäume seien hier noch vier weitere, von Albrecht gelegentlich seines in der IV. Jahresversammlung der Gesellschaft deutscher Hals-, Nasen- und Ohrenärzte im Juni 1924 in Breslau gehaltenen Vortrages „Pneumatisation und Konstitution", vorgelegten Stammbäume wiedergegeben.

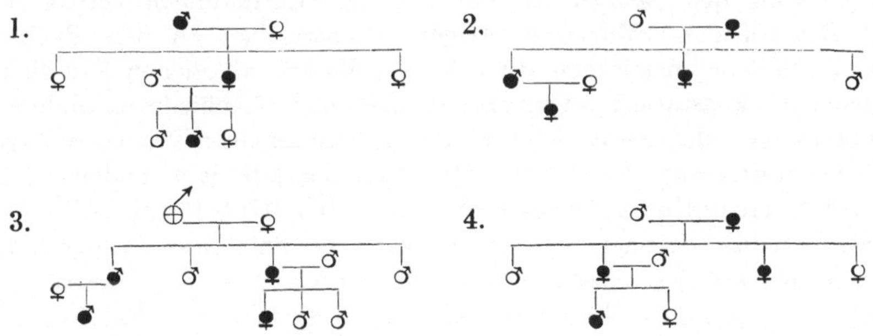

⊕ Hochgradige Schwerhörigkeit, wahrscheinlich auf chronischer Mittelohreiterung beruhend.

● Subakute und chronische Mittelohreiterungen.

In diesen vier Familien war also anscheinend dominanter Erbgang der Anlage zu Mittelohreiterung durch drei Generationen zu verfolgen.

Einen interessanten Fall von familiärer Disposition zu Ohrenerkrankungen mit Komplikationen teilte Chilow in der Wiener laryng.-rhinol.

Ges. (Sitzung vom 6. November 1923) mit. Es handelte sich um einen Patienten mit otogener Pyämie im Verlaufe chronischer Mittelohreiterung, dessen Bruder an einer otogenen Meningitis zugrunde gegangen und dessen Onkel wegen eitriger Labyrinthitis und extraduralen Abscesses von otogenem Charakter operiert worden war.

Besonders instruktiv sind aber die Beobachtungen an eineiigen Zwillingen, weil sie die Bedeutung des konstitutionellen Momentes in der Ätiologie entzündlicher Mittelohrerkrankungen in unzweifelhafter Weise vor Augen führen. Bauer hat schon vor Jahren[1]) 11 jährige, sich völlig gleichende Zwillingsbrüder erwähnt mit einer die gleichen Zähne betreffenden, vom Zentrum der labialen Zahnfläche ausgehenden Caries und einer beiderseitigen chronischen Otitis mit einem bei beiden Brüdern photographieähnlichen Defekt des Trommelfells. Der auffallende Ohrenbefund war damals von Kollegen R. Leidler erhoben worden. Seither wurden ganz analoge Beobachtungen an eineiigen Zwillingen auch von Siemens[2]) und von Weitz[3]) erhoben. Die Ohrenbefunde wie Perforationen, Narben, Atrophie des Trommelfells deckten sich auch bei den Fällen dieser Autoren in der überwiegenden Mehrzahl in verblüffender Weise.

Wenn wir die hier mitgeteilten Fälle in ihren anamnestischen und krankengeschichtlichen Einzelheiten betrachten, so sehen wir eine ganze Reihe von Momenten, welche die in abnormer konstitutioneller Körperverfassung wurzelnde Minderwertigkeit des Gehörorganes im Sinne von Martius und Adler erkennen lassen.

Wir dürfen auch die Ergebnisse der Allgemeinuntersuchung für die Deutung der Pathogenese der Mittelohrerkrankungen verwerten. Die Beobachtung zahlreicher Degenerationszeichen an den Patienten und die anamnestischen Hinweise auf die bei zahlreichen Familienangehörigen konstatierten Ohrerkrankungen und verschiedenen anderen Erkrankungen degenerativen Charakters kennzeichnen die Grundlage für die Auffassung der Krankheitsentstehung auf dem Boden einer konstitutionellen Minderwertigkeit des Mittelohres. Die gesamte hereditär-degenerative Anlage kann — und diese Feststellung scheint uns für das Verständnis der hier besprochenen Prozesse von Wichtigkeit zu sein — bei verschiedenen Mitgliedern derselben Familie einerseits unter verschiedenen Krankheitsformen im Ohre zutage treten und sich andererseits in der Entstehung, dem Verlaufe und den Ausgängen der Ohrerkrankungen in mehr oder weniger eklatanter Weise kundgeben.

---

[1]) J. Bauer, Vorlesungen über allgemeine Konstitutions- und Vererbungslehre. J. Springer, Berlin. 1. Aufl. 1921; 2. Aufl. 1923.
[2]) H. W. Siemens: Die Zwillingspathologie. J. Springer, Berlin 1924.
[3]) W. Weitz: Studien an eineiigen Zwillingen. Zeitschr. f. klin. Med. 101, 115. 1924.

Die Beurteilung der Erkrankungen des Mittelohres vom Standpunkte der Konstitutionslehre wird uns auch in der Anwendung therapeutischer Maßnahmen wertvolle Richtlinien zu bieten vermögen.

Selbst wenn wir das Unabänderliche des konstitutionellen Momentes als feststehend gelten lassen müssen, so haben wir doch daran festzuhalten, daß selbst beim Bestehen einer in der Konstitution wurzelnden Krankheitsbereitschaft erst in dem Hinzutreten äußerer Schädlichkeiten die zur Krankheit führende Ursache gegeben ist. Diese Erkenntnis weist unserer Therapie vor allem in der Prophylaxe eine Hauptaufgabe zu, deren Wichtigkeit nicht hoch genug eingeschätzt werden kann.

Maßgebend für die Entstehung der Mittelohrprozesse, für ihren Verlauf und damit auch für ihre Ausgänge ist ganz besonders die lymphatische Hyperplasie (Vergrößerung der Drüsen am Halse, der Gaumen-, Rachen- und Zungentonsillen). In diesen Befunden einerseits und in der Berücksichtigung der eigentümlichen Reaktionsweise der Schleimhäute solcher Individuen andererseits finden wir die Anhaltspunkte, die für unsere therapeutischen Bestrebungen erforderlich sind.

Daß wir mit der vollkommenen Instandsetzung der oberen Luftwege, mit der Entfernung adenoider Vegetationen, hypertrophischer Tonsillen, hypertrophischer Schleimhautpartien in der Nase viel leisten können, ist eine therapeutisch so vollkommen gewürdigte Tatsache, daß darüber kein Wort mehr zu verlieren ist. Von größter Bedeutung ist es, Kinder, die aus Familien stammen, in denen die Minderwertigkeit des Gehörorganes zutage tritt, durch entsprechende Diät, durch (genau individualisierende) Abhärtung, durch richtiges Ausmaß der Anforderungen an die körperliche und geistige Leistungsfähigkeit im Kampfe gegen exogene ebenso wie endogene Schädlichkeiten widerstandsfähiger zu machen.

Es muß unsere Aufgabe sein, die Organminderwertigkeit dort zu erschließen, wo sie sich noch nicht manifestiert hat.

Ein Überblick über die bei unseren Kranken erhobenen Erscheinungen degenerativer Veranlagung lehrt uns, daß wohl eine für alle Fälle gemeinsame charakteristische Änderung der Körperverfassung nicht existiert, daß aber doch gewisse konstitutionelle Eigentümlichkeiten in den Krankheitsbildern besonders häufig angetroffen werden. Dies ist um so bemerkenswerter, als sich diese Äußerungen anormaler Körperverfassung nicht nur bei den Kranken selbst, sondern auch in ihrer Familie und in ihrem Stamme sehr häufig vorfinden.

Wir begegnen bei einer Reihe unserer Patienten Konstitutionsanomalien, die es gestatten, bei ihnen von einem Habitus asthenicus (Asthenia universalis congenita Stiller), von einem Status thymicolymphaticus (Paltauf), bzw. Lymphatismus und Status hypoplasticus (Bartel) und ganz besonders von einer exsudativen Diathese (Czerny) zu sprechen.

Es wäre daher bedeutungsvoll, in allen Fällen, in denen solche Konstitutionsanomalien festzustellen sind, das Gehörorgan sowie den Nasenrachentrakt — und zwar selbst dann, wenn keine Störungen in diesen Organgebieten vorliegen — von Zeit zu Zeit zu untersuchen.

Die Prophylaxe der Ohren-, Nasen- und Halserkrankungen kann nicht frühzeitig genug in Angriff genommen werden.

W. Albrecht führt die Beobachtung an, daß die subakuten und chronischen Mittelohreiterungen vorwiegend bei Kindern vorkommen, die als Säuglinge künstlich ernährt wurden. Seiner Ansicht nach kann die Beschaffenheit der Mittelohrschleimhaut, resp. die der Neigung zu Erkrankungen derselben zugrundeliegende exsudative Diathese in ihren Folgeerscheinungen im Säuglingsalter weitgehend bestimmt werden. Er betont mit Recht die wichtige Rolle zweckentsprechender Ernährung im Säuglingsalter und die Pflicht der Ohrenärzte, gemeinsam mit den Pädiatern für die Brusternährung des Säuglings mit Nachdruck einzutreten.

Von größter Wichtigkeit ist des weiteren die Berücksichtigung der konstitutionellen Momente in der Therapie des einzelnen Falles. Es wurde schon darauf hingewiesen, daß gerade bei speziellen lokalen anatomischen Verhältnissen — sei es, daß sie in konstitutionellen oder in erworbenen Veränderungen im Bereiche des Mittelohres ihre Begründung haben — aus akuten exsudativen Prozessen adhäsive Vorgänge mit ihren deletären Wirkungen für die Funktion des Ohres resultieren können. Es wurde auch gezeigt, wie sich entzündliche Prozesse in ihrem Verlauf bei gegebener lokaler und allgemeiner Krankheitsdisposition in ungewöhnlicher Weise gestalten können.

In der Nichtbeachtung selbst scheinbar leichtgradiger Prozesse im Mittelohre kann der Ausgangspunkt für schleichend sich entwickelnde, oft erst nach Jahren klinisch in Erscheinung tretende irreparable Vorgänge im Gebiete des Mittelohres gegeben sein. Es wäre die Aufgabe des ärztlichen Beraters des Kranken, selbst ganz geringfügigen und passageren Beschwerden im Ohre (Hörstörungen, subjektiven Ohrgeräuschen, schmerzhaften Sensationen) seine Aufmerksamkeit zuzuwenden und sich bei Auftreten solcher Erscheinungen unter allen Umständen durch Untersuchung des Gehörorgans von der Ursache dieser Störung zu überzeugen. Die sorgfältige Berücksichtigung derartiger Beschwerden im Kindesalter muß zur unbedingten Forderung erhoben werden. Die Lässigkeit, mit der Klagen des Kindes, sofern seine Krankheitserscheinungen seitens des Ohres von kurzer Dauer oder von geringer Intensität sind, übergegangen werden, kann nicht eindringlich genug verurteilt werden.

Erfordern entzündliche Mittelohrerkrankungen schon bei kräftigen, bis dahin organgesund gewesenen Individuen sachgemäße Aufsicht und Behandlung, so gilt dies bei allen Kranken, bei denen wir — dem Habitus des betreffenden Individuums entsprechend — eine verminderte Abwehrfähigkeit gegen bakterielle Erreger und eine Unterwertigkeit des infizierten Gewebes anzunehmen bemüßigt sind, in noch weit höherem Maße. Das Auftreten eines jeden Krankheitssymptomes, das einen Hinweis auf eine entzündliche Erkrankung des mittleren Ohres bietet, muß im allerersten Stadium berücksichtigt werden. Vor dem Zuwarten über Tage hinaus, wie es mitunter bei nicht zu heftigen Krankheitserscheinungen für gut gehalten wird, muß bei Kranken, die in ihrem gesamten Habitus oder in irgendwelchen Anzeichen lokaler Minderwertigkeit im Bereiche des Ohres und des Nasenrachentraktes eine anormale Körperverfassung bekunden, gewarnt werden. Die Nichtbeachtung des Krankheitsbeginnes führt gerade angesichts der eigenartigen morphologischen Verhältnisse im Gehörorgane und der eigenartigen Reaktionsweise solcher Patienten, wie sie oben geschildert wurden, zu verzögertem Krankheitsverlauf oder zu ernsten Wendungen des Krankheitsprozesses. Frühzeitige Parazentese, Kontrolle des Sekretabflusses, peinlichste Hygiene des kranken Ohres, Beachtung des jeweiligen Zustandes der Nase und des Halses, schärfste Beobachtung der Wirkungsweise der angewendeten Medikamente, stete Überwachung des Allgemeinzustandes sind Faktoren, die speziell hervorzuheben jeder Praktiker als überflüssig bezeichnen wird, deren Berücksichtigung aber trotzdem viel zu oft unterlassen wird. Die Behandlung von Erkrankungen des Mittelohres soll immer nur von kundiger Hand geübt werden; in allen Fällen aber, in denen besondere Eigenheiten des Organismus im ganzen und des Gehörorganes im speziellen vorauszusetzen sind, muß ihre Durchführung von berufener Seite und unter allersorgfältigsten Kautelen dringendst gefordert werden.

Kongenitale Facialislähmung.

Entwicklungsstörungen des N. facialis finden wir als Begleiterscheinung angeborener Mißbildungen des Gehörorganes in der Literatur mehrfach verzeichnet.

Die Frage ihrer Genese, bzw. des Sitzes der Läsion ist bis heute noch nicht in unbestrittener Weise beantwortet. Wir finden unter den Erklärungen, die von den verschiedenen Autoren hierfür gegeben werden, ebenso die Ansicht vertreten, die Facialislähmung habe ihre Ursache in der Kernregion, wie jene, daß die anatomische Ursache im Labyrinth oder im Nerv selbst gelegen sei.

Zu den Vertretern der Anschauung, die Facialislähmung sei durch den Schwund der Kerne verursacht und das Krankheitsbild könne geradezu als infantiler Kernschwund aufgefaßt werden, gehören Möbius und Bernhardt. Die Mehrzahl der Autoren verlegt die anatomische Ursache der Läsion in die Peripherie (Schultze, P. Cohn, Iwata, Sugár, Neuenborn, Kretschmann, Haren).

Die Ansichten gehen entweder dahin, die Lähmung des Facialis sei die Folge eines Druckes, den der Nerv in der Paukenhöhle durch daselbst angehäufte spongiöse oder kompakte Knochenbalken (wie sie anatomisch von Joél, Steinbrügge, Ruedi und Blau festgestellt wurden) erfahre (Iwata) oder dahin, der Nerv habe infolge einer Hypoplasie des Schläfenbeines mit daraus resultierender Verengerung des Canalis Fallopii eine Entwicklungsstörung erfahren (Neuenborn, Sugár, Haren). Kretschmann sucht die Ursache der Nervenstörung an der Stelle, an der Facialis und Acusticus gemeinschaftlich verlaufen, also auf der Strecke von ihrem Austritt aus dem verlängerten Marke bis zu ihrem Eintritt in den Porus acust. intern. Er hat in seinem Falle, in dem vollständige Taubheit bestand, auf Grund einer Röntgenaufnahme des Felsenbeines eine Verkümmerung oder ein Fehlen des Labyrinthes angenommen und schließt daraus, daß das ganze Felsenbein in seiner Entwicklung zurückgeblieben sei, wodurch der Zusammenschluß des hirnwärts gelegenen und peripheren Abschnittes des Facialis (wie des Acusticus) nicht zustandegekommen sei. Diese Annahme findet eine Stütze in den Sektionsbefunden von Marfand und Armand Delille, nach welchen das Felsenbein nur durch eine Knochenmasse angedeutet war, in der Labyrinth, Mittelohr und Facialisstamm nicht festgestellt werden konnten.

Von größerem Interesse sind für die vorliegende Frage die schon im Kapitel über die kongenitale Atresie des Ohres angeführten histologischen Untersuchungen von Alexander und Bénesi.

In allen drei von Alexander und Bénesi untersuchten Fällen von Mißbildung des Ohres (in welchen die Anomalien der Formentwicklung alle drei Hörsphären umfaßten) fand sich bei der anatomischen Untersuchung eine Hypoplasie des N. facialis. Wie die Befunde zweier Fälle zeigten, kann eine beträchtliche Hypoplasie des Nerven vorhanden sein, ohne daß klinisch Erscheinungen einer Funktionsstörung im Facialisgebiete bestehen. Ein hochgradiger Defekt des Facialis führt selbstverständlich zur kongenitalen Facialislähmung.

In dem ersten Falle (achtmonatliche weibliche Frühgeburt) fand sich eine Hypoplasie des N. octavus und des N. facialis und ihrer peripheren Ganglien, sowie eine Hypoplasie der Carotis interna. Der Facialkanal war auffallend weit und an seinem oberen Rande dehiszent. Alexander und Bénesi meinen, die Hypoplasie des Facialis könnte ätiologisch mit der Größenzunahme des hinteren Endes des Laterohyale in Zusammenhang gebracht werden, weisen aber darauf hin, daß solche Hypoplasien auch sonst in Fällen von Mißbildung des Ohres vorkämen. Mit Sicherheit wäre nun die gestörte Entwicklung des knöchernen Facialiskanals mit der Veränderung des Laterohyale in ursächlichen Zusammenhang zu bringen.

Im zweiten Falle (18 jähriges Mädchen) bestand eine Hypoplasie des N. facialis und der Carotis interna; auch hier war eine Massenzunahme des hinteren Endes des Laterohyale nachzuweisen, die sich als eine starke Verbreiterung der Wurzel des Proc. styloideus mit leistenförmiger Vorragung in die Trommelhöhle darstellte. Im inneren Ohre fanden sich: Bindegewebiger Verschluß der Schneckenwasserleitung, reiche Entwicklung von perilymphatischem Gewebe in den Bogengängen, eine auffallend große Zahl von atypischen Gewebsstellen und geringer Pigmentgehalt, Abweichungen, die ebenso wie der Befund von Knorpel im hinteren Anteile und der guten Ausbildung des Processus folianus an einem 18 jährigen Individuum als Hemmungsbildungen aufzufassen und dem infantilen Typus zuzuzählen sind.

Im dritten Falle waren der N. facialis im inneren Gehörgang und das Ganglion geniculi normal, der Nervus facialis peripher vom Kniegangion um mehr als die Hälfte dünner als im normalen Zustande. Der Nervenganglienapparat des Oktavus war in geringem Grade hypoplastisch. Im Befunde hochgradiger Ektasie des Sacculus, des Ductus reuniens und des Schneckenkanals und in der Pigmentlosigkeit des gesamten Innenohres waren eine Reihe von degenerativen Merkmalen gegeben.

Wir sehen in diesen drei Fällen die Hypoplasie des N. facialis im Rahmen von Entwicklungsanomalien, die das gesamte Gehörorgan in seinen verschiedensten Abschnitten, in seinen verschiedensten Gewebselementen gleichzeitig betreffen und allenthalben degenerativen Charakter, vielfach das Stehenbleiben der Entwicklung auf einer fetalen Entwicklungstufe zeigen. Es erscheint darum wohl nicht unberechtigt, anzunehmen, daß der Facialis nicht immer erst durch Anomalien in seinem knöchernen Gerüste geschädigt und erst dadurch in seiner Entwicklung beeinträchtigt sein muß, sondern daß seine Entwicklungsstörung in manchem Falle eine den übrigen Entwicklungsanomalien koordinierte, in der allgemeinen degenerativen Anlage wurzelnde sein kann. Es wäre also für solche Fälle anzunehmen, daß die kongenitale Facialislähmung mit der Mißbildung des äußeren und mittleren Ohres ebensowenig entwicklungsgeschichtlich zusammenhängt wie die kongenitale Taubheit mit der kongenitalen Atresie. Sie würde ebenso als Ausdruck der abnormen Anlage des Facialis aufzufassen sein, wie die Taubheit den Ausdruck der abnormen Anlage des Nervus octavus darstellt. Wichtig wäre es, für solche Fälle neben genauen anamnestischen Daten auch die Ergebnisse der Allgemeinuntersuchung der betreffenden Kranken zur Feststellung etwaiger allgemeiner degenerativer Körperverfassung heranziehen zu können. Leider ist die literarische Ausbeute diesbezüglich bis jetzt nur eine sehr dürftige. Es sei zunächst auf den von Bénesi veröffentlichten (schon im Kapitel über die kongenitale Atresie des Gehörganges besprochenen Fall, s. S. 51) hingewiesen. Schon dieser Fall gestattet an Hand der durch die Gesamtuntersuchung erbrachten Kriterien die (auch von Bénesi vertretene) Annahme einer allgemeinen degenerativen Veranlagung als Grundlage für die Entwicklung der kongenitalen Mißbildung und der Abducens-Facialislähmung. Bemerkenswert ist, daß in einem zweiten von Bénesi beobachteten Falle von kongenitaler Atresie nach der zum Zwecke der Hörverbesserung vorgenommenen Antrotomie, bei der eine operative Läsion des Nerven mit Bestimmtheit ausgeschlossen werden konnte — offenbar schon durch das geringe Trauma der Erschütterung beim Meißeln veranlaßt — eine Facialisparese auftrat, die wir wohl als Argument für die konstitutionelle Minderwertigkeit der Gewebselemente des Nerven ansehen dürfen.

Besonderes Interesse gebührt dem von Mischel publizierten Falle, der die Pathogenese der Facialislähmung in sehr wirksamer Weise in das Licht der Konstitutionsforschung rückt. Es handelt sich um ein vierjähriges Kind, dessen Großmutter, Vater und Geschwister starke Alkoholiker sind. Eine Schwester des Vaters zeigt eine Spur einer Asymmetrie bei der Innervation des Facialis, eine zweite Schwester des Vaters hat eine angeborene einseitige Facialislähmung.

Das Kind selbst zeigt eine rechtsseitige Mikrotie, Hypoplasie und Abstehen der rechten Ohrmuschel, vollständige Atresie des rechten Gehörganges mit geringem Hörvermögen auf diesem Ohre, spontanen horizontal-rotatorischen Nystagmus nach links, in horizontaler Lage auch diagonalen Nystagmus nach abwärts, geringe kalorische Untererregbarkeit, rechtsseitige Facialislähmung (Facialis faradisch übererregbar).

Es lag also in diesem Falle familiärer Alkoholismus (Möglichkeit der alkoholischen Keimschädigung), aber auch eine heredofamiliäre Prädisposition zur Erkrankung des Facialis vor. Mischel zählt zu den verschiedenen Konstitutionsanomalien, welche das Kind zeigt, auch den Nystagmus, den er als degenerativen Nystagmus im Sinne Bauers bezeichnet.

Die Annahme der Innervationsasymmetrie des Facialis als Folge der (röntgenologisch festgestellten) Verdickung der hinteren Gehörgangswand und des Processus styloideus mit Druckatrophie des Nerven lehnt Mischel ab, da sich faradisch eine deutliche Übererregbarkeit des Facialis ergab, was bei einer peripheren Läsion des Nerven nicht denkbar wäre. Überdies war die Facialislähmung kongenital, während der knö-

cherne Gehörgang erst im 2. bis 3. Lebensjahre entsteht und die Verknöcherung des Processus styloideus erst gegen das Ende des 1. Lebensjahres
erfolgt.

Mischel nimmt für diesen Fall eine funktionelle Anomalie als Ursache des Innervationsdefektes des Facialis an und meint, es handle sich
hier um eine Innervationsschwäche durch herabgesetzte Willensimpulse
bei einem mit verschiedenen degenerativen Stigmen behafteten Individuum. Er beruft sich hierbei auf einen Fall von Höpfner, in welchem
intra vitam eine Facialislähmung bestand, anatomisch aber keine Veränderungen am Nerven nachweisbar waren. Auch in diesem Falle bestanden Konstitutionsanomalien, namentlich eine quere Gesichts-
spalte.

Wir sehen also die kongenitale Mißbildung des Gehörganges von verschiedensten, in ihrer Intensität graduell durchaus differenten Anomalien begleitet. Es können ebenso rein funktionelle, wie (geringgradige
und schwere) anatomische Veränderungen im Facialis vorliegen.

Es sei noch ganz speziell erwähnt, daß Alexander und Bénesi
bei ihren drei Fällen aus den anatomischen Befunden die Zusammengehörigkeit der kongenitalen Atresie mit anderen kongenitalen Krankheiten des inneren Ohres ableiten. Speziell der anatomische Befund
des dritten Falles erinnerte an die Veränderungen im Sinne von
Hypoplasie und Abweichung von der normalen Formentwicklung, wie
sie in manchen Fällen von kongenitaler Innenohrschwerhörigkeit und
Otosklerose, sowie in manchen Fällen von kongenitaler Taubheit (also
exquisit konstitutionellen Erkrankungen) festgestellt werden können.

Anknüpfend an die kongenitalen Anomalien des N. facialis sei noch
bemerkt, daß in Fällen, in denen eine **kongenitale Dehiszenz des
knöchernen Facialiskanals**[1]) besteht, die Möglichkeit verschiedener Schädigungen des Nerven, vor allem seine Beteiligung an entzündlichen Prozessen im Mittelohre und im Warzenfortsatz gegeben
erscheint.

So kann es im Verlaufe akuter und eitriger Erkrankungen in diesen
Gebieten sehr leicht zu Neuritiden oder infolge des Druckes durch Exsudat-
massen, Blutansammlungen, Granulationen, Cholesteatommassen zur
Schädigung des Nerven kommen.

---

[1]) Dehiszenzen des Canalis facialis kommen in der Strecke vom Hiatus spurius
bis zur Eminentia pyramidalis — und zwar besonders oft im Kindesalter — vor.
Für das erste Lebensjahr kann nach Alexander eine nicht mehr als 2 mm lange
Dehiszenz als normale Bildung angesehen werden. Dagegen ist ein gänzlich freier
Verlauf des N. facialis in seiner Knochenrinne — also vollständiger Mangel der
Canalis facialis — als Mißbildung anzusehen. Dieses Vorkommnis ist gewöhnlich
mit anderen Mißbildungen im Bereiche des ersten und zweiten Kiemenbogens ver-
gesellschaftet.

Kongenitale Tumoren des Mittelohres.

Zu den Gebilden, die auf Grund anormaler Anlage in den Räumen des Mittelohres in Geschwulstform zur Entwicklung gelangen, die wir demnach zu den Mißbildungen oder Fehlbildungen zu zählen haben, gehören die Dermoide und Epidermoide.

Es handelt sich um Geschwülste, die aus versprengten intraembryonalen Epidermiskeimen der Kopfregion entstehen. Sie sind also endogenen Ursprungs und müssen von jenen Bildungen unterschieden werden, die sich im Mittelohre in Form von Granulationsgeschwülsten, Polypen, Cholesteatomen im Verlaufe chronischer Eiterungen entwickeln und epidermoidale Gebilde als Folge exogener Schädlichkeiten enthalten.

Die Entscheidung zwischen beiden Formen der Geschwulstbildungen ist gerade für den Otologen in vielen Fällen eine sehr schwierige, da Tumoren in den Mittelohrräumen im Verlaufe eitrig-entzündlicher Prozesse in ihrer Beschaffenheit wesentliche Modifikationen erfahren. So kommt es, daß gerade von ohrenärztlicher Seite bezüglich mancher Befunde verschiedene Auffassungen vertreten werden, und nur jene seltenen Tumoren als einwandfrei endogene Bildungen anerkannt werden, bei denen das Mittelohr kein Zeichen einer durchgemachten entzündlichen Erkrankung aufweist.

Es ist das Verdienst Bostroems, auf die Entstehung der Hirncholesteatome aus intraembryonalen Epidermiskeimen der Kopfregion, die bis an die Pia mater versprengt werden, hingewiesen zu haben. Als wichtiges Unterstützungsmoment für diese Annahme führt Erdheim den Umstand an, daß außer im Gehirn epidermoidale Geschwülste (Cholesteatome und Dermoide) auf dem ganzen Wege angetroffen werden können, den der abgesprengte Epidermiskeim zurücklegt, und zwar unter der Kopfschwarte, zwischen Pericranium und Schädelknochen, im Schädelknochen selbst und endlich zwischen Schädelknochen und Dura, resp. in dieser letzteren. Ganz analog dem Verhalten der anderen Schädelregionen finden sich auch am Schläfenbeine, je tiefer man in das Innere vordringt, die Dermoide seltener, die Epidermoide häufiger.

Eine Verlagerung ektodermaler Gebilde in das Encephalon wird nach L. Grünwald durch Abschnürungsvorgänge bei der Gestaltung des sekundären Vorder- und Nachhirnbläschens erleichtert, dementsprechend sitzen piale Epidermoide vorzugsweise an der Basis des Schädels, und zwar am Stirn- oder Hinterhauptshirn. Auch kommt es, wie Grünwald ausführt, zu keiner höheren als nur epidermoidalen Formation, weil zur Zeit des Verschlusses der Hirnbläschen, nämlich in der 4. bis 5. Woche, in der Hautanlage noch keine Differenzierung der Deckzellen, außer in dem Stratum corneum und germinativum, zu beobachten ist. Je früher die Absprengung eintritt, um so mehr größere Teile kann sie erreichen, und so kommt es, je näher zur Oberfläche, um so eher zur Dermoidbildung, je tiefer, um so mehr zu Epidermoidbildung.

Toynbee und Hinton haben in den Warzenfortsatzzellen von Epidermismassen umgebene Haare gefunden, die nach Ansicht Schwartzes auf angeborene Dermoidcysten zu beziehen sind. Auch Wagenhäuser deutet den Befund eines Konvolutes von in weißlichen Perlmuttermassen eingeschlossenen Haaren im Schläfenbeine als Dermoidcysten. Scheibe berichtet über zwei Fälle von behaarten, Talgdrüsen enthaltenden Granulationsgeschwülsten im Mittelohre, die er allerdings nicht als angeboren, sondern bei chronischer Mittelohreiterung auf dem Boden eines Cholesteatoms entstanden ansieht. Im Gegensatz hierzu erblickt Ribbert in dem Gehalte eines operativ aus dem Felsenbeine entfernten Cholesteatoms an Haaren und Talgdrüsen einen Beweis für eine Entstehung des Tumors aus foetaler Verlagerung. In späteren Publikationen finden wir den Nachweis ektodermaler Gebilde im Inneren von Mittelohrpolypen kritischer beurteilt und nicht jeden Befund dieser Art als Beweis für die embryonale Anlage gedeutet.

E. Urbantschitsch hält das Vorhandensein von Haaren in Ohrpolypen für keine besondere Seltenheit und deutet den Befund von lanugoartigen Härchen in dem zentralen Cholesteatomkerne eines Granuloms, das er aus dem Antrum des Warzenfortsatzes entfernte, dahin, daß die Härchen aus dem Gehörgange stammten. Ebenso wird auch von anderen Otologen die Ansicht vertreten, das Vorhandensein von Haaren in Mittelohrgeschwülsten könne am leichtesten durch das Hineingelangen dieser Haare von außen, z. B. beim Haarschneiden, erklärt werden. Blanke sieht auf Grund eines Nachweises epidermoidaler Gebilde mit den dazugehörigen Riesenzellen im organisierten Exsudate den exogenen Ursprung von Haaren und anderen epidermoidalen Gebilden in Granulationsgeschwülsten sowie Polypen des Mittelohres als sichergestellt an. Er bezeichnet die kongenitale Anlage dieser Gebilde als erwiesen: 1. Bei Feststellung einer ausgesprochenen Grenzmembran, die sich nur um embryonale Keime bildet, 2. beim Nachweise ektodermaler Bildungen wie Haare, Talg- oder Haufendrüsen oder wenigstens rudimentärer Haar- oder Haarscheidenbildungen (Grünwald) und 3. beim Nachweise des Mutterbodens der epidermoidalen Gewebe und des Zusammenhanges eines solchen mit dem Fremdkörper. Einwandfreie Fälle von kongenitalen Dermoidbildungen in den Mittelohrräumen[1]) teilen L. Grünwald und in jüngster Zeit Henke mit.

---

[1]) Dem Vorkommen epidermoidaler Geschwülste im Schläfenbeine entspricht das subcutane Vorkommen solcher Dermoide in dieser Region (Erdheim). So gehört das Dermoid der Regio mastoidea neben dem des Augenbrauenrandes zu den häufigsten am Schädel. Eine häufige Eigenschaft der subcutanen Dermoide in der Regio mastoidea ist ihr einem flüssigen Öle gleichender Inhalt. Reinhold hat aus der Literatur 13 solche Fälle zusammengestellt und einen gleichen solcher Art beschrieben. Die in der Regio mastoidea lokalisierten Dermoide stehen auch

Im Falle Grünwalds war der Aufbau der Epitheldecke der Geschwulst ein typisch epidermatischer und auch der Bau der tieferen Schichten entsprach der menschlichen Oberhaut. Vor allem gestattete der Befund massenhafter elastischer Fasern, wie sie sonst nur in der Haut angetroffen werden, die Annahme einer embryonalen Überpflanzung.

Henke entfernte aus den Mittelohrräumen eines acht Monate alten Kindes einen Tumor, der an der Pripherie aus Haut mit ihren Anhangsgebilden (Haaren, Haarbälgen, Arrectores pilorum, Talg- und Schweißdrüsen) bestand und in der Hauptmasse Fettgewebe, sowie zwischen Haut und Fettgewebe unregelmäßig angeordnete Züge und Bündel quergestreifter Muskulatur aufwies.

Henke bringt den von ihm beschriebenen Tumor in Analogie zu den behaarten Rachenpolypen, die wir in der rhinolaryngologischen Literatur mehrfach beschrieben finden, und meint, daß es sich in seinem Falle um eine aus Ektoderm, und Mesoderm hervorgegangene kongenitale Mischgeschwulst, einen „kongenitalen behaarten Ohrpolypen" gehandelt habe.

Schwalbe faßt die behaarten kongenitalen Rachenpolypen als einfache (primitive Form) Epignathi (Epignathus parasiticus), also als Mißbildung (Fehlbildung) auf. Er nimmt mit Marchand- Bonnet an, daß der Epignathus einem Keimmateriale seine Entstehung verdankt, welches in frühem Entwicklungsstadium aus der Entwicklung des Autositen ausgeschaltet wird.

Henke glaubt, daß bei dem von ihm beschriebenen Tumor der teratogenetische Terminationspunkt wegen des gleichzeitigen Vorhandenseins des ektodermalen Gewebes (behaarte Haut) und mesodermalen Gewebes (Muskel) in den Anfang des zweiten Monates zu setzen sei. Die Keimausschaltung mußte auf Grund dieser Annahme im ersten Embryonalmonate stattgefunden haben. Nach Ansicht Henkes hönnen aus kongenitalen Mittelohrtumoren infolge regressiver Vorgänge im Tumor oder infolge entzündlicher Vorgänge in seiner Umgebung ganz andere Gebilde werden. Durch Mittelohreiterung kann das Tumorepithel zerstört und der Tumor von Granulationen umschlossen werden, durch schlechte Ernährung des Tumors können alle empfindlichen Elemente (Drüsen, Fett-, Schleim-, Bindegewebe) zum Schwinden gebracht werden und nur noch verhornte Epidermisschuppen und Cholesteatomschollen übrigbleiben, woraus Henke die Entstehung zentraler Cholesteatome im Polypen erklärt.

Besonderes Interesse nehmen seit vielen Jahren die Cholesteatome des Gehörganges in Anspruch. Ihr Vorkommen war den pathologischen Anatomen (Cruveilhier, J. Müller, Rokitansky, Virchow u. a.) seit langem bekannt, doch wurden betreffs der Genese dieser Tumoren verschiedene Ansichten vertreten.

Virchow, Mikulicz und Küster bezeichnen das Cholesteatom im Schläfenbein als heteroplastische Bildung, v. Tröltsch erklärte sie

in naher Beziehung zum Schädel, indem sie an dessen Periost mittels eines bindegewebigen Stieles angeheftet sein können oder in dem Knochen eine Grube erzeugen (Heschl).

als Retentionsgeschwülste, Wendt spricht von dem Ergebnisse einer desquamativen Entzündung der Mittelohrschleimhaut, Bezold und Habermann halten das Cholesteatom für ein Produkt der durch die Trommelfellperforation in die Trommelhöhle hineinwachsende Epidermis des äußeren Gehörgangs. Den Otiatern, die zwischen primärem und sekundärem Cholesteatom unterschieden haben, galt das aus versprengten Epidermiskeimen entstehende wahre, primäre Cholesteatom des Schläfenbeines im Gegensatze zu dem sehr häufig zu beobachtenden sekundären Cholesteatom, das sie bei bestehender Mittelohreiterung auf Proliferation der Gehörgangsepidermis auf dem Wege randständiger Trommelfelldefekte in das Mittelohr zurückführten, lange Zeit als überaus seltenes Vorkommnis.

Diese Ansicht der Otologen stieß auf den Widerspruch der Pathologen. So hat auch Heath den Otologen Mangel an pathologisch-anatomischem Können und die Unkenntnis des häufigen Vorkommens des Cholesteatoms bei akuter Otitis vorgeworfen.

Es war Kuhn, und besonders Körner, der sich der Ansicht der pathologischen Anatomen, wonach das wahre Cholesteatom häufiger vorkomme, als bisher angenommen wurde, anschloß.

Körner sprach sich dahin aus, daß echte Schläfenbeincholesteatome so lange symptomlos getragen werden, bis sie in die pneumatischen Mittelohrräume eindringen und hier — durch eine Mittelohreiterung infiziert — infolge der nun ausgelösten schweren Krankheitserscheinungen zur Beobachtung gelangen. Körner hat sogar das wahre Cholesteatom als weit häufiger angesehen als das sekundäre, eine Anschauung, die von Grunert heftig angegriffen wurde.

Der Ansicht von Kuhn und Körner pflichtet eine Reihe von Otologen bei, doch wird neuerdings wieder, speziell von Marx, Lange und Hesse die Ansicht vertreten, daß im Vergleiche zu der sehr großen Anzahl von Cholesteatomen, die sich als Folge entzündlicher Mittelohrerkrankungen entwickeln, die wahren Cholesteatome nur ganz außerordentlich seltene Bildungen sind. So berichtet auch Ulrich (Klinik Siebenmann), daß sich unter 458 Fällen in keinem Falle Anhaltspunkte für die Annahme eines kongenitalen Cholesteatoms fanden.

Ein kritischer Vergleich der anatomischen Befunde der primären und sekundären Cholesteatome lehrt, wie Marx betont, daß kein einziges Unterscheidungsmerkmal zwischen den beiden Formen besteht. Er stellt auf Grund dessen den Satz auf, daß sich das „wahre“ vom „falschen“ Cholesteatom in keiner Weise morphologisch unterscheide, daß beide sonach genau dasselbe anatomische Gebilde darstellen. Das Verhalten der Cholesteatommatrix kann als Unterscheidungsmerkmal nicht mehr verwertet werden, da Fälle von entzündlichem Cholesteatom beobachtet wurden, die ebenso wie die wahren Cholesteatome von einer

Matrix umgeben waren (Manasse, Ulrich). Auch der Befund von elastischen Fasern in der Cholesteatommatrix, der früher als verläßliches Kriterium für die Annahme eines wahren Cholesteatoms angesehen wurde (Grünwald Link), hat durch die Ergebnisse neuerer Untersuchungen (Ulrich, Hesse) seine Beweiskraft eingebüßt.

Hesse meint, es könne vielleicht bei langdauernden Entzündungszuständen, besonders in der hyperplastischen Schleimhaut, zu einer Bildung von elastischen Fasern kommen. Ebenso könne ein entzündlicher Reiz auch die Differenzierung einer derben Bindegewebslage in der Umgrenzung des Cholestatoms bewirken.

Zur Klärung der Auffassung der Cholesteatome haben besonders auch die Untersuchungen von Manasse und von Wittmaack beigetragen. Manasse zeigte, daß auch das sekundäre Cholesteatom einen Tumor darstellt, welcher durch Implantation von epidermoidalem, also ortsfremdem Gewebe ins Bindegewebe zustande kommt. Aus den Untersuchungen von Manasse und Wittmaack ergibt sich, daß als Zeichen einer früheren Otitis keineswegs ein randständiges Loch mehr vorhanden sein muß und daß auch das Fehlen einer klinisch nachweisbaren Eiterung nicht zu verwerten ist, da es nach Wittmaack auch eine trockene Form der Cholesteatombildung gibt.

Als wahre Cholesteatome können nur jene Fälle angesehen werden, in denen durch einwandfreie klinische Beobachtung und durch histologische Untersuchungen jede Beteiligung einer Entzündung im Mittelohre ausgeschlossen werden kann (Lange, Hesse, Marx) und Fälle, in denen der Tumor an einer Stelle sitzt, die zu den Mittelohrräumen in keiner topographischen Beziehung steht, z. B. in der Schläfenschuppe (Marx).

Anatomische Befunde, die im Sinne echter Cholesteatome gedeutet wurden, finden sich in der otiatrischen Literatur nicht allzuviele verzeichnet (Beyer, Erdheim (2), Frey-Mondschein, Grünwald, Gumperz, Körner, Kuhn, Lüders, Lucae, Manasse, Ruttin (2), Schwartze u. a.[1]). Bemerkenswert erscheinen die von Ruttin[2] mitgeteilten Fälle.

---

[1] Hesse unterwirft die in der Literatur verzeichneten Fälle einer schärferen Kritik und unterscheidet sie nach 4 Gruppen: 1. Fälle, die wegen zu geringer Angaben nicht beweisend sind, 2. Fälle, bei denen seiner Ansicht nach mit größerer Wahrscheinlichkeit ein genuines Cholesteatom anzunehmen war, 3. Fälle, für die er die Erklärung eines sekundären Cholesteatoms für berechtigter hält und 4. Fälle, bei denen wohl manches für eine kongenitale Genese spricht, die jedoch auch nicht allen Einwänden genügen. Zu der letzten Gruppe zählt Hesse die Fälle von Schwartze, einen der Fälle Erdheims, einen Fall von Körner, einen Fall von Link, von Gumperz und von Lüders.

[2] Hesse bestreitet auch in den Fällen Ruttins die Richtigkeit der Annahme einer kongenitalen Genese; er nimmt hier ein genuines Cholesteatom an.

Ruttin beschreibt einen Fall, den er auf Grund des Mangels einer Ohrerkrankung in der Anamnese, des reizlosen Trommelfelles und des Fehlens otitischer Veränderungen im tubo-tympanalen Raum, der durch das Cholesteatom vom Attikantrumraum völlig getrennt war, als primäres, kongenitales Cholesteatom auffaßt. Allerdings sieht er in dem von Link als wichtiges Kriterium bezeichneten Befunde der reichlichen Anhäufung von elastischen Fasern in der Cholesteatomatrix histologische Kennzeichen für die Richtigkeit seiner Annahme.

In einem zweiten Falle Ruttins fand sich auf der einen Seite, die durch einen Schädelschuß verletzt worden war, ein Defekt der Shrapnellschen Membran, der später zum trockenen Cholesteatom des Attik führte, während sich auf der anderen Seite ebenfalls eine trockene Perforation der Shrapnellschen Membran fand, die jedoch nicht zur Cholesteatombildung geführt hatte. Von Interesse ist, daß der jüngere Bruder dieses Patienten von Ruttin wegen beiderseitigen Cholesteatoms operiert worden war.

Diese Beobachtung verwendet Ruttin zur Erklärung der kongenitalen Genese des Cholesteatoms dahin, daß er meint, es könne nicht nur das normale oder gesteigerte Wachstum eines in die Tiefe versprengten Epidermiskeimes zur Cholesteatombildung führen, sondern auch durch neue, ihrem Wesen nach noch unbekannte, offenbar schon kongenital angelegte, gesteigerte Wachstumsenergie der Epidermis des äußeren Gehörganges dazu kommen. Er glaubt auch, annehmen zu sollen, daß den Epithelzellen des Trommelfelles, bzw. des Gehörganges in solchen Fällen bereits kongenital die Eigenschaft eines späteren besonderen aktiven Wachstums mit Entwicklung von elastischen Fasern in seiner subepithelialen Schicht gegeben ist. Diese Entstehungsmöglichkeit des Cholesteatoms sei vor allem gegeben, wenn gleichzeitig ein — vielleicht manchmal kongenitaler — Defekt der Shrapnellschen Membran bestehe.

Die Möglichkeit kongenitaler Defekte der Shrapnellschen Membran erscheint Ruttin gegeben, da sich ja nach den Untersuchungen von Bondy erwiesen hat, daß die Shrapnellsche Membran sich von der Pars tensa des Trommelfells getrennt entwickelt.

Die „wahren" Cholesteatome zeigen im allgemeinen keine solche Aggressivität gegenüber dem Nachbargewebe wie die sekundären Cholesteatome. Dafür spricht auch der Umstand, daß solche Tumoren eine außerordentliche Größe erreichen können, ohne erhebliche Beschwerden hervorzurufen (wie z. B. in den von Körner und Frey (Mondschein) beobachteten Fällen. Allerdings kann in solchen Fällen durch sekundäre entzündliche Vorgänge das gleiche aggressive Wachstum erfolgen, wie es bei den entzündlichen Mittelohrcholesteatomen zumeist vorkommt.

Die Cholesteatome in den Fällen von Schwartze, Körner, Frey und Erdheim saßen an der Stelle, wo das Schläfenbein, Hinterhauptsbein und Scheitelbein zusammenstoßen.

Wenn demnach auch diese Stelle des Schläfenbeines die bevorzugte zu sein scheint, so ist sie doch nicht als typische Lokalisation anzusehen (Erdheim).

Das Cholesteatom kann auch an anderen Stellen des Schläfenknochens vorkommen, resp. durch postfoetales Wachstum dahingelangen. Ist das Cholesteatom auf diese Weise in die pneumatischen Räume des Mittelohres eingedrungen, so ist bei bestehender Mittelohreiterung und ihren Folgeerscheinungen an dem Tumor die Möglichkeit der Auffassung des Cholesteatoms als eines sekundären leicht gegeben.

Immerhin geht hieraus hervor, daß die bestehende Mittelohreiterung, so sehr ihr Bestehen die Beurteilung des vorliegenden Cholesteatoms in genetischer Hinsicht erschwert, keinen Grund dafür abgeben darf, das Cholesteatom in solchen Fällen schlechtweg als sekundäres aufzufassen.

Inneres Ohr.

Allgemeine und formale Genese der Innenohrerkrankungen.

Die Otosklerose.

Es gibt wenige Krankheitsprozesse, deren Ätiologie und Pathogenese der Forschung größere Rätsel und Unklarheiten darbieten würde als die Otosklerose. Trotz einer langen Reihe von exakten pathologisch-anatomischen und klinischen Untersuchungen, die dem Aufbau unserer Kenntnisse des otosklerotischen Prozesses zahlreiche Bausteine zugetragen haben, ist dieser Bau noch immer lückenhaft und unfertig. Ja, bemerkenswerterweise häufte fast jede neue Arbeit auf diesem Gebiete neue Schwierigkeiten auf dem Wege zur Erkenntnis des Wesens der Krankheit.

Und doch gibt es wenige Krankheiten, welche so unzweifelhaft den Stempel der konstitutionellen Erkrankung tragen, welche so unzweideutig erkennen lassen, daß endogene, im Organismus selbst gegebene Bedingungen an ihrem Auftreten und ihrer Weiterentwicklung beteiligt sind wie die Otosklerose.

Die weitaus häufigere Erkrankung des weiblichen Geschlechtes an diesem Ohrenleiden, die eklatante Beeinflussung ihrer Entwicklung und ihres Verlaufes durch die Vorgänge der Pubertät, der Menstruation, der Gravidität, des Puerperiums und des Klimakteriums, der Beginn der Erkrankung ohne eine bekannte äußere Schädlichkeit oder unter dem scheinbaren Einflusse an und für sich belangloser exogener Momente, wie geringfügige physische oder psychische Traumen, katarrhalische Affektionen der oberen Luftwege, leichte Mittelohrkatarrhe oder -entzündungen usw. und schließlich die Heredität und das familiäre Vorkommen der Otosklerose sind Faktoren, die unverkennbare Hinweise auf den konstitutionellen Charakter dieser Erkrankung darstellen.

Die typische Otosklerose ist, wie sich aus den anatomischen Bildern in unzweifelhafter Weise ergibt, eine Erkrankung des knöchernen Innenohres und zwar der Labyrinthkapsel. Sie ist charakterisiert durch Bildung scharf begrenzter pathologischer Knochenherde (siehe Abb. 23 und 24), welche den normalen Knochen der Labyrinthkapsel substituieren

und durch allmähliche Vergrößerung zur Verdickung der lateralen
Labyrinthwand, zur Verengerung und knöchernen Verödung der Fensternischen mit Fixation des Stapes führen können.

Die Erkrankung tritt an bestimmten Stellen und zwar meist symmetrisch auf. Am häufigsten finden sich die Herde in der lateralen
Innenohrwand, seltener im Bereiche der Bogengänge, des Schneckenkörpers oder in der Nähe des inneren Gehörganges. In manchen Fällen

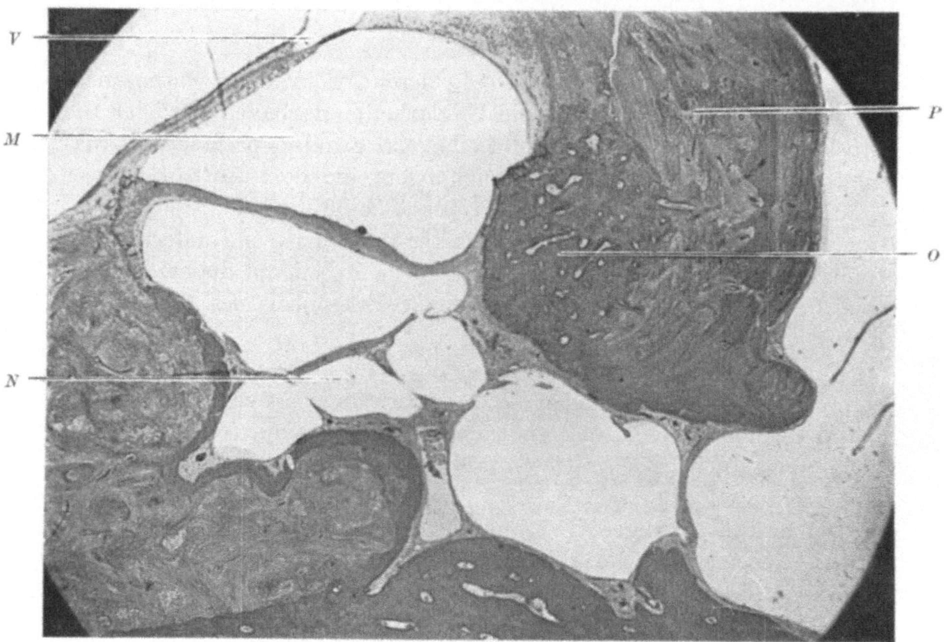

Abb. 23. Schnitt durch die Nische des runden Fensters, *P* Promontorium, *N* Nische des runden
Fensters mit Bindegewebssträngen, *M* Fenstermembran, *V* Vorhofswindung der Schnecke,
O Otosklerotischer Herd. (Nach H. B r u n n e r. Beitrag zur Histogenese des otosklerotischen
Knochens. Zeitschr. f. Hals-, Nasen- und Ohrenheilkunde, 6. Bd. 1923, S. 320.)

zeigt sich eine Volumenzunahme des Knochens im Bereiche der veränderten Bezirke, die tumorartig in die Labyrinthräume hineinragen.

Das klinische Bild der Otosklerose — gekennzeichnet durch die allmählich oder
schnell, immer aber, allen therapeutischen Bemühungen zum Trotz, unaufhaltsam
fortschreitende Gehörseinbuße und die in den meisten Fällen bestehenden subjektiven Ohrgeräusche — tritt in Erscheinung, wenn der otosklerotische Prozeß
die ovale Fensternische ergriffen hat und die Stapesplatte immobilisiert; oder,
wenn infolge starker Auftreibung des Knochens und periostaler Knochenanlage-
rung einer der Stapesschenkel an der Nischenwand fixiert wird (Wittmaack).

Die höchsten Grade der Schwerhörigkeit resultieren aus der Stapesankylose,
resp. der völligen Verödung der Labyrinthfenster.

Dementsprechend werden otosklerotische Herde, die nicht zur Ankylose des
Stapesgelenkes und zur Stapesfixation geführt haben, keine Funktionsstörung verursachen und nicht zur Feststellung gelangen, und so ergeben sich in neueren patholo-

gisch-anatomischen Untersuchungen, ihrer zunehmenden Exaktheit entsprechend, immer häufiger otosklerotische Knochenherde als zufällige Befunde im Schläfenbein[1]).

Die klinische Diagnose der Otosklerose begegnet, wie übereinstimmend festgestellt wird, gewissen Schwierigkeiten; sie wird wohl auch für manchen Fall nicht ganz überzeugend erbracht werden können.

Die Ursache hierfür liegt eben, wie speziell Wittmaack betont hat, darin, daß Otosklerose und otosklerotische Funktionsstörung nicht immer zusammenfallen.

Dem Sitze der otosklerotischen Erkrankung entsprechend, wird sich die oto-

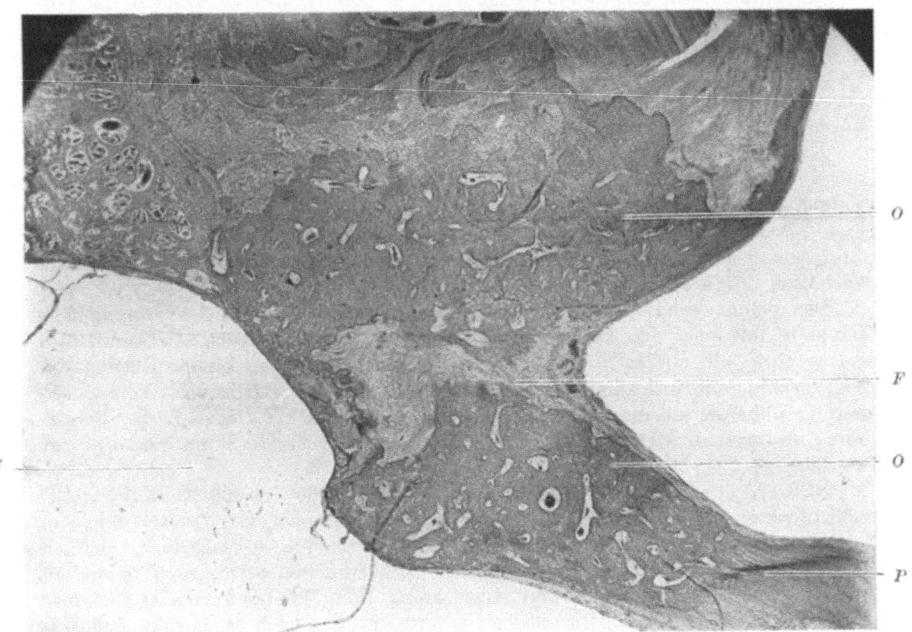

Abb. 24. Schnitt durch die Mayersche Knorpelfuge. *P* Promontorium, *F* Knorpelfuge, *C* Cysterna perilymphatica, *O* Otosklerotischer Herd. (Nach H. Brunner, l. c.)

sklerotische Funktionsstörung im Stimmgabelbefunde der Mittelohrschwerhörigkeit (negativem Rinne, verlängerter Kopfknochenleitung), eventuell in negativem

---

[1]) Es war Manasse, der die Aufmerksamkeit auf die Tatsache lenkte, daß eine otosklerotische Erkrankung der Labyrinthkapsel auch ohne Stapesankylose vorkommt und daß die Schwerhörigkeit in solchen Fällen nicht durch die Erkrankung der Labyrinthkapsel, sondern durch eine gleichzeitig bestehende Labyrinthatrophie hervorgerufen wurde. Unter den 10 Fällen, auf die sich die histologischen Studien Manasses über Otosklerose beziehen (die Ostitis chronica metaplastica der menschlichen Labyrinthkapsel), figurierten 6 unter der klinischen Diagnose „chronische labyrinthäre Schwerhörigkeit". Hier hatte offenbar die gleichzeitig bestehende Alteration des häutigen Labyrinthes die hauptsächlichste Ursache der Hörstörung gebildet; die otosklerotischen Herde hatten nicht zur Stapesfixierung geführt. Auch in den 7 Fällen, mit denen Brunner histologische Beiträge zur Kenntnis der Otosklerose erbrachte, wurden die otosklerotischen Herde als zufällige Befunde erhoben.

Gellé kundgeben. Wenn die Otosklerose, wie dies nicht allzu selten ist, mit einer degenerativen Atrophie der cochlearen Nervenendstellen einhergeht, wird sich das Ergebnis der Stimmgabelprüfung mit der Verkürzung der Kopfknochenleitung (bei negativem Rinne) charakterisieren.

Eine durch Stimmgabelbefund eines Schalleitungshindernisses charakterisierte chronische progressive Schwerhörigkeit kann ebenso wie durch die Otosklerose auch durch diejenigen katarrhalischen Erkrankungen des Mittelohres verursacht werden, die als die chronisch-katarrhalischen Adhäsivprozesse des Mittelohres bezeichnet werden[1]).

Es handelt sich hier um die Endausgänge katarrhalischer exsudativer Vorgänge im Mittelohre, die sich als Bindegewebsneubildung, Schrumpfung und Verkalkung darstellen und zu Strang-, Bänder- und Balkenbildungen, zu Verwachsungen und Adhäsionen in den Mittelohrräumen führen und Ankylosen der Gehörknöchelchengelenke sowie eine Fixation des Stapes nach sich ziehen können.

Zur Unterscheidung ist vor allem das Resultat der otoskopischen Untersuchung heranzuziehen, da dem Adhäsivprozeß Trübung, eventuell Narbenbildung, Kalkablagerung im Trommelfelle, Verdickung und Bewegungseinschränkung, resp. Fixation der Membrana tympani entsprechen, während die typische Otosklerose, ihrer Lokalisation in der Innenohrkapsel gemäß, durch ein vollständig normales Verhalten des Trommelfells gekennzeichnet ist.

Das völlige Erhaltensein der normalen Durchscheinbarkeit des Trommelfells bringt es mit sich, daß bei stärkerer Vascularisation der Promontialwand, otoskopisch die als rötlicher Promontorialschimmer bezeichnete Rötung der knöchernen Labyrinthwand durch das Trommelfell erkenntlich wird. Von sonstigen Krankheitserscheinungen muß die Parakusis Willisii, d. i. das Besserhören im Lärm als wichtiges für Otosklerose charakteristisches Symptom angeführt werden.

Nach Wittmaack können mit annähernd absoluter Gewißheit die Schulfälle von otosklerotischer Fixation diagnostiziert werden, die sich, typisch langsam fortschreitend, unter Auftreten einer reinen Mittelohrschwerhörigkeit, vielfach auf Grund hereditärer Belastung, doppelseitig, bei zartem, normalem Trommelfell und weitgehender Pneumatisation entwickeln. Den Befund normaler Pneumatisation hält Wittmaack für wünschenswert, um die durch chronische Adhäsivprozesse verursachte Stapesfixation auszuschalten.

Genaue anamnestische Erhebungen betreffs des Einsetzens des Prozesses, seines Verlaufes, seiner Beeinflussung durch therapeutische Maßnahmen werden für die diagnostische Entscheidung des Falles wertvolles Material erbringen können. Die Annahme einer Otosklerose wird vor allem eine Stütze finden, wenn — bei sonstigen für Otosklerose sprechenden Umständen — die Beschwerden der Patienten zur Zeit der Pubertät, der Gravidität, des Puerperiums oder des Klimakteriums begonnen haben. Eklatante Besserungen des Hörvermögens und der sonstigen Beschwerden des Patienten durch lokaltherapeutische Maßnahmen werden sich wohl ausnahmslos als Kriterien für die Diagnose eines chronischen Mittelohrprozesses verwerten lassen.

Es war zuerst v. Tröltsch, der für die Sklerose des Mittelohres eine gesonderte Stellung in der Reihe der Ohrerkrankungen eingeräumt wissen wollte. Er trennt unter dem Namen „Sklerose" eine chronische Er-

---

[1]) Als seltenes Vorkommnis sei der Fall Markmanns (Zeitschr. f. Hals-, Nasen- u. Ohrenheilk. Bd. 56. 1908) angeführt, in dem das klinische Bild der Otosklerose durch Kalkablagerungen im Lig. annulare hervorgerufen wurde.

krankung des Gehörorganes vom Mittelohrkatarrh mit seinen Folge-
zuständen in der Paukenhöhle. Ganz besonders hat Politzer darauf
hingewiesen, daß jene Form der progressiven Schwerhörigkeit, die
von ihren Anfängen an ohne katarrhalische Symptome verläuft, als
eigenartige Erkrankung des Gehörorganes angesehen werden muß.

Diese Ohraffektion, die in ihrer typischen Form wegen ihres anatomischen Charakters aus der Gruppe der Mittelohrkatarrhe ausgeschieden
werden muß, wurde früher irrtümlich als trockener Mittelohrkatarrh,
Otitis media catarrhalis sicca, bezeichnet.

Da der Terminus „Sklerose" für die progressive Form der Schwerhörigkeit bei den Fachärzten schon eingebürgert war, hielt es Politzer
für zweckmäßig, die Bezeichnung Otosklerose zu wählen.

Die ersten Arbeiten über Otosklerose, welche die knöcherne Ankylose des
Stapediovestibulargelenkes als die anatomische Grundlage der Krankheit fest-
stellten, umfaßten alle Krankheitsprozesse, die eine solche Veränderung des
Steigbügelgelenkes zur Folge haben können. So kam es, daß betreffs der Auffassung des Leidens vom pathologisch-anatomischen Standpunkte aus zwei
Richtungen vertreten wurden: die Ansicht, daß die Stapesankylose auf entzünd-
liche Veränderungen der Mittelohrschleimhaut oder auf periostitische Vorgänge
in der Mittelohrauskleidung zurückzuführen sei (Lucae, Katz, Habermann,
Denker, Schilling) und die Anschauung, die Stapesfixation werde durch eine
primäre Erkrankung der knöchernen Labyrinthkapsel bedingt (Politzer,
Müller, Hartmann, Siebenmann). Auch an Versuchen, zwischen beiden
Anschauungen zu vermitteln (Bezold, Scheibe), hat es nicht gefehlt.

Die pathologisch-anatomische Grundlage der progredienten Schwerhörigkeit bei der Otosklerose ist vor allem in der aus
der Knochenneubildung resultierenden Stapesankylose gegeben.

Bemerkenswert ist aber des weiteren, daß bei der Otosklerose außer der
Knochenerkrankung häufig auch eine degenerative Atrophie der nervösen Elemente im Labyrinth, Atrophie und Bindegewebsneubildung
in den feinen Nervenverzweigungen am Ganglion spirale und am Stamme
des N. octavus zu finden sind [Politzer, Alexander, Manasse,
Brühl, Mayer, Wolff, Wittmaack[1])].

Der Zusammenhang zwischen Knochen- und Labyrintherkrankungen
wird verschieden gedeutet: wir finden ebenso die Ansicht vertreten, die
Knochenerkrankung sei das Primäre, die Labyrinthatrophie das Sekundäre (Wolff), wie die gegenteilige Anschauung (Alexander, Kalenda)
und die Meinung, die Labyrinthatrophie gehöre weder klinisch noch
anatomisch zum Bilde der Otosklerose (Brühl).

Manasse läßt die Frage, ob die beiden anatomischen Veränderungen
in einem ursächlichen Verhältnisse zueinander stehen, offen, wenn er es

---

[1]) Während Wittmaack nur verhältnismäßig selten ein erkranktes Innenohr fand, stellte Manasse wie auch Mayer die Mitbeteiligung desselben ungemein häufig fest.

auch für plausibler hält, anzunehmen, daß die degenerative Labyrinthatrophie die Sekundärerscheinung darstellt. Hegener hält die Acusticusaffektion für einen primären, parallel und unabhängig von der otosklerotischen Knochenerkrankung verlaufenden Prozeß. Wittmaack meint, daß die der Cochleardegeneration entsprechende sogenannte nervöse Schwerhörigkeit kaum jemals von der Otosklerose abhängig ist und, der Ursache nach, welche diese Degeneration hervorzurufen pflegt, meist erst im späteren Alter als Altersdegeneration hinzutritt.

Wie sehr die Ansichten der Autoren ebenso hinsichtlich der formalen wie der kausalen Genese des otosklerotischen Prozesses voneinander abweichen, erhellt schon aus den vielfachen Nomenklaturen, welche für das Leiden statt der Bezeichnung „Otosklerose“ in Vorschlag gebracht wurden: Otospongiosis progressiva (Siebenmann), Ostitis chronica metaplastica (Manasse), Ostitis vasculosa (Alexander), Osteodystrophia petrosa (Bryant).

Die Erwägung der eingangs angedeuteten klinischen Eigentümlichkeiten der als Otosklerose bezeichneten Erkrankung war es, die fast alle namhaften Bearbeiter dieses Gebietes dahin drängte, das konstitutionelle Moment in der Pathogenese der Otosklerose in Berücksichtigung zu ziehen und ihm zumindest auch neben einer andersartigen Auffassung des Krankheitsprozesses eine gewisse Bedeutung zuzuerkennen.

Schon in den ersten Arbeiten über die Otosklerose finden wir die Ansicht vertreten, es wären konstitutionelle Einflüsse für die Entstehung des Prozesses verantwortlich zu machen. In diesem Sinne ist die Annahme verschiedener konstitutioneller, resp. dyskrasischer Leiden, Lues congenita als Basis für die Entwicklung der Ostitis der Labyrinthkapsel (Katz, Habermann), ist die Beurteilung des Prozesses als Lokalisation einer Allgemeinerkrankung (Heimann) zu deuten.

Präziser äußert sich schon Martius, wenn er eine Reihe wesentlicher Momente für die Beurteilung der Otosklerose im Sinne eines konstitutionellen Leidens heranzieht: 1. den Nachweis, daß zureichende exogene Ursachen fehlen, 2. den Umstand, daß der krankhafte Prozeß selbst ein Entwicklungsprozeß ist, wie er auch normalerweise vorkommt, hier nur am falschen Orte und zur falschen Zeit, 3. die Tatsache, daß exogene Reize den Prozeß gelegentlich auslösen, aber meist im Sinne des Kausalgesetzes allein nicht verursachen können, und 4. den Nachweis, daß die Krankheit oft auffällig familiär gehäuft erscheint.

Martius hat den Versuch gemacht, die blastogenen Individualabweichungen vom Standpunkte der Pathogenese in charakteristische Kategorien zu zerlegen, und sondert die pathologischen Artabweichungen in vererbbare Anomalien und in Artabweichungen mit zeitlicher Bindung ihres Auftretens. Bei der zweitgenannten Gruppe, zu welcher Martius neben der Chlorose, der Myopie unter anderen Abweichungen

auch die Otosklerose zählt, handelt es sich nicht um vererbbare vollaus-
gebildete, mit auf die Welt gebrachte, also im eigentlichen Sinne angeborene Abwegigkeiten, sondern um solche, die erst im extrauterinen
Leben und zwar meist in einer typischen Entwicklungsphase des Organismus in Erscheinung treten.

Diese Ansichten finden immer wieder Erwähnung, werden immer
wieder bestätigt und ziehen wie ein roter Faden durch die sich mächtig
anhäufende Literatur über die Otosklerose. In den Mitteilungen immer
exakterer und detaillierterer histologischer Untersuchungen und in den
Diskussionen über die Frage der formalen Genese erscheinen sie in den
Hintergrund gedrängt, werden aber immer wieder hervorgeholt, wenn es
gilt, die kausale Genese des otosklerotischen Prozesses zu enträtseln.

So erscheint es bemerkenswert, wenn Manasse, der den Knochenprozeß als entzündlichen auffaßt — dafür spräche der Beginn mit
Bildung von Granulationsgewebe und osteoidem Gewebe, das Wechsel-
spiel zwischen Apposition, Resorption und erneuerter Apposition, die
Riesenzellenbildung, die Umbildung des zellreichen Markes in fibröses,
die endgültige Erzeugung eines derben, kompakten Knochens, die Exostosenbildung — gleichzeitig aber erwähnt, er habe bei seinen Untersuchungen niemals etwas gefunden, was auf eine lokale Ursache der
Affektion schließen ließe. Es weise vielmehr alles darauf hin, daß die
Ursache der Erkrankung in etwas Allgemeinem oder Konstitutio-
nellem zu suchen sei: Dafür sprächen die Zusammensetzung der Krankheit aus einer Knochen- und Weichteilalteration, die höchst eigentümliche
Symmetrie der Knochenerkrankung und die Heredität der Erkrankung.

So ist es nicht minder erwähnenswert, wenn Brühl mit Gebhardt
die Knochenveränderungen bei der typischen Stapesankylose als Wirkung von Zug- und Druckkräften auffaßt — er meint, der Knochen in
der Gegend vor dem ovalen Fenster sei infolge der durch den Musc.
tensor tympani einerseits und durch das Ringband des Steigbügels
andererseits ausgeübten kontinuierlichen Zerrungen formativen
Reizwirkungen ausgesetzt, die zur Knochenumbildung und -neu-
bildung veranlassen — dabei aber den irritativen Reiz „auf Grund einer
vererbten Disposition" zur Herdbildung führen läßt.

Und so vergißt auch Wittmaack bei seiner eigenartigen Auffassung
des otosklerotischen Prozesses nicht, die Vorgänge desselben in konstitutioneller Grundlage wurzeln zu lassen. Er behauptet, der Grund für
das Auftreten der Veränderungen der Labyrinthkapsel sei in einer
venösen Stauungshyperämie bestimmter Gefäßversorgungsgebiete der Knochenkapsel zu suchen und das Wesen des Prozesses
beruhe auf dem Bestreben des Organismus, diese venöse Stauung durch
Ausbildung vikariierender Gefäßbahnen wieder auszugleichen. Der ganze
Prozeß stelle daher einen Zweckmäßigkeitsvorgang dar. Witt-

maack beschreibt auch einige anatomische Befunde, die ihm geeignet erscheinen, derartige Stauungen auszulösen, wie Abschnürung des Plexus durch perikanalikuläre Pneumatisation, Strikturbildung, Kompression, starke Dilatation der Carotis infolge von Arteriosklerose u. dgl. Dazu bemerkt er ausdrücklich: „Auch die Annahme gewisser Erbanlagen ist im Rahmen dieser Hypothese für eine bestimmte Gruppe von Fällen durchaus begründet. Es könnte sich entweder um eine angeborene Enge des Carotiskanals handeln, bzw. um auf Erbanlage beruhende besonders weite Ausdehnung der Pneumatisation im Umkreise des Kanals, die ebenfalls zu einer Abschnürung des Plexus führen kann. Außerdem kommen als Realisationsfaktoren für die Entwicklung der verschiedenen Zirkulationshindernisse im Carotiskanal fast alle Entwicklungsprozesse in Frage, die bisher in kausalen Zusammenhang mit der Otosklerose gebracht worden sind (Lues, Tuberkulose, sonstige Konstitutionskrankkeiten u. a.). Auch die auslösende und verstärkende Einwirkung von Gravidität und Puerperium auf den Erkrankungsprozeß wäre im Rahmen dieser Hypothese sehr leicht verständlich."

Die ersten wertvollen Aufschlüsse zur Klarstellung der Pathogenese der Otosklerose verdanken wir Hammerschlag. Hammerschlag hat, anknüpfend an die Beweise, welche er dafür erbracht hatte, daß die hereditäre Taubheit nur eine Teilerscheinung im Bilde einer allgemeinen Degeneration sei, die Ansicht vertreten, daß alle hereditär-pathologischen Zustände eine gemeinsame Genese haben, daß sie als Glieder einer einzigen großen Familie die verschiedensten Organsysteme befallen können und dementsprechend die verschiedensten klinischen Bilder bieten können. Er verweist auf Grund genauen Studiums der Literatur und an der Hand eigener Untersuchungen auf eine Reihe beachtenswerter Anhaltspunkte für den genetischen Zusammenhang zwischen der hereditär-degenerativen Taubheit und der Otosklerose.

Die von Hammerschlag angeführten Analogien zwischen hereditärer Taubheit und Otosklerose sind: 1. Die Ähnlichkeit im Bilde der Nervendegeneration, wie wir sie einerseits bei der Otosklerose und andererseits bei der hereditären Taubheit finden, und 2. das allerdings seltene Vorkommen von spongiösem Otoskleroseknochen bei kongenitaler Taubheit.

Den ersten sicheren anatomisch begründeten Hinweis auf die konstitutionelle Natur der Otosklerose erbrachte Alexander, der unter Bezugnahme darauf, daß er, Politzer und Lindt otosklerotische Herde bei kongenitaler Taubheit und Kretinismus gefunden haben, als erster die Behauptung aufstellte, daß die otosklerotischen Knochenherde im wesentlichen kongenitalen Ursprunges sind und am Neugeborenen und im Kindesalter im Felsenbein selbst wie die knorpeligen Interglobulärräume gelegen sind. Sie erreichen zu dieser Zeit weder die innere oder äußere Oberfläche der Labyrinthkapsel noch die Labyrinthfenster. Erst in der Zeit der Pubertät scheint ein stärkeres Wachstum an den pathologischen Knochenherden einzusetzen. Eine der ganz vereinzelten Beobachtungen otosklerotischer Herde im Kindesalter illustriert das in Abb. 25 wiedergegebene Mikrophotogramm Brunners.

Eine bedeutungsvolle Grundlage für die Annahme, daß der otosklerotische Prozeß im Boden konstitutioneller Anlage wurzle, erbrachten

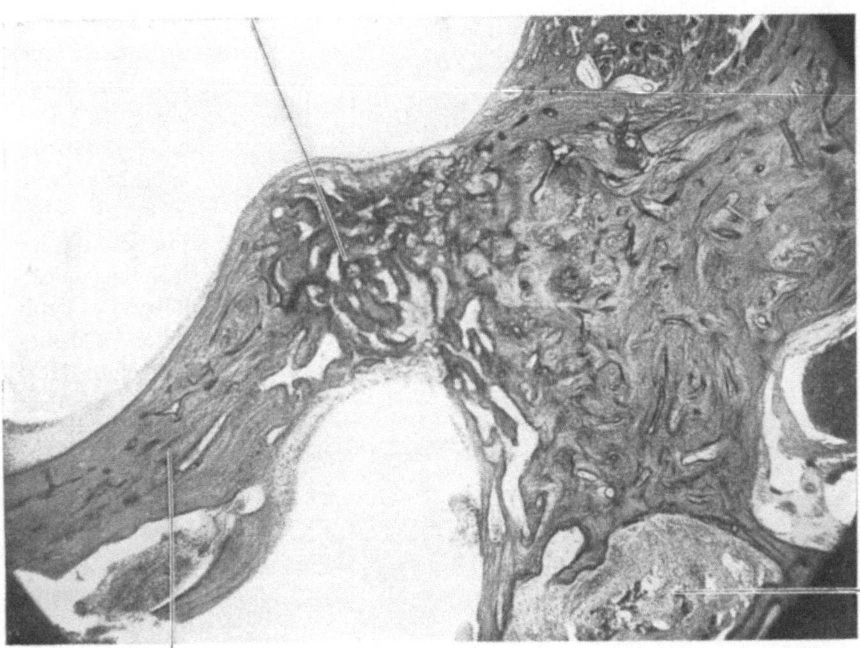

Abb. 25. Schnitt durch die laterale Labyrinthwand vor dem ovalen Fenster. *P* Promontorium, *Mtt.* M. tensoris tympani, *O* Otosklerotischer Herd (5 jähriges Mädchen). (Nach H. Brunner: Beiträge zur Histogenese des otosklerotischen Knochens. Zeitschr. f. Hals-, Nasen- u. Ohrenheilk. Bd. 6, S. 320, 1923.)

wir mit klinischen Untersuchungen einer Reihe von Otosklerosekranken, bei welchen wir den konstitutionellen Eigentümlichkeiten der an dieser Erkrankung Leidenden besondere Aufmerksamkeit zuwandten. Wir stellten das konstante Vorkommen einer großen Anzahl von Entartungszeichen, von degenerativen Stigmen an den Kranken fest, aus denen wir auf die hereditär-degenerative Anlage der Untersuchten schlossen. Die auf dem Wege klinischer Untersuchungen gewonnenen Ergebnisse wurden wesentlich gestützt durch Erhebungen der Familienanamnesen. Es gelang nämlich in vielen Fällen zu eruieren, daß in der Familie der an Otosklerose Leidenden nicht etwa nur Otosklerose, sondern auch

andere konstitutionelle Ohrerkrankungen vorkommen, aber auch eine
ganze Reihe von anderen, in degenerativem Boden wurzelnden Krankheiten (Diabetes, Adipositas, Arthritis, prämature Arteriosklerose usw.)
bestehen, resp. bestanden hatten.

Wichtige anatomische Untersuchungsergebnisse, welche der Annahme der konstitutionellen Grundlage der Otosklerose eine wertvolle Stütze zu bieten vermögen, lieferte Fischer. Er fand
am Innenohre einer während einer Grippe ertaubten und einer Bronchopneumonie erlegenen Frau neben typischen otosklerotischen Herden an den Prädilektionsstellen eine Reihe von kongenitalen Veränderungen im Innenohre, die er in ihrer Gesamtheit als Ausdruck einer
Minderwertigkeit des Gehörorganes ansieht. Die nachgewiesenen
Anomalien waren 1. eine Macula neglecta, 2. atypische

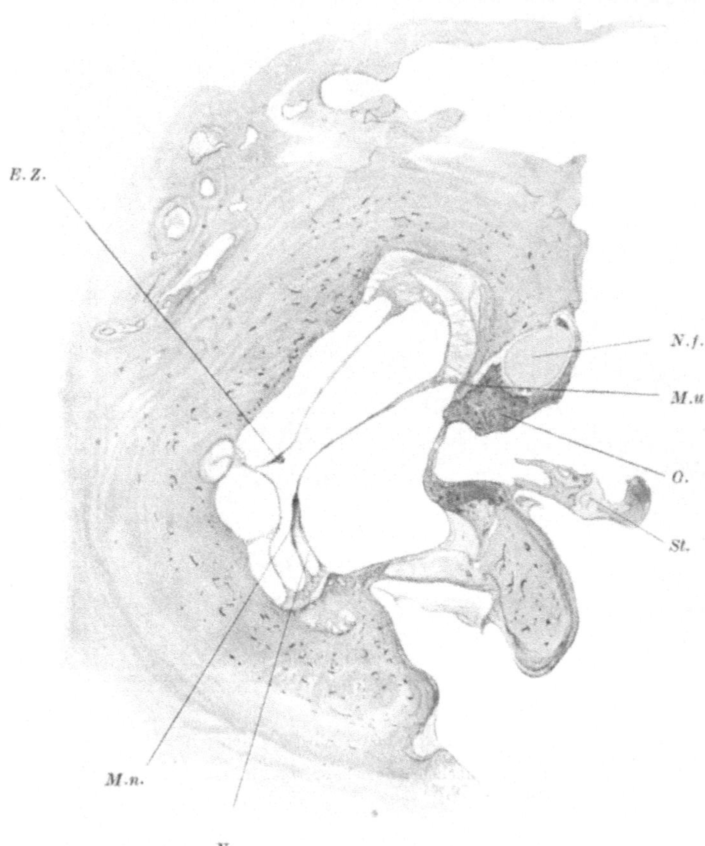

Abb. 26. Frontalschnitt durch Vorhof und Stapesgegend. Typischer otosklerotischer Herd *O* an der Prädilektionstelle. Im Sinus utricularis infer. an
der Vorderwand des Utriculus neben der gut erhaltenen Macula utriculi *M.u.*
ein Epithelhügel, zu welchem ein Nerv *N.* hinzieht *M.n.* Macula neglecta.
An der Hinterwand des Utriculus atypische Gewebsformation, cystenförmig
E.Z., *St.* Stapes. N.f. N. facialis. (Nach J. Fischer: Zur Frage des konstitutionell-kongenitalen Charakters der Otosklerose. Monatsschrift f. Ohrenheilk., Laryngo-Rhinologie, 55. Jahrgang 1. u. 2. Heft.)

Gewebsformationen, 3. große Gefäße in der Stria vascularis, 4. eine Dehiszenz im Facialiskanal, 5. Exostosen an der Stapesplatte, 6. einen Spalt im
Promontorium und 7. Aufhebung der normalen Lamellierung des Knochens
in der Umgebung großer Knorpelinseln. Siehe die Abbildungen 26 bis 29.

Es handelt sich also um morphologische Veränderungen im Sinne von Mißbildungen, Hemmungsbildungen und degenerativen Anomalien, die den gleichzeitigen Befund der otosklerotischen Herde besonders dadurch in helleres Licht rücken, daß sie mit anderen konstitutionellen Anomalien, mit klinischen, allgemein hereditär-degenerativen Stigmen, wie sie einem Status hypoplasticus entsprechen, vergesellschaftet waren.

In sehr schöner Weise erbringen die Ergebnisse der histologischen Untersuchungen Mayers zahlreiche bedeutungsvolle Belege zur Klarstellung des konstitutionellen Charakters der Otosklerose. Mayer ist der Ansicht, daß der Prozeß, der sich in den Herden der Labyrinthkapsel abspielt, von demjenigen, der beim physiologischen Umbau der Labyrinthkapsel und bei regenerativen Vorgängen zu sehen ist, grundverschieden sei. Seinen Befunden nach ist für die Otosklerose ein be-

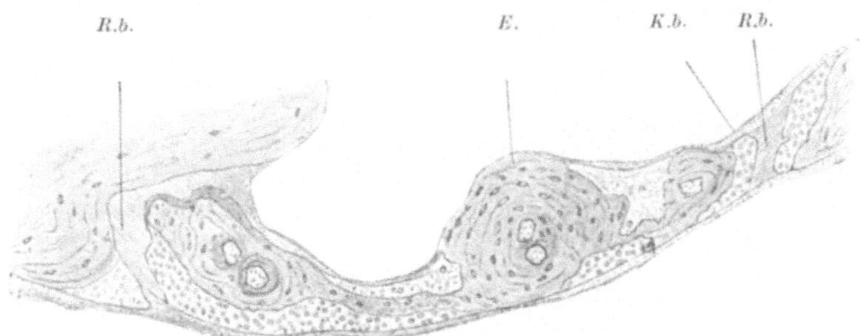

Abb. 27. Frontalschnitt durch die Stapesplatte. *E.* Exostose, *R.b.* Ringband, *K.b.* Knorpelbelag. (Nach J. Fischer; l. c.)

stimmtes Knochengewebe charakteristisch und zwar ein geflechtartiges, unreifes Knochengewebe, welches sonst weder unter normalen, noch unter pathologischen Verhältnissen in der Labyrinthkapsel angetroffen wird und das etwas ganz Fremdartiges darstellt.

Mayer fand kleine Herde dieses geflechtartigen Knochens im äußeren periostalen Ende der Knorpelfuge vor dem ovalen Fenster und am Ansatzpunkte der Membrana tympani secundaria am Promontorium im runden Fenster. Er sieht in diesen kleinen Herden die kongenitale Anlage, aus welcher sich die großen Herde entwickeln. Dieses atypische, normalerweise weder an jenen Stellen noch überhaupt in der Labyrinthkapsel vorkommende Knochengewebe wäre als örtliche Mißbildung aufzufassen und die von ihm gebildeten großen Herde als geschwulstartige, in die Gruppe der Hamartome gehörige Hyperplasien. Aus der Tatsache, daß Mayer die kleinen Herde in unmittelbarer Nachbarschaft der Knorpelfuge, und zwar besonders der bindegewebigen Einstrahlung derselben, gefunden hat, glaubt er schließen zu dürfen, daß in dem eigenartigen Verhalten dieser Fuge die Vorbedingungen für die Hamartombildung gegeben seien. Ebenso glaubt

er für die anderen Prädilektionsstellen (mit Ausnahme der Herde in der
Bogengangsregion) analoge Bindegewebseinstrahlungen als Ausgangspunkt und als Grundlage für die Hamartombildung annehmen zu dürfen.

Die histologischen Eigenschaften des Knochenprozesses, die auffallende Wucherung der Osteoklasten und Osteoblasten, die Bildung
eines normalerweise in der Labyrinthkapsel nie vorkommenden Knochengewebes sprechen nach Mayer dafür, daß es sich um embryonal mißbildete Knochenbildungszellen handle. Das Primäre sei die Wucherung der Bindegewebszellen der Mark- und Gefäßräume, von denen der
alte Knochen resorbiert und der neue gebildet werde. Dabei hält sich
der Prozeß im großen und ganzen an der Grenze des alten Knochens,

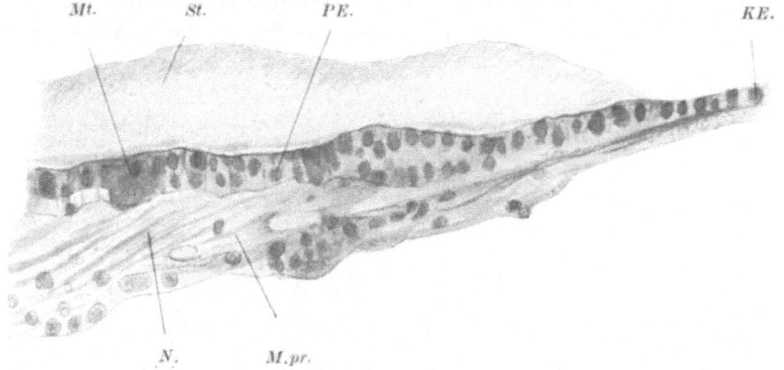

Abb. 28. Schnitt durch die Macula neglecta an der Übergangsstelle. Das anfangs flache Epithel
K.E. wird allmählich höher, palissadenförmig *P.E.* Auf demselben die Membrana tectoria
M.t. mit den Statolithen *St.* Durch die Membrana propria *M.pr.* ziehen markhaltige Nerven-
fasern *N.* bis zu den Epithelzellen. (Nach J. Fischer: l. c.)

so daß gewissermaßen ein Umbau stattfindet, der aber durchaus pathologisch verläuft. Mitunter erfolgt ein geschwulstartiges Wachstum der
Herde durch Apposition und fortschreitende Bindegewebsverknöche-
rung an den Oberflächen mit Exostosen- und Hyperostosenbildung; es
können auch angrenzende Bindegewebsbildungen in die Wucherungen
einbezogen und in seltenen Fällen selbst deutliche Verdrängungserscheinungen beobachtet werden. Die Herde wachsen aber nie nach
Art der autonomen Geschwülste mit rücksichtsloser Verdrängung des
umgebenden Gewebes, sondern sie führen nur zu einer Substitution des
alten Knochens der Labyrinthkapsel.

Daß das Knochengewebe, aus dem sich die otosklerotischen Herde
entwickeln, als embryonale Gewebsmißbildung und die Herde als geschwulstartige Hyperplasien aufzufassen seien, begründet Mayer unter
Hinweis auf die Ähnlichkeit des Wachstums mit dem expansiven Wachstum gutartiger Geschwulstbildung, z. B. der zentralen Osteome; er verweist ferner auf die scharfe Abgrenzung und Geschlossenheit der Herde
und ihr geschwulstartiges Vortreten über die Oberfläche.

Von maßgebender Bedeutung seien weiter das multiple Auftreten der Otoskleroseherde (da die Multiplizität ein charakteristisches Kennzeichen der angeborenen Geschwülste und systematisierten Hyperplasien ist), die Symmetrie der Herde und ihre typische Lokalisation.

Zur Erklärung des häufigen Vorkommens von Gewebsmißbildungen in der Labyrinthkapsel zieht Mayer die von ihm und Lange erhaltenen Untersuchungsresultate heran, nach denen die knöcherne Labyrinthkapsel eigentlich eine Hemmungsbildung ist. Ihr morphologisches Verhalten erklärt sich daraus, daß sie sich durch Stehenbleiben auf einer infantilen Entwicklungsstufe von allen übrigen knorpelig vorgebildeten Knochen des Skeletts unterscheidet.

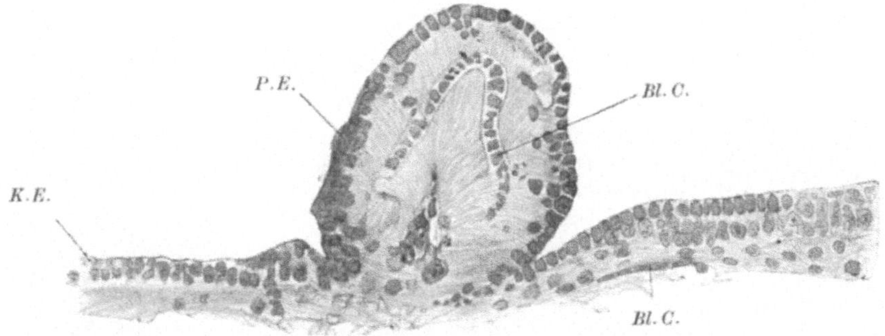

Abb. 29. Schnitt durch die atypische azinusartige Gewebsformation an der Hinterwand des Utriculus. Die Wand besteht aus einem hohen Palissadenepithel *P.E.* Im Zentrum eine schlingenförmig angeordnete Blutcapillare *Bl.C.* Die Membrana propria geht gestreckt darüber hinweg. *K.E.* Kubisches Epithel. (Nach J. Fischer: l. c.)

Mayer erwähnt ferner die Vielgestaltigkeit der Formen des neugebildeten Knochens, der einmal sehr markarm und sklerotisch, ein anderesmal sehr markreich, in anderen Fällen fibrös oder cystisch oder vasculös sein kann, und verwertet die von Lange betonte Vielgestaltigkeit in den histologischen Bildern vieler Geschwülste und Hyperplasien zur Stütze seiner Anschauung.

Von Wichtigkeit ist die Feststellung noch anderer hyperplastischer Knochenwucherungen im Felsenbeine in Form von Exostosen an der hinteren Pyramidenfläche, im inneren Gehörgange oder in der Paukenhöhle. Wenn auch die Otoskleroseherde deutliche Unterschiede gegenüber den multiplen Exostosen und den Exostosen an anderen Stellen des Felsenbeines erkennen lassen, so gibt es doch Fälle, die Übergänge zwischen ihnen aufweisen. Bemerkenswert ist im Zusammenhang damit der Umstand, daß multiple Exostosen als Systemerkrankung spontan auf hereditärer Grundlage im ganzen Skelette verstreut auftreten und auf Störungen der Skelettentwicklung zurückgeführt werden.

Bedeutsam erscheint weiter der von Mayer und auch von Brunner
in Fällen von Otosklerose erbrachte Nachweis einer Mißbildung der
Schneckenspindel (die nach Alexander und Tandler, sowie nach
Lange ein sicheres Zeichen einer während der embryonalen Entwicklung entstandenen Veränderung darstellt) und das von Mayer, Fischer
und Brunner beschriebene Vorkommen noch anderer, weniger konstanter Mißbildungen im Labyrinth, wie sie auch in Fällen von ange-

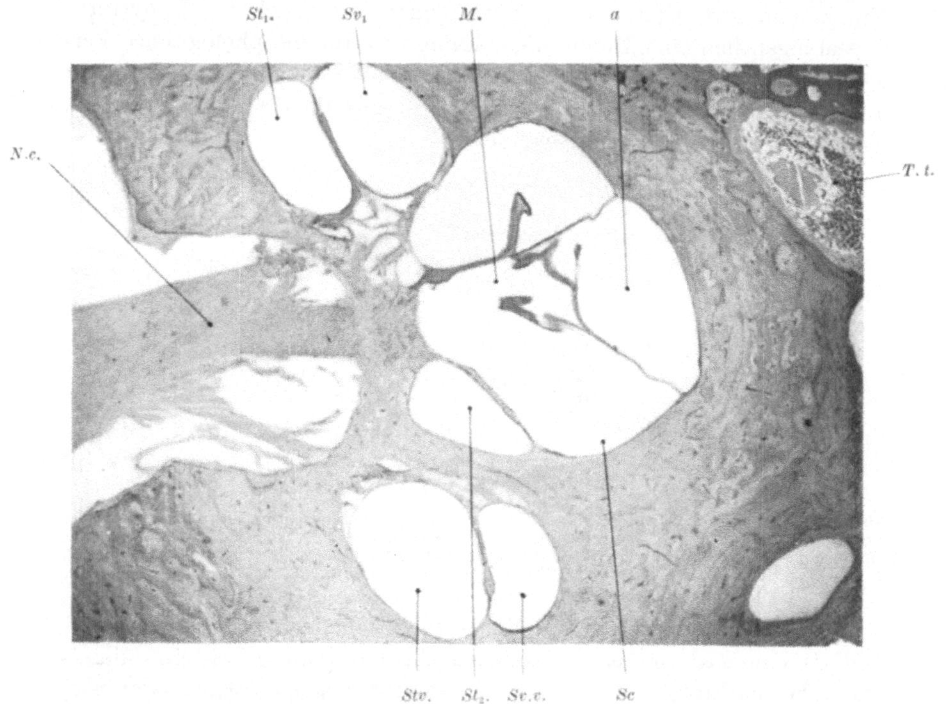

Abb. 30.   Achsenschnitt durch die Schnecke der linken Seite. *St v.* Scala tympani der Vorhofswindung. *Sv. v.* Scala vestibuli der Vorhofswindung. *St₁* Scala tympani der Basalwindung.
Sv₁ Scala vestibuli der Basalwindung. *St₂* Scala tympani der Mittelwindung. *Sc.* Scala
communis. *N.c.* Nervus cochlearis. *T. t.* Musc. Tensoris tymp. *a* Hohlraum an der Spitze der
Schnecke. *M.* Stelle des defekten Modiolus.
(Nach H. Brunner: Beiträge zur Pathologie des knöchernen Innenohrs mit besonderer Berücksichtigung der Otosklerose. Monatsschr. f. Ohrenheilk. u. Laryngo-Rhinol. 58. Jahrgang,
1924, 1. Heft.)

borener Taubstummheit (Siebenmann) gefunden werden (Mißbildungen der Labyrinthkapsel, der Gehörknöchelchen, Anomalien im
Bau des Schneckengerüstes, Hypoplasie und Aplasie des Cortischen
Organes, Hypoplasie des N. cochlearis und seines Ganglions), selbst
einer Hypoplasie des ganzen Felsenbeines.

Die Abb. 30 und 31 zeigen die mikroskopischen Befunde an einem
von H. Brunner mitgeteilten Falle (71 jährige Frau, die an einem Erysipel
mit konsekutiver Phlegmone zugrunde gegangen war). Es fanden sich

außer otosklerotischen Herden auf beiden Seiten Mißbildungen der häutigen Schnecke (Fehlen der Spitzenwindung und des Kuppelblindsackes), mangelhafte Ausbildung des Modiolus und der knöchernen Schneckensepta, wie sie zuerst von Alexander in einem Falle von kongenitaler Taubstummheit beschrieben wurde. Außerdem zeigte sich in diesem Falle auf beiden Seiten eine leichte Atrophie in den Nervenbündeln der Lamina spiralis ossea, eine deutlichere Atrophie im Nerven-

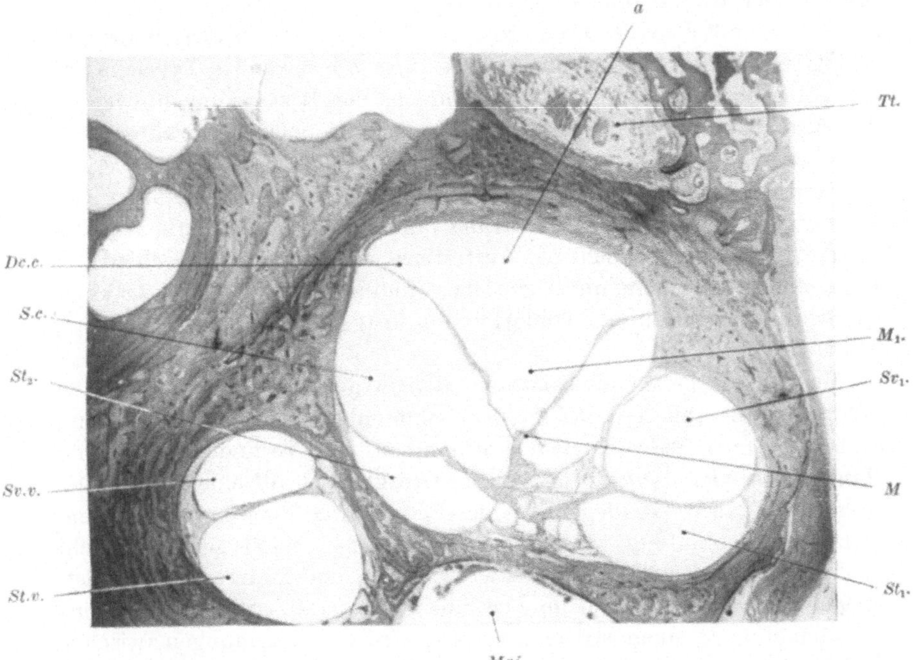

Abb. 31. Achsenschnitt durch die Schnecke der rechten Seite. *St.v.* Scala tympani der Vorhofswindung. *Sv.v.* Scala vestibuli der Vorhofswindung. *Sv₁.* Scala vestibuli der Basalwindung. *St₁.* Scala tympani der Basalwindung. *St₂.* Scala tympani der Mittelwindung. *Sc.* Scala communis. *Dc.c.* Ductus cochlearis der Spitzenwindung. *a* Hohlraum an der Spitze der Schnecke. *M* Rest. des Modiolus. *M₁.* Stelle des defekten Modiolus. *Tt.* Musc. tensoris tymp. *Mai.* Meatus auditorius internus. (Nach H. Brunner: l. c.)

stamme und eine Verklebung der Reißnerschen Membran mit dem Cortischen Organ.

Endlich verweist Mayer auch auf das gleichzeitige Vorkommen von Acusticustumoren, da auch diese als Hamartome aufzufassen seien.

Auch Lange faßt die otosklerotischen Herde als lokalisierte Knochenhypertrophien auf, die geschwulstartig wachsen und sich auf Kosten des umgebauten Gewebes ausdehnen. In der Deutung der morphologischen Bilder und der Genese stellt sich Lange auf den Standpunkt Mayers. Auch er führt die Erkrankungsherde auf Entwicklungsstörungen zurück.

Wenn wir das Wesentlichste der Untersuchungsergebnisse Mayers resumieren, so haben wir in der Multiplizität der otosklerotischen Herde, in ihrer symmetrischen Anordnung, in ihrer typischen Lokalisation, in dem geschwulstartigen Wachstum und in ihrer Kombination mit anderen hyperplastischen Knochenwucherungen im Felsenbein sowie mit Acusticustumoren die wichtigsten Momente zusammengefaßt, die Mayer seiner Auffassung der otosklerotischen Herde als geschwulstartige Hyperplasien oder Hamartome zugrunde legt.

Mayer faßt also die Otosklerose als blastomartigen Prozeß auf und schlägt mit dieser Anschauung auch — über die bekannte Tatsache der Heredität und des familiären Vorkommens der Erkrankung hinweg — die Brücke zum Verständnisse des konstitutionellen Charakters der Otosklerose.

Neuere Untersuchungen zur Erforschung der Pathogenese der Geschwülste haben in der Beobachtung familiären Vorkommens von Tumoren, insbesondere auch des Auftretens von Tumoren verschiedener Histogenese bei einem und demselben Individuum die Existenz einer speziellen Disposition zur Tumorbildung festgestellt (vgl. B. Aschner, J. Bauer).

Mayer hat neben Otoskleroseherden in der Labyrinthkapsel auch Exostosen an anderen Stellen des Schläfenbeines nachgewiesen und schließt daraus, wie aus dem Vorkommen von Verknöcherungen im Bindegewebe des Labyrinthes bei der Otosklerose, auf eine fehlerhafte Anlage des ganzen Bindegewebes des Felsenbeines, eine besondere Tendenz zur Neubildung von Knochen. Daraus erhellt seiner Ansicht nach, daß es zwischen den Otoskleroseherden und anderen geschwulstartigen Knochenbildungen im Felsenbeine eine Reihe von Berührungspunkten gibt. In einem späteren Kapitel wird von Beziehungen zwischen Otosklerose und Blastomdisposition noch eingehender die Rede sein. Konnten wir doch in umfangreichen eigenen Untersuchungen feststellen, daß die labyrinthär Schwerhörigen auffallend häufig mit Krebs belasteten Familien entstammen.

Bemerkenswert sind die von Mayer festgestellten Beziehungen der Otosklerose zu der gleichfalls als konstitutionelles Leiden aufzufassenden Ostitis deformans (Paget)[1].

Nach Mayer nehmen Schwerhörigkeit, Ohrensausen und Schwindel mitunter eine dominierende Stellung im Symptomenkomplex dieser Erkrankung ein. Die Ohrenuntersuchung solcher Fälle ergab bei normalem otoskopischem Bilde und wegsamer Tube eine nervöse Hörstörung in

---

[1] J. Bauer hält vor allem das hereditäre und familiäre Auftreten der Ostitis deformans für einen Beweis der konstitutionellen Minderwertigkeit des Skelettsystems, durch welche die anormale Reaktion des Knochengewebes auf gestörte Ernährung bedingt werde.

Kombination mit einem Schalleitungshindernisse. Die schleichende progressive Schwerhörigkeit, begleitet von Ohrensausen und Schwindel, entspricht nach Mayer in Kombination mit dem übrigen Befunde dem klinischen Bilde der Otosklerose. Anatomisch fand Mayer in der Labyrinthkapsel neben den Knochenveränderungen, die der Pagetschen Ostitis entsprechen, namentlich in der Gegend vor dem ovalen Fenster die otosklerotische Herderkrankung mit Stapesankylose[1]).

Weitere Beiträge von großem Werte für die Ausgestaltung der Lehre von der Otosklerose im Sinne der Konstitutionspathologie erbrachten die Untersuchungen Brunners. Die Ergebnisse seiner Studien in dieser Richtung sind um so bemerkenswerter, als sie die Pathogenese der Otosklerose von einem anderen Gesichtspunkte aus beobachten lassen.

Brunner setzt der Ansicht Mayers vor allem entgegen, daß das seltene Wachstum der Herde in der Richtung des geringsten Widerstandes, also in die Hohlräume des Innen- und Mittelohres, und der Umstand, daß sie so selten Verdrängungserscheinungen hervorrufen, mit der Annahme eines geschwulstartigen Wachstums der otosklerotischen Herde nicht recht vereinbar seien.

Brunner gelangt durch seine histologischen Untersuchungen zu dem Schlusse, daß der die Otosklerose charakterisierende Prozeß darin gegeben ist, daß eine Umwandlung des chondroiden Stützgewebes in festes Gewebe (ähnlich wie der osteoide Knorpel) erfolgt und daß dieses Gewebe einem Degenerationsprozeß anheimfällt.

Koordiniert diesem Prozeß besteht eine vermehrte Bildung von präkollagener Substanz um die Gefäße[2]), die entweder bestehen bleiben kann und sogar den Verschluß des betreffenden Gefäßes zu bewirken vermag, oder zur Bildung echter Knochengrundsubstanz führen kann, ein Vorgang, der sich vom Normalen nur dadurch unterscheidet, daß nicht wie sonst lamellärer, sondern geflechtartiger Knochen gebildet wird.

Während Mayer das geflechtartige Knochengewebe als embryonale Mißbildung ansieht, zeigt uns Brunner noch ein Vorstadium dieses

---

[1]) Es sei hier auch auf die Befunde von Anomalien der Labyrinthkapsel bei einer Reihe von allgemeinen Knochenerkrankungen hingewiesen. Schon die Erkrankungen des fetalen Skelettes lassen sich auch an der Labyrinthkapsel nachweisen. So fanden sich pathologische Veränderungen bei der Chondrodystrophie (Nager), Osteogenesis imperfecta (Nager, Fischer), bei der Athyreosis (Siebenmann), bei angeborener Syphilis (Hofer), Rachitis (Lange, Mayer, Nager), Osteomalacie (Mayer), Kretinismus (Alexander, Mayer, Manasse, Nager), Ostitis deformans (Mayer, Nager, Brunner).

[2]) Zuerst hat Manasse diese Vermehrung der präkollagenen Substanz um die Gefäße als „blaue Gefäßmäntel" beschrieben, in diesem Vorkommnisse aber eine vermehrte Bildung junger Knochensubstanz gesehen.

atypisch gebauten Knochens, der sich seiner Ansicht zufolge auch noch
nach der Geburt — solange eben die Verknöcherung des Felsenbeines
nicht abgeschlossen ist — bilden kann.

Histologisch glaubt Brunner die Otosklerose dann diagnostizieren
zu dürfen, wenn in dem aus präkollagener Substanz gebildeten geflechtartigen Knochen oder in dem kernlosen osteoiden Stützgewebe die ersten
Zeichen von Umbau in Form von Osteoklasten oder kleinen Markräumen
nachzuweisen sind.

Nach Ansicht Brunners sind demnach ein eigenartiger Umwand-
lungs- und Degenerationsprozeß im chondroiden Stützgewebe sowie das
vermehrte Auftreten von präkollagener Substanz um die Gefäße jene
Momente, welche den otosklerotischen Prozeß einleiten. In den Veränderungen jener Substanz glaubt Brunner das histologische Substrat
für die zur Otosklerose prädisponierende Minderwertigkeit erblicken zu
dürfen.

Die Zeichen der Minderwertigkeit der Labyrinthkapsel können wohl
kongenitaler Natur, d. h. während des in der Embryonalzeit ablaufenden Ossifikationsprozesses entstanden sein, können aber auch erst
nach der Geburt in Erscheinung treten, da nach den Untersuchungen
von Mayer die Entwicklung der Innenohrkapsel erst im zweiten Lebensjahre ihren Abschluß findet.

Die für die otosklerotische Erkrankung prädisponierende Minderwertigkeit des Felsenbeines findet anatomisch ihre Erklärung auch in
verschiedenen anderen Mißbildungen, die sich in Fällen von Otosklerose
am knöchernen und häutigen Innenohre nachweisen lassen (Alexander,
Fischer, Brunner, Mayer).

Brunner betont mit Recht nachdrücklich, daß diese Anomalien
des knöchernen und häutigen Labyrinthes wohl als Zeichen einer Minderwertigkeit des Felsenbeines angesehen werden können, nicht aber als
Zeichen einer für die otosklerotische Erkrankung prädisponierenden
Minderwertigkeit. Dafür spricht der Umstand, daß vielfach Fälle mit
derlei Anomalien, aber ohne Otosklerose beschrieben wurden. In einem
Felsenbeine mit solchen Veränderungen können sich die für die Otosklerose charakteristischen abnormen Umbauvorgänge entwickeln, es
muß aber nicht geschehen.

Eckert-Möbius stellt auf Grund seiner Untersuchungsergebnisse
fest, daß die otosklerotischen Herde sich mit Vorliebe in der unmittel-
baren Umgebung der primären Knorpelgefäßsysteme[1]) entwickeln, d. h.

---

[1]) Im Bogengangsabschnitt: Das große Knorpelkanalsystem der Fossa
subarcuata und das angrenzende kleinere der Fossa retroarcuata.

Im Vorhofschneckenabschnitte: Das der Knorpelfuge von O. Mayer
entsprechende Knorpelkanalsystem vor dem ovalen Fenster, das den Winkel
zwischen innerem Gehörgang und Schneckenbasis vaskularisierende Knorpelkanal-

in solchen Bezirken, die in ursächlichem Zusammenhang mit der Gefäßversorgung der zentralen Knorpellager eine besonders späte und unvollständige Verknöcherung zeigen. Es handelt sich um zwei Gruppen biologisch verschiedenartiger Gefäßsysteme, der primären Knorpelkanäle und der sekundär einstrahlenden Knochengefäße. Zwischen beiden bleiben bis in das späteste Alter unvollständig verknöcherte, schlecht vaskularisierte Bezirke in der Umgebung der Knorpelkanalsysteme zurück. Sie werden nach Eckert-Möbius von allgemeinen Stoffwechselstörungen besonders in Mitleidenschaft gezogen, so wie sich in den Endgebieten der beiderseits angrenzenden, verschiedenartigen Gefäßversorgungsgebiete, die fingerförmig ineinandergreifen, allgemeine oder lokale Kreislaufsstörungen in besonderem Maße auswirken werden.

Unter Zugrundelegung der allgemeinen konstitutionellen Minderwertigkeit der Otosklerosekranken und unter Bezugnahme auf seine Untersuchungsresultate, sind nach Eckert-Möbius drei Komponenten zur Erklärung der Otoskleroseherde erforderlich:

1. Eine allgemeine konstitutionelle Komponente: Störungen im Bereiche des Mesenchyms — wahrscheinlich bedingt durch solche der endokrinen Drüsen — als vererbbare Grundlage,

2. eine lokale Komponente: Gesetzmäßig zwischen den Endgebieten der primären Knorpelgefäße und der sekundären Knochengefäße angeordnete Herde eines schlecht vaskularisierten, biologisch minderwertigen, stoffwechsellabilen Knochengewebes, die den Prädilektionsstellen der otosklerotischen Herde entsprechen, und

3. eine auslösende Komponente: allgemeine und vielleicht auch örtlich bedingte Stoffwechselstörungen, welche gleichzeitig auch die Bevorzugung des weiblichen Geschlechtes und der Entwicklungsjahre, sowie den schubweisen Verlauf, die Verschlimmerung durch Gravidität usw. im klinischen Bilde der Otosklerose erklären.

Durch jene anatomischen Belege, welche die Otosklerose pathogenetisch in einer Konstitutionsanomalie begründet erscheinen lassen, wird die Labyrinth- und Hörnervenaffektion, die in zahlreichen Fällen festgestellt wurde, in helles Licht gerückt. Wie schon erwähnt wurde, finden wir ebenso die Ansicht vertreten, die Knochenerkrankung sei das Primäre, die Labyrinthatrophie das Sekundäre, wie die gegenteilige Auffassung.

Wolff meint, daß die Knochenherde das nervöse Endorgan (infolge von Kompression des Acusticus im inneren Gehörgange durch Exostosen oder durch Berührung erkrankter Knochenpartien mit dem Labyrinth-

---

system vor der Synarthrosis retrobasalis und ein Knorpelkanalsystem vor dem runden Fenster, das vom Paukenboden aus in das vor dem Fundus der runden Fensternische gelegene Knorpellager einstrahlt (Eckert-Möbius).

endost) affizieren. Alexander glaubt, daß kongenitale Bildungsanomalien im Bereiche der Schnecke und des Hörnerven die primordialen
Veränderungen darstellen und daß erst später die Herde in der Labyrinthkapsel hinzutreten. Wittmaack hält auf Grund seiner Diffusions-
versuche bei den zweifellos vorhandenen Störungen des Kalkstoffwechsels
in der erkrankten Labyrinthkapsel den Übertritt von OH-Ionen oder
von Calciumionen in den Liquor für möglich. Dieser Übertritt könne —
und zwar besonders dann, wenn der Herd in größerer Ausdehnung das
Endost erreicht — die Nervenendstellen schädigen.

Schon Mayer aber beurteilt die im inneren Ohre der Otosklerosekranken nachgewiesenen Veränderungen auf Grund einer fehlerhaften
Anlage, in der er ebenso die ganz eigenartige Tendenz des Bindegewebes
zur Verknöcherung begründet sieht, wie die fortschreitende Atrophie
der nervösen Elemente.

Einen für die Beurteilung dieser Verhältnisse sehr interessanten
Fall teilt Brunner mit.

Es handelt sich um einen 25jährigen Mann, der wegen eines Cholesteatoms des Mittelohres operiert worden war. Postoperativ war es zu
einer Thrombophlebitis des Sinus sigmoideus und der Sinus petrosi,
zu einer serösen Otitis interna und zu einer Arrosion des horizontalen
Bogenganges mit Bildung eines kleinen Sequesters gekommen. Bei der
Obduktion des Falles fand sich überdies ein kirschgroßer Absceß in der
rechten Kleinhirnhemisphäre.

Histologisch fand sich in der Innenohrkapsel der rechten Seite vor
dem ovalen Fenster ein atypischer Knochenherd, wie ihn Manasse
an der gleichen Stelle beobachtete (ein mit leicht infiltriertem Fettmark erfüllter Markraum, der von reifem, hellrot gefärbtem Knochen
umgeben war) und außerdem — mit diesem Herde nicht in Zusammenhang
stehend — ein typischer Otoskleroseherd im Bereiche der Mayerschen
Knorpelfuge. Siehe Abb. 32).

Das chondroide Stützgewebe des Fensterrahmens zeigte die Veränderungen, wie sie von Brunner beschrieben worden sind, nämlich die
reichliche Bildung von kernhaltigem und kernlosem, osteoidem Stützgewebe. Die Vermehrung der präkollagenen Substanz um die Gefäße
war wohl zu sehen, aber nicht so deutlich ausgesprochen wie in anderen
Fällen von Otosklerose.

Der Spiralnerv zeigte in der Basalwindung eine geringe Atrophie,
die an dem Hohlraum zwischen den Nerven und den Knochenblättern
der Lamina spiralis kenntlich war.

Auf der linken Seite fehlte der atypische Knochenherd vor dem ovalen
Fenster. Das chondroide Stützgewebe am ovalen Fenster zeigte, be-
sonders im Vergleiche zu den Befunden in Felsenbeinen gleichalteriger
Individuen, Veränderungen im Sinne einer Disposition zur Otosklerose,

nämlich das Auftreten von osteoidem Stützgewebe und kernlosem osteoidem Stützgewebe in weiterem Ausmaße als dies unter normalen Verhältnissen zu beobachten ist. Die Vermehrung der präkollagenen Substanz um die Gefäße herum war nicht so deutlich ausgeprägt, doch aber an einzelnen Stellen zu konstatieren. Von Otosklerose war auf dieser Seite nicht zu sehen. Wohl war aber auch auf dieser Seite eine Atrophie im Basalteile des Spiralganglions und Vermehrung des Bindegewebes nachzuweisen (siehe Abb. 33).

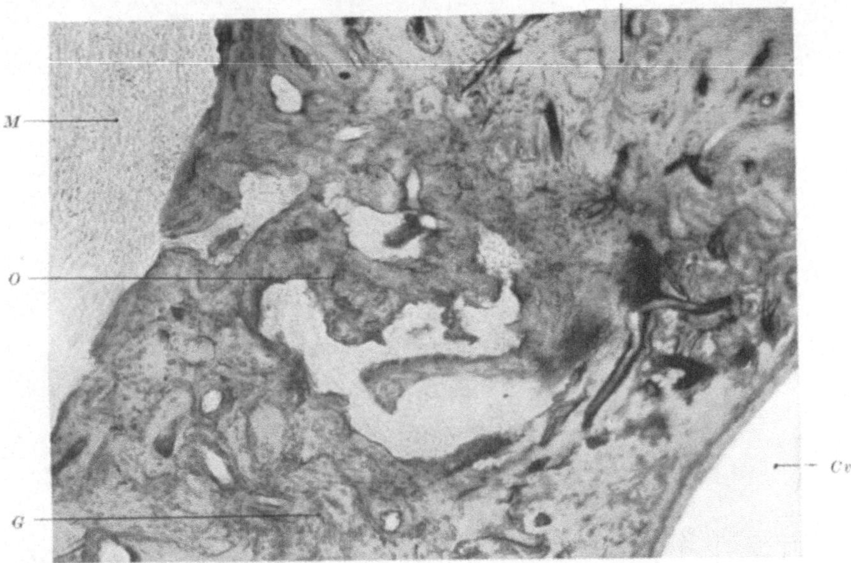

Abb. 32. Rechtes Ohr. *O* otosklerotischer Herd vor dem ovalen Fenster, *G* Grenze zwischen altem Innenohrknochen und otosklerotischem Knochen, *M* Mittelohrschleimhaut, *L* Innenohrknochen, *Cv* Cisterna vestibuli. (Nach H. Brunner: Ein Beitrag zur Pathologie des otogenen Kleinhirnabcesses. Zeitschr. f. Hals-, Nasen- u. Ohrenheilk., Bd. 14, Heft 1/2 1926.)

Der Fall erscheint für uns — was auch Brunner nachdrücklichst hervorhebt — bedeutungsvoll, weil sich auf beiden Seiten eine, wenn auch nicht starke, so deutliche Atrophie des Nerven und Ganglion im Bereiche der Basal- und Vorhofswindung zeigte, die rechts, bei dem jugendlichen Alter des Individuums (25 Jahre) und bei dem Fehlen einer Infektionskrankheit, wohl nur in Abhängigkeit von der Otsklerse gebracht werden kann. Da sich aber die gleiche Atrophie auch auf der linken Seite fand, auf der sich wohl die Zeichen einer zur Otosklerose disponierenden Minderwertigkeit, nicht aber typische Otosklerose feststellen ließ, so erscheinen hier die Beziehungen der Otosklerose zur Atrophie der Schnecke in helles Licht gerückt.

Auch die in den Abb. 30 und 31 wiedergegebenen Befunde Brunners zeigen neben otosklerotischen Herden auf beiden Seiten atrophische

Veränderungen im Nervenstamme und in den Nervenbündeln der Lamina spiralis ossea.

Die Minderwertigkeit des Gehörorganes betrifft demnach ebenso die Labyrinthkapsel wie das Labyrinth und den Hörnerven. So wie sich auf Grundlage dieser abnormen konstitutionellen Veranlagung eine Degeneration in Form eines pathologischen Umbaues in der knöchernen Innenohrkapsel vollzieht, entwickelt sich auf Grundlage der minder-

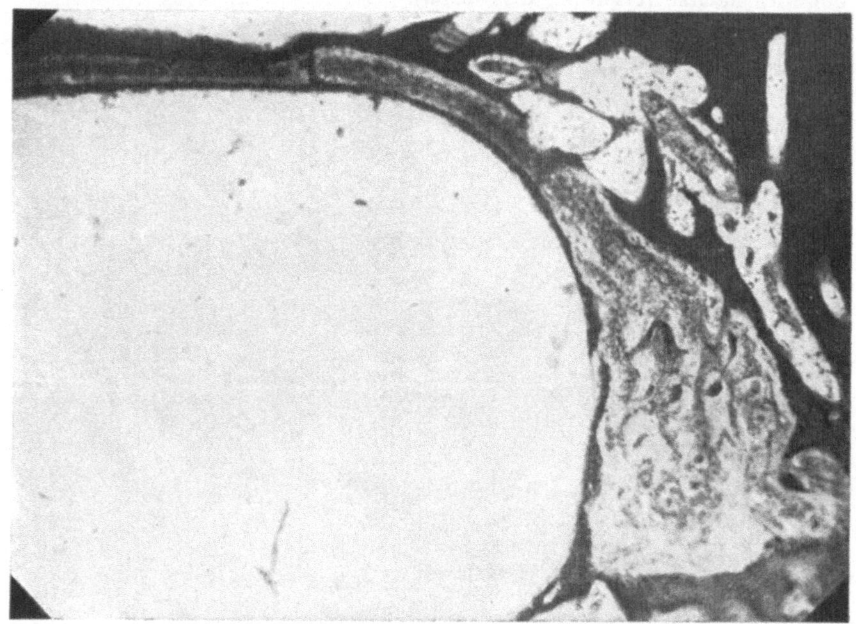

Abb. 33. Vorhofswindung der linken Seite. Atrophie im Ganglion und Nerven. (Nach H. Brunner: l. c.)

wertigen Beschaffenheit des Hörnervenapparates ein degenerativer Prozeß unter dem Bilde einer Atrophie des nervösen Apparates und sämtlicher Weichteile, wobei auch das Bindegewebe eine auffallende Neigung zur Verknöcherung zeigt. Beide Prozesse entwickeln sich unabhängig voneinander, aber pathogenetisch auf gleicher Basis.

Wir haben, wie hieraus hervorgeht, in der histologisch festgestellten, die Minderwertigkeit des Gehörorganes in seinen subtilsten Abschnitten dokumentierenden Anomalien die Prädisposition für die Entwicklung schwerer, die Funktion des Gehörorganes schädigender oder gänzlich vernichtender pathologischer Vorgänge zu erblicken.

Aber auch die klinische Beobachtung liefert manchen Beleg für die Zusammengehörigkeit beider Krankheitsprozesse. Schon Manasse erwähnt in seiner Monographie über Otosklerose ausdrücklich, daß er unter seinen Fällen von chronischer Schwerhörigkeit viel mehr Hörprüfungsbefunde fand, die nach der herrschenden Ansicht der labyrinthären (nervösen) Schwerhörigkeit zuzurechnen waren. Außerdem eine große Anzahl, „die weder in das eine noch in das andere Schema hineinpaßten, die man also als Mischformen bezeichnen könnte, ohne daß man mit diesem Namen einen bestimmten anatomischen Begriff verbindet".

Auch nach Zange gehören unklare Fälle, in denen sich die klinischen Symptome der Otosklerose mit denen der Erkrankung des inneren Ohres kombinieren, nicht zu den Seltenheiten, sondern sie machen einen recht großen Prozentsatz der Fälle von chronischer progressiver Schwerhörigkeit aus. Zange leitet daraus die Forderung ab, erst noch mehr histologische Untersuchungen, sowohl der klinisch klareren wie der verwickelten Fälle abzuwarten, bevor man ein Urteil über das Wesen der Otosklerose abgibt. Wir zitieren auch die Mitteilung Alexanders von einem seit frühester Kindheit schwerhörigen Knaben, der den Trommelfellbefund der typischen Otosklerose mit dem Stimmgabelbefund der labyrinthären Schwerhörigkeit aufwies und den von Kalenda veröffentlichten Fall (beiderseits rosenroter Promontorialschimmer, Funktionsprüfungsbefund rechts: Kombination von Schalleitungshindernis und Affektion des schallperzipierenden Apparates, links ähnliche Kombination mit außerordentlichem Überwiegen der Störung von Seite des inneren Ohres). Wir führen des weiteren die Angabe Siebenmanns an, daß der für die Otosklerose als charakteristisch angesehene rötliche Promontorialschimmer auch bei progressiver nervöser Schwerhörigkeit vorkommt und weisen auf fünf eigene Beobachtungen des für die Otosklerose charakteristischen otoskopischen und Stimmgabelbefundes auf der einen Seite und des Befundes der labyrinthären Schwerhörigkeit auf der anderen Seite bei einem und demselben Patienten hin.

Wir sind durch unsere Untersuchungen über die Vererbung und Konstitution bei Ohrenkrankheiten (siehe S. 240) dahin gelangt, die von einzelnen Autoren (Hammerschlag, Spira, Stein) schon früher aufgestellte, aber der exakten Beweisführung noch entbehrende These der genetischen Zusammengehörigkeit von Otosklerose, labyrinthärer Schwerhörigkeit und kongenitaler Taubheit vom erbbiologischen Standpunkte aus als vollberechtigte Schlußfolgerung zu bezeichnen.

Wir werden in einem folgenden Kapitel die Belege und Gründe hierfür ausführlich zu erörtern haben und werden dort durch eine exaktere Vorstellung des Begriffes Organminderwertigkeit des Gehörorganes entwickeln. Vorwegnehmend dürfen wir aber schon hier feststellen, daß auch die die übrigen Teile des Gehörorganes betreffenden pathologischen Befunde bei Otosklerose in dieser Organminderwertigkeit restlos aufgehen.

Von diesem Gesichtspunkte aus betrachtet, werden auch die Beziehungen zwischen Mittelohr und Otosklerose einer richtigen Beurteilung zugänglich gemacht.

Auch diese Beziehungen werden von verschiedenen Autoren in verschiedener Weise gedeutet.

Habermann und Katz bezeichnen die Veränderungen an der Mittelohrschleimhaut als die primäre, die Otosklerose als die sekundäre Affektion.[1]).

Im Gegensatz hierzu sieht Brunner auf Grund histologischer Bilder die Veränderungen an der Mittelohrschleimhaut als sekundäre und zwar als Reaktionsvorgänge auf die knapp unter der Schleimhaut vor sich gehenden Umbauvorgänge an. Dafür scheint ihm der Umstand zu sprechen, daß die Veränderungen der Schleimhaut gerade nur dort auftreten, wo der Herd der Schleimhaut direkt anliegt, daß die Veränderungen aber sofort verschwinden, wenn der Herd sich in die Tiefe der Labyrinthkapsel senkt.

Wir glauben, die das Mittelohr und die Labyrinthkapsel betreffenden Veränderungen als einander koordinierte, auf dem Boden der Minderwertigkeit des Gehörorganes entstandene Affektionen ansehen zu dürfen[2]). Eine Stütze dieser Ansicht sehen wir vor allem darin gegeben, daß in den Familien Otosklerosekranker nicht selten ebenso Otosklerosefälle wie Fälle von labyrinthärer Schwerhörigkeit und Fälle von katarrhalischen oder entzündlichen Mittelohrerkrankungen vorkommen.

Wir verweisen auf den im Kapitel „Mittelohrerkrankungen‟ angeführten Stammbaum, der ebenso Otosklerosekranke wie mit Disposition für Mittelohreiterungen Behaftete aufweist.

Es sei an dieser Stelle eine zweite Familie angeführt, deren krankengeschichtlichen Einzelheiten in der Tatsache, daß — so wie bei der vorerwähnten Familie — die meisten Familienangehörigen ohrenärztlich untersucht wurden, eine erhöhte Bedeutung gewinnen.

Es handelt sich um einen 43jährigen Beamten, der, ohne vorher ohrenkrank gewesen zu sein, im Alter von 17—20 Jahren eine Abnahme seines Gehörs — zuerst auf einem, dann auf dem anderen Ohre — wahrnahm. Die rasche Verschlechterung des Gehörs im letzten Jahre veranlaßte Patienten, sich der ohrenärztlichen Untersuchung zu unterziehen, die beiderseits typische Otosklerose ergab.

Der Vater des Patienten (im Alter von 60 Jahren einem Suicid erlegen) soll in den ersten Lebensjahren an Mittelohreiterung gelitten, bis wenige Jahre vor dem Tode nicht auffällig schlecht gehört haben und erst in den letzten Lebensjahren hochgradig schwerhörig gewesen sein.

---

[1]) Nach Katz kann der otosklerotische Prozeß ebenso von der mukös-periostalen Auskleidung der Paukenhöhle wie auch vom inneren Periost, d. h. von der Dura mater, welche das Schläfenbein bis in den inneren Gehörgang hinein bedeckt, ausgehen.

[2]) Als anatomische Basis dieser Organminderwertigkeit des Mittelohres kann man nach Wittmaack die Pneumatisationshemmung sowie die Veränderung der Schleimhaut ansehen.

Die Mutter (im Alter von 64 Jahren an Arteriosklerose gestorben) soll gut gehört haben.

Zwei Söhne des Patienten (Zwillinge im Alter von 9 Jahren) leiden an chronischer Mittelohreiterung. Eine Tochter (12 Jahre alt) ist ohrgesund.

Eine 48jährige Schwester des Patienten litt vor 8 Jahren durch 6 Wochen an rechtsseitiger eitriger Mittelohrentzündung. In den letzten Monaten hört sie nicht so scharf als früher. Die Untersuchung ergibt rechts ein im hinteren Quadranten narbig verändertes Trommelfell, links normalen otoskopischen Befund. Die Stimmgabelprüfung ergibt positiven Rinne mit (rechts mehr wie links) verkürztem Schwabach und Verkürzung der Hördauer für hohe Töne, die Hörprüfung mäßige Herabsetzung des Gehörs rechts, leichte Herabsetzung des Gehörs links. Von 2 Söhnen dieser Frau ist ein 18jähriger ohrgesund, ein 16jähriger litt im Alter von 3 bis 4 Jahren durch viele Monate, in späteren Jahren mehrere Wochen hindurch an Mittelohreiterung. Ohrbefund: narbige Veränderungen an beiden Trommelfellen.

Wir haben schon in einer 1914 erschienenen Veröffentlichung die Ergebnisse unserer Untersuchungen über die allgemeinen Konstitutionsverhältnisse bei Otosklerosekranken mitgeteilt und schon damals die Regelmäßigkeit und Häufung von konstitutionellen Abartungszeichen bei diesen Individuen betont.

Unsere in den folgenden Jahren in dieser Richtung fortgesetzten Untersuchungen haben in Bestätigung der früheren Resultate ergeben, daß bei den mit Otosklerose behafteten Individuen fast regelmäßig eine Häufung der verschiedenartigsten Zeichen degenerativer Konstitution anzutreffen ist, so daß man von einer Zugehörigkeit der Otosklerose zum Status degenerativus (Bauer) sprechen kann. Wir konnten aber gleichzeitig feststellen, daß eine regelmäßige Bindung der Otosklerose an bestimmte andere Konstitutionsanomalien, sei es der Körperform, sei es bestimmter innerer Organe, nicht nachzuweisen ist. Wir heben daher hier neuerdings hervor, daß kein bestimmtes Stigma, keine besondere Gruppe von Stigmen, keine typische Habitusform und kein bestimmter Typus einer generellen Konstitutionsanomalie, wie etwa Asthenie, Status lymphaticus, Arthritismus, exsudative Diathese usw. für die Otosklerose charakteristisch sind.

Die an Otosklerosekranken nachzuweisenden Anomalien sind nichts für die Otosklerose Charakteristisches, sie finden sich ebenso auch ohne diese, und wir konnten sie nicht nur bei den verschiedensten anderen konstitutionellen Ohrerkrankungen nachweisen (vgl. C. Stein), sondern sie sind auch bei den verschiedenartigsten anderen, auf dem Boden abnormer Konstitution gedeihenden Erkrankungen (vgl. J. Bauer) anzutreffen.

Es ist nur selbstverständlich, wenn sie sich auch bei den nicht mit Otosklerose behafteten Familienmitgliedern der Otosklerosekranken in
mannigfacher Anordnung vorfinden. So registrierten wir die Beobachtung einer Reihe von degenerativen Erkrankungen wie Diabetes, Fettsucht, vorzeitige Arteriosklerose, Chlorose oder schweren angeborenen
Entwicklungsdefekten bei Angehörigen von Familien, in denen Otosklerose
vorkommt.

Die Otosklerose ist also in der Regel nicht der einzige Ausdruck einer
abnormen Konstitution; in verschiedenen Familien kombiniert sie sich
aber mit ganz verschiedenen anderen Manifestationen degenerativer
Veranlagung.

So erklärt sich auch die Kombination mit Farbenblindheit, die wir
in einer Familie beobachten konnten, oder die schon bei einer Reihe von
Familien beschriebene Kombination von Otosklerose mit idiopathischer konstitutioneller Knochenbrüchigkeit (Osteopsathyrosis idiopathica) und blauen Skleren (Adair Dighton,
van der Hoeve und de Kleijn, Bronson und Fraser, Hass,
Ruttin, Archibald Garrod, Wiechmann und Paal, Gimplinger), worüber später noch Näheres gesagt werden soll.

Es sei an dieser Stelle der für uns besonders interessante Fall von
Gimplinger des näheren mitgeteilt.

Es handelte sich um eine 54jährige — wegen Ca. ventriculi operierte
und an Lobulärpneumonie verstorbene — schwerhörige Frau, bei der
blaue Skleren festgestellt worden waren. Bei der Operation hatte sich
eine auffallende Zerreißlichkeit der Magen- und Darmmuscularis, sowie
der Blutgefäße, Enge der Ureteren und eine Diastase der M. recti gezeigt. Auch der Obduktionsbefund wies auf die Zartheit und Enge der
Gefäße hin, und die histologische Untersuchung der Aorta ergab ungewöhnlich dünne Wandschichten derselben. Dabei fehlte bei der
54jährigen Frau jedes Anzeichen einer Arteriosklerose. Die histologische
Untersuchung der Felsenbeine ergab eine Herderkrankung der Labyrinthkapsel vom Typus der Otosklerose, die ihren Ausgangspunkt
von der Gegend um das ovale Fenster genommen und rechts zu einer
Stapesankylose geführt hatte.

Der Fall weist — und dies wird auch von Gimplinger besonders betont — auf die allgemeine degenerative Körperverfassung des Individuums hin, die sich hier speziell in einer Konstitutionsanomalie, resp.
Minderwertigkeit der mesenchymalen Gewebe kundgab.

Gimplinger beurteilt auf Grund dieser Beobachtung die konstitutionelle Natur der Otosklerose in der Weise, daß er annimmt, es liege
bei Otosklerosekranken eine konstitutionelle Minderwertigkeit der
mesenchymalen Gewebe vor (als Veränderungen derselben sind blaue
Skleren, Osteopsathyrosis, Ostitis deformans, Gefäßhypoplasie, Oto-

sklerose anzusehen). Die otosklerotische Herderkrankung ist neben den anderen möglichen Äußerungen der mesenchymalen Minderwertigkeit nur eine unter bestimmten, derzeit noch unbekannten Bedingungen auftretende Manifestation derselben.

Einige im Nachfolgenden mitgeteilten Krankengeschichten mögen als Belege unserer Anschauungen dienen:

I. I. H., 16 Jahre alt. Vater und Mutter sollen ein „schwaches Herz" haben, ein Bruder ist Epileptiker. Beginn des Ohrenleidens vor 2 Jahren, ohne bekannte Ursache.

Untermittelgroß. Cornealreflexe sehr lebhaft, Rachenreflex fehlt. Sehnen- und Periostreflexe stark gesteigert. Drüsen am Halse. Crines axill. fehlen, Crines pubis spärlich und feminin. Dermographismus (gemischt). Kühle, bläuliche Hände. Überstreckbarkeit der Phalangen. Labiles Herz, akzentuierter II. Pulmonalton. Mäßige Hypertrophie der hinteren Enden der unteren Nasenmuscheln. Hyperplasie des lymphatischen Rachenringes. Kein Kitzelreflex im Gehörgang. Augenbefund (Abteilung Professor Klein): Augenhintergrund normal, Visus normal, rechte Pupille etwas weiter, gut reagierend, Wassermann positiv.

II. B. S., 21 Jahre. Vater erlag einer Gehirnhautentzündung. Mutter litt an Adipositas und einem Herzleiden. Eine Schwester (Fall III) leidet an Otosklerose. Menses mit 18 Jahren, regelmäßig, von achttägiger Dauer. Beginn der Erkrankung vor 2 Jahren ohne Ursache.

Synophris. Filtrum vorspringend. Hoher Gaumen. Obere Zahnreihe fehlt vollständig. Am Halse Narben nach Strumaoperation. Kleine Mamillen. Labiles Herz. Systolisches Geräusch an der Pulmonalis. Akzentuation des II. Pulmonaltones. Dermographismus rot, mit fleckiger Ausbreitung. Sehnen- und Periostreflexe stark gesteigert, Bauchdeckenreflex gesteigert. Crines spärlich. Rhinoskopischer Befund: Rhinitis chronica mit leichter Atrophie. Kitzelreflex im Gehörgang fehlt.

III. J. S., 32 Jahre (Schwester der vorigen Patientin). Hört schlecht seit 10 Jahren. Menses seit 12 Jahren, immer zu früh und sehr stark. Leidet seit Kindheit an häufigem Nasenbluten und Kopfschmerzen.

Groß, schlank. Filtrum weniger stark als bei der Schwester, doch gleichfalls vorspringend. Hoher Gaumen. Cornealreflexe 0, Rachenreflex 0, Sehnen- und Periostreflexe sehr gesteigert. Dermographismus außerordentlich stark, rot, mit fleckiger Ausbreitung. Thymusdämpfung (?). Rechte Niere palpabel. Labiles Herz. Respiratorische Irregularität des Pulses. Aschnerscher Bulbusdruckreflex. Erbensches Pulsphänomen. Varicen und Hämatome an den unteren Extremitäten (die Patientin war nie gravid).

IV. N. S., 52 Jahre. Vater der Patientin soll im Alter zwischen 50 und 60 Jahren hochgradig schwerhörig gewesen sein. Mutter im Alter von 75 Jahren an Herzschlag gestorben. Ein Bruder, der derzeit 46 Jahre alt ist, hört seit einiger Zeit schlecht, soll sehr nervös sein und an häufig sich wiederholenden Magen- und Darmbeschwerden leiden. Eine Schwester ist sehr nervös, auf einem Auge erblindet, ist sehr blutarm, hat die Menses mit 40 Jahren verloren. Patientin hat drei gesunde Kinder, nachher hat sie dreimal abortiert.

Schwerhörig seit dem 18. Jahre. Verschlechterung in den letzten Jahren ohne bekannte Ursache.

Sehr anämische Patientin. Behaarung an der Oberlippe und an den Wangen. Cornealrelfexe 0, Rachenreflex 0, Spitzbogengaumen. Defektes Gebiß, unregelmäßige Zahnstellung. Sehnen- und Periostreflexe sehr stark gesteigert. Dermographismus. Labiles Herz. Respiratorische Arhythmie. Aerophagie. Enteroptose.

Habituelle Obstipation. Myoma uteri (Dr. Wechsberg). Stark vermindertes Kitzelgefühl im Gehörgang.

V. R. T., 33 Jahre. Vater Epileptiker. Ein Bruder des Vaters stottert, eine Schwester des Vaters leidet an Rheumatismus. Großvater väterlicherseits Epileptiker. Großmutter väterlicherseits fettleibig und herzleidend. M u t t e r des Patienten: Struma, Herzneurose, wegen Myoma uteri im Alter von 44 Jahren operiert, leidet an linksseitiger l a b y r i n t h ä r e r S c h w e r h ö r i g k e i t. Eine Schwester und zwei Brüder der Mutter sind an Tuberkulose gestorben, eine Schwester leidet an Gallensteinen. Großvater mütterlicherseits an Tuberkulose, Großmutter an Carcinoma mammae gestorben.

Patient ist seit jeher sehr nervös und reizbar. In der Kindheit übermäßige Masturbation. Sehr häufig Kopfschmerzen und Schlafstörungen. Groß, mit starkem Panniculus adiposus. Graziler Knochenbau. Zeitweise Störungen der genitalen Funktion: (Ejaculatio praecox, häufige Pollutionen). Corneal- und Rachenreflex gering. Sehnen- und Periostreflexe sehr stark gesteigert. Unregelmäßige Zahnstellung. Spitzbogengaumen. Dermographismus. Bedeutende Labilität des Herzens. Aschner +, Erben +, respiratorische Irregularität.

VI. E. L., 35 Jahre alt. Mutter „nervenschwach", leidet an Furunkulose. Zwei Schwestern des Vaters fettleibig (wiegen über 100 kg). Vier Schwestern starben im Alter von 5 Wochen bis zu zwei Jahren.

Cornealreflexe Ø, Rachenreflex Ø, Facialis rechts besser innerviert als links. Dermographismus. Respiratorische Arhythmie. Periost- und Sehnenreflexe gering. Labiles Herz. Costa decima fluctuans. Reste einer Pharynxtonsille. Zungentonsille vergrößert. Neigung zu Schweißen. Kitzelreflex im Gehörgang Ø. Gynäkologischer Befund (Abteilung Prof. Peham): Außer geringem Descensus der hinteren Vaginalwand nichts Besonderes.

VII. A. Th., 47 Jahre. Eltern sehr nervös. Vater in höherem Alter schwerhörig. Menses mit 15 Jahren, immer sehr stark. In der Kindheit oft Kopfschmerzen. Hörte schon mit 18 Jahren nicht ganz normal. Mit 20 Jahren verheiratet. 5 Geburten; nach jeder Entbindung weitere Verschlechterung des Gehörs. Vor fünf Jahren nach heftigen seelischen Erregungen bedeutende Zunahme des Ohrenleidens.

Mittelgroß, ziemlich gut genährt. Kurzer, breiter Thorax. Auffallend große Brustwarzen. Akzentuation des II. Aortentones. Leichte Schallverkürzung entsprechend dem Aortenbogen. Cornealreflexe Ø, Rachenreflex herabgesetzt. Bauchdeckenreflexe Ø, Sehnen- und Periostreflexe außerordentlich gesteigert. Dermographismus. Angewachsene Ohrläppchen. Kein Kitzelreflex im Gehörgang. Keine Ceruminalabsonderung. Rhinoskopischer Befund: Spina rechts, Reste einer Pharynxtonsille.

VIII. L. P., 19 Jahre. V a t e r (48 Jahre alt) leidet an beiderseitiger l a b y - r i n t h ä r e r S c h w e r h ö r i g k e i t, ein B r u d e r d e s V a t e r s an d e m s e l - b e n O h r e n l e i d e n in geringerer Intensität. Die G r o ß m u t t e r väterlicherseits, die im Alter von 68 Jahren starb, litt in den letzten Jahren ihres Lebens an einer Psychose und an geringdadiger l a b y r i n t h ä r e r S o h w e r h ö r i g - keit.

Großmutter mütterlicherseits Diabetes. Von drei Geschwistern dieser Großmutter: 1 Schwester gesund, 1 Schwester Otosklerose, ein Bruder Skrofulose. Von den Stiefgeschwistern (von demselben Vater) eine Schwester taubstumm, zwei Kinder als Krüppel geboren, ein Kind skrofulös, zwei Kinder (kongenital taub) in den ersten Lebensjahren gestorben, Großvater mütterlicherseits hat drei fettleibige Schwestern.

Patientin bemerkte die Abnahme des Gehörs bald nach dem Auftreten der Menses. Seit einem Jahre verheiratet. In der Gravidität wesentliche Verschlechterung des Gehörs, deshalb Unterbrechung im dritten Monat.

Groß, schlank, anämisch. Hoher Gaumen. Cornealreflexe 0, Rachenreflex sehr gering. Sehnen- und Periostreflexe sehr lebhaft. Labiles Herz. Dermographismus. Pes planus. Chronische Obstipation. Augenbefund (Professor Fuchs): Irregulärer Astigmatismus. Leichte Hyperplasie des lymphatischen Rachenringes.

IX. H. B., 44jähr. Agent, stand schon 1911 wegen Otosklerose in ohrenärztlicher Behandlung. Das Ohrenleiden verschlechterte sich in den folgenden Jahren langsam, aber konstant; in den 2 letzten Jahren raschere Zunahme der Schwerhörigkeit. Vater, 74 Jahre alt, und Mutter, 78 Jahre alt, leiden — wie die ohrenärztliche Untersuchung ergab — an mäßiggradiger labyrinthärer Schwerhörigkeit, die bei dem Vater seit 10 Jahren bestehen, bei der Mutter erst in der letzten Zeit bemerkbar geworden sein soll. In der übrigen Verwandtschaft keine Ohrenerkrankung.

Mittelgroß, ziemlich fettleibig, Brachytypus, T. digestivus. Mäßige Glatze, Stammbehaarung normal. Genitale normal, Varicocele l > r, beträchtlich. Arcus corneae senilis angedeutet. Bläuliche, dünne Skleren. Leichte parenchymatöse Struma ohne funktionelle Störung seitens der Schilddrüse. Kein Chvostek. Leichte hyperplastische Parotiden. Arterieller Hochdruck von 200 syst. 110 diast. R. R. Akzentuation der 2. Töne, Herz nur wenig nach links verbreitert. Im Harn kein Eiweiß, kein Zucker. Lunge normal, Leber 1 Querfinger unter dem Rippenbogen tastbar, derb, indolent, Milz nicht vergrößert. S. R. lebhaft, Corneal R. abgeschwächt, R. R. fehlt, vasomotorisch stark übererregbar (persist. roter Dermographismus), keine Übererregbarkeit des Herznervensystems.

Die chronische progressive labyrinthäre Schwerhörigkeit.

Jene bald rasch, bald schleichend fortschreitende, in manchen Fällen unaufhaltsam bis zur völligen Funktionseinbuße führende Gehörabnahme, deren Ursache nach dem Stimmgabelbefunde (positiver Rinne, Verkürzung der Kopfknochenleitung, Einengung der oberen, in geringerem Grade der unteren Tongrenze) im inneren Ohre zu suchen ist, bezeichnet man als chronische progressive labyrinthäre Schwerhörigkeit.

Die in verschiedenen Altersperioden beginnende, ätiologisch auf die Wirkung der verschiedenartigsten Ursachen bezogene, oft auch ohne bekanntes veranlassendes Moment einsetzende Erkrankung zeigt in der Art ihres Beginnes, in ihrem klinischen Verlaufe, in dem gehäuften Vorkommen in manchen Familien vielfache Berührungspunkte mit der Otosklerose. Auch die chronische progressive labyrinthäre Schwerhörigkeit wird — allerdings weniger eklatant wie die Otosklerose — in ihrem Verlaufe durch die Vorgänge der geschlechtlichen Entwicklungsphasen in unverkennbarer Weise beeinflußt, ein Umstand, der, ebenso wie die Tatsache des geringen Effektes lokaltherapeutischer Maßnahmen erkennen läßt, daß in endogenen Momenten eine Causa movens des Krankheitsprozesses gegeben erscheint.

Unter den Arbeiten jener Autoren, die uns über die Histologie der progressiven labyrinthären Schwerhörigkeit Aufschlüsse gegeben haben (Politzer, Habermann, Brühl, Alexander, Manasse u. a.), ist vor allem die Alexanders anzuführen, der uns 1902 an einem Falle solcher Art — es handelte sich um einen 66jährigen Mann, der an chronischer Endarteriitis gelitten hatte und nach einer wegen Zungencarcinoms vorgenommenen Operation gestorben war — zum ersten Male in eingehender Weise über die Einzelheiten der pathologisch-anatomischen Befunde bei dieser Erkrankung informierte.

Die histologischen Veränderungen bestanden in einer Atrophie derjenigen Teile des Hörnervenapparates, welchen die nervöse Perception und die zentripetale Leitung der Schallempfindung zugeschrieben wird (der häutigen Schnecke und des Hörnerven), ohne wesentliche Beteiligung des übrigen Labyrinthes, der mittleren und äußeren Hörsphäre, bei völliger Intaktheit der Gegend der Labyrinthfenster.

Das histologische Bild führte zur Aufstellung des Begriffes der progressiven Atrophie des Cortischen Organes. Diese Atrophie setzt mit Veränderungen und dem Schwunde der Sinneszellen ein, erfaßt, um sich greifend, weitere Zellgruppen der Papilla basilaris und endet mit dem degenerativen Totaldefekt der Papille. Die Stria vascularis, das Ligamentum spirale, · das Ganglion und der Nervus cochlearis nehmen an der Atrophie teil. Die Veränderungen in der Stria vascularis scheinen sehr frühzeitig, resp. vor den übrigen Labyrinthveränderungen aufzutreten.

Auf Grund eines später beobachteten zweiten Falles gleicher Art (63jähriger Mann mit multiplen myelitischen und encephalitischen Herden und durch Veränderungen im schallperzipierenden Apparate bedingter progredienter Ohrerkrankung) gelangte Alexander zur Annahme, daß die Veränderungen im Cortischen Organe den Ausgangspunkt des Krankheitsprozesses bilden, der sekundär zur Atrophie des Nervus cochlearis und des Spiralganglions führe.

1908 hat uns Manasse in seiner Monographie über die progressive labyrinthäre Schwerhörigkeit auf Grundlage mikroskopischer Untersuchungen von 31 Felsenbeinen eine Darstellung des pathologisch-anatomischen Bildes der Erkrankung geboten.

Die Befunde, welche Manasse beschreibt, entsprechen graduell verschiedenen, an vier Punkten des schallempfindenden Organes (1. am Ductus cochlearis, 2. am Ganglion spirale, 3. an den feineren Verzweigungen des Hörnerven in der Schnecke und 4. am Stamme des N. acusticus) lokalisierten Alterationen, die überall gleichartig sind, und in Atrophie der präformierten nervösen Gewebselemente und Bindegewebsneubildung an ihrer Stelle, also in einem durch Atrophie und, wie er annimmt, chronische produktive Entzündung charakterisierten Prozesse bestehen.

Nach Ansicht Manasses tritt das Primäre der Affektion im Nervus octavus auf, während die übrigen Teile, jedenfalls aber das Cortische Organ, erst später ergriffen werden. Die Erkrankung beginnt also zentral und schreitet peripherwärts fort.

Manasse sieht die bei der progressiven labyrinthären Schwerhörigkeit vorliegenden Veränderungen als im mittleren oder höheren Lebensalter erworbene Alterationen an und glaubt sich zu dieser Annahme berechtigt, „da die betreffenden Individuen sonst sicher nicht so lange Zeit ihres Lebens normal gehört haben würden“.

Unter Berufung auf Manasse beschreibt auch Körner die labyrinthäre Schwerhörigkeit als eine Erkrankung vorzugsweise älterer und alter Leute. Als Ursache führt er das höhere Alter und die dazugehörige Arteriosklerose an. Bemerkenswert ist, daß Körner die Frage aufwirft, „ob diese Veränderungen nicht etwa den höchsten Grad derjenigen Degenerationen des schallwahrnehmenden Apparates darstellen, welche bei vielen Leuten die sozusagen physiologische Altersschwerhörigkeit (Presbyakusis) bedingen“.

Auch Bezold spricht sich in ähnlichem Sinne aus, wenn er sagt: „Eine gewisse Abnahme des Gehörs ist eine in höherem Alter regelmäßig eintretende Erscheinung (Presbyakusis). Entsprechend dem allgemeinen Gesetze, daß die senile Degeneration eines und desselben Organes bei verschiedenen Individuen in verschiedenen Dezennien des Lebens eintreten kann, ist sie aber nicht streng an das Greisenalter gebunden, sondern kann auch schon früher eintreten.“ Bedeutungsvoll erscheint der hinzugefügte Satz: „Hereditäre Einflüsse sind in dieser Beziehung unverkennbar.“

Jaehne, der in einer 1914 erschienenen Arbeit über die anatomischen Veränderungen bei der Altersschwerhörigkeit gleichfalls zur Frage Stellung nimmt, ob die bei der chronischen progressiven labyrinthären Schwerhörigkeit festgestellten Veränderungen in einem vollkommen normal angelegten Gehörorgan auftreten können oder ob sie als Spätformen einer kongenital angelegten Alteration des Gehörorganes zu betrachten sind, folgert aus der Identität der von ihm bei der Altersschwerhörigkeit und der von Manasse bei der chronischen progressiven labyrinthären Schwerhörigkeit erhobenen Befunde die anatomische Zusammengehörigkeit beider Erkrankungen. Er sieht die Altersschwerhörigkeit nicht nur klinisch, sondern auch anatomisch als Teilgruppe der chronischen progressiven labyrinthären Schwerhörigkeit an. Angesichts dieses Umstandes erscheint es ihm berechtigt, die bei der chronischen progressiven labyrinthären Schwerhörigkeit gefundenen anatomischen Veränderungen in gleicher Weise wie die bei der Altersschwerhörigkeit festgestellten als intravital erworbene anzusprechen. Aus der Identität der anatomischen Befunde ergibt sich für Jaehne zwingend die Richtigkeit der Manasseschen Ansicht über das Erworbensein der Veränderungen. „Denn die Annahme, daß die bei viele Jahrzehnte lang gesunden und ganz normalhörigen Leuten im Greisenalter auftretende Schwerhörigkeit ursächlich bedingt ist durch kongenitale anormale

Anlage des Gehörganges, erscheint fast absurd und unseren klinischen und anatomischen Kenntnissen so zuwiderlaufend, daß sich wohl niemand zu ihr bekennen wird."

Daß aber die progressive labyrinthäre Schwerhörigkeit keinesfalls erst im späteren Lebensalter ihren Anfang nehmen muß, ergibt sich schon aus einem in der 4. Auflage des Politzerschen Lehrbuches 1901 enthaltenenen Passus: „Eine bisher nur wenig beobachtete Form von symptomlos verlaufender nervöser Schwerhörigkeit habe ich in den letzten Jahren wiederholt zu sehen Gelegenheit gehabt. Sie betrifft ebenso häufig jugendliche wie ältere gesunde Individuen und ist charakterisiert durch eine ohne subjektive Geräusche und ohne Schwindel verlaufende progressive Hörstörung. Eine Ursache derselben ließ sich in keinem Falle feststellen."

Genauere Belege für das Vorkommen der labyrinthären Schwerhörigkeit im jugendlichen Alter erbrachten die klinischen Untersuchungen des einen von uns (Stein), nachdem er schon vorher in Gemeinschaft mit R. Pollak über das Vorkommen der Erkrankung bei Kindern berichtet hatte, deren ohrenärztliche Untersuchungen den Zweck verfolgt hatte, den Einfluß vasomotorischer Störungen auf das Gehörorgan festzustellen.

Der Umstand, daß bei mehreren der Fälle von Stein und Pollak erst der Nachweis vasomotorischer Störungen Veranlassung zur Ohruntersuchung bot, resp. zum Nachweise der Innenohrerkrankung führte, sowie die Tatsache, daß hier Innenohrerkrankungen durchaus leichten oder mittleren Grades vorlagen, zeigt, daß solche Erkrankungen sehr oft ganz unauffällig bestehen und daher auch nur ganz zufällig zur Feststellung gelangen können.

Aber auch histologische Befunde haben das Bestehen der uns hier beschäftigenden Affektion im Kindesalter erwiesen. Dahin gehört ein von Ziba erhobener anatomischer Befund bei einem neun Monate alten Kinde, das an Bronchopneumonie, Pädatrophie und Rachitis gelitten hatte. Die Untersuchung ergab in diesem Falle neben einem feinen, netzförmig angeordneten Bindegewebe in der Scala vestibuli Alterationen am Cortischen Organ, am Ganglion spirale und an den feinen Nervenverzweigungen in der Schnecke, die sich als atrophisch-degenerative Veränderungen an den genannten Orten charakterisieren.

Ähnliche Veränderungen am Ganglion spirale und an den feinen Nervenverzweigungen der Schnecke (infolge von hämorrhagischer Encephalitis) fand Haike bei einem vier Tage alten Kinde.

Manasse und mit ihm Jaehne verwertet somit vor allem den Zeitpunkt des späteren Auftretens der Schwerhörigkeit gegen die Annahme, daß es sich um ein kongenitales Leiden handle.

Dieser Auffassung ist von vornherein entgegenzuhalten, daß es auch andere, sicher konstitutionelle Erkrankungen gibt, die erst in einer späteren Periode des extrauterinen Lebens in Erscheinung treten. Beispiele hierfür weist die große Gruppe der hereditären Erkrankungen des Nervensystems auf. Zu diesen Erkrankungen gehören die familiär auftretenden Formen des Schwundes in den motorischen Nerven, die progressiven Muskelatrophien, die Mariesche Hérédoataxie cérebelleuse, die primären und hereditären Formen der spastischen Spinalparalyse, die Friedreichsche Krankheit, die primäre, oft familiäre Opticusatrophie u. a.

Wie schon eingangs erwähnt wurde, ist ein einheitliches ätiologisches Moment für die chronische progressive labyrinthäre Schwerhörigkeit nicht bekannt.

In Fällen, in denen keine Schädlichkeit in Form eines einheitlichen Momentes, eines Traumas oder einer sonstigen äußeren Schädlichkeit vorliegt, wird die gerade nachweisbare Allgemeinerkrankung als ätiologisches Moment herangezogen. So finden wir von Manasse vor allem die Arteriosklerose als Ursache angeführt.

Daß arteriosklerotische Zirkulationsstörungen für die Entwicklung und das Fortschreiten degenerativer atrophischer Veränderungen im N. acusticus, seinem Endorgan und den zugehörigen Ganglien in ganz besonderem Maße verantwortlich zu machen sind, erscheint nach den pathologisch-anatomischen Befunden von Alexander, Siebenmann, Politzer, Brühl, Manasse, Wittmaack, Hennebert, Panse, Alagna u. a., sowie nach den Ergebnissen klinischer Studien (Boenninghaus, Escat, Genta, Kyle, Stein, Wittmaack) außer Zweifel gestellt.

Klinisch bedeutsam erscheint besonders die von Stein an der Hand zahlreicher Beobachtungen festgestellte Tatsache, daß auch schon die in jugendlichem und mittlerem Lebensalter auftretenden Erkrankungen des inneren Ohres in einer großen Anzahl der Fälle auf Arteriosklerose zurückgeführt werden können.

Stein vertritt ferner auf Grund seiner Untersuchungen mit R. Pollak die Anschauung, daß nicht nur organische, sondern auch funktionelle (vasomotorische) Störungen den Hörnervenapparat beeinträchtigen und bei häufiger Wiederholung und langem Andauern ebenso wie arteriosklerotische der Entwicklung atrophischer Vorgänge im inneren Ohre Vorschub leisten können.

Funktionelle wie organische Kreislaufstörungen benachteiligen den Hörnervenapparat ganz besonders dadurch, daß sie auf dem Wege vasospastischer Zustände seine Blutbahnen einengen und seine Ernährung beeinträchtigen.

Daß die sich in den Gehirngefäßen abspielenden Zirkulationsstörungen speziell den Hörnervenapparat in Mitleidenschaft ziehen, erscheint angesichts der hier vorliegenden anatomischen Verhältnisse leicht verständlich. Während die Gefäße des äußeren und mittleren Ohres von außen aus dem Bezirke der Carotis stammen (die Arterien des äußeren Ohres gehören dem Gebiete der Carotis externa an, die Trommelhöhle wird von der Arteria maxillaris interna, von Ästchen der Carotis interna und der Auricularis posterior und von Zweigchen der Arteria meningea versorgt), kommt die das innere Ohr versorgende Arteria auditiva interna vom Gehirn, indem sie entweder unmittelbar aus der Basilaris oder aus deren Arteria cerebelli inferior entspringt.

Es zeigt sich, daß die Erscheinungen von seiten des Gehörorganes nicht selten lange vor anderen Krankheitserscheinungen der cerebralen Zirkulationsstörung auftreten. Die Ursache hierfür liegt darin, daß der Hörnervenapparat infolge seiner außerordentlichen Erregbarkeit und geringen Widerstandsfähigkeit schon zu einer Zeit auf Zirkulationsstörungen reagiert, zu welcher sie sich in anderen Organen noch nicht manifestieren[1]).

Von ganz besonderem Intersse in dieser Hinsicht scheinen uns die Untersuchungen von Alexander und Tandler an kongenital tauben Hunden, Katzen und an jungen kongenital tauben Katzen zu sein.

Alexander und Tandler finden als Ursache der Taubheit bei diesen Tieren kongenitale Veränderungen in Form von Hypoplasie des Schneckennerven und des Ganglion spirale, sowie von mangelhafter Ausbildung der Stria vascularis mit konsekutiven degenerativen Veränderungen im Labyrinth (an der Macula sacculi, der ganzen Papilla basilaris, sowie an der endolymphatischen Pars inferior). Sie heben den regionören Blutgefäßmangel hervor und glauben ihn nach ihren Befunden an Katzenjungen, welche den Blutgefäßmangel als sehr frühzeitige Veränderungen erkennen ließen, als Ursache der pathologischen Entwicklung des Labyrinthes bezeichnen zu dürfen.

Manasse führt außer der Arteriosklerose ebenso die Lues, die chronische Nephritis, die Cholelithiasis, die allgemeine Sarkomatose u. a. als ätiologische Momente der Hörnervenatrophie an. Er glaubt auch, abgelaufenen oder noch bestehenden Mittelohrentzündungen eine Rolle als Ursache der Atrophie zuerkennen zu müssen, da es ihm auffiel, daß bei denjenigen Fällen, bei welchen außer beiderseitiger Labyrinthatrophie noch einseitige Mittelohrerkrankung bestand, die Atrophie auf der mittelohrkranken Seite stets stärker war als auf der anderen.

Ist schon die Tatsache der Vielfältigkeit der ätiologischen Momente bemerkenswert, so ist dies noch mehr der Umstand, daß die von Manasse aufgezählten ätiologischen Faktoren immer wieder bei jenen Erkrankungen des Nervensystems angeführt wurden, die man heute als hereditäre Erkrankungen erkannt hat.

---

[1]) Die Krankheitserscheinungen weisen in der großen Mehrzahl der Fälle auf die Alteration des Ramus cochlearis des N. acusticus hin. Die geringere Widerstandsfähigkeit desselben erklärt sich aus den anatomischen Verhältnissen in leicht verständlicher Weise. Der Ramus cochlearis liegt mit seinem zugehörigen Ganglion cochleare in einem weiten Maschenwerke fibrösen, bzw. rein knöchernen Gewebes, dessen Gefäßsystem, wenn überhaupt, nur wenige Kollateralen besitzt. Die ihn ernährenden Arterien sind Endarterien im Sinne Cohnheims. Die Ganglienzellen des Ganglion cochleare sind bei weitem kleiner als alle übrigen zum Vergleiche heranzuziehenden Ganglienzellen im Säugetierkörper, auch als die des Ganglion vestibulare. Sie sind ferner bipolar und unterscheiden sich endlich von diesen Zellen dadurch, daß sie Markhüllen besitzen (Wittmaack).

Heute stehen wir auf dem Standpunkte, daß alle diese äußeren Schädlichkeiten — wiewohl ihr Einfluß nicht zu leugnen ist — nicht als pathognomonisch gelten dürfen, sondern nur als auslösende oder unterstützende Momente für das Zustandekommen der Erkrankungen zu betrachten sind.

Wir müssen also annehmen, daß die chronische progressive labyrinthäre Schwerhörigkeit eine Erkrankung ist, die auf einem dazu prädestinierten Boden unter den verschiedensten äußeren Bedingungen zur Entwicklung kommt.

Der leitende Gesichtspunkt ist in der Beobachtung der Tatsache gegeben, daß wir für zahlreiche Fälle mangels erkennbarer äußerer Einflüsse der Entstehung krankhafter Vorgänge im Hörnervenapparate ätiologisch eine besondere Anlage zugrunde legen müssen.

Dieser Gedankengang führt dahin, die chronische progressive labyrinthäre Schwerhörigkeit in die Gruppe der abiotrophischen Krankheitsprozesse einzureihen.

Im Jahre 1894 hat Edinger unter dem Titel „Eine neue Theorie über die Ursachen einiger Nervenkrankheiten" die Hypothese aufgestellt, daß gewisse Nervenkrankheiten auf den mangelhaften Ersatz des funktionellen Aufbrauches zurückzuführen seien. Sie entstünden dadurch, daß unter Umständen den normalen Anforderungen, welche die Funktion darstellt, kein entsprechender Ersatz innerhalb der Gewebe gegenüberstehe.

Der schon bei Gesunden nachweisbare Aufbrauch des Nervensystems ist anatomisch dadurch charakterisiert, daß innerhalb der Zelle ein Schwund der Tigroidschollen auftritt, daß innerhalb der markhaltigen Faser mit Überosmiumsäure nachweisbare Zerfallsprodukte sich zeigen. Ist der Aufbrauch abnorm hoch, oder der Ersatz kein genügender, so kommt es zu dem anatomischen Bilde eines Unterganges von Zelle und Faser; an die schwächer gewordenen oder leeren Stellen rückt die Glia.

Die anatomische Grundlage für die Auffassung Edingers bot das von Weigert und Roux aufgestellte Gesetz, daß alle Zellen des Körpers in einem gewissen Gleichgewicht untereinander gehalten werden, daß durch Krankheit geschwächte Zellgruppen von ihren mit stärkerer „bioplastischer Energie" ausgestatteten Nachbarzellen überwuchert werden.

Die auf dem Prinzip des mangelhaften Ersatzes des funktionellen Aufbrauches beruhenden Prozesse nennt Edinger Aufbrauchskrankheiten. Sie sind alle progressiv und verlaufen bis zum völligen Untergange der geschädigten Bahnen, so namentlich diejenigen, welche auf hereditärer Anlage, auf Schwäche einzelner Teile beruhen, weil eben ihre Funktion nie aussetzt und weil, wenn einige Teile geschädigt sind, die anderen mehr zu arbeiten haben.

Die Aufbrauchskrankheiten des Nervensystems entstehen: 1. dadurch, daß abnorm hohe Anforderungen an die normalen Bahnen und den normalen Ersatz gestellt werden (Arbeitsatrophie, Arbeitsneuritiden), 2. dadurch, daß für die normale Funktion nicht genügender Ersatz stattfindet. Ursache ist immer ein Gift (Syphilis, Blei u. a.). Je nach der Giftart ist der Ablauf des Aufbrauches verschieden; dahin gehören die Polyneuritis, Tabes, kombinierte Systemerkrankungen, Paralyse. 3. Dadurch, daß einzelne Bahnen von vornherein nicht stark genug angelegt sind, um auf die Dauer die normale Funktion zu ertragen. Dahin rechnet Edinger die hereditären Nervenkrankheiten, die meisten kombinierten Strangklerosen, die spastische Paralyse, die amyotrophischen Erkrankungen in Oblongata und Rückenmark, die primäre nicht tabische Opticusatrophie und die progressive nervöse Ertaubung. Während Bauer für die erste Gruppe von Erkrankungen, bei der die intensive, überdurchschnittliche funktionelle Beanspruchung die obligate Bedingung darstellt, den Ausdruck „Aufbrauchkrankheiten" im Sinne Edingers aufrecht erhält, lehnt er diese Bezeichnung für die zweite Kategorie von Erkrankungen ab. Hier bestimmt funktionelle Belastung die Lokalisation und zeitliche Ausbreitung des Krankheitsprozesses bestenfalls mit, stellt aber nicht die obligate Krankheitsbedingung dar. Diese ist in der Infektion oder in dem Gift gegeben.

In der dritten Gruppe befinden sich jene Fälle, bei denen die einzelnen Bahnen von vornherein nicht stark genug angelegt sind, um auf die Dauer die normale Funktion zu ertragen.

Schon vor Edinger hat O. Rosenbach die Ansicht vertreten, „daß es angeborene embryonale Defekte gibt, bei deren Bestehen die normale Funktion schon eine Schädigung bedeutet." Auf dem gleichen Standpunkte steht auch die Anschauung Gowers, wonach infolge eines biologischen Defektes, der angeboren ist, einzelne Teile des Nervensystems besonders leicht erkranken. Gowers supponiert für die Entstehung solcher krankhafter Prozesse eine gewisse konstitutionelle Lebensschwäche (Abiotrophie), eine geringe Leistungs- und Widerstandsfähigkeit gegen Schädigungen und Einflüsse aller Art, die an und für sich belanglos sind, in diesen Fällen aber eine progrediente anatomische Degeneration des Systems auslösen. Gowers zählte hierher besonders die verschiedenen heredofamiliären Muskelatrophien, die kombinierten Systemerkrankungen, die primäre, oft familiäre Opticusatrophie. Was Gowers nur für die Systemerkrankungen des Nervensystems angenommen hatte, wurde auch auf andere Gewebe und Organe (Niere, Pankreas, Leber) ausgedehnt (Strümpell, Martius). Martius nennt die hier in Rede stehenden Konstitutionsanomalien „normale Bildungen mit einem Minus von Lebensenergie".

Nach B a u e r bedeutet für die hier in Rede stehende Gruppe von Krankheiten nicht die Funktion das wichtigste ätiologisch-pathogenetische Moment — es handelt sich hier um normale, keineswegs gegen die Norm gesteigerte funktionelle Beanspruchung — hier ist einzig und allein die konstitutionelle Lebensschwäche, die Abiotrophie der krankhafte Faktor. Diese Krankheiten, die in der Eigenart der abnormen kongenitalen Veranlagung wurzeln, sind daher nach B a u e r nicht als Aufbrauchskrankheiten, sondern zweckmäßiger als a b i o t r o p h i s c h e Erkrankungen zu bezeichnen. Nach J. B a u e r fallen sie einerseits unter den Begriff des S t a t u s h y p o p l a s t i c u s (B a r t e l s Zustand von Hypoplasie, von mangelhafter, minderwertiger Ausbildung verschiedener Organe und Organsysteme mit Neigung zu bindegewebigem Ersatz der leicht atrophierenden Parenchymbestandteile und von vornherein stärkerer Ausbildung der ebenfalls minder leistungsfähigen natürlichen Schutzvorrichtungen des lymphatischen Apparates), andererseits unter denjenigen der „p a r t i e l l e n h e t e r o c h r o n e n s e n i l e n H y p e r i n v o l u t i o n".

Den Anschauungen E d i n g e r s über die Anwendung seiner Aufbrauchstheorie auf den Acusticus entnehmen wir folgende Äußerungen: „Schon der normale Hörnerv erliegt abnormen Anforderungen, zum Beispiel bei Kesselschmieden. Die Ohrenärzte kennen seit langem unter dem Namen progressive familiäre Ertaubung einen Hörnervenschwund, der exquisit vererbt ist und bei vielen Mitgliedern der gleichen Familie meist in mittlerem Alter — wenn also das Organ länger benützt wurde — auftritt, um langsam progressiv zu verlaufen. Er gehört höchstwahrscheinlich in die Gruppe der Aufbrauchkrankheiten. Die bisher erhobenen pathologisch-anatomischen Befunde sprechen nicht dagegen, wenn man annimmt, daß die gefundenen Knochenveränderungen nicht die Ursache, sondern sekundär trophische Veränderungen sind, wie sie genau ebenso an den Knochen Tabischer eintreten."

Dieses Zitat läßt es wahrscheinlich erscheinen, daß E d i n g e r hier nicht die eigentliche progressive labyrinthäre Schwerhörigkeit, sondern vielmehr — was aus der Erwähnung der gefundenen Knochenveränderungen hervorgeht — die Otosklerose vor sich gehabt hat.

Die Vermutung E d i n g e r s, die progressive familiäre Ertaubung gehöre zu den Aufbrauchkrankheiten, ist aber mit vollem Rechte auf die von uns hier besprochene Erkrankung, d. i. den progressiven Hörnervenschwund anwendbar. Dieser Auffassung entspricht die Vorstellung eines kongenital zu schwach angelegten Hörnervensystems, das schon den gewöhnlichen Anforderungen des Lebens nicht gewachsen ist, die Ansicht, daß der immerwährende physiologische Zerfall der Nervensubstanz nicht genügenden Ersatz findet.

Dieser Auffassung widersprechen auch die histologischen Befunde am Nerven bei der chronischen progressiven labyrinthären Schwerhörigkeit nicht. Es findet sich ja ebenso im Nervenstamm eine Veränderung, die als Neubildung von Bindegewebe innerhalb des Nervenstammes zu bezeichnen ist, als auch eine Verringerung und Schrumpfung der Ganglienzellen mit Bindegewebsneubildungen am Ganglion spirale und Atrophie der Nervenfasern bis zum vollständigen Schwunde und Bindegewebsneubildung innerhalb der Knochenkanäle.

Es fragt sich nun, welche Anhaltspunkte uns die pathologische Anatomie und die Klinik bieten, um diese Ansicht für die Pathogenese der chronischen labyrinthären Schwerhörigkeit als gut fundiert bezeichnen zu können.

Manasse erwähnt in einem seiner Fälle von labyrinthärer Schwerhörigkeit, daß sich außer den Veränderungen am Hörnerven und Labyrinth eine beginnende partielle Spongiosierung der Labyrinthkapsel fand — eine Analogie zu den gleichartigen Fällen von Siebenmann (Spongiosierung kombiniert mit Neuritis acustica) und von Alexander (Taubstummheit mit Labyrinthatrophie und Spongiosierung der Labyrinthkapsel). Unter Hinweis auf die Ähnlichkeit der geschilderten Befunde mit jenen der Taubstummheit erörtert Manasse die Beziehungen der chronischen progressiven labyrinthären Schwerhörigkeit zur angeborenen Taubstummheit.

Ein Vergleich des von mehreren Autoren (Siebenmann, Katz, Oppikofer, Alexander, Habermann, Watsuki, Haike) festgestellten Zustandes der Schnecke bei angeborener Taubheit mit dem bei der erworbenen progressiven Taubheit erhobenen zeigte Manasse, daß hier zweifellos ganz gleiche Veränderungen vorliegen. Bei beiden Erkrankungen findet sich eine Verkleinerung und schließlicher Schwund des Cortischen Organes und überdies eine Verkleinerung der einzelnen Zellen, also sowohl numerische Hypoplasie, als auch eine Hypoplasie der einzelnen Zellindividuen. Ebenso konnte Manasse bei angeborener und erworbener labyrinthärer Taubheit die gleichen Veränderungen am Ductus cochlearis feststellen (atrophische Veränderungen am Epithel des Ductus, besonders an den Labien, am Ligamentum spirale und der Stria vascularis und Lageveränderungen der Reissnerschen Membran). Auch die feineren Nervenverzweigungen in der Schnecke lassen bei beiden Erkrankungen gleichartige Veränderungen (mehr oder weniger hochgradige Atrophie an den Nervenfasern und Neubildung von Bindegewebe) erkennen.

Ein Bindeglied in der Kette von Krankheitsbildern, die von der kongenitalen Taubheit zur progressiven labyrinthären Schwerhörigkeit führt, stellt die kongenitale labyrinthäre Schwerhörigkeit dar. Ihre anatomischen Veränderungen bestehen nach Alexander in einer kongentialen Hypoplasie des Ganglion spirale und des peripheren Anteiles der Schneckennerven. Die Kerne, Wurzeln und die zentrale

Verzweigung des N. cochlearis erweisen sich dagegen vollständig intakt. Das Cortische Organ und die Stria vascularis zeigen, wie bei der labyrinthären Schwerhörigkeit der Erwachsenen, verschiedene Formen und Grade der degenerativen Atrophie. Auch kongenitale Pigmentanomalien werden hier wie in Fällen von kongenitaler Taubheit beobachtet.

In die gleiche Gruppe von Erkrankungen gehört auch die zuerst von Politzer beschriebene progressive labyrinthäre Schwerhörigkeit des jugendlichen Alters. Es handelt sich um Fälle, bei welchen am Ende des zweiten Dezenniums eine rasch zunehmende beiderseitige Schwerhörigkeit eintritt, die nach kürzerer oder längerer Zeit zu hochgradiger Herabsetzung des Hörvermögens oder völliger Taubheit führt. Politzer erblickt das anatomische Substrat dieser Erkrankung in einer idiopathischen Atrophie des Acusticus. Nach Alexander dürfte ein Teil dieser Fälle auf der Basis einer kongenitalen Labyrinthschwerhörigkeit zur Entwicklung gelangen.

Für die vorliegende Frage erscheint ein von Brühl beobachteter und von ihm in dem zweiten Teile seiner „Beiträge zur pathologischen Anatomie des Gehörorganes" mitgeteilter Fall von Interesse.

Es handelte sich um einen 40 jährigen Mann, der bis zu einem im 12. Lebensjahre erlittenen Trauma (es fiel ihm ein Mauerstein auf den Kopf) gut gehört hatte. Im 20. Lebensjahre akquirierte der Patient als Soldat Syphilis.

Die Funktionsprüfung ergab: Flüstersprache rechts 30 cm, links 10 cm, Rinne beiderseits positiv. Weber median, Schwabach verkürzt, obere Tongrenze rechts bis Galton sechs, links Galton vier herabgesetzt. Diagnose: Nervöse Schwerhörigkeit. Der Tod erfolgte an tuberkulöser Bronchopneumonie.

Die histologische Untersuchung ergab neben normalen Verhältnissen im Mittelohre eine Entwicklungsstörung im häutigen Labyrinthe: Ektasie des Sacculus und des Ductus cochlearis mit Hypoplasie des Cortischen Organes, des Ganglion spirale und Degeneration der Radix cochlearis.

Die Anomalien gehörten, wie Brühl ausführt, zu dem von Siebenmann beschriebenen Typus III Scheibe (Taubstummheit durch Epithelmetaplasie und Lageveränderungen im Ductus cochlearis). Sie ähnelten den von Siebenmann bei dem Taubstummen Hill im Labyrinthe gefundenen Veränderungen, unterscheiden sich jedoch vor allem durch das bessere Entwickeltsein des Cortischen Organes, des Ganglion spirale und des Hörnerven.

Daß die Veränderungen im Labyrinthe dem Trauma im jugendlichen Alter zuzuschreiben seien, hält Brühl für unwahrscheinlich; jedenfalls war die Schwerhörigkeit erst nach dem Trauma entdeckt worden. Möglicherweise war nach dem Trauma eine Verschlechterung des kongenital[1]) schlechten Gehörs aufgetreten. Brühl gelangt auf Grund dieser

---

[1]) In einer späteren Publikation (Beiträge zur pathologischen Anatomie des Gehörorganes V), zeigt sich Brühl auf einen Einwand Manasses hin bereit, seine

Beobachtung zu dem Schlusse, daß auch geringergradige Entwicklungsstörungen im Labyrinthe ebenso nervöse Schwerhörigkeit erzeugen können, wie solche hohen Grades Taubstummheit verursachen.

Mit dem mitgeteilten Falle lenkte Brühl die Aufmerksamkeit auf klinisch häufiger zu beobachtende geringgradige Hörstörungen bei jungen Kindern, bei welchen der Symptomenkomplex der nervösen Schwerhörigkeit vorliegt, ohne daß die Anamnese für die Entstehung desselben eine Erklärung zu geben vermag. In solchen Fällen scheint es nach Brühl möglich, daß angeborene Anomalien im nervösen Hörapparate leichtere Grade von Schwerhörigkeit hervorrufen, welche etwa der Amblyopie infolge von kongenitalen Veränderungen im Sehnerven zu vergleichen wären.

Während die Deutung dieses Befundes im Sinne von Entwicklungsstörungen angesichts der vorliegenden Anamnese doch auf Schwierigkeiten stößt, erbringt O. Mayer an der Hand zweier Fälle von ererbter labyrinthärer Schwerhörigkeit, in denen er uns über die anatomischen Grundlagen der Erkrankung orientiert, die Beweise dafür, daß es sich in solchen Fällen um eine durch Mißbildung des inneren Ohres verursachte Minderwertigkeit des Gehörorganes handeln kann.

Der eine Fall Mayers betraf einen 75 jährigen Pfründner, dessen Vater und Großvater sehr schlecht gehört haben und als alte Leute taub geworden sein sollen. Der Kranke war schon als Kind schwerhörig gewesen und hatte seit 30 Jahren an Ohrensausen gelitten. In den letzten Jahren seines Lebens hatte die Schwerhörigkeit wesentlich zugenommen. Die mikroskopische Untersuchung des Falles, der sich bei der klinischen Prüfung als Innenohrerkrankung erwiesen hatte, ergab im inneren Ohre und vor allem in der Schnecke eine ganze Reihe von Anomalien, die zweifellos als Mißbildungen anzusehen waren.

Von der Mittelwindung aufwärts rudimentäre Ausbildung der Schneckenspindel, sowie Fehlen der Lamina spiralis ossea und des Canalis spiralis, Fehlen der knöchernen Zwischenwand zwischen Mittel- und Spitzenwindung, häutige Lamina modioli, Fehlen eines Hamulus und des Helikotremas, Verdopplung des Ductus cochlearis im Vorhofsteil der Basalwindung, hochgradige Ektasien im Vorhofsteil der Basalwindung, hochgradige Ektasien der Reissnerschen Membran in allen Windungen, Dehiszenz in der Wand zwischen Utriculus und horizontalem Bogengang, Persistenz von perilymphatischem Gewebe im Vestibulum,

---

Ansicht, es habe sich in seinem Falle um kongenital nervöse Schwerhörigkeit gehandelt, zu modifizieren. „Erweisen sich die in diesem Typus (Typus III, Siebenmann) gehörenden Veränderungen nicht als angeborene pathologische Zustände (intrauterin angelegte oder erworbene), was Manasse anzunehmen scheint, so ist auch die Deutung meines Falles eine hinfällige. Unter dieser Voraussetzung gebe ich zu, daß der von mir angenommene Begriff einer „kongenital nervösen Schwerhörigkeit" anatomisch noch nicht genügend gesichert ist."

hochgradige Mißbildung der Papilla basilaris und der Cortischen Membran in der Basalwindung und in der Spitze, geringere in der Mittelwindung, Fehlen des Ganglion spirale von der Mittelwindung aufwärts, Vorhandensein eines sehr kleinen Ganglion centrale, Hypoplasie der Nervenbündel in der Mittelwindung und Spitze.

Außerdem fanden sich degenerative Veränderungen in den Markscheiden des Nervus cochlearis in der Basalwindung und Mittelwindung, sowie Verknöcherung der Membrana basilaris an der Basis.

Mayer bringt diesen Fall in Analogie zu einem von Alexander beschriebenen Falle von „kongenitaler Taubheit". Allerdings unterschied er sich von diesem in einigen Befunden, wie besonders durch das Bestehen eines verkleinerten Modiolus, der ein, wenn auch nur sehr mangelhaftes Knochengerüst besaß, in dem Vorhandensein einer Lamina modioli und in der Verdopplung des Ductus cochlearis im Vorhofsblindsack.

Mayer weist auch auf die Ähnlichkeit seines Falles mit einem von Alt beschriebenen Falle von Taubstummheit hin, in dem der Modiolus zum Teil fehlte und auch eine Scala communis bestand. Er zitiert ferner einen von Lange mitgeteilten Fall von Aplasie des Ganglion spirale und des Nervus cochlearis als Ursache angeborener Taubheit. Der Rosenthalsche Kanal war nicht ausgebildet und der Modiolus bestand nur aus unregelmäßigen plumpen Knochenbalken. Nur in die untere Windung der topographisch nicht wesentlich veränderten Schnecke zogen einige Nervenfasern, die von einem kleinen, im Meatus gelegenen Ganglion ausgingen.

Erwähnenswert ist auch ein Fall von Neumanns von Knochenneubildung im ovalen Fenster infolge einer Periostitis ossificans mit Stapesfixation, bei dem sich im Labyrinth verschiedene Veränderungen fanden: Fehlen der knöchernen Zwischenwände zwischen Spitzen- und Mittelwindung der Schnecke, sowie der dazugehörigen Bestandteile der Columella, ferner hochgradige Ektasie des Ductus cochlearis.

Die übrigen Veränderungen, die Mayer in seinem Falle neben den Mißbildungen fand (degenerative Veränderungen im N. cochlearis, Verknöcherung der Membrana basilaris im Vorhofsteil der Basalwindung), bezeichnet er als sekundäre.

Der zweite von Mayer beobachtete Fall betrifft einen 78 jährigen Mann, der im letzten Lebensjahre an heftigen Schwindelanfällen, Ohrensausen und Schwerhörigkeit gelitten hatte. Auch der Vater soll schwerhörig gewesen sein.

Die Schwerhörigkeit fand in hochgradigen degenerativen Veränderungen in der Schnecke, die auf eine hochgradige Endarteriitis bezogen werden konnte, ihre Erklärung. Bemerkenswert waren unter den sonstigen Befunden Deformitäten der Labyrinthwand und der Schnecke der einen Seite. Mayer führt die Deformität der Labyrinthwand auf eine unrichtige Differenzierung der knorpeligen Kapsel zurück. Einen postembryonalen sekundären Krankheitsprozeß schließt er deshalb aus, weil der Knochen der Labyrinthkapsel normal war und nur insofern eine Besonderheit zeigte, daß er an der Verschlußstelle des ovalen Fensters sehr reich an Knorpelinseln und Globuli ossei war und daß sich im hinteren Ende der Knochenspange embryonales Gewebe eingesprengt fand. Als eine weitere Deformität in diesem Falle beschreibt Mayer eine Mißbildung im Bereiche der Schnecke.

Mayer weist auf die Schwierigkeit hin, bei solchen Mißbildungen zu entscheiden, ob sie durch eine intrauterine Erkrankung verursacht wurden oder ob sie in einer besonderen Beschaffenheit des mütterlichen oder väterlichen Keimplasmas begründet sind. Die Tatsache, daß in seinen beiden Fällen Schwerhörigkeit in der Ascendenz vorlag, glaubt er, im Sinne der zweiterwähnten Auffassung verwerten zu dürfen.

Erscheinen diese beiden Fälle Mayers schon deshalb von großem Interesse, weil sie die ersten sind, in denen Mißbildungen im Labyrinthe als Ursache labyrinthärer Schwerhörigkeit nachgewiesen wurden, so sind sie auch noch deshalb bemerkenswert, weil sich zeigt, daß zwischen der auf Mißbildung beruhenden Taubheit und der Schwerhörigkeit nur ein gradueller Unterschied besteht. So bestand im ersten Falle Mayers Schwerhörigkeit, in dem anatomisch analogen Falle Alexanders Taubheit.

Vom klinischen Standpunkte aus erscheint es besonders bedeutsam, daß der erste Fall Mayers, den anamnestischen Angaben zufolge, noch fünf Jahre vor seinem Tode nicht auffallend schlecht gehört haben soll. Man darf wohl annehmen, daß die Schwerhörigkeit des Patienten in der Kindheit eine noch geringere war, was Mayer unter Hinweis auf die Schwere der Anomalien mit Recht besonders hervorhebt.

Im zweiten Falle Mayers stellte sich die Taubheit zuerst auf jenem Ohre ein, auf welchem sich hochgradige Mißbildungen fanden, während auf dem anderen Ohre, das nur geringe Anomalien aufwies, das Hörvermögen besser war.

Beide Fälle Mayers sind ihrem klinischen Befunde und Verlaufe nach als Fälle von progressiver labyrinthärer Schwerhörigkeit zu bezeichnen.

Einen für die uns hier beschäftigende Frage gleichfalls bedeutungsvollen Fall teilte Neumann gelegentlich der Verhandlungen deutscher Hals-, Nasen- und Ohrenärzte 1922 in Wiesbaden mit.

Es handelte sich um eine 30jährige Frau, die mehrere Jahre an beiderseitigem Ohrenfluß gelitten, aber bis zu den letzten Monaten ihres Lebens gehört hatte. Erst vier Monate vor dem Tode (Exitus an cavernöser Lungenphthise) soll sie das Gehör plötzlich verloren haben.

Die Untersuchung der Gehörorgane ergab neben Residuen eines abgelaufenen eitrigen Mittelohrprozesses (Knochenwucherungen am Promontorium, bzw. an den Labyrinthfenstern) Anomalien im Innenohr beiderseits, die Neumann bei dem vollständigen Fehlen von Zeichen entzündlicher Veränderungen und Residuen entzündlicher Entwicklungsstörungen als kongenitale ansieht.

Im rechten Innenohre fanden sich Mißbildungen, wie sie in ähnlicher Weise als Substrat kongenitaler Taubheit von Mondini, Ibsen-Makeprang, Alexander, aber auch als Ursache kongenitaler Schwerhörigkeit von O. Mayer (s. o.) beschrieben wurden (Mißbildungen des Modiolus, Defekt des Skalenseptums mit Kloakenbildung, Ektasie des häutigen Schneckenganges, Atrophie des Cortischen Organes, der Nerven und der Ganglienzellen),

links Anomalien, die dem Typus Scheibe von kongenitaler Taubheit entsprechen und in Parallele zu den Befunden an taubstummen Sängern (albinotischen Hunden und Katzen) zu setzen waren (hochgradige Erweiterung des häutigen Schneckenganges, so daß die Reissnersche Membran der Wand der Scala vestibuli allenthalben eng anlag, kongenitale Unterentwicklung der knöchernen Schneckenkapsel, Cortisches Organ in der Spitzenwindung normal, in den übrigen Windungen sehr defekt, N. cochlearis atrophisch).

Unter Hinweis auf die Ansicht Siebenmanns, daß der Typus Scheibe der degenerativen Labyrinthveränderungen einen leichteren Grad — gewissermaßen eine Vorstufe — der starken Veränderungen des Typus Mondini darstellen, betont Neumann als besonders bemerkenswert, daß in diesem Falle beide Stufen der angeborenen degenerativen Veränderungen des Innenohres vereinigt waren.

Bezüglich der Atrophie des Cortischen Organes, der Ganglienzellen und Nerven, glaubt Neumann angesichts der Tatsache, daß die Patientin früher gut gehört hatte, eine Minderwertigkeit dieser Gebilde annehmen zu dürfen, die sich späterer Beanspruchung gegenüber als insuffizient erwiesen haben.

Auch dieser Fall zeigt, wie jener Mayers, daß selbst bei anscheinend kongenital schwer veränderten Ohrlabyrinthen ein ziemlicher Grad von Funktionstüchtigkeit des Gehörorganes bestehen kann.

Einen weiteren, diese Verhältnisse in helleres Licht rückenden Fall beobachtete Brunner.

Es handelt sich um die schon Seite 134 und 135 angeführte 71jährige Frau, die an einem Erysipel gestorben war. Die klinische Funktionsprüfung des Ohres hatte auf beiden Seiten eine Kombination von Mittelohr- und Innenohrerkrankung ergeben, die Patientin hatte rechts Konversationssprache ad concham, links akzentuierte Flüstersprache 40 cm weit gehört. Die Untersuchung des Labyrinthes ergab Übererregbarkeit.

Wie schon oben erwähnt wurde, ergab die histologische Untersuchung eine beiderseitige Mißbildung der Schnecke (Fehlen der

Spitzenwindung und des Kuppelblindsackes[1]) und eine mangelhafte Ausbildung des Modiolus und der knöchernen Schneckensepta. Das knöcherne Schneckengehäuse war normal entwickelt.

Trotz dieser hochgradigen Mißbildung der Schnecke hatte auch in
diesem Falle rechts ein mäßiges Hörvermögen und auch links keine
Taubheit, sondern nur hochgradige Schwerhörigkeit bestanden. Das
war um so bemerkenswerter, als die histologische Untersuchung außer
der Schneckenmißbildung auch noch eine otosklerotische Erkrankung
feststellte.

Der Fall Brunners zeigt in eklatanter Weise, daß selbst die Kombination einer Schneckenmißbildung mit Otosklerose noch nicht zur
Taubheit führen muß, daß vielmehr erst die Summation der vorerwähnten Schädigungen mit weiteren, zum größten Teile noch unbekannten Schädigungen dazu gehört, vollständige Taubheit hervorzurufen. Auch Brunner stimmt auf Grund dieser Beobachtung der
Ansicht bei, daß zwischen der auf Mißbildung beruhenden Taubheit
und der Schwerhörigkeit nur ein gradueller Unterschied besteht.

Zwei weitere, in dieser Hinsicht wertvolle Fälle teilt Nager mit.

Der 1. Fall betrifft einen 44jährigen Mann, dessen Eltern gut
hörten, von dessen 6 Geschwistern aber 4 schwerhörig waren. Eine
Schwester litt an Epilepsie und war taub. Bei dem Patienten, der von
jeher schlecht hörte, soll sich die Schwerhörigkeit im 28. Lebensjahre
verschlimmert und vor dem Tode (er starb an Lungentuberkulose)
weiter verschlechtert haben. Otologisch fand sich rechts Innenohrschwerhörigkeit, links Taubheit.

Die histologische Untersuchung ergab beiderseits eine Unterentwicklung des häutigen Schneckenkanals, der sich nicht vollständig aufgerollt hatte, sondern auf einer Stufe stehengeblieben war, die dem Ende
des ersten und Anfang des zweiten Embryonalmonats entsprach, ähnlich
wie in den Fällen von Alexander (kongenitale Taubstummheit),
Mayer, Neumann und Brunner (Innenohrschwerhörigkeit). Außerdem fand sich eine Mißbildung der knöchernen Schnecke und ihrer
Spindel (rechts zeigte sich an Stelle der Mittel- und Spitzenwindung
ein gemeinsamer Hohlraum, die höheren Abschnitte der Spindel fehlten,
links waren nur $1^{1}/_{2}$ Windungen gut ausgebildet und darüber bestand
ein gemeinsamer Hohlraum für beide Skalen, der vorhandene Spindelrest

---

[1]) Es war also zu einer inkompletten Aufrollung des häutigen Schneckenrohres
gekommen, wie sie etwa zu Beginn des 2. Embryonalmonats zu finden ist. Die Annahme, daß die Schnecke ursprünglich vollkommen angelegt und ihre Spitze erst
sekundär zerstört worden wäre, lehnt Brunner ab, da jedes Zeichen eines schädigenden Faktors, wie auch Reste der eventuell zerstörten Schneckenpartie vollkommen fehlten. Außerdem waren alle vorhandenen Teile der Schnecke gestalt-
lich normal entwickelt.

war verkümmert). Außerdem rechts: Atrophie der Nervenelemente und der epithelialen Gebilde der Schnecke, reduzierte Ausbildung des N. acusticus und der Ganglienzellen, links Reduktion der Ganglienzellen in der Spindel, Verlagerung der Ganglienzellen der Basalwindung in den Fundus meatus, Vermehrung des perilymphatischen Bindegewebes im Vorhof. Überdies fehlte links das runde Fenster.

Der 2. Fall betrifft einen 26 jährigen Mann (in nachstehender Skizze Fall 8) mit folgendem Stammbaum.

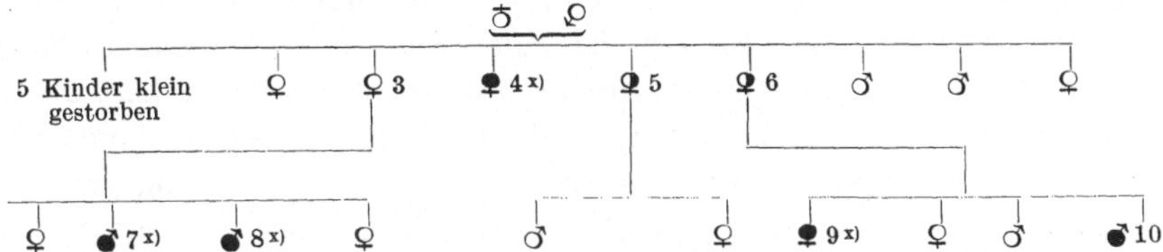

Die Zahlen entsprechen den nachfolgend erwähnten Personen, von denen die mit ˣ bezeichneten funktionell geprüft wurden.

♀♂ = normal, ♀♂ = schwerhörig, ♀ = nur altersschwerhörig.

Familienanamnese: Die Großeltern waren Geschwisterkinder, über deren Hörvermögen nichts mehr bekannt ist. Zwei ihrer Töchter (4 und 5) waren schwerhörig, die eine (5) wurde es Ende der 50er Jahre, bei der anderen (4) wurde von Siebenmann nervöse Schwerhörigkeit festgestellt. Zwei andere Schwestern (3 und 6) hatten unter ihren 4 Kindern je 2 Schwerhörige, die von Nager untersucht wurden. Die eine Patientin (9) ist 45 Jahre alt: hochgradige angeborene Innenohrschwerhörigkeit, geistige Debilität, Ozaena, Struma. Ihr Bruder (10) ist seit Kindheit schwerhörig[1]), leidet an Struma. Die beiden Brüder 7 und 8: seit frühester Kindheit bestehende (nervöse) Schwerhörigkeit.

Die histologische Untersuchung des an Lungen- und Kehlkopftuberkulose verstorbenen Kranken (Fall 8) ergab in beiden Gehörorganen Mißbildungen, die ebenso wie jene im ersten Falle Nagers als Entwicklungshemmungen aufgefaßt werden konnten, da alle Zeichen von Entzündung, sowohl im Mittelohre wie im Labyrinthe fehlten.

Die Mißbildungen entsprachen genau denjenigen, die Siebenmann als Typus Mondini beschrieben hat und zwar in ihrer maximalen Ausbildung — mit Ektasie des Schneckenkanals und solcher Erweiterung des Saccus endolymphaticus, wie sie bei Innenohrschwerhörigkeit bisher noch nicht beobachtet wurde. Im knöchernen Labyrinthe fand sich Verkümmerung und Mißbildung der Schneckenspindel, namentlich ihrer Spitze. Die epithelialen Gebilde des Ductus zeigten in den höheren Schneckenabschnitten eine weitgehende Verkümmerung, ebenso

---

[1]) Innenohrschwerhörigkeit.

die Ganglienzellen und Nervenfasern der Spindel in den höheren Abschnitten.

Die mitgeteilten Fälle von angeborener und familiärer Innenohrschwerhörigkeit bieten manches für die hier besprochenen Verhältnisse Interessante.

Die Annahme Siebenmanns, daß die verschiedenen Typen der angeborenen Taubstummheit nur graduelle Verschiedenheiten der Innenohrmißbildungen seien, erfährt, wie Nager betont, gerade an den Beobachtungen von Innenohrschwerhörigkeit eine neue Bestätigung. Der Fall Neumanns wies auf der einen Seite eine einfache Ektasie des Schneckenkanals (Typus Scheibe) auf, auf der anderen Seite überdies noch eine Mißbildung der Spindel. Im 2. Falle Nagers fand sich außerdem noch die gewaltige Ektasie der Vorhofswasserleitung und des Sacculus, so daß in den wenigen, bisher histologisch untersuchten Fällen angeborener und familiärer Innenohrschwerhörigkeit schon alle Ausbildungsgrade der Mißbildungen vertreten sind (Nager).

In klinischer Hinsicht bedeutungsvoll ist das familiäre Auftreten der Innenohrschwerhörigkeit — die sich übrigens in der einen Familie (2. Fall Nager) sowohl als angeborene, wie als Altersschwerhörigkeit vertreten fand — sowie der Umstand, daß die durchgeführten Untersuchungen bei beiden Kranken Nagers eine Progredienz der Schwerhörigkeit erkennen ließen. Es zeigt sich also, was Nager besonders betont, daß derartige mißbildete Gehörorgane im Verlaufe der Jahre noch weitere funktionelle Einbuße erleiden können.

Klinisch interessant ist übrigens, daß die Stimmgabelprüfungen bei dem 2. Falle Nagers, sowie bei dem Bruder, dem Vetter und einer Kusine des Kranken, eine Reduktion an der unteren Tongrenze ergaben. Nager glaubt daher, bei solchen Formen von angeborener und familiärer Innenohrschwerhörigkeit, die einen derartigen Stimmgabelbefund aufweisen, Innenohrmißbildungen als pathologische Grundlage annehmen zu dürfen.

Die anatomischen Befunde Mayers, Neumanns, Brunners und Nagers bilden eine wesentliche Stütze für die von Hammerschlag und Stein vertretene Ansicht, daß die chronische labyrinthäre Schwerhörigkeit auf der Grundlage fehlerhafter Veranlagung, bzw. einer konstitutionellen Minderwertigkeit des Gehörorganes zur Entwicklung gelangen.

Wir glauben somit, schon aus den anatomischen Bildern zur Schlußfolgerung gelangen zu können, daß es sich bei der hereditär degenerativen Taubstummheit, der kongenitalen labyrinthären Schwerhörigkeit, der progressiven labyrinthären Schwerhörigkeit des jugendlichen Alters und den Fällen von chronischer labyrinthärer Schwerhörigkeit des mittleren und höheren Alters um graduelle Unterschiede eines und desselben Erkrankungsprozesses im inneren Ohre handelt, daß also die genannten Affektionen des inneren Ohres pathologisch-anatomische Vorgänge verschiedenster quantitativer Abstufung, aber qualitativ gleichen Charakters darstellen.

So erscheint auch die Auffassung Hammerschlags betreffs der pathologisch-anatomischen Befunde Manasses bei chronischer progressiver labyrinthärer Schwerhörigkeit bedeutsam: „Wenn wir in den Fallen vom Typus Scheibe (Taubstummheit durch Epithelmetaplasie und Lageveränderungen im Ductus cochlearis) neben den sicher kongenitalen Befunden auch solche finden, die zum Bilde der von Manasse als erworbene Krankheit angesprochenen labyrinthären Taubheit gehören, dann wird nicht die Frage entstehen, ob die Fälle vom Typus Scheibe erworben sind, sondern vielmehr die Frage, ob nicht die Fälle von Manasse Spätformen einer kongenital angelegten Veränderung des Gehörorganes sind.“

Auch Denker, der in seinem Referat über die Pathologie der angeborenen Taubstummheit die Momente zur Sprache bringt, aus welchen Hammerschlag die Zusammengehörigkeit der kongenitalen Taubstummheit und der Otosklerose ableitet, gibt dem gleichen Gedankengang Ausdruck, wenn er sagt: „Halten wir uns vor Augen, daß die hereditär angelegte Otosklerose bekanntlich nicht schon bei der Geburt oder kurz nachher, sondern meistens erst in späteren Lebensjahrzehnten in die Erscheinung tritt, so muß die Möglichkeit zugegeben werden, daß die Hammerschlagsche Hypothese richtig ist, daß es sich bei der progressiven labyrinthären Schwerhörigkeit um Spätformen einer kongenital angelegten Labyrinthveränderung handeln kann.“

In einer Reihe wertvoller Arbeiten hat Hammerschlag exakte Belege dafür erbracht, daß für die von ihm als „hereditär degenerativ“ bezeichnete Form der Taubstummheit alle diejenigen Beweisgründe zutreffen, aus welchen die moderne Konstitutionspathologie den konstitutionellen Charakter einer Erkrankung ableitet. Hammerschlag stellte alle Merkmale von Beweiskraft für die Einreihung dieser Form der Taubstummheit in die Kategorie der in der Keimesanlage begründeten Erkrankungen fest: 1. die Heredität, 2. das multiple Auftreten des Gebrechens bei mehreren Gliedern derselben Generation, was sich allerdings aus Punkt 1 von selbst ergibt, und 3. die Vergesellschaftung mit anderen hereditär degenerativen pathologischen Zuständen. Auf der Basis dieser Untersuchungsergebnisse gelangte Hammerschlag zur Feststellung der zweifellosen Zusammengehörigkeit der verschiedenen pathologischen Zustände des Auges, Ohres und Cerebrospinalsystems. Dieselbe ist seiner Ansicht nach so zu erklären, daß gerade die höchstkomplizierten Nervenmechanismen — das Cerebrospinalsystem und die höheren Sinnesorgane — zufolge der Kompliziertheit ihres Baues eine gesteigerte Empfänglichkeit für Schädigungen jeder Art aufweisen, infolge welcher sich an ihnen die ersten manifesten Symptome der bis dahin latenten allgemeinen Entartung werden zeigen müssen.

Wenn nun die hier zusammengestellten Begleitumstände der hereditären Taubstummheit als Beweise des hereditär-degenerativen konstitutionellen Charakters der Erkrankung gelten dürfen, so ergibt sich die Schlußfolgerung, daß die Feststellung der gleichen Merkmale bei der progressiven labyrinthären Schwerhörigkeit zur Deutung der Pathogenese dieser Erkrankung im gleichen Sinne führen kann.

Die Durchsicht der einschlägigen Literatur bietet einen für unser Thema wertvollen Hinweis in dem klinischen Bilde, das Alexander gelegentlich der Besprechung der kongenitalen Labyrinthanomalien in seinem auf dem XVII. internationalen, medizinischen Kongreß in London (August 1913) gehaltenen Vortrag von der kongenitalen labyrinthären Schwerhörigkeit entwirft: „Die ziemlich seltene Erkrankungsform gelangt ein- oder doppelseitig zur Beobachtung. Ein einwandfreier ätiologischer Faktor ist nicht auffindbar. In vielen Fällen ist eine hereditäre Belastung vorhanden, indem Vater oder Mutter schwerhörig oder taub sind oder kongenitale Taubheit in der Familie, bzw. in der Blutsverwandtschaft beobachtet worden ist. In anderen Fällen fehlt jede erbliche Belastung bezüglich des Gehörorganes, dagegen sind andere hereditär-degenerative Kennzeichen vorhanden."

Eine wirksame Illustration der Zusammengehörigkeit der hereditär-degenerativen Taubheit und kongenitalen labyrinthären Schwerhörigkeit bietet die Mitteilung eines einschlägigen Falles von Skrowaczewski: Bei der 14jährigen Patientin hatte sich in der Zeit der Pubertät (im 12. Lebensjahre) eine Schwerhörigkeit eingestellt, die sich bei der Funktionsprüfung als Erkrankung des Schallperceptionsapparates erwiesen hatte. Die Anamnese ergab, daß in der Familie Fälle von kongenitaler Taubheit vorkamen, die in der Familie des Vaters bis ins zweite Glied, in der Familie der Mutter ins erste Glied reichten. Von den Eltern selbst war die Mutter vollständig taub, der Vater hatte Taubheit mit Hörresten.

Die Erkrankung des Mädchens war somit sicher ihrer Art nach nichts anderes als ein geringer Grad des kongenitalen Defektes, der in voller Ausbildung zur Taubheit der Eltern geführt hatte.

Angesichts des evidenten Parallelismus in den Krankheitsbildern der hereditär-degenerativen Taubheit und der kongenitalen labyrinthären Schwerhörigkeit kann wohl die Verwandtschaft beider Affektionen nicht bezweifelt werden und wir dürfen wohl in beiden klinischen Krankheitsformen graduelle Unterschiede einer und derselben Krankheit erblicken (vgl. das Kapitel „Taubstummheit").

In weiterer Verfolgung dieser pathogenetischen Beziehungen handelt es sich nun darum, der Frage nachzugehen, ob auch die Fälle von chronischer progressiver labyrinthärer Schwerhörigkeit jene Erscheinungen zeigen, die uns gestatten, diese Krankheitsform als dem Boden einer degenerativen Körperkonstitution entstammend anzusehen.

Erst, wenn der Nachweis der hereditär-degenerativen Anlage auch solcher Individuen erbracht ist, kann die gleichsinnige pathogenetische Grundlage der hereditär-degenerativen Taubheit, der kongenitalen und chronischen progressiven labyrinthären Schwerhörigkeit angenommen werden. Erst dieser Nachweis gestattet, den Gedankengang der konstitutionellen Zusammengehörigkeit aller der genannten Krankheiten zum Abschlusse zu bringen.

Die Richtigkeit dieses Standpunktes haben Hammerschlag und Stein unter Heranziehung des klinischen Beobachtungsmateriales von Stein und R. Pollak (Untersuchungen von Individuen im Kindesalter) und Stein (von Individuen im jugendlichen und mittleren Lebensalter) zu erweisen gesucht.

Im nachfolgenden seien einige dieser Krankheitsfälle wiedergegeben, die in der Eigenart der körperlichen Veranlagung der Kranken, in der Art der Entwicklung der Krankheitssymptome und in gewissen Einzelheiten des Krankheitsverlaufes die Annahme der hereditär-degenerativen Genese der chronischen progressiven labyrinthären Schwerhörigkeit begründet erscheinen lassen.

Fall I. J. H., 11jähriger Bildhauergehilfensohn.

Hat spät gehen gelernt, klagt oft über Kopfschmerzen, lernt schlecht, leidet zeitweise an Ohrensausen und hört mitunter schlecht. Manchmal Schmerzen in den Ohren.

Familienanamnese: Vater Epileptiker, hört seit vielen Jahren schlecht. Großvater väterlicherseits an Tuberkulose gestorben. Ein Bruder des Vaters, der an Tuberkulose litt, ist an Gehirnhautentzündung gestorben. Großvater mütterlicherseits war immer schwächlich, ist plötzlich gestorben, Großmutter mütterlicherseits nierenkrank und herzleidend. Eine Schwester der Mutter mit 41 Jahren an Lungentuberkulose gestorben (litt an Strabismus). Eine Schwester des Patienten leidet an Strabismus convergens, eine zweite an Lungenspitzenkatarrh.

Allgemeiner Status: Strabismus convergens. Rachitische Veränderungen am Schädel. Abnorme Zahnstellung. Drüsenschwellungen am Halse. Adenoide Vegetationen. Große Tonsillen. Hoher Gaumen. Rachenreflex und Cornealreflexe fehlen. Sehnenreflexe stark gesteigert. Dermographismus. Labiles Herz.

Ohrbefund: Beiderseitige geringgradige Erkrankung des inneren Ohres.

Fall II. A. L., 13jähriger Gärtnergehilfenssohn.

Leidet an Kopfschmerzen und öfters an Schwindelgefühl. Gehör schwankend, häufig Surren in den Ohren, das an einzelnen Tagen bei schlechtem Allgemeinbefinden in heftiger Weise auftritt und stundenlang anhält.

Familienanamnese: Eine Schwester augenkrank (Astigmatismus myopicus, Strabismus divergens alternans).

Allgemeiner Status: Dermoid im rechten äußeren Augenwinkel. Leichte Vergrößerung der Schilddrüse, Hyperplasie des lymphatischen Rachenringes. Cornealreflexe und Rachenreflex fehlen. Sehnen- und Bauchdeckenreflexe gesteigert. Labiles Herz. Aschnerscher Bulbusdruckreflex, Erbensches Pulsphänomen, respiratorische Pulsirregularität. Links offener äußerer Leistenring.

Ohrbefund: Beiderseitige geringgradige Erkrankung des inneren Ohres.

Fall III. L. S., 13jähriger Dienstmannssohn.

Hört seit etwa 2 Jahren schlechter und leidet an zeitweise wiederkehrenden Ohrgeräuschen. Oft Kopfschmerzen.

Familienanamnese: Großvater mütterlicherseits Rheumatismus, Herzleiden. Großmutter mütterlicherseits leberleidend. Mutter leidet an Gallensteinen und an leichtgradiger labyrinthärer Schwerhörigkeit. Vater ist Alkoholiker. Ein Bruder der Mutter Epileptiker, ein Bruder des Vaters ist schwachsinnig. Eine Schwester des Patienten (17 Jahre alt) Struma parenchymatosa.

Allgemeiner Befund: Synophris. Angewachsene Ohrläppchen. Hoher Gaumen. Rachenreflex und Cornealreflexe fehlen, Sehnenreflexe und Bauchdeckenreflexe stark gesteigert. Rigide Arteriae radiales et temporales. Dermographismus rot, sehr intensiv. Respiratorische Irregularität. Erbensches Pulsphänomen. Scap. scaphoidea. Crines pubis weiblich, gut entwickelt. Auffallend unproportionierter enormer Penis.

Ohrbefund: Beiderseitige leichtgradige Erkrankung des inneren Ohres.

Fall IV. G. J., 12jähriger Tischlergehilfenssohn.

Lernt schlecht. Hat sehr schlechtes Gedächtnis. Leidet oft an Kopfschmerzen und unruhigem Schlaf. Ist sehr jähzornig. Hört oft schlecht und klagt oft über Sausen oder Klingen in den Ohren.

Familienanamnese: Mutter: Beiderseitige chronische Mittelohreiterung. Großmutter mütterlicherseits, derzeit 62 Jahre alt, ist seit mehreren Jahren schwerhörig (soll nie eine Mittelohreiterung gehabt haben). Vater Potator. Ein Bruder des Vaters „kopfleidend“. Eine Schwester des Patienten Trommelfellnarbe (nach Morbillenotitis).

Allgemeiner Status: Asthenischer Habitus. Drüsenschwellungen am Halse. Spitzbogengaumen. Hyperplasie des lymphatischen Rachenringes. Chvostek +. Rachenreflex und Cornealreflexe herabgesetzt. Sehnen- und Periostreflexe stark gesteigert. Dermographismus sehr intensiv. Cor sehr labil. Crines pubis auffallend stark entwickelt. Offene Leistenringe.

Ohrbefund: Angewachsene Ohrläppchen. Linkes Ohr abstehend. Otoskopischer Befund normal. Weber im Kopf. Rinne beiderseits positiv. Kopfknochenleitung beiderseits verkürzt.

Der Patient stand mehrere Jahre hindurch in Steins Beobachtung und zeigte im Laufe der Beobachtungszeit eine fast konstante Abnahme der Hörschärfe. Bemerkenswert ist, daß zweimal relativ geringfügige äußere Momente (einmal ein mehrere Wochen andauernder Katarrh der oberen Luftwege, der das Allgemeinbefinden des Patienten merklich beeinträchtigt hatte, aber ohne merkliche Beteiligung des Mittelohres verlaufen war, und das zweite Mal eine nur wenige Tage andauernde Otitis med. ac. supp. bilat.) eine auffällige Zunahme der Schwerhörigkeit auslösten.

Fall V. K. U., 21jähriger Kontorist. Bemerkte nach einem vor drei Jahren durchgemachten Schnupfen eine Verringerung der Hörschärfe auf dem rechten Ohre, der er keine Bedeutung beimaß. Zeitweise verspürte er Summen oder Klingen im rechten Ohre. Die Zunahme der subjektiven Ohrgeräusche in den letzten Wochen veranlaßten ihn, sich ohrenärztlich untersuchen zu lassen. In der letzten Zeit Druckgefühl im Kopfe, rasche geistige und körperliche Ermüdbarkeit.

Familienanamnese: Mutter (50 Jahre alt) hört schlecht, Vater sehr kurzsichtig, sehr nervös. Ein Bruder des Patienten nerven- und magenleidend. Eine Schwester des Vaters steht an einer Nervenklinik in Behandlung. Ein Bruder des Patienten litt an hypophysärem Zwergwuchs. Ein Bruder der Mutter ist an Tuberkulose gestorben.

Allgemeine Untersuchung: Cornealreflexe herabgesetzt, Rachenreflex fehlt, Sehnenreflexe und Bauchdeckenreflexe sehr gesteigert, Dermographismus++, Bradykardie, Erben positiv, hoher Gaumen.

Ohrbefund: Rechts mittelgradige, links geringgradige Erkrankung des inneren Ohres.

Fall VI. H. St., 27jähriger Lehrer, bemerkt seit etwa 5 Jahren eine Abnahme des Gehörs, die sich jedoch in den ersten Jahren nur zeitweise und in nicht wesentlichem Maße fühlbar machte. Vor einem halben Jahre stürzte Patient beim Eislaufen auf den Hinterkopf. Seit diesem Unfall soll die Hörschärfe in merklicher Weise abgenommen haben, auch empfindet der Kranke seither konstantes Summen im rechten Ohre, dessen Zunahme ihn schließlich zur ohrenärztlichen Untersuchung veranlaßte.

Pat. war als Kind immer schwächlich, blieb in der Schule in den ersten Jahren zurück. Als Kind Masturbation. Jetzt sexuell abstinent. Keine Libido. Schläft schlecht. Hat oft Hinterhauptskopfschmerzen.

Familienanamnese: Mutter sehr bleichsüchtig, nervös. Vater Epileptiker. Eine Schwester stark kurzsichtig. Ein Bruder des Vaters fettleibig, rheumatisch. Großmutter (väterlicherseits) soll einen großen Kropf gehabt haben.

Allgemeiner Status: Abnorm große Ohren. Leichte Struma. Unregelmäßige Zahnstellung. Leichte Asymmetrie des Gesichtsskelettes. Hyperplasie des lymphatischen Rachenringes. Cornealreflexe und Rachenreflex fehlen, Sehnenreflexe stark gesteigert. Spärliche Behaarung. Sehr stark ausgesprochener Dermographismus. Aschner +, Erben +. Respiratorische Irregularität. Scap. scaph. Drüsen am Halse. Costa decima fluctuans. Sehr kleine Testikel. Atonie des Magens.

Ohrbefund: Beiderseitige, rechts mittelgradige, links leichtgradige Erkrankung des inneren Ohres.

Fall VII. J. Gr., 33jährige Koloristin. Hat vor einem halben Jahre eine rechtsseitige eitrige Mittelohrentzündung von vierwöchiger Dauer durchgemacht. Seither bemerkt Patientin, die angibt, früher vollkommen normal gehört zu haben, eine fortschreitende Abnahme des Hörvermögens auf dem rechten Ohre. Auch bestehen seit der Otitis Sausen und Rauschen in dem krank gewesenen Ohre.

Familienanamnese belanglos.

Allgemeiner Befund: Sehr neuropathisch, überaus leicht erregbar, weint sehr leicht. Abnorme Stellung der oberen mittleren Schneidezähne. Sehnenreflexe sehr stark gesteigert. Virile Crines. Dermographismus rot, stark. Aschner positiv, Erben sehr deutlich. Struma kolloid. Thymusdämpfung. Systolisches Geräusch über der Pulmonalis. Akzentuierter II. Pulmonalton.

Ohrbefund: Beiderseitige Erkrankung des inneren Ohres, rechts hohen, links leichten Grades. Gesteigerte Reflexerregbarkeit des Vestibularapparates.

Fall VIII. F. A., 36jähriger Bankbeamter. Leidet an Kopfschmerzen, die gewöhnlich in Anfällen in der rechten Kopfseite auftreten. Patient hört schon seit Jahren nicht scharf. Während der Zeit der Kopfschmerzen ist das Gehör in auffallender Weise schlechter. Öfters Sausen in beiden Ohren.

Die Mutter des Patienten litt jahrelang an Gesichtsneuralgien. Eine Schwester des Patienten ist sehr blutarm und nervös. Vater in höherem Alter an Herzfleischentartung gestorben. Eine Tante (Schwester des Vaters) Diabetes.

Angewachsene Ohrläppchen. Hoher Gaumen. Hyperplasie des lymphatischen Rachenringes. Unregelmäßige Zahnstellung. Starke Deviatio septi nach links. Labiles Herz. Dermographismus. Rachenreflex 0, Cornealreflexe gering. Sehnenreflexe gesteigert.

Augenbefund (Dr. Krämer): Einseitige Amblyopie durch Astigmatismus.

Ohrbefund: Beiderseitige mittelgradige Erkrankung des inneren Ohres.

Fall IX. L. W., 32jährige Verkäuferin. Hat angeblich bis vor zwei Monaten sehr gut gehört. Nach plötzlicher unvermittelter Einwirkung von zwei schrillen Pfiffen auf das linke Ohr verspürte Patientin heftiges Pfeifen und Klingen in diesem Ohre und glaubte schon in der allernächsten Zeit zu bemerken, daß sie nicht mehr so gut auf demselben höre wie früher. Patientin leidet häufig an heftiger Migräne und an dysmenorrhoischen Beschwerden, mitunter an Schmerzen in der Blinddarmgegend. Schläft oft schlecht[1]).

Ein Bruder schwachsinnig, hört seit Kindheit schlecht, eine Schwester Säuferin, ein Kind dieser Schwester taub geboren, ein zweites an tuberkulöser Hirnhautentzündung gestorben, eine zweite Schwester Zwergwuchs. Vater in hohem Alter schwerhörig.

Ohrbefund: Beiderseitige Erkrankung des inneren Ohres, links mittleren, rechts leichten Grades.

Fall X. Frau M. Gr., 34jährige Klavierlehrerin. Hört auf dem linken Ohre seit 10 Jahren schlecht. Damals bestand linksseitige Mittelohrentzündung von 14tägiger Dauer. Schon während der Ohreiterung Ohrensausen, das die Patientin nicht verlor. Lufteinblasungen, die längere Zeit nach dem Sistieren der Eiterung vorgenommen wurden, besserten das Ohrensausen in keiner Weise. Das Hörvermögen besserte sich nach Ablauf der Otitis, erlangte jedoch nicht seine normale Schärfe. Während der ersten Gravidität und im Wochenbette (vor fünf Jahren) verschlechterte sich das Gehör. Eine lokale Behandlung (Katheterismus, Galvanisation) blieb resultatlos. In den letzten drei Jahren ziemlich stationärer Befund. Im Laufe der letzten Monate (nach einem heftigen Schnupfen) Steigerung der Ohrgeräusche und weitere Abnahme des Hörvermögens, das seit dieser Zeit auch rechts geringer wird.

Großvater mütterlicherseits schwerhörig, litt in den letzten Jahren an einer Geistesstörung, erlag einem Schlaganfall. Großmutter mütterlicherseits fettleibig und zuckerkrank. Eine Schwester der Mutter sehr klein und fettleibig, eine zweite Schwester war sehr nervös und litt häufig an Magen- und Darmbeschwerden. Großvater väterlicherseits starb an einem Herzleiden. Ein Bruder des Vaters Suicid. Eine Schwester des Vaters hysterisch.

Klein, fettleibig. Auffallend großer Kopf, unregelmäßige Zahnstellung. Hyperplasie des lymphatischen Rachenringes. Struma parenchymatosa. Cornealreflexe 0, Rachenreflex 0, Dermographismus stark, fleckig, labile Herzaktion. Aschner +, Enteroptose, Pes planus.

Ohrbefund: Erkrankung des inneren Ohres, links hohen, rechts mittleren Grades.

Fall XI. Br. M., 31jähriger Musiker (Klarinettist). Leidet seit 4—5 Jahren an Ohrensausen, das meist erträglich ist, mitunter jedoch, bei gleichzeitigem Auftreten von Kopfschmerzen, sehr intensiv (pulsierend, klopfend) wird. Gehör seit $2^1/_2$ Jahren (ohne Ursache) allmählich abnehmend. In der letzten Zeit große Empfindlichkeit gegen Geräusche, besonders schrille Töne. Patient lernte in der Schule schlecht, hatte mangelhaftes Gedächtnis, war sehr zerstreut. Als Kind Masturbation. Patient ist sehr nervös, schläft wenig und unruhig, wird oft von erregenden Träumen gequält. Häufig Depressionszustände, oft Furchtvorstellungen. Mitunter aus geringfügiger Veranlassung Zornausbrüche. Häufig halbseitige Kopfschmerzen. Sexuell wenig erregbar.

---

[1]) Die Allgemeinuntersuchung der Patientin ergab außer beträchtlich erhöhter labiler Herzaktion und hochgradiger vasomotorischer Überregbarkeit, keine Besonderheiten.

Großvater väterlicherseits: Schlaganfall, Großmutter Carcinoma vesicae. Großvater mütterlicherseits: Epileptiker. Vater sehr nervös, Alkoholiker, Mutter anämisch, nervös, häufig Migräne, eine Schwester der Mutter hysterisch, eine zweite Schwester im Alter zwischen 20 und 30 Jahren schwerhörig (Otosklerose?).

Rachitische Veränderungen am Schädel. Asymmetrie der Gesichtshälften. Chvostek +. Unregelmäßige Zahnstellung. Hoher Gaumen. Hyperplasie der Zungenfollikel. Tonsillen und adenoide Vegetationen in der Kindheit entfernt. Lymphdrüsen am Halse und in den Axillen vergrößert. Geringe Behaarung am Stamme, in den Axillen, spärliche Behaarung am Bauche. Schwach entwickeltes Genitale (Hoden sehr klein). Beiderseits offene Leistenringe. Scap. scaphoid. Cornealreflexe Ø, Rachenreflex Ø. Periost- und Sehnenreflexe sehr gesteigert, Aschner +, Erben +. Respiratorische Irregularität.

Ohrbefund: Beiderseitige mittelgradige Erkrankung des inneren Ohres.

Fall XII. Ed. G., 50jähriger Schlossermeister, stand vor 12 Jahren wegen beiderseitigen chronischen Mittelohrkatarrhs in Behandlung. Die Funktionsprüfung ergab damals als Ursache der Hörstörung nebst katarrhalischen Vorgängen im Mittelohre eine Erkrankung des inneren Ohres. Das Hörvermögen nach der Behandlung war: Uhr rechts 30 cm, links 25 cm. Flüstersprache rechts 6 m, akzentuiert 8 m, links 6 m, akzentuiert 7—8 m.

In den folgenden Jahren kam Patient zweimal (1908 und 1912) wegen katarrhalischen Erscheinungen in den oberen Luftwegen zur Ohrbehandlung. Er klagte bei diesen Anlässen nicht über das Ohr und gab auch an, keine Verschlechterung seines Gehörs beobachtet zu haben.

Die Hörprüfung ergab:

1908: Uhr rechts 20 cm, links 20 cm, Flüstersprache rechts 5—6 m, links 5—6 m.

1912: Uhr rechts 15 cm, links 10 cm, Flüstersprache beiderseits 4—5 m.

1917 erlitt Patient einen mit heftigem psychischen Trauma verbundenen Unfall (er wurde von einem Schwerfuhrwerk umgestoßen); bis auf Hautabschürfungen und Blutunterlaufungen keine Verletzungen. Im Anschlusse daran: Ohrensausen, Kopfschmerzen, Gefühl der Unsicherheit, Platzangst, schlechter Schlaf, abnehmendes Gehör.

Interne Untersuchung: Großer, ziemlich fettleibiger Mann, Morelsches Ohr, in die Stirn hineinwachsendes Kopfhaar. Synophris, Lingua scrotalis, Hypertrophie der Zungenfollikel, Vergrößerung der Schilddrüse. Rigide periphere Arterien, Hypertrophie des linken Ventrikels, Akzentuation des II. Aortentones (Arteriosklerose). Varicen an den unteren Extremitäten. Sehr labile Gemütsstimmung, Neigung zu heftigen Erregungszuständen, abnorme sexuelle Erregbarkeit.

Familienanamnese: Eine Schwester Psychose, ein Bruder Epileptiker, ein Bruder (taub geboren) in der Kindheit gestorben. Vater an Diabetes gestorben, Mutter im Alter von 55 Jahren einem Schlaganfall erlegen, eine Schwester der Mutter: Morbus Basedowii (war sehr schwerhörig). Ein Bruder des Vaters, der an Gefäßverkalkung litt, ist plötzlich gestorben, ein zweiter Bruder des Vaters (seit dem 30. Lebensjahre schwerhörig) soll mit 45 Jahren an einem Nervenleiden gestorben sein.

Die einen Monat nach dem Unfall vorgenommene Hörprüfung ergab: Uhr rechts 5 cm, links a. c. Flüstersprache rechts $2^{1}/_{2}$—3 m, links $1^{1}/_{2}$—2 m. Laute Sprache beiderseits bis 6 m. Rinne positiv. Schwabach beiderseits stark verkürzt. c^{4} und C beiderseits verkürzt. Kein spontaner Nystagmus. Beim Stehen mit geschlossenen Beinen und Augen starkes Schwanken.

Diagnose: Rechts mittelgradige, links hochgradige Erkrankung des inneren Ohres.

Fall XIII. H. K., 27 jähriger Beamter, hatte im Jahre 1908 eine rechtsseitige, 1911 eine beiderseitige Otitis med. ac. durchgemacht, die mit vollständig normalem Hörvermögen ausgeheilt war.

Im November 1915 stellte sich nach einem akustischen Trauma (Abfeuern eines Gewehres neben dem linken Ohre) lautes Klingen im linken Ohre ein. Etwa sechs Wochen später fiel dem Patienten auf, daß er auf diesem Ohre nicht mehr so scharf höre wie früher, was auch die Ohruntersuchung bestätigte.

Die Ohruntersuchung ergab eine Herabsetzung des Gehörs links auf Grund einer Innenohrerkrankung: eine normal $^3/_4$ m weit gehörte Taschenuhr wurde nur 30 cm weit, akzentuierte Flüstersprache 6—7 m weit gehört.

Nach mehrmaliger Galvanisation verminderten sich die subjektiven Ohrgeräusche, ohne daß das Gehör eine Besserung erfahren hätte.

1920 Hörvermögen rechts normal, links Taschenuhr 20 cm, akzentuierte Flüstersprache 5—6 m.

Mitte 1924 stellte sich ohne dem Patienten bekannte Ursache leichtes Summen im rechten Ohre ein. Die Hörprüfung ergab damals normale Verhältnisse auf diesem Ohre, zeigte aber anfangs 1925 eine minimale Gehörsabnahme (in einer Entfernung von 10—12 m wurden einzelne Worte falsch verstanden oder nur Kombination richtig wiedergegeben). Die Stimmgabelprüfung stellte eine leichte Verkürzung der Kopfknochenleitung fest. Links akzentuierte Flüstersprache 5 m.

Die übrige Untersuchung ergab: Leichte Vergrößerung der Tonsillen, kleine Pharynxtonsille, vasomotorische Rhinitis, Dermographismus, labiles Herz, Steigerung der Sehnenreflexe.

Familienanamnese: Vater des Patienten, 57 Jahre alt, leidet an mittelgradiger labyrinthärer Schwerhörigkeit, Großvater (väterlicherseits) soll in höherem Alter schwerhörig gewesen sein.

Fall XIV. J. E., 33 jähriger Klavierstimmer. Erblindete im Alter von 12 Jahren auf dem rechten, im Alter von 18 Jahren auf dem linken Auge. Vor 14 Jahren wurde Patient Klavierstimmer. Ein Jahr später stellten sich unangenehme Sensationen in beiden Ohren ein, die Patient als Knistern bezeichnet. Vor sechs Jahren bemerkte er eine Abnahme der Hörschärfe, die auch durch einen damals vorgenommenen operativen Eingriff in der Nase keine Besserung erfuhr. In den letzten Jahren soll das Hörvermögen fortschreitend abgenommen haben.

Familienanamnese: Der Vater des Patienten starb im Alter von 68 Jahren an Gefäßverkalkung. Die Mutter ist hochgradig nervös. Der Vater der Mutter ist, 63 Jahre alt, plötzlich gestorben. Ein Bruder der Mutter starb im Alter von 21 Jahren an einem Herzklappenfehler, vier Brüder starben im mittleren Lebensalter (drei im Alter von 50 Jahren, einer im 60. Lebensjahre) an Gefäßverkalkung. Ein Bruder des Patienten ist sehr nervös, sehr jähzornig, eine Schwester ist geistesgestört, eine zweite zeigte vorübergehend Geistesstörung.

Allgemeinuntersuchung: Asymmetrie des Rachens, Cornealreflexe abgeschwächt, unterer rechter Eckzahn außerhalb der Reihe vor den übrigen Zähnen. Synophris. Seit frühester Jugend kalte Füße und Hände. Glatzenbildung seit 11 Jahren (im Alter von 22 Jahren), nicht familiär. Überstreckbarkeit des rechten Ellbogengelenkes und der Metacarpophalangealgelenke beider Seiten. Typus respiratorius. Asthenischer Hochwuchs. Sehnenreflexe ++, Bauchdeckenreflexe ++, Dermographismus etwas verstärkt, rot. Labile Herzaktion. Enge, dicke Gefäße, Erbensches Pulsphänomen +, rechtsseitige totale Hyperästhesie und Hyperalgesie.

Augenbefund (Dr. Urmetzer): Beiderseitige Ablatio retinae infolge von Myopie (rechts mit konsekutiver Iritis). Rechts Amaurose, links Handbewegungen vor dem Auge.

Ohrbefund: Innenohrerkrankung beiderseits.

Hörschärfe 1916: Uhr rechts 5 cm, links 10 cm, Flüstersprache rechts $3^1/_2$ bis 4 m, links 4—6 m.

1921: Uhr rechts 1—2 cm, links 5—6 cm, Flüstersprache rechts $1^1/_2$—2 m, links 3—$3^1/_2$ m.

Fall XV. K. Br., 48jähriger Korbflechter. Hört schon von Jugend auf schlecht. Eine Ursache für die Schwerhörigkeit vermag Patient nicht anzugeben. Fortwährendes Singen und Sausen in beiden Ohren. Häufig Kopfschmerzen. Vier Geschwister sind nahezu blind. Zwei Geschwister starben im Alter von 15 und 16 Jahren an Gehirnhautentzündung.

Von Ohrerkrankungen in der Familie ist dem Patienten nichts bekannt.

Ohrbefund: Trommelfelle leicht getrübt. Uhr beiderseits 0, Flüstersprache rechts akzentuiert 6—8 cm, links akzentuiert 15 cm. Laute Sprache: rechts und links 1 m. Weber unbestimmt. Rinne positiv. Schwabach beiderseits stark verkürzt. c^4 beiderseits stark verkürzt. C beiderseits verkürzt. Vestibularapparat normal. Keine Gleichgewichtsstörungen.

Augenbefund (Dr. Urmetzer): Atrophie des Nervus opticus beiderseits nach Neuritis optica hereditaria. Visus: Handbewegungen werden beiderseits in einer Entfernung von etwa 1 m gesehen.

Diagnose: Beiderseitige hochgradige Erkrankung des inneren Ohres (kombiniert mit heredofamiliärer Opticusatrophie).

Fall XVI. E. P., 34jährige Beamtin. Stand im Laufe von acht Jahren einigemale wegen katarrhalischer Erscheinungen in den oberen Luftwegen in Behandlung. Vor sechs Jahren wurde Stein durch eine Klage der Patientin über plötzlich aufgetretenes Summen und Zirpen im rechten Ohre veranlaßt, eine Untersuchung des Gehörorganes vorzunehmen, die eine minimale Einschränkung der Hörschärfe auf der Grundlage einer eben noch festzustellenden Affektion des Hörnervenapparates ergab. (Uhr beiderseits 60 cm, Flüstersprache 7—8 m, Knochenleitung minimal verkürzt, c^4 rechts um 5 Sekunden verkürzt, links normal.)

Therapeutische Versuche, die subjektiven Beschwerden zu beeinflussen, hatten wenig Erfolg; erst nach längerem Landaufenthalte besserte sich der Zustand, und die Hörempfindungen wurden nur nach Erregungen, körperlichen Anstrengungen, vor den Menses usw. wahrgenommen.

Eine vor vier Jahren durchgeführte Funktionsprüfung ergab ein gleiches Hörvermögen für Flüstersprache, während die Uhr nur noch 40 cm weit gehört wurde. Vor einem Jahre kam die Patientin wegen starker Zunahme der Ohrgeräusche im linken Ohre und Auftreten derselben im rechten Ohre wieder zur Untersuchung. Die Hörprüfung ergab eine auffallende Verschlechterung des Hörvermögens am linken Ohre: Uhr rechts 30 cm, links 10 cm, Flüstersprache rechts 7 m, links 4 m. Weber im Kopf, Schwabach beiderseits (links mehr als rechts) verkürzt. c^4 links verkürzt, rechts minimal verkürzt. Als Ursache für die auffallende Verschlechterung des Hörvermögens gab die Patientin an, daß sie seit einem halben Jahre in ihrem Bureau täglich zu wiederholten Malen zu telephonieren habe, wobei sie die Muschel stets an das linke Ohr zu legen pflegte.

Familienanamnese: Ein Onkel (Bruder des Vaters) soll schon in jüngeren Jahren schlecht gehört haben, ebenso eine Schwester des Vaters. Die übrige Familiengeschichte negativ.

Patientin sehr groß, mager, anämisch, nervös. Menses mit 16 Jahren eingetreten, unregelmäßig, mit großen Beschwerden. Oft Migräne, Cornealreflexe 0, Rachenreflex 0, Zähne im Oberkiefer weit auseinanderstehend. Morelsches Ohr. Deformation am Helix. Leichte Prominenz der Bulbi. Steigerung der Sehnenreflexe. Labiles Herz. Madonnenhände (sehr schmale Hände mit auffallend langen, schmalen Fingern).

Diagnose: Beiderseitige Erkrankung des inneren Ohres, rechts leichten, links mittleren Grades.

Sämtliche hier aufgezählten Fälle von chronischer progressiver labyrinthärer Schwerhörigkeit bieten das Gemeinsame der abnormen körperlichen Veranlagung ihrer Träger, eine Tatsache, die sich einerseits aus den Einzelheiten der Familienanamnese, andererseits aus dem Nachweise der zahlreichen Entartungszeichen an den Patienten ableiten läßt.

Erwähnenswert erscheint die relativ häufige Kombination von Ohrerkrankungen mit konstitutionellen Augenleiden in ein und derselben Familie (siehe die Fälle I, II, V, VI und XV). Ganz besonders sei diesbezüglich auf die Kombination des Ohrenleidens mit Amblyopie durch Astigmatismus (Fall VIII), auf den labyrinthär Schwerhörigen, der infolge von Ablatio retinae erblindete (Fall XIV), und auf die Kombination der Innenohrerkrankung mit heredofamiliärer Opticusatrophie Fall XV verwiesen.

Bedeutsam erscheint ferner das häufige Vorkommen von Nervenkrankheiten in den Familien der mit labyrinthärer Schwerhörigkeit behafteten Kranken (siehe die Fälle I, III, IV, V, VI, IX, X, XII und XIV).

Aber auch die klinischen Einzelheiten der hier vorgelegten Fälle bilden Kriterien von kaum anfechtbarer Beweiskraft für die Verwertung des konstitutionellen Momentes in der Pathogenese der chronischen progressiven labyrinthären Schwerhörigkeit.

Wir finden die labyrinthäre Erkrankung schon im jugendlichen Alter, selbst im Kindesalter, ohne daß die Anamnese auf Einflüsse hinweist, die das innere Ohr früher einmal hätten schädigen können. Die Erkrankung kann in solchen Fällen minimalsten Grades sein, dem Patienten, mangels eines ihm zu Bewußtsein kommenden Funktionsausfalles, keinerlei Störungen verursachen und wird nicht selten von ihm zufällig entdeckt oder gelegentlich einer aus anderen Gründen notwendig gewordenen Ohruntersuchung konstatiert. Ist die Funktionsbeschränkung keine nennenswerte oder das andere Ohr überhaupt normal, so können Jahre vergehen, ohne daß das Leiden seinem Träger auffällig wird. Dann aber kann irgendein geringfügiges Moment genügen, die Krankheit für den Patienten in Erscheinung treten zu lassen. So haben wir katarrhalische Vorgänge der Nasenschleimhäute, akut entzündliche Prozesse des Ohres, psychische und physische Traumen als Gelegenheitsursachen kennengelernt, die an und für sich kaum imstande gewesen wären, das innere Ohr zu schädigen, aber bei Einwirkung auf ein minderwertiges Gehörorgan den Anstoß zur Progredienz des Leidens zu bieten vermochten. Gerade in dieser auffälligen Reaktion auf unter anderen Umständen belanglose äußere Einflüsse ist zweifellos ein wichtiger Faktor zur Beweisführung der konstitutionellen Minderwertigkeit des Hörapparates zu erblicken.

In allen diesen Fällen war, soweit die Beobachtungen eine längere Spanne Zeit umfaßten, eine allmählich fortschreitende Abnahme des Hörvermögens zu konstatieren, die allerdings bei manchen Kranken so langsam vor sich ging, daß sie nur durch wiederholte Untersuchungen im Verlaufe eines längeren Zeitabschnittes festzustellen war. Anders gestaltete sich jedoch der Verlauf in Fällen, in denen das kranke Organ in erhöhtem Maße in Anspruch genommen oder in besonderem Grade ausgenützt wurde. Nach kürzerer oder längerer Zeit übermäßiger Leistung trat seine pathologische Veranlagung in unverkennbarer Weise zutage, und mitunter ließen auch Schädigungen, die den ganzen Organismus betrafen, an der intensiven Reaktion von seiten des Gehörapparates diesen als Locus minoris resistentiae erkennen. In der Reihe der Beobachtungen der ersten Art stelle ich als Paradigma den von mir an sechzehnter Stelle mitgeteilten Krankheitsfall (siehe Fall XVI). Die betreffende Patientin, die an einer vor acht Jahren festgestellten, damals äußerst geringgradigen (beiderseitigen) Erkrankung des Hörnervenapparates litt, zeigte als Folge einer Überanstrengung des einen Ohres durch sehr häufige, täglich überaus oft wiederholte telephonische Gespräche auf diesem Ohr eine auffallende Progredienz des Leidens unter Zunahme der schon früher in geringem Grade fühlbar gewesenen subjektiven Ohrgeräusche, während auf dem anderen Ohre nur ein geringgradiges Fortschreiten des Krankheitsprozesses nachzuweisen war.

In die gleiche Kategorie von Krankheitsvorgängen sind die Fälle X und XI einzureihen. Bei beiden Patienten (Musikern) darf man in der Ausübung des Berufes jene Schädlichkeit zugrunde legen, die das in seiner Anlage zweifellos gegebene Leiden in der Entwicklung förderte.

Daß die Fälle von exquisiter professioneller Schwerhörigkeit (Schlosser, Kesselschmiede, Lokomotivführer usw.) zahlreiche Vertreter in der Gruppe der in Rede stehenden Affektionen stellen, liegt auf der Hand. Es braucht auch nicht erst betont zu werden, daß der Verlauf des Krankheitsprozesses von der Intensität der Krankheitsanlage ebenso bestimmt werden wird wie von dem Zustande, in welchem sich das Gehörorgan schon zu Beginn der Einwirkung der akustischen Schädlichkeiten befunden hat.

So wie die pathologische Veranlagung des Hörnervenapparates bei längere Zeit hindurch fortgesetzter übernormaler Ausnützung des Organes in geringeren oder höhergradigen Anomalien der Funktion zum Ausdruck kommt, kann sie auch schon bei einmaliger oder kurze Zeit hindurch andauernder Einwirkung intensiver Reize zutage treten.

Daß intensive Schalleinwirkung auch schon bei kurzer Dauer schwere Veränderungen im akustischen Endorgan herbeizuführen vermag, haben experimentelle Untersuchungen (v. Eicken, Friedrich, Hoessli, Siebenmann, Wittmaack, Yoshii u. a.) bewiesen. Bei

Detonationen, Explosionen usw. werden wir demnach in der Stärke des akustischen Traumas hinlänglich Grund zur Erklärung des nachfolgenden Funktionsdefektes finden.

Es gibt jedoch auch Fälle, bei denen der Grad des akustischen Insultes nicht genügt, die von ihm ausgelösten Störungen zu erklären. So verweise ich auf den Fall IX, bei dem die Krankheitserscheinungen nach Einwirkung schriller Pfiffe auf das Ohr einsetzten, und auf den Fall XIII, bei welchem das Abfeuern eines Gewehres nahe am Ohre subjektive Geräusche und bald darauf eine Verminderung des Gehörs zur Folge hatte. Für solche Fälle dürfen wir wohl aus dem Mißverhältnis von Ursache und Wirkung mit Recht eine in der Minderwertigkeit des Organes begründete Krankheitsdisposition ableiten.

Eine sehr wertvolle positive Grundlage für die Beurteilung solcher Affektionen bieten die experimentellen Untersuchungen Wittmaacks an Meerschweinchen.

Die Versuche Wittmaacks betreffen Schädigungen des Gehörs durch kontinuierlich einwirkenden lauten Schall, bzw. Lärm und solche, die durch kurzdauernde, aber sehr intensive, unmittelbar an der Ohrmuschel erzeugte Schalleinwirkung hervorgerufen wurden. Die einmalige kurzdauernde intensive Schalleinwirkung (schriller Pfiff oder Knall einer Jagdbüchse) äußerte sich in einer Erkrankung des Nervus cochlearis und der zugehörigen Teile des Cortischen Organes im Sinne eines degenerativen Zerfalles der Nervenfasern, Nervenzellen und Sinneszellen. Blutungen, Zerreißungen der Labyrinthmembranen o. dgl. konnte Wittmaack nie beobachten (mit Ausnahme der sekundären Zerreißung der Reißnerschen Membran). In allen Fällen wurden der Nervus vestibularis, sein Ganglion und seine Endapparate völlig intakt gefunden. Als Ursache der degenerativen Prozesse nach kurzdauernden intensiven Schalleinwirkungen nimmt Wittmaack eine Überreizung des Neurons an.

Bei den Versuchen mit öfters wiederholter kurzdauernder intensiver Schalleinwirkung ergab die mikroskopische Untersuchung bei sämtlichen Tieren außerordentlich deutliche· und durchgehends recht schwere Veränderungen im Nervus cochlearis, im Ganglion cochleare und im Cortischen Organ, die in degenerativem Zerfall der Nervenzellen, der Nervenfasern und der Sinneszellen, gefolgt von Rückbildungen im Stützapparat des Cortischen Organes, bestanden. Auch hier fanden sich im inneren Ohre weder Blutungen noch Zerreißungen der zarten Membranen oder irgendwelche Veränderungen, die als direkte Folge der Schalleinwirkung angesehen werden konnten[1]).

---

[1]) Gegen die Annahme der Erkrankung des Labyrinthes verwertet Wittmaack auch das isolierte Auftreten der Hörstörung ohne Gleichgewichtsstörung. Dieser

Das Bemerkenswerte der Wittmaackschen Untersuchungsergebnisse liegt vor allem darin, daß die erhobenen Befunde mit den an menschlichen Gehörorganen bei Professionsschwerhörigkeit festgestellten Befunden (Habermann, Brühl) übereinstimmen und in Parallele mit den identischen Untersuchungsergebnissen Alexanders, Brühls, Manasses, Wittmaacks u. a. an menschlichen Schläfenbeinen bei Fällen von „nervöser Schwerhörigkeit" gebracht werden können.

Die große Mehrzahl dieser Befunde gleicht den von Wittmaack beschriebenen mittelschweren und schwereren Graden der experimentell hervorgerufenen Veränderungen, woraus Wittmaack einen Rückschluß auf die Analogie der pathologisch-anatomischen Veränderungen im Gehörorgane zieht.

So gewinnen wir aus der Analyse der vorliegenden Fälle eine ganze Reihe von Anhaltspunkten, die hier in Rede stehenden Formen der labyrinthären Erkrankungen von einem gleichen Gesichtspunkte aus zu betrachten und, unter Zugrundelegung der hereditär-degenerativen Veranlagung, die abnormen Reaktionsbedingungen des Hörnervenapparates zur Erklärung der Entwicklung der progredienten Atrophie in demselben in Anspruch zu nehmen.

Es handelt sich also zweifellos um eine konstitutionell begründete geringe Leistungsfähigkeit im Gebiete des Acusticus, um eine verminderte Widerstandsfähigkeit gegen verschiedene Schädigungen und Einflüsse, die — an und für sich bedeutungslos — hier eine progrediente anatomische Degeneration des befallenen Systems auszulösen imstande sind.

Während unter günstigen Voraussetungen die Erkrankung erst im Greisenalter auftritt, kann sie sich in anderen Fällen, wenn sich das Gehörorgan infolge seiner Minderwertigkeit schon der normalen Inanspruchnahme nicht gewachsen zeigt, bereits im jugendlichen Alter einstellen.

So führen denn auch alle Übergänge von solchen schon frühzeitig durch normale Abnützung, also durch Aufbrauch entstandenen Fällen von progressiver labyrinthärer Schwerhörigkeit zu den in vorgeschrittenen Jahren spontan einsetzenden Formen von Altersschwerhörigkeit (Presbyakusis). Die Ergreisung, die senile Atrophie, ist ein physiologischer Vorgang, und könnten etwa alle Menschen ein Lebensalter von 100 oder 120 Jahren erreichen, dann würden sie wahrscheinlich alle der Presbyakusis verfallen. Es ist nur der Zeitpunkt, in welchem die Schwerhörigkeit einsetzt, ob im Greisenalter oder schon früher, der das Krankhafte des Prozesses, die konstitutionelle Lebensschwäche des Gehörapparates, seine mehr oder minder ausgesprochene funktionelle Minderwertigkeit verrät. Der Normale erlebt seine Presbyakusis nicht oder kaum in ausgesprochenem Maße.

---

isolierten Hörstörung kann eben nur eine isolierte Fasererkrankung (degenerative Neuritis des Nervus cochlearis) zugrunde liegen.

Es ist klar, daß allen diesen mannigfachen Abstufungen in der phänotypischen Auswirkung der Organminderwertigkeit die Quantitätsunterschiede in der Wirkungsintensität der abnormen Erbanlagen entsprechen, von denen in einem späteren Kapitel die Rede sein wird.

Es ist auch nicht gleichgültig, in welcher Vergesellschaftung sich die krankhaften Gene vorfinden, weil eine ganze Reihe von ganz andersartigen Erbfaktoren indirekt auch für die Widerstandsfähigkeit und Suffizienz des Gehörnervenapparates von Belang sind.

Ganz besonders ist es, angesichts der Eigenart der Blutversorgung auf dem Wege der langen, dünnen, astlosen Arteria auditiva interna, die Beschaffenheit des Zirkulationsapparates und seiner nervösen Steuerung, welche die Leistungs- und Widerstandskraft der überaus empfindlichen, fein differenzierten Endapparate des Acusticus bestimmen wird.

So haben wir vor allem in der Labilität der Blutversorgung, die uns als ein Bindeglied in der Kette der degenerativen Stigmen als ein Symptom der degenerativen Veranlagung oft entgegentritt, ein Moment gegeben, das die Entwicklung des in der Keimesanlage begründeten Ohrenleidens zu fördern vermag. Wenn wir uns weiter nach der Erörterung J. Bauers den Mechanismus vor Augen halten, nach welchem eine konstitutionelle Hypoplasie des Gefäßsystems, eine neuropathische Veranlagung, eine vasomotorische Übererregbarkeit gemeinsam mit Störungen im Bereiche des innersekretorischen Apparates der Entwicklung eines arteriosklerotischen Prozesses Vorschub leisten können, so finden wir für zahlreiche Fälle in einer prämaturen Arteriosklerose einen bedeutungsvollen pathogenetischen Faktor für die Erklärung der prämaturen nervösen Schwerhörigkeit. Dies würde ja auch der schon oben erwähnten Vorstellung von der partiellen heterochronen Hyperinvolution entsprechen.

Es braucht nicht erst des besonderen ausgeführt zu werden, daß die im höheren Alter auftretenden endarteriellen Veränderungen in den Hirngefäßen, speziell der Arteria auditiva interna, infolge der auf diesem Wege verursachten Zirkulations- und Ernährungsstörungen früher oder später das Bild der Altersschwerhörigkeit zur Entwicklung bringen werden.

Nicht minder als Zirkulationsstörungen werden naturgemäß alle Allgemeinerkrankungen, welche durch Beeinflussung des Ernährungszustandes, besonders durch Anämie, den Gesamtorganismus schädigen, jedes von Haus aus minderwertige Organ, in unseren Fällen das innere Ohr, benachteiligen. So erklärt sich das Einsetzen der Erkrankung, wie auch ihre Verschlechterung nach Allgemeinerkrankungen aus dem durch diese verschuldeten Beginne, resp. der Zunahme der degenerativen Atrophie im Nervus acusticus und seinem Endorgane.

Aber auch die Wirkung exogener Schädlichkeiten, deren Einfluß auf das Hörnervengebiet in unzweifelhafter Weise festgestellt ist —

vor allem toxischer und infektiöser Noxen, die das klinisch wie histologisch klargestellte Krankheitsbild der toxischen und infektiösen
Neurolabyrinthitis verschulden —, wird durch die konstitutionelle Beschaffenheit der Gehörorgane bestimmt werden.

Stein hat für eine — derzeit allerdings wohl noch kleine — Anzahl
von Innenohrerkrankungen nach dem Typus der chronischen progressiven labyrinthären Schwerhörigkeit, die der Anamnese nach ätiologisch
auf verschiedene exogene Schädlichkeiten bezogen werden mußten, die
hereditäre Belastung — als Kriterium für die in der Konstitution begründete Krankheitsdisposition — festgestellt. Die nachstehende Tabelle
zeigt schon an dieser geringen Zahl von Fällen, welche Bedeutung einer
ererbten Organminderwertigkeit für die Reaktion auf exogene Schädlichkeiten zuerkannt werden muß.

Innenohrerkrankungen, verursacht durch:	Zahl der Fälle	Bezüglich des Gehörorganes hereditär belastet	Nicht belastet
Kongenitale Lues	4	2	2
Akquirierte Lues.	21	14	7
Influenza	6	3	3
Grippe	10	7	3
Mumps	5	2	3
Nikotin.	10	8	2
Lange fortgesetzten Salicylgebrauch	8	5	3
Lange fortgesetzten Chiningebrauch	6	4	2
Trauma.	5	1	4
	75	46=61,3%	29=38,7%

Eine Mitteilung, die ganz unverkennbar die Lokalisation des schädlichen exogenen Agens im Hörnervengebiete auf vererbter Grundlage
zur Anschauung bringt, danken wir Kay. Er beschreibt drei Geschwister, die sämtlich infolge einer Erkrankung des N. acusticus durch kongenitale Lues ertaubten. Bei allen dreien war der Hörnerv der elektive
Angriffspunkt für das Syphilisvirus. Siemens erwähnt 8jährige eineiige Zwillinge, die beide mit einer Syphilis des inneren Ohres behaftet
waren. Weitz beobachtete gleichfalls nervös-degenerative Schwerhörigkeit der beiden Partner zweier eineiiger Zwillingspaare und fand
beidemal das Leiden weiter vorgeschritten bei demjenigen Zwilling, der
in einer Fabrik dem andauernden starken Lärm der Maschinen ausgesetzt
war. Daran anschließend sei vermerkt, daß die sog. siamesischen Zwillinge
(Xiphopagen), die ja eineiige Zwillinge darstellen, beide anfingen zu ertauben (Virchow).

Von dem gleichen Gesichtspunkte aus besehen, gewinnt auch eine
unserer Beobachtungen — einen Musiker betreffend, bei dem eine Tabes
mit Hörnervendegeneration einsetzte — erhöhtes Interesse. Diese Beobachtungen bestätigen die Richtigkeit der Ansicht J. Bauers, nach

welcher den quantitativen Abstufungen einer Konstitutionsanomalie eine
ganze Reihe krankhafter Prozesse entspricht. Diese Reihe beginnt dort,
wo die Konstitutionsanomalie allein so hochgradig ist, um ohne jeden
weiteren ätiologischen Faktor zu einem Krankheitsprozeß zu führen,
und hört dort auf, wo die Konstitutionsanomalie nichts weiter bedeutet
als eine Begünstigung und Förderung der Ausbildung des durch die verschiedenen exogenen Faktoren (funktionelle Überanstrengung, infektiöse, toxische, traumatische Schädigungen) hervorgerufenen krankhaften
Zustandes.

Die Taubstummheit.

Schon in unseren Ausführungen über die chronische progressive
labyrinthäre Schwerhörigkeit im vorhergehenden Kapitel haben wir
darauf hingewiesen, daß die Unterschiede zwischen den scheinbar so
differenten Krankheitsbildern wie jenen der angeborenen Taubheit
und jenen der sich im späteren Alter entwickelnden chronischen progressiven labyrinthären Schwerhörigkeit vor allem quantitative sind.

Weder die persönliche klinische Untersuchung der in der Deszen-
denz aufeinanderfolgenden Einzelfälle noch die anatomische Forschung
gestattet derzeit eine eindeutige und sichere Differenzierung in bezug
auf Ein- oder Mehrheit der ätiologischen Faktoren und in bezug auf
die trotz der Verschiedenheit der einzelnen Befunde allen Erkrankungsformen gemeinsamen pathologischen Veränderungen.

Trotzdem halten wir es im Interesse der von uns eingeschlagenen
Arbeitsrichtung für unerläßlich, unsere diesbezüglichen Ansichten in
möglichst eindeutigem Sinne klarzulegen:

Von der Aplasie des Gehörorganes bis zur Schwerhörigkeit des hohen
Alters gibt es — auf gemeinsamer genetischer Grundlage — zahllose
graduelle Abstufungen von qualitativ, vor allem aber quantitativ voneinander verschiedenen Anomalien. Bei allen diesen Fällen handelt es
sich um pathologisch-anatomische Veränderungen, welche nur den
Ausdruck einer hereditär-degenerativen Veranlagung darstellen (Hammerschlag, Stein).

Die hier gemeinte Taubheit, resp. Taubstummheit, da das taubge-
borene Individuum seine normale Sprache einbüßt, ist der höchste
Grad jener Anomalien des inneren Ohres, die wir mit Hammerschlag
unter Heranziehung einer Reihe jener Kriterien, welche die moderne
Konstitutionsforschung als Beweise dafür ansieht, daß es sich um mit
dem Keimplasma übertragene Veränderungen handelt, als hereditär-
degenerative bezeichnet haben.

Präzisieren wir hiermit den Begriff der hereditär-degenerativen,
resp. konstitutionellen Taubheit als des erbbiologisch abzuleitenden, so
müssen wir gleichzeitig zur Vermeidung von Irrtümern und Mißverständ-

nissen den von vielen Autoren in gleichem Sinne gebrauchten Ausdruck „kongenitale Taubheit“ unbedingt ausschalten.

Es ist gerade zur Gewinnung einer allgemein anzuerkennenden Nomenklatur der Taubstummheit Denker nachdrücklichst beizupflichten, wenn er sagt: „Kongenital bedeutet nicht das gleiche wie angezeugt oder mitgezeugt, sondern kongenital ist angeboren, es ist ein Sammelbegriff, unter dem man alles zusammenfaßt, was im intrauterinen Leben teils durch Krankheit erworben, teils fehlerhaft angelegt war.“

Die seit alters her geübte Einteilung und vor allem die Statistik in der Taubstummenforschung (Hartmann, Hedinger, Schmaltz, Falk, Lemcke, Mygind, Siebenmann) beruht auf der Unterscheidung der „angeborenen“ Form des Leidens von seiner „erworbenen“.

Es war zuerst Hammerschlag, der das Unwissenschaftliche dieser lediglich auf anamnestischen Angaben beruhenden und daher oft unverläßlichen Einteilung erkannte.

Er verwies darauf, daß einerseits Labyrinthbefunde bei intrauterin entstandener, also angeborener Taubheit identisch sein können mit jenen, die als „erworben“ angesehen werden, und daß es andererseits Fälle von postembryonaler hereditärer — also in der Keimesanlage begründeter — Ertaubung gibt.

Zur Beseitigung sich daraus ergebender Mißstände schlug Hammerschlag vor, die Taubstummheit statt in „angeborene“ und „erworbene“ einzuteilen:

1. in die durch lokale Erkrankungen des Gehörorganes (Entzündung, Exsudation, Blutung, Trauma innerhalb des inneren Ohres) bei einem sonst gesunden Individuum verursachte und

2. in die konstitutionelle.

In die erste Gruppe gehören alle Fälle von — intrauterin oder postfetal — erworbener Taubheit, in der zweiten Gruppe unterscheidet Hammerschlag

a) die sporadische (degenerative) und

b) die endemische Form.

Nur in eine ätiologisch basierte klinische Nomenklatur lassen sich seiner Ansicht nach die verschiedenen anatomischen Befunde zwanglos einreihen. Nur so wird eine anfänglich klinisch-ätiologische Nomenklatur zur Trägerin der pathologisch-anatomischen Befunde.

Diese Gruppierung Hammerschlags ist nicht durchgedrungen; sie hat von mehreren Seiten (Siebenmann, Denker, Lange, Steurer) Ablehnung, von Goerke und Uchermann sogar lebhaften Widerspruch erfahren.

Ihre Berechtigung haben vorwiegend Alexander, E. Urbantschitsch und Herzog anerkannt.

E. Urbantschitsch modifiziert die Einteilung Hammerschlags, indem er eine erworbene Form und eine kongenitale (konstitutionelle) unterscheidet, die erworbene in die intrauterin und postfetal erworbene und die konstitutionelle in die hereditär-degenerative und die endemische einteilt. Die hereditär-degenerative Taubheit kann wieder eine manifeste und eine latente sein. Zur latenten Form gehören die Otosklerose und die chronische progressive labyrinthäre Schwerhörigkeit.

Auch Herzog schließt sich im allgemeinen den Ansichten an, welche Hammerschlag mit seiner Einteilung vertritt. Er empfiehlt aber, um Mißdeutungen auszuschließen, die vor allem durch die Bezeichnung „kongenital" verursacht werden können, die Bezeichnung ererbt oder vererbt zu wählen und die ererbte Taubstummheit als 2. Hauptgruppe der erworbenen gegenüber zu stellen.

Die ererbte Taubstummheit erhält ihr Charakteristicum durch Nachweis des Zusammenhanges des Leidens mit dem gleichen Gebrechen eines Vorfahren. Dieser Gruppe zählt Herzog, den von Hammerschlag erbrachten Beweisen Rechnung tragend, auch die Otosklerose und die primäre labyrinthäre Schwerhörigkeit zu. Hierher gehören ferner alle Mißbildungen, die das endogene Moment für ihre Entstehung in der Tatsache der Vererbung erkennen lassen.

Diese Bildungsfehler sind von jenen zu unterscheiden, welche durch äußere Ursachen bedingt, also in utero erworben sind.

Die kretinoide Taubheit rechnet Herzog im Gegensatze zu Hammerschlag und E. Urbantschitsch zu den erworbenen Veränderungen und setzt sie in Parallele zu der in utero erworbenen Lues.

Die Herzogsche Einteilung umfaßt somit:

1. die ererbte Taubstummheit (ererbte Mißbildungen, primäre Erkrankungen des inneren Ohres),

2. die erworbene Taubstummheit:

a) intrauterin erworben (erworbene Mißbildungen, Residuen entzündlicher Prozesse, Folgen toxischer Schädigungen),

b) postfetal erworben (Residuen entzündlicher Prozesse, Folgen toxischer Schädigungen, Trauma).

In jüngster Zeit haben Alexander und Fischer unter Zugrundelegung ihrer Studien über die klinischen Beziehungen von Gehörorgan und Konstitution eine Gruppierung der Taubstummheit vorgeschlagen, bei deren Aufstellung sie von rein ätiologischen Momenten ausgegangen sind.

Sie unterscheiden

1. die konstitutionelle, hereditär-degenerative Form der Taubheit.

Sie umfaßt alle Fälle von intrafetaler und postfetal manifest werdender Taubheit mit multipel aufgetretener Taubstummheit in der

Familie und anderen degenerativen Merkmalen der Aszendenz, zahlreichen Stigmen und (fallweise) geistigen Abnormitäten.

Zu den postfetal manifest werdenden Fällen rechnen die Autoren solche, bei denen ein neues ätiologisches Moment nicht aufgetreten ist. Hier handelt es sich nur um die postfetale Auswirkung der intrafetal wirksamen ätiologischen Momente. Alexander und Fischer rubrizieren hier 1. die juvenile progressive Innenohrerkrankung und 2. die Otosklerose.

2. die individuell erworbenen Innenohraffektionen:

a) intrafetal (durch Trauma, Lues, akute Infektionskrankheiten),

b) postfetal (durch Trauma, Meningitis, akute oder chronische Infektionskrankheiten, Rachitis).

Diesen beiden Gruppen fügen Alexander und Fischer eine dritte hinzu, die sich aus jenen Fällen zusammensetzt, in welchen bei Individuen von ausgesprochen hereditär-degenerativer Belastung (Vorhandensein zahlreicher Stigmen und Heredität) eine hinzutretende Erkrankung den mehr oder weniger kompletten Verlust des Hörvermögens zur Folge gehabt hat.

Die Berechtigung der Forderung Hammerschlags nach Neueinteilung der Taubstummheit wurde von allen namhaften Forschern durchaus anerkannt. Die Einwendungen, die gegen Hammerschlag, Urbantschitsch und Herzog geltend gemacht wurden, wurden unter Verteidigung des pathologisch-anatomischen Standpunktes erhoben. Dabei wurde der klinische Standpunkt wenig oder gar nicht berücksichtigt.

So sagt z. B. Steurer in seiner Publikation „Beiträge zur pathologischen Anatomie und Pathogenese der Taubstummheit": „Es kann hier nicht der Ort sein, darüber ein Urteil zu fällen, wie sich die Hammerschlagsche Einteilung vom klinischen Standpunkte aus bewährt. Vom pathologisch-anatomischen Standpunkte aus kann sie nicht als Grundlage für eine Klassifizierung der an Taubstummenschläfenbeinen erhobenen Befunde angenommen werden. Denn es liegt auf der Hand, daß Fälle von Taubstummheit, die nach der Hammerschlagschen Einteilung den grundsätzlich getrennten zwei Klassen von ‚durch lokale Erkrankung des Gehörorganes bedingter Taubstummheit' und von ‚konstitutioneller Taubstummheit' angehören würden, pathologisch-anatomisch betrachtet, in eine Rubrik eingereiht werden müssen, weil sie — wenn auch verschiedener Ätiologie — dieselben anatomischen Veränderungen zeigen können. Es sei nur an die degenerativen Veränderungen des Labyrinthes erinnert, die sowohl konstitutionell bedingt als auch durch eine das Gehörorgan während des Lebens treffende Schädigung hervorgerufen werden."

Auch das von Herzog vorgeschlagene Einteilungsprinzip ist nach Steurer nicht als eine befriedigende Lösung anzusehen, denn eine über-

sichtliche Gliederung der bei der Taubstummheit auftretenden histologischen Veränderungen ist auf Grund des Herzogschen Vorschlages
nicht durchzuführen. Die Frage, ob vom klinischen Standpunkte aus
die Herzogsche Einteilung den bisherigen Einteilungsweisen vorzu-
ziehen ist, wird von Steurer gar nicht erörtert.

Dem Einteilungsprinzip auf klinisch-ätiologischer Basis stehen mehrfache Versuche gegenüber, die eine Klassifizierung der Taubstummheit
unter Verfolgung pathologisch-anatomischer Richtlinien anstrebten.

Die erste Arbeit, in welcher in exakter Weise auf pathologisch-anatomischer Grundlage eine Klassifizierung der Taubstummheit versucht
wurde, ist die Siebenmanns. Sie berücksichtigt allerdings auch in
weitgehender Weise Anamnese und Ätiologie.

Siebenmann teilt die Taubstummheit in eine angeborene und eine
erworbene Form ein, wobei er die angeborene je nach dem Grade der
pathologisch-anatomischen Veränderungen in verschiedene Gruppen
sondert:

1. Gruppe: Fälle mit Aplasie des ganzen Labyrinthes.

2. Gruppe: Fälle, bei denen knöchernes und häutiges Labyrinth
vorhanden, dagegen das Epithel einzelner Abschnitte des endolymphatischen Raumes in geringerer oder weiterer Ausdehnung degeneriert
ist.

a) Epithelmetaplasie, ausschließlich auf die Membrana basilaris beschränkt,

b) ausgedehntere Epithelmetaplasie, fehlende oder mangelhafte Entwicklung des Sinnesepithels, kombiniert mit Ektasie und Kollapszuständen der häutigen Labyrinthwand der Pars inferior.

In dieser Untergruppe unterscheidet er wieder je nach dem Sitze
der Veränderungen drei verschiedene Typen: Typus Siebenmann,
Typus Mondini und Typus Scheibe.

Bei der erworbenen Taubstummheit unterscheidet Siebenmann
je nach der schuldtragenden Krankheit eine Meningitis-, Scharlach-,
Masern-, Diphtherie-, hereditäre[1]) Syphilis-, Typhus-, Mumps- usw. und
traumatische Taubheit.

Denker sondert die zur angeborenen Taubstummheit führenden
labyrinthären Veränderungen in solche

entzündlicher Natur (Meningo-Encephalitis, durch Placentar-
infektion erworbene Syphilis) und

Bildungsanomalien, die auf nicht entzündlicher Basis entstanden sind (ererbte kretinische Degeneration, durch Konsanguinität
hereditär-degenerativ belasteter Erzeuger bedingt, mit sonstigen hereditär-degenerativen Symptomen vergesellschaftet).

---

[1]) Soll natürlich heißen: kongenitale.

In der von Siebenmann vorgeschlagenen Weise trennt er in seiner
Einteilung in bezug auf die histologisch-pathologischen Veränderungen
die Formen mit Aplasie des ganzen Labyrinthes von solchen mit größerer oder geringerer Epitheldegeneration bei Intaktsein des ganzen Labyrinthes. Die weitere Unterteilung berücksichtigt (wie bei Siebenmann)
die graduellen Unterschiede im histologischen Bilde.

Das von Hammerschlag gegen das alte Einteilungsprinzip geltend
gemachte Bedenken wurde auch von Goerke und später von Lange
geteilt.

Goerke nimmt ebenso entschieden wie Hammerschlag Stellung
gegen die Einteilung der Taubstummheit in „angeborene" und „erworbene", basiert aber seinen Einteilungsvorschlag nicht auf klinischer,
resp. ätiologischer Basis, sondern unter Verwertung pathologisch-anatomischer Gesichtspunkte auf entwicklungsgeschichtlichen Momenten.

Goerke unterscheidet zwischen embryonaler und postembryonaler Taubheit, je nachdem Veränderungen vorliegen, die das Ohr
während seiner Entwicklung treffen, also seinen Aufbau, seine Form und
die Bildung seiner einzelnen Teile stören, oder Veränderungen, die das
Gehörorgan nach vollendeter Entwicklung alterieren.

Die embryonale Taubstummheit teilt er ein

1. in Fälle mit groben Veränderungen in der Gestaltung des knöchernen und häutigen Labyrinthes,

2. Fälle mit Veränderungen am Nerven-Ganglienapparat und

3. Fälle mit Form- und Lageveränderungen an den Wandungen des
endolymphatischen Raumes.

Zu den postembryonalen Formen rechnet er

1. die Fälle von Ertaubung durch primäre Erkrankung des inneren
Ohres und zwar

a) infolge primärer Erkrankung der Nerven und seiner Ganglien,

b) infolge sekundärer Erkrankung der Nerven durch Labyrinthitis,

2. die Fälle von Ertaubung durch sekundäre Erkrankung des
inneren Ohres

a) infolge meningitischer (bzw. encephalitischer) Prozesse,

b) infolge otitischer Prozesse.

Auch Lange stimmt dem Vorschlage Goerkes, von ätiologischen
Momenten bei der Einteilung der Taubstummheit vorerst abzusehen und
die Entwicklung des Ohres als Grundlage zu nehmen, bei, meint aber,
es wäre besser, die Ausdrücke „embryonal" und „postembryonal"
durch die Bezeichnung „vor" und „nach" Abschluß der Entwicklung
zu ersetzen.

„Die Entwicklung eines Teiles des Ohres, nämlich des Mittelohres
und der Labyrinthkapsel, findet im Gegensatz zu dem häutigen Labyrinth,
den Nerven und den Nervenendstellen, die schon bei der Geburt ganz

ausgebildet sind, ihren Abschluß erst nach der Geburt. Trifft nun die bei der Geburt noch nicht völlig entwickelten Teile des Ohres eine Schädlichkeit, so wird diese folgerichtig zu einer Mißbildung der betreffenden Teile führen. Nach Goerke müßte diese Mißbildung als embryonale bezeichnet werden, obwohl sie entstanden ist erst nach der Geburt, also nach dem eigentlichen Embryonalleben, das doch mit der Geburt als abgeschlossen anzusehen ist. Dieselbe Schädlichkeit wird dagegen an den bei der Geburt schon ganz ausgebildeten Teilen des Ohres nicht eine Mißbildung, sondern eine Erkrankung hervorrufen und schließlich ein Residuum hinterlassen (im Sinne Goerkes eine postembryonale entstandene Veränderung)."

In Anlehnung an den Vorschlag Langes empfiehlt Steurer, die Taubstummheit einzuteilen

1. in Fälle, die auf Mißbildungen (Entwicklungsstörungen) des Gehörorganes beruhen und

2. in solche, die durch regressive Veränderungen des Gehörorganes verursacht werden.

Zur 1. Gruppe zählt er

a) Mißbildungen des schallzuführenden,

b) des schalleitenden,

c) des schallperzipierenden Apparates,

d) des Acusticusstammes,

e) des zentralen Gehörapparates.

Zur 2. Gruppe

a) regressive Veränderungen des Mittelohres und der Labyrinthkapsel,

b) regressive Veränderungen des inneren Ohres:

    α) nach entzündlichen Erkrankungen (seröser, serofibrinöser, eitriger Labyrinthitis),

    β) nach degenerativen Erkrankungen (genuine Labyrinth- bzw. Neuroepitheldegeneration und periphere — häufig hereditäre — Cochleardegeneration[1]),

c) regressive Veränderungen des Hörnervenstammes (Residuen entzündlicher Erkrankungen [Neuritis acustika] oder degenerativer Erkrankungen [Atrophie durch Geschwülste]),

d) regressive Veränderungen des zentralen Gehörapparates (Tumoren, Encephalitis).

Die einzelnen Fälle von Taubstummheit nach Traumen bringt Steurer je nach den vorliegenden histologischen Veränderungen in einer dieser Gruppen unter.

Wir wollen, bevor wir die Berechtigung der von Hammerschlag inaugurierten Einteilungsform vom klinischen Standpunkte aus prüfen, sehen, inwieweit die Einteilung der Taubstummheit nach pathologisch-

---

[1]) hereditär-degenerative Taubstummheit Alexanders.

anatomischen Gesichtspunkten ihre Aufgabe, in der Pathogenese der Taubstummheit Klarheit zu schaffen, zu lösen vermag.

Wir müssen uns daher vor allem die Frage vorlegen, ob die pathologische Anatomie uns in ihren Befunden Entscheidungen in dieser Richtung gestattet.

Es darf wohl angenommen werden, daß die Autoren sich bei ihren Bemühungen, zwischen „angeborener“ und „erworbener“ Taubheit zu unterscheiden, von der Absicht leiten lassen, die in Entwicklungsstörungen begründeten Fälle von Taubheit von jenen zu trennen, die durch die verschiedenartigsten Schädigungen des Gehörorganes verursacht werden. Und ebenso erscheint es wohl richtig, anzunehmen, daß die Beurteilung der Fälle von Taubheit infolge von Entwicklungsstörungen vom pathogenetischen Standpunkte aus im allgemeinen in dem Sinne geschieht, diese Fälle als „im Keimplasma begründete“, also „konstitutionelle“ aufzufassen.

Wenn wir zunächst vom pathologisch-anatomischen Standpunkte aus den Begriff der „erworbenen“ Taubstummheit genauer begrenzen wollen, so müssen wir in diese Gruppe alle jene Formen einreihen, die durch eine exogene Schädlichkeit verursacht werden, die das Gehörorgan — sei es intrauterin oder im extrauterinen Leben — betroffen hat.

Gehen wir von dem Standpunkte aus, daß der absolute Funktionsverlust des Hörsinnes, also die völlige Taubheit, doch nur durch eine vollkommene Ausschaltung des Schallperzeptionsapparates verursacht wird, so können wir sagen: Die erworbene Taubheit bildet den Folgezustand und Ausgang einer tiefgreifenden Schädigung des inneren Ohres, die — gleichviel, an welcher Stelle desselben sie ihren Angriffspunkt genommen hat — mit Zerstörung des Hörnerven und seines Endorganes im Labyrinth geendet hat.

Es kann sich demnach um Residuen seröser, serofibrinöser oder eitriger Labyrinthentzündungen (Bindegewebsbildung, degenerative Atrophie des Neuroepithels und Nervenganglienapparates), um regressive Vorgänge nach exsudativen und entzündlichen Vorgängen im Hörnerven (Atrophie, fettige und kolloide Degeneration) handeln, ferner um die Folgeerscheinungen von Blutergüssen ins Labyrinth (sei es, daß dieselben apoplektiform zur Kompression des membranösen Labyrinthes führen oder daß sie durch Wiederholung in kleinen Schüben eine Obliteration des häutigen Labyrinthes nach sich ziehen), um das Labyrinth mitbetreffende Frakturen des Felsenbeines und endlich um Ausschaltung des inneren Ohres durch Alteration des zentralen Hörapparates durch cerebrale Krankheitsprozesse (Tumoren, Encephalitiden usw.).

Dem Ausgangspunkte nach kann der pathologische Prozeß, der zur Vernichtung der physiologischen Funktion des Innenohres führt, sein:

1. **tympanogen** (Übergreifen eitriger Mittelohrprozesse auf das Labyrinth [Panotitis-Politzer],

2. **meningogen** (Eindringen meningitischen, eitrigen Exsudates in den Gehörgang und Übergreifen der eitrigen Entzündung auf dem Wege der duralen Auskleidung des inneren Gehörganges und entlang der Nervenkanäle auf das Labyrinthinnere),

3. **hämatogen** (infektiöse und toxische Neurolabyrinthitis) und

4. **neurogen** (Funktionsausschaltung durch pathologische Prozesse im Verlaufe der zentralen Hörnervenbahn und der Hörzentren).

Besonders bedroht ist das innere Ohr durch die **Meningitis cerebrospinalis**, welche der Statistik nach in ca. 36% der Fälle von Taubheit und die **Scarlatina**, die in 16% der Ertaubungen als Ursache des Funktionsverlustes des Hörsinnes angeführt wird.

Von den anderen **akuten Infektionskrankheiten** sind es besonders die **Morbillen**, der **Typhus abdominalis**, die **Influenza** und die **Parotitis epidemica**, die teils durch eitrige Otitiden mit konsekutiven Labyrinthentzündungen, teils durch primäre Neurolabyrinthitis unvermittelt oder infolge sekundärer degenerativer Prozesse im Labyrinth oder im N. octavus zur Vernichtung der Innenohrfunktion führen.

Von den **chronischen Infektionskrankheiten** bedroht vor allem die Lues den schallperzipierenden Apparat (durch exsudative Prozesse des Ohrlabyrinthes mit Degeneration des Neuroepithels und der Nervenäste, durch degenerative Atrophie des N. octavus und durch meningitische Veränderungen mit interstitiellen Entzündungen des N. octavus [O. Mayer, Haike, Asai]) in schwerer Weise. Der Prozentsatz der durch die kongenitale Lues erfolgenden Ertaubungen wird von E. Urbantschitsch mit 7,2, von K. Beck mit 7,5, von Parrel mit fast 50% (!) angegeben.

Auf die Erkrankung des Innenohres und die Vernichtung seiner Funktion infolge **tuberkulöser Mittelohreiterung** haben Habermann, Politzer, Herzog, Kümmel, Alexander u. a. hingewiesen.

Die pathologisch-anatomische Untersuchung wird uns in Fällen dieser Art instand setzen, durch den Nachweis histologischer Befunde, die sich als entzündliche Veränderungen oder als Residuen solcher darstellen, die Taubheit als „erworbene" ansehen zu können.

In den meisten Fällen werden die Ergebnisse der histologischen Untersuchung auch Hinweise auf den Ausgangspunkt des der erworbenen Taubheit zugrunde liegenden pathologischen Prozesses darbieten.

So charakterisiert sich die erworbene Taubstummheit in den Fällen tympanogener Taubheit nach Mygind durch die Befunde hochgradiger destruktiver Prozesse im Mittelohr oder ihrer Residuen in Verbindung mit — ihrer Stärke und Ausdehnung nach relativ geringfügiger — Neubildung knöchernen oder fibrösen Gewebes im Labyrinth, die Taubstummheit nach Meningitis dagegen durch erhebliche Neubildung im inneren Ohre bei normaler oder nur geringfügig entzündlich veränderter Paukenhöhle.

Bei Meningitistaubheit findet sich fast immer vollständiger oder teilweiser Verschluß der Fenster mit knöchernem oder fibrösem Gewebe, das Labyrinth zeigt Ausfüllung seiner Hohlräume mit Knochen oder Bindegewebe bis zur vollständigen Obliteration, die Nervenelemente zeigen Degenerationserscheinungen. Ein wichtiges Beweismaterial für die Ausbreitung des pathologischen Prozesses bilden Fisteln.

Charakteristisch ist, daß in erster Linie die Schnecke befallen ist; weniger betroffen sind die Bogengänge. Geringere Veränderungen zeigt das Vestibulum, ein Umstand, der sich nach Siebenmann erstens aus der Weite des Vestibulums gegenüber der Schnecke und den Bogengängen und zweitens aus seiner doppelten Gefäßversorgung erklärt.

Traumatische Schädigungen können zur Zerreißung und Verlagerung der häutigen Teile führen. Durch Blutaustritte kann die Gestalt der endolymphatischen Kanäle verändert werden. Hat keine Zerreißung stattgefunden, so kann durch Quetschung der häutigen Wände eine Einengung oder Kompression des endolymphatischen Lumens bis zu seinem völligen Verschluß erfolgen. Bei gleichzeitiger endo- und perilymphatischer Blutung können die häutigen Wandteile der Schnecke so in Blutmassen eingemauert werden, daß sie in ihrer normalen Lage bleiben (Alexander).

Der Gruppe der erworbenen Taubstummheit stellen wir als zweite Hauptgruppe jene gegenüber, bei welchen die komplette Funktionsausschaltung des inneren Ohres durch Entwicklungsstörungen des Gehörorganes verursacht wurde.

Diese Form der Taubheit resultiert aus Anomalien der Form- und Lageverhältnisse des inneren Ohres, die — im Gegensatze zu jenen entzündlicher Provenienz — durch Abweichungen von der normalen Entwicklung des Organes entstanden sind. Diese Anomalien stellen sich demnach als Bildungsfehler — sei es im Sinne von Defekten, sei es im Sinne von Exzeßbildungen oder sonstigen qualitativen Störungen dar.

Alexander sieht die anatomische Grundlage dieser Form der Taubheit im Befunde hochgradiger Anomalien des Schneckennerven und seines Endapparates, des Cortischen Organes, gegeben.

In der Mehrzahl handelt es sich hierbei um eine ursprünglich defekte Embryonalanlage des Nervenganglienapparates der Schnecke und des Cortischen Organes (kongenitale Hypoplasie des Cochlearis). In anderen Fällen ist die Embryonalanlage dieser Teile normal, während sich infolge defekter Entwicklung oder Entwicklungshemmung der Hilfsapparate der Schnecke und des übrigen Gehörorganes (Labyrinthkapsel und Trommelhöhle) erst sekundär eine Atrophie des Nervenganglienapparates und eine Degeneration des Cortischen Organes einstellt.

Danach unterscheidet Alexander zwei Gruppen der kongenitalen Taubheit:

1. Kongenitale Taubheit durch kongenitale Aplasie oder Hypoplasie des Nervus cochlearis, des Ganglion spirale und des Cortischen Organes und

2. kongenitale Taubheit durch Atrophie des Nervus cochlearis, des Ganglion spirale und des Cortischen Organes infolge von kongenitalem Defekt oder Entwicklungshemmung im Bereiche der Labyrinthkapsel oder des Mittelohres.

Die pathologische Anatomie hätte demnach schon eine bedeutungsvolle Aufgabe gelöst, wenn sie uns aus den histologischen Bildern genau darüber orientieren könnte, ob die jeweilig vorgefundenen pathologischen Veränderungen des Gehörorganes auf Entwicklungsstörungen oder regressiven Veränderungen beruhen.

Da zeigt es sich aber, daß sich der pathologische Anatom mit dem weiteren Ausbau der histologischen Forschungen seine Aufgabe nicht erleichtert, sondern im Gegenteil eher erschwert hat.

Vormals definierte Schwalbe die Mißbildungen als „während der fetalen Entwicklung zustande gekommene, also angeborene Veränderungen der Morphologie eines oder mehrerer Organe oder Organsysteme oder des ganzen Körpers, welche außerhalb der Variationsbreite der Spezies gelegen sind".

Mißbildungen, in diesem Sinne beurteilt, umfassen aber außer morphologischen Konstitutionsanomalien auch solche Entwicklungsanomalien, die intrauterin infolge von infektiösen Prozessen, toxischen Schädlichkeiten, fetalen Traumen, durch Anomalien des Amnions usw. entstanden sind.

Als morphologische Konstitutionsanomalie ist die Mißbildung nach den Begriffen der Konstitutionspathologie dann zu beurteilen, wenn der Beweis dafür erbracht ist, daß sie ihren Ursprung in einer abnormen Erbanlage hat, also mit dem Keimplasma übertragen wurde. Es ist klar, welche Bedeutung die Feststellung der konstitutionellen Natur einer Mißbildung vom Standpunkte der Fortpflanzung und Rassenhygiene aus haben muß.

Wir sehen nun, daß die histologischen Bilder der Taubstummenschläfenbeine auf Grundlage der neuesten Forschungsergebnisse eine andere Deutung erfahren, als dies ehedem der Fall war.

Eine ganze Reihe von Anomalien, besonders die Gestalt- und Lageveränderungen der Wandungen des Endolymphschlauches, wie Ektasie, Kollaps, Faltenbildungen, mangelhafte Ausbildung der Epithelien des Ductus cochlearis, besonders des Cortischen Organes, werden von Siebenmann noch zur „angeborenen" Taubstummheit, von Goerke[1])

---

[1]) Allerdings bemerkt Goerke, daß dieselben Veränderungen auch an Schläfenbeinen von sicher erst im späteren Leben ertaubten Personen anzutreffen seien, daß also diese Einteilung nicht unter allen Umständen aufrechtzuerhalten sein werde.

zu den Fällen von „embryonaler" Taubstummheit, also zu den Entwicklungsstörungen gerechnet. Nach unseren heutigen Kenntnissen, die sich auf klinische Beobachtungen und vor allem auch auf die Erfahrungen des Tierexperimentes stützen, müssen wir sie als regressivdegenerative ansehen (Steurer).

Steurer weist ferner darauf hin, daß der lange Zeit von vielen Autoren (Siebenmann, Scheibe, Alexander und Tandler, Habermann, Oppikofer, Lindt, Katz u. a.) geradezu als Beweis für eine Entwicklungsstörung gehaltene Befund einer kernhaltigen Hülle um die Cortische Membran durch den Nachweis dieser Veränderung bei im Anschlusse an Meningitis aufgetretener Taubstummheit (Stein und Nager) seinen Charakter als wichtiges Kriterium eingebüßt habe.

Bemerkenswert ist überdies der von Herzog erbrachte Nachweis von kernhaltigen Hüllen um die Cuticulargebilde, Spangen- und Brückenbildungen, Ektasie- und Kollapszuständen des häutigen Labyrinthes bei experimenteller Labyrinthitis. Herzog stellt unter Hinweis auf die Ähnlichkeit dieser Veränderungen mit den Labyrinthbefunden an kongenital tauben, unvollkommen albinotischen Katzen (Alexander und Tandler) die Frage, ob nicht auch für das Krankheitsbild des tauben Säugers entzündliche Prozesse mit verantwortlich zu machen seien.

Schließlich erscheint es auch bedeutungsvoll, daß nicht nur entzündliche Prozesse, sondern schon Störungen der Liquorsekretion (experimentell erzeugter Labyrinthhydrops Wittmaack[1]) Veränderungen im inneren Ohre hervorrufen können, wie sie früher als charakteristisch für Entwicklungsstörungen (Ektasie und Kollapszustände, Falten- und Brückenbildungen usw.) angesehen wurden.

Es ist ganz besonders Steurer, der an der Hand genauen Studiums von zehn in der Literatur niedergelegten Taubstummenfällen und auf Grund von zwei Fällen eigener Beobachtung die Ansicht vertritt, daß viele Fälle von Taubstummheit pathologisch-anatomisch auf Störungen der Liquorsekretion im Sinne eines Labyrinthhydrops zurückzuführen wären. Er meint, daß mancher Fall, der als intrauterine Labyrinthitis gedeutet wurde, in dieser Weise zu erklären sei, und man werde vor allem die Zahl der auf Entwicklungsstörungen und Mißbildungen zurückzuführenden Taubstummenfälle durch Beurteilung des Prozesses in diesem Sinne wesentlich einschränken können.

---

[1]) Nach der Theorie Wittmaacks über die Entstehung des Labyrinthhydrops treten Störungen der Liquorsekretion erst nach dem Eintritt der Funktion der Epithelien des Endolymphraumes auf. Da diese Funktion ungefähr mit dem Zeitpunkte der Geburt zusammenfällt, so wird die durch solche pathologische Zustände verursachte Taubstummheit nicht auf Entwicklungsstörungen, sondern auf regressive Veränderungen zurückgeführt werden müssen (Steurer).

Daß Manasse manche Befunde von nicht entzündlichen Labyrinthveränderungen an Taubstummen, die von ihren Beobachtern als Hemmungsbildungen und Entwicklungsstörungen gedeutet wurden, wegen ihrer Ähnlichkeit mit den bei chronisch-progressiver labyrinthärer Schwerhörigkeit als postfetal erworbene ansieht, haben wir schon bei Besprechung der labyrinthären Schwerhörigkeit erwähnt.

Auch Lange faßt viele als Entwicklungsstörungen gedeutete Befunde als Residuen abgelaufener Entzündung auf. Hochgradige Atrophie der spezifischen epithelialen Elemente in einem topographisch vollständig entwickelten Labyrinth glaubt er als sekundäre degenerative (nach Abschluß der Entwicklung) entstandene Veränderung auffassen zu dürfen. Ebenso sieht er bei normalem Bau des Modiolus und vorhandenem Rosenthalschen Kanal das Fehlen des Nerven und den Ersatz des reduzierten oder fehlenden Ganglions durch Bindegewebe als sekundäre Degeneration an.

Die Anschauung Langes, „daß epitheliale Wucherungen an dem differenzierten spezifischen Epithel der Nervenendstellen und auch an der übrigen epithelialen Auskleidung immer als eine mangelnde Differenzierung des Epithels, also als Entwicklungsstörung angesehen werden müssen", wird von Steurer nicht geteilt. Er hält Lange auf Grund der Ergebnisse der Wittmaackschen Tierexperimente entgegen, daß auch derartige proliferative Veränderungen an den Labyrinthepithelien nicht eo ipso als Mißbildungen zu deuten sind, sondern daß sie auch als Folgen von gewissen Erkrankungsprozessen, die das innere Ohr während des Lebens treffen, entstehen können.

Nicht geklärt erscheint auch die Frage der intrauterinen Entzündung des Labyrinthes.

Bekanntlich wurde eine solche Entzündung für manche Fälle angenommen, bei denen keinerlei Anzeichen einer im Leben durchgemachten Labyrinthentzündung nachzuweisen war.

Als Beweis für die Möglichkeit einer solchen Entzündung, resp. als objektiver Befund in dieser Richtung gilt der Fall Haikes.

Alexander hält diesen Fall wegen frischer Blutungen und mehrerer den Artefakten nahestehender Befunde (wie besonders die Zerreißung der Membrana vestibularis) als nicht beweisend, eine Ansicht, die auch Lange teilt.

Lange hält unter Hinweis auf Marchand eine intrauterine Innenohrentzündung nur in späteren Stadien der Entwicklung für möglich. In Frühstadien sei eher zu erwarten, daß das sich entwickelnde Organ durch den Entzündungsreiz in seiner Entwicklung gehemmt werde. Aus der Tatsache allein, daß die in manchen Fällen von kongenitaler Taubheit nachgewiesenen histologischen Veränderungen mit postfetalen, ursprünglich durch Entzündungen veranlaßten übereinstimmen, dürfe noch nicht geschlossen werden, daß diese Veränderungen auf eine intrauterine, abgelaufene Entzündung zurückzuführen seien.

Der Befund von entzündlichen Erscheinungen bei Neugeborenen oder von Residuen beim Säugling berechtigt, auch wenn keine Mittelohrentzündung beobachtet wurde, nicht zum Schlusse, es handle sich um eine intrauterine Labyrinthentzündung. Solche entzündliche Veränderungen seien eher als Ergebnis einer postuterinen Entzündung (Meningitis, Otitis media der Neugeborenen) anzusehen.

Steurer weist auch auf die Möglichkeit der Entstehung der Taubstummheit unter Wirkung des Geburtstraumas hin. Abgesehen von der intra partum und post partum gegebenen Gelegenheit zur meningealen oder tympanalen Infektion des Labyrinthes (Lange) könne es bei protahiertem Geburtsverlauf (enges Becken) im Anschluß von Hydrocephalus gleichzeitig mit serösem Erguß in die Meningealräume oder als Folge davon zu Störungen der Liquorsekretion und daraus resultierender Taubheit kommen.

Es ergibt sich aus alledem, daß uns die pathologische Anatomie trotz wertvoller Beobachtungen und Fortschritte hinsichtlich der Pathogenese der Taubstummheit die wichtigsten Aufschlüsse versagt. Nicht nur, daß sie die Entscheidung zwischen Entwicklungsstörungen und regressiven Veränderungen nicht restlos zu treffen vermag, bietet sie uns vor allem auch zur Klarstellung des Charakters der Entwicklungsstörung keinen Anhaltspunkt.

Wir wollen nun der Frage nachgehen, welche Angriffspunkte uns die Konstitutionsforschung zur Beurteilung des vorliegenden pathologischen Prozesses in dieser Hinsicht bietet.

Unter den Kriterien, die sie heranzieht, um Anomalien als konstitutionelle bezeichnen zu dürfen, sind die wichtigsten der Nachweis der Heredität, resp. Familiarität des Auftretens der gleichen Anomalie und die Vergesellschaftung mit anderen hereditär-degenerativen pathologischen Zuständen.

Mit der Verwertung dieser Kriterien zur Klarstellung des Charakters der Taubstummheit hat Hammerschlag als Erster bedeutungsvolle Merkmale zur Schaffung seines obenerwähnten klinischen Einteilungsprinzipes herangezogen.

Hammerschlag konnte das Gebrechen in vielen der von diesem Leiden befallenen Familien durch mehrere Generationen verfolgen. Die Heredität offenbart sich, wie Hammerschlag fand, entweder als direkte oder als indirekte, d. h. die Taubheit erscheint in der direkten Ascendenz der befallenen Individuen (bei Eltern, Großeltern, Urgroßeltern) oder sie erscheint — indirekte Heredität — bei einzelnen Geschwistern des Vaters, bzw. der Mutter taubstummer Individuen.

Den Beweis dafür, daß diese Taubheit ein im Keimplasma präformierter somatischer Zustand ist, erblickt Hammerschlag auch in der Multiplizität des Auftretens innerhalb der von ihr befallenen Generation: Es gibt Familien, in denen drei, vier, ja selbst noch mehrere Kinder von dem Gebrechen befallen sind. In diesem Falle müssen nicht alle Kinder in gleichem Maße ertaubt sein, sondern es wechseln komplett ertaubte Kinder mit hochgradig schwerhörigen oder mit solchen Kindern ab, bei denen nur eine geringe Schwäche des Gehörs nachweisbar ist.

Das Moment der Heredität erhielt für gewisse Fälle der angeborenen Taubheit dadurch eine entsprechende Beleuchtung, daß Hammerschlag auf Grund sorgfältiger Durcharbeitung statistischen Materiales annehmen zu können glaubt, daß die Konsanguinität in der Ätiologie der Taubheit eine wichtige Rolle spielt.

Bei dieser Annahme stützt sich Hammerschlag erstens darauf, daß ein nach der Zusammensetzung des Materiales wechselnder, immer aber relativ großer Prozentsatz aller Taubstummen aus konsanguinen Ehen stammt, und zweitens, daß der Prozentsatz der „konsanguinen" Taubstummen bedeutend ansteigt, wenn man nur die konstitutionelle Taubstummheit berücksichtigt. Nach Hammerschlag übertrifft[1]) der

---

[1]) Die nicht unbeträchtlichen Differenzen in den Angaben verschiedener Autoren über den Prozentsatz der aus konsanguinen Ehen stammenden Taubstummen erklären sich vor allem daraus, daß die Prozentzahl der konsanguinen Ehen schon nach Stationen, Örtlichkeiten und Konfessionen nicht unwesentlich differiert. Sie hängen ferner damit zusammen, daß manche Autoren alle Taubstummen, andere nur die kongenital Tauben in die Statistik einbeziehen. — Den Prozentsatz von Taubstummen, die aus konsanguinen Ehen stammen — ohne Sonderung der kongenital Tauben von später Ertaubten — bezeichnen E. Urbantschitsch mit 0,5, Lent mit 2,1, Peipers mit 2,3, 3,8, 6,1 (in verschiedenen Anstalten), Alexander und Kreidl mit 3,76, Mygind mit 9,1, Bemis mit 10, Hammerschlag mit 20,15, Boudin mit 28,35%. — E. Urbantschitsch, der auf den großen Kontrast in den Ergebnissen seiner und Hammerschlags Statistik hinweist, bezeichnet als Grund dieser weitgehenden Differenz die Art des Untersuchungsmateriales. Hammerschlag untersuchte nämlich durchwegs Israeliten, bei denen Verwandtschaftsehen und Degenerationssymptome häufig anzutreffen sind, Urbantschitsch fast nur Katholiken (97,5 %). Urbantschitsch fordert daher auf, bei Aufstellung derartiger Statistiken, zur Vermeidung einseitiger Resultate, auf ein möglichst vielseitiges Material Bedacht zu nehmen. — Den Prozentsatz „konsanguiner" Taubgeborener bezeichnet Bezold mit 6,6, Hartmann mit 7, Lent mit 7,8, Uchermann mit 20, Mygind mit 22,2, Boudin mit 28,35, Hammerschlag mit 31,25%. — Das bedeutende Ansteigen des Prozentsatzes konsanguiner Taubstummer bei ausschließlicher Berücksichtigung kongenital Tauber zeigt sich bei Nebeneinanderstellung der vorerwähnten Zahlen, vor allem auch bei Vergleich von Ziffern, die sich sowohl auf Taubstumme überhaupt wie auf kongenital Taube allein beziehen (Lent 2,1 und 7,8, Mygind 9,1 und 22,2, Hammerschlag 20,1 und 31,25). — Die Statistik Hammerschlags ergibt überdies folgende bemerkenswerte Resultate: Unter 211 Ehen hatten 168 je ein taubstummes Kind; von diesen Ehen

Konsanguinitätsquotient der Taubstummen den allgemeinen Konsanguinitätsquotienten um das Zwei- bis Neunfache.

Ein Kriterium von unbedingter Beweiskraft für den konstitutionellen Charakter gewisser Formen der Taubheit liegt nach Hammerschlag darin, daß sich die hereditär-degenerative Taubheit der Tiere Züchtungsversuchen unterwerfen läßt.

Mit der japanischen Tanzmaus hat die Natur selbst einen absolut beweisenden Züchtungsversuch angestellt (Hammerschlag). Hier erbt sich der pathologische Wachstumsvorgang lückenlos fort, er ist quasi reingezüchtet. Hier ist also das Entscheidende eingetreten: es ist der pathologische Wachstumsvorgang geradezu zum Artcharakter geworden.

Es findet sich typische Taubheit, verbunden mit weitgehenden Veränderungen in der Schnecke. Während aber beim Menschen in der Mehrzahl der Fälle von kongenitaler Taubheit das (statische) Labyrinth normal gefunden wird, finden sich bei der Tanzmaus Labyrinthanomalien, von denen eine besonders angeführt sei, weil sie dem Typus der Taubheit mit Defekt der Skalensepta (Alexander) vollkommen analog gestaltet ist. Alexander fand in einem Falle bei der Tanzmaus die Konvexität des äußeren Bogenganges von der Konkavität des hinteren Bogenganges nicht wie normalerweise durch Knochen, sondern durch eine einfache Bindegewebslage getrennt (siehe Abb. 34). Diese Bildung ist ähnlich jener, die man bei dem Defekt der Skalensepta der Schnecke findet, weil ja auch hier vor dem gänzlichen Aufhören des Septum das knöcherne Septum durch ein bindegewebiges ersetzt wird. Eine derartige Bogengangsanomalie ist bisher beim Menschen als kongenitale Mißbildung nicht gefunden worden.

Die hereditär-degenerative Taubheit des Menschen besitzt auch sonst Analoga in der Tierreihe, z. B. bei Hunden und Katzen, wozu noch kommt, daß sich die Taubheit bei diesen Tieren mit partiellem Albinismus (sowie mit Pigmentanomalien des Auges: albinotischer Fundus) vergesellschaftet findet. Bemerkenswert ist übrigens, was Hammer-

---

waren 24 (= 14,3%) konsanguin; 28 hatten je zwei taubstumme Kinder, hiervon waren 8 (= 28,57%) konsanguin; 15 hatten je drei oder mehr taubstumme Kinder, hiervon 8 (= 57,14%) aus konsanguinen Ehen. — Unter Zugrundelegung der Multiplizität des Auftretens der Erkrankung als eines Kriteriums für ihren konstitutionellen Charakter verwertet Hammerschlag die Proportion der von ihm gefundenen Konsanguinitäts-Quotienten (14,3%, 28,57 %, 57,14 %) als Beweis dafür, daß zwischen hereditär-degenerativer Taubheit und Blutsverwandtschaft der Eltern eine Beziehung besteht, resp. die Blutsverwandtschaft der Eltern die Entstehung der Taubheit bei den Kindern begünstigt.In ähnlichem Sinne ist auch die Statistik Lemckes, Mecklenburg-Schwerin (unter 385 Ehen mit 1 taubstummen Kinde 3,6%, unter 36 Ehen mit 2 taubstummen Kindern 11,1%, unter 30 Ehen mit 3 und mehr taubstummen Kindern 16,6% konsanguin) zu verwerten. — Alexander und Kreidl fanden bei ihren statistischen Untersuchungen über die Relation der Taubheit der Nachkommenschaft und der Blutsverwandtschaft der Zeuger an ihrem nach angeborener und erworbener Taubheit gruppierten Beobachtungsmaterial, daß unter den Nachkommen blutsverwandter Eltern ungefähr ebenso viele Kinder von Geburt taub als später ertaubt sind.

schlag noch besonders betont, daß die Veränderungen am Labyrinthe dieser Tiere auf Grund umfangreicher histologischer Untersuchungen als Wachstumsstörungen erklärt werden können.

Von Interesse für die Klarstellung der konstitutionellen Grundlage der Taubstummheit sind auch die Untersuchungen von Alexander und Kreidl und von Hammerschlag, die ein gewisses Übereinstimmen im galvanischen Verhalten hereditär-degenerativ taubstummer Menschen und japanischer Tanzmäuse erwiesen haben.

Die anatomisch-physiologischen Studien von Alexander und Kreidl an Tieren mit angeborenen Anomalien des Ohrlabyrinthes haben diesen Autoren Ver-

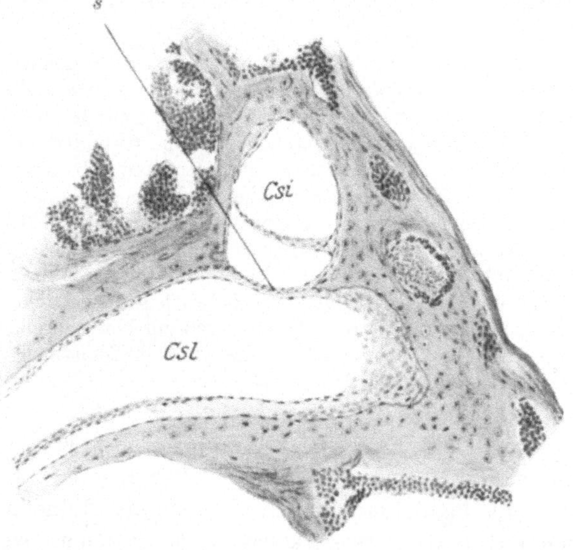

Abb. 34. Tanzmaus. Schnitt durch den lateralen und hinteren Bogengang an ihrer Kreuzungsstelle. Die Trennung der beiden knöchernen Bogengänge ist hier nicht durch eine Knochenwand, sondern durch ein endostales Septum (s) hergestellt. Csi Canalis semicircularis inferior, Csl Canalis semicircularis lateralis. (Nach B. Alexander und A. Kreidl: Anat.-physiol. Studien über das Ohrlabyrinth der Tanzmaus. Pflügers Arch. f. d. ges. Physiol. Bd. 88. 1902.)

anlassung geboten, solche Tiere in ihrem physiologischen Verhalten mit taubstummen Menschen in Parallele zu bringen. Nun zeigte sich bei japanischen Tanzmäusen manche Übereinstimmung mit den bei taubstummen Menschen zu beobachtenden Störungen (wie im Fehlen des Drehschwindels, in mangelhaftem Gleichgewichtsvermögen, in eigentümlichem Gang), gleichzeitig aber im Gegensatze zu den Untersuchungen an Taubstummen immer ein normales Verhalten dem galvanischen Strom gegenüber.

Während nämlich die untersuchten Tiere normale galvanische Reaktion[1])

---

[1]) Bei Durchleitung eines galvanischen Stromes quer durch den Kopf erfolgt bei Stromschluß bei den schwächsten Strömen eine Neigung des Kopfes gegen die Anode, bei Öffnung Rückkehr in die Gleichgewichtslage, bei Stromumkehr oder Polwechsel die entsprechende Umkehrung der Bewegung.

aufwiesen, fand Pollak bei seinen Untersuchungen Taubstummer 30%, Strehl 10,8% galvanische Versager.

Unter Zugrundelegung der Annahme, daß dieses differente Verhalten darauf zurückzuführen sei, daß es sich bei den Tanzmäusen durchwegs um Tiere mit angeborenen Veränderungen handle, während die untersuchten Taubstummen sowohl von Geburt an Taube wie erst später Ertaubte waren, haben Alexander und Kreidl eine größere Anzahl von Taubstummen unter Gruppierung nach Fällen mit angeborener und erworbener Taubheit mit Beziehung auf den Ausfall der galvanischen Reaktion untersucht.

Es zeigte sich hierbei, daß bei der angeborenen Taubstummheit bei weitem die Fälle mit normaler galvanischer Reaktion überwogen (68,8%), während unter den Fällen von erworbener Taubheit nur eine geringe Zahl (28,9%) normales galvanisches Verhalten zeigte. Es wies also ein höherer Prozentsatz von angeborenen Taubstummen ein gleiches Verhalten dem galvanischen Strom gegenüber wie die Tanzmäuse auf.

In der Annahme, daß Alexander und Kreidl bei der Auswahl der angeborenen taubstummen Fälle nur die anamnestischen Angaben (der Eltern) berücksichtigt hatten und somit die der elterlichen Anamnese anhaftenden Fehlerquellen in Betracht kamen, ging Hammerschlag daran, die Resultate der beiden Autoren nachzuprüfen.

Zum Zwecke der strengen Sonderung der allein in Betracht kommenden hereditär Taubstummen rekurrierte Hammerschlag vor allem auf das Auftreten des Gebrechens in der direkten und indirekten Ascendenz der betreffenden Zöglinge, auf das mehrfache Auftreten bei den Geschwistern, auf das Vorkommen kongenitaler Bildungsanomalien des Auges, sowie auf die allenfalls vorhandene Konsanguinität der Erzeuger.

Aus den Befunden Hammerschlags an jenen Individuen, deren Hörstörungen nur auf in der Keimesanlage bedingten Bildungsanomalien des Labyrinthes beruhten, ergaben sich weitgehende Analogien in dem galvanischen Verhalten der Tanzmäuse und jenem der hereditär-degenerativ taubstummen Menschen.

Er fügte aber schon damals bei: „Die Annahme, daß sämtliche degenerative Taubstumme sich gegen den galvanischen Strom normal verhalten, wäre ungerechtfertigt, und wir müssen weitere größere Untersuchungsreihen abwarten, ehe wir sichere zahlenmäßige Daten werden beibringen können. Dasselbe dürfte bezüglich der Tanzmaus gelten. Es ist durchaus nicht ausgeschlossen, daß größere Untersuchungsreihen auch hier galvanische Versager zutage fördern werden."

Als entscheidendes differentialdiagnostisches Merkmal der verschiedenen Formen von Taubstummheit ist das galvanische Verhalten allerdings nicht zu verwerten, weil einerseits auch unter den taubstumm geborenen Menschen galvanische Versager vorkommen können und andererseits auch unter den taubstumm gewordenen ein gewisser Prozentsatz normale galvanische Reaktion zeigen kann.

An diese Versuche anknüpfend, hat Hammerschlag in Gemeinschaft mit Frey an sorgfältig ausgewählten, mit größter Wahrscheinlichkeit als hereditärtaubstumm anzusprechenden Individuen das Verhalten hereditär tauber Individuen beim Drehversuche studiert und die Gründe geprüft, warum kongenital taube Menschen auf den Drehversuch fast regelmäßig mit Schwindel und Nystagmus reagierten, während die Tanzmaus sich dem Drehversuche gegenüber refraktär erweist (siehe Alexander und Kreidl, Pflügers Arch. 1901, Bd. 88). Hammerschlag und Frey fanden, daß von 21 hereditär tauben Kindern 5 auf dem Drehstuhle nicht reagierten, und konnten nachweisen, daß 4 von diesen 5 Versagern als besonders schwer belastet bezeichnet werden durften. Aus diesen Untersuchungsergebnissen schlossen Hammerschlag und Frey, daß bei diesen schwer erkrankten Individuen auch tiefergreifende Veränderungen im statischen

Organe bestehen als bei der großen Mehrzahl der übrigen hereditär taubstummen Kinder.

Auf Grund der Resultate seiner Untersuchungen mit Frey hat Hammerschlag später die galvanischen Untersuchungen nochmals aufgenommen und gelangt zu den nachstehend präzisierten Resultaten:

„1. Die große Mehrzahl der hereditär taubstummen Menschen (27 von 31) verhält sich sowohl dem Drehversuche als der galvanischen Durchströmung gegenüber ähnlich wie normale Menschen und zeigt damit ein von dem bisher bekannten Verhalten der Tanzmaus abweichendes Verhalten. Wir werden für diese Fälle anzunehmen haben, daß die pathologischen Veränderungen im statischen Organ dieser Menschen weniger in- und extensiv sind als die analogen Veränderungen bei der Tanzmaus.

2. Ein geringer Bruchteil der hereditär taubstummen Menschen (2 von 31) reagiert auf den Drehversuch negativ, auf die galvanische Durchströmung positiv, verhält sich somit gerade so wie die von Alexander und Kreidl geprüften Tanzmäuse. Die gleiche Analogie wird hier auch für die pathologischen Veränderungen im statischen Organe — sowohl nach Schwere als Ausbreitung — anzunehmen sein.

3. Eine weitere kleine Anzahl der hereditär taubstummen Menschen (2 von 31) erweist sich sowohl dem galvanischen, als auch dem Drehversuche gegenüber refraktär; sie zeigt demnach ein Verhalten, das den statischen Apparat noch schwerer verändert erscheinen läßt als bei der Tanzmaus.“

Bezüglich der Frage der Vererbung der Taubstummheit liegen in der otologischen Literatur die Untersuchungen Hammerschlags, Lundborgs und Albrechts vor.

Hammerschlag hat auf Grund seiner Untersuchungen die schon vorher bekannte Tatsache bestätigt, daß die japanische Tanzmaus das Mendelsche Gesetz im Sinne einer monohybrid-rezessiven Vererbung erkennen läßt. Er hat dann, von dem Gedanken ausgehend, daß die Tanzmäuse die analogen Veränderungen zeigen wie die taubstummen Menschen, daß also wohl auch bei der Taubstummheit die Mendelschen Gesetze gelten würden, unter Zugrundelegung der Fayschen Statistik die Vererbungsgesetze für die Taubstummheit beim Menschen festzustellen gesucht. Die Untersuchungen ergaben, daß die Vererbung der Taubstummheit nicht mit dem Mendelschen Gesetze in Einklang zu bringen sei.

Dagegen hält Lundborg, der gleichfalls die Faysche Statistik verwertete, auf Grund seiner Statistik eine Übereinstimmung der Vererbungsverhältnisse der Taubstummheit beim Menschen mit den von Mendel nachgewiesenen Vererbungsgesetzen, im Sinne einer rezessiven Vererbung, für wahrscheinlich.

In letzter Zeit studierte Albrecht unter genauester Beschränkung des Untersuchungsmateriales auf die Fälle von konstitutioneller Taubheit und Anlegen möglichst weitverzweigter Stammbäume die vorliegende Frage. Er gelangte unter Bezugnahme auf zehn solcher Stammbäume zur Ansicht, daß sich die Taubstummheit rezessiv vererbe und den Forderungen des Mendelschen Gesetzes entspreche. Dagegen vertritt Albrecht die Anschauung, daß sich die hereditäre labyrinthäre

Schwerhörigkeit **dominant** weitervererbe, woraus er die Ansicht **Hammerschlags**, daß beide Affektionen identisch und nur graduell verschieden seien, widerlegt haben will. Unsere diesbezügliche Auffassung wird später noch ausführlich dargelegt werden.

E. **Urbantschitsch** weist darauf hin, daß die **Mendel**schen Gesetze speziell bei der Vererbung der Taubstummheit häufig Abweichungen vom Typus zeigen. Das atypische Verhalten geht z. B. aus den Angaben **Mitchells** hervor, der die Chancen der Taubstummheit in Fällen, in denen einer der Eltern taubstumm ist, mit 1 : 135, in Fällen, in denen beide taubstumm sind, mit 1 : 20 bezeichnet. Diese Zahlen zeigen, wie **Urbantschitsch** mit Recht betont, auch die Notwendigkeit, die Untersuchungen an möglichst großem Material durchzuführen, vor allem aber auch strenge zwischen konstitutioneller und erworbener Taubstummheit zu unterscheiden.

In dem rezessiven Vererbungscharakter der Taubstummheit liegt bekannterweise die Erklärung dafür, daß wir bei Taubstummheit besonders häufig Verwandtenehen finden. Dieser Umstand wird auch von E. **Urbantschitsch** entsprechend gewürdigt. Zum Zustandekommen einer rezessiven Erkrankung müssen nämlich beide Eltern die betreffende Krankheitsanlage besitzen, wenn sie auch äußerlich gesund erscheinen. Aus diesem Grunde können sich bei einer Heirat in der Familie eher zwei Heterozygote, mit der Erbanlage der Taubstummheit Behaftete zusammenfinden, als wenn die beiden Individuen verschiedenen Familien entstammen. Daraus erklärt es sich, daß sich Vetterschaften, die im allgemeinen nicht einmal in 1% aller Ehen vorkommen, bei Taubstummheit in durchschnittlich 6% finden.

Nachstehend seien einige typische Beispiele für die Folgen von konsanguinen Ehen bei familiär vorhandener Anlage zur Taubstummheit mitgeteilt:

1. Stammbaum (mitgeteilt von E. Urbantschitsch)

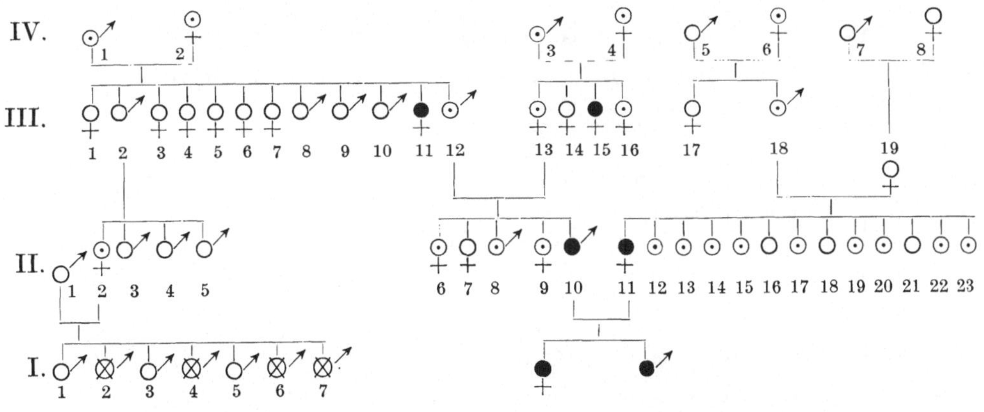

Vererbung von Taubstummheit in hereditär belasteter Familie a) durch heterozygote Eltern (III 12, 13), b) durch idiotypisch taubstumme Eltern (II 10 und 11).

2. Stammbaum (mitgeteilt von Albrecht)

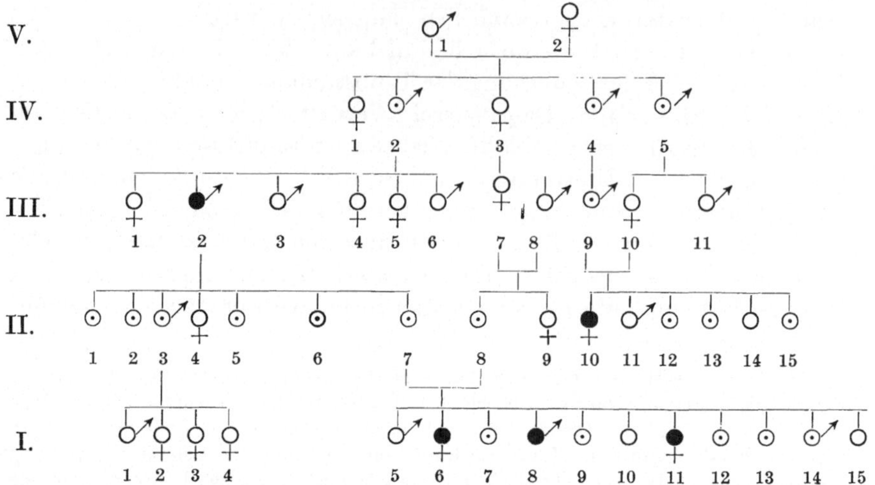

Vererbung von Taubstummheit in hereditär belasteter Familie. Blutsverwandtschaftsehe (II 7, 8).

3. Stammbaum (mitgeteilt von Albrecht)

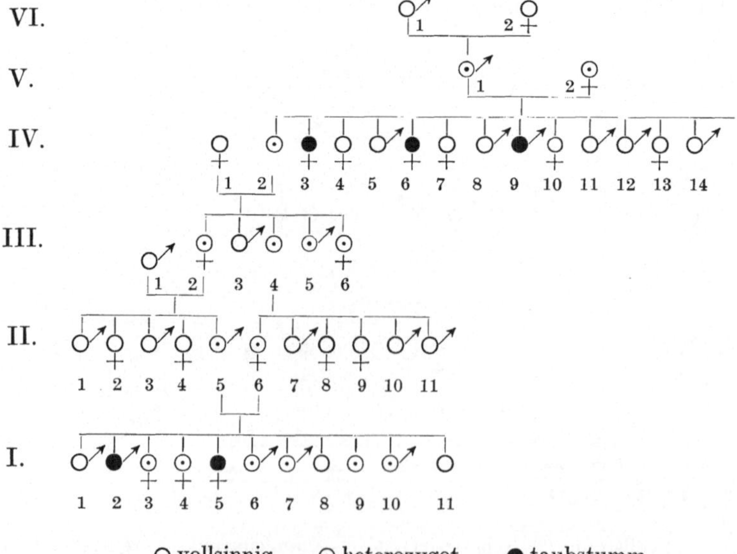

Vererbung von Taubstummheit in hereditär belasteter Familie. Blutsverwandtschaftsehe (II 5, 6).

Einen weiteren wertvollen Beitrag für die Feststellung des konstitutionellen Charakters der Taubstummheit hat Hammerschlag dadurch erbracht, daß er durch Erhebung von konstitutionellen Augenanomalien bei einer größeren Anzahl von hereditär Tauben pathologische Zustände eruierte, die wir ebenfalls in einer fehlerhaften Keimesanlage begründet ansehen dürfen. Solche Augenanomalien waren: Verschiedene Refraktionsanomalien, unter denen Hammerschlag vor allem der Anisometropie (Verschiedenheit in der Refraktion beider Augen) eine höhere Bedeutung zuspricht, verschiedene Formen des Strabismus, Vorkommen einer unteren Sichel, verkehrte Gefäßverteilung des Augenhintergrundes, Retinitis pigmentosa (deren Vergesellschaftung mit hereditärer Taubheit schon vielfach festgestellt wurde), vor allem aber der albinotische Fundus[1]). Die Beweiskraft des letztgenannten Befundes liegt darin, daß der albinotische Fundus, d. h. das Fehlen des Stromapigmentes, bei der reingezüchteten japanischen Tanzmaus ein regelmäßiges Vorkommnis bildet und somit ein Merkmal von besonderer Dignität für die Annahme der konstitutionellen Anomalie ist. Hammerschlag nimmt an, daß der albinotische Fundus bei der japanischen Tanzmaus zu einem Artcharakter geworden ist, wie bei ihr das pathologische Verhalten des Gehörorganes und der Vorgang des Tanzens zu ausgesprochenen (pathologischen) Artcharakteren geworden sind.

Endlich ist es Hammerschlag gelungen, Material zu erbringen zum Beweise der Tatsache, daß sich die verschiedensten hereditären Erkrankungen vergesellschaftet finden können.

Besonders bemerkenswert ist ein von Hammerschlag mitgeteilter Fall (14jähriges Kind), bei dem es sich um das gleichzeitige Vorkommen von kongenitaler Taubheit, (kongenitalem) partiellem Albinismus der Behaarung, partiellem Albinismus der Augen, kongenitaler hochgradiger Herabsetzung des Intellektes und hereditärer Ataxie (Friedreichsche Krankheit) handelte. Hammerschlag bezeichnet diese Koinzidenz unter Hinweis auf die Zusammengehörigkeit zwischen dem Vorkommen kongenitaler psychischer Defekte und der hereditären Ataxie einerseits und der kongenitalen Intellektsstörung und der hereditären Taubheit andererseits als keine zufällige, sondern als den Ausdruck eines organischen Zusammenhanges und sieht in diesem Falle ganz besonders prägnante Begleitmerkmale der hereditär-degenerativen Taubheit ausgesprochen.

Dieses Verhalten illustriert er an zwei Stammbäumen. Der eine derselben, der durch fünf Generationen geht, bezieht sich auf eine Familie, in welcher sich Taubstummheit und Schwerhörigkeit und daneben Psychosen, sowie andere Erkrankungen des Cerebrospinalsystems vor-

---

[1]) Bei seinen Untersuchungen mit Hanke fand Hammerschlag, daß sehr häufig angeborene Augenveränderungen mit angeborener Taubheit vergesellschaftet sind, daß sie aber auch bei erworbener Taubstummheit vorkommen und nicht selten bei Individuen anzutreffen sind, die entweder selbst degenerative Stigmen aufweisen oder aus einer belasteten Familie stammen.

fanden, der zweite betrifft eine Familie, deren Mitglieder von verschiedenen Hörstörungen (Taubstummheit, im höheren Alter aufgetretene Taubheit, Otosklerose) befallen waren.

Nach E. Urbantschitsch sind als hereditär-degenerative Symptome bei Taubstummheit zu beobachten: Retinitis pigmentosa, ungleiches Brechungsvermögen beider Augen, Reste der Pupillarmembran, Epicanthus, ungleiche Irisfarbe, Strabismus, partieller Albinismus, Schädeldeformitäten, Turmschädel, Wolfsrachen, Abnormitäten des Gaumenbogens, Kryptorchismus, Syndaktylie, cerebellar-ataktischer Gang usw.

Die Häufigkeit der Vergesellschaftung der Taubstummheit mit anderen „degenerativen" Leiden, insbesondere Nerven- und Geisteskrankheiten, Augenkrankheiten, Pigmentanomalien und Hemmungsmißbildungen, erklärt sich nach E. Urbantschitsch aus dem häufigen Auftreten der Taubstummheit in Familien, die den Status degenerativus (Bauer) aufweisen.

Besonderes Interesse bieten die in jüngster Zeit veröffentlichten Untersuchungen von J. Fischer und J. Sommer, die — an 78 Taubstummen durchgeführt — neben den ätiologischen Momenten den allgemeinen Befund ebenso verwerteten wie die degenerativen Momente am Auge.

Von diesen 78 Taubstummen gehörten 70% zur Gruppe[1]) der konstitutionell hereditär-degenerativen Innenohrerkrankungen, 23,1% zur Gruppe der individuell erworbenen Innenohraffektionen und 6,4% zur Gruppe der bei bestehendem Status degenerativus erworbenen Innenohrerkrankungen.

Die nachfolgende Tabelle registriert die gewonnenen Zahlen.

I. Gruppe Konst. hered.-degen. Innenohrerkrankung		II. Gruppe Individ. erworbene Innenohrerkrankung		III. Gruppe Innenohrerkrankung bei Status degenerat.	
a) intrafetal	b) postfetal manifest	a) intrafetal	b) postfetal aufgetr.	a) intrafetal	b) postfetal
	1. juv. progr. Innenohraffektion	1. Trauma	1. Trauma	1. Trauma	1. Trauma
	2. Otosklerose	2. Lues	2. Meningitis	2. Lues	2. Meningitis
		3. ak. Infekt.	3. ak. Infekt.		3. ak. Infekt.
			4. chr. Infekt.		4. chr. Infekt.
			5. Rachitis		5. Rachitis
55 = 70,5 %		18 = 23,1%		5 = 6,4%	

Von 20 Taubstummen, die mehr oder minder auffällige und schwere Veränderungen im vorderen Bulbusabschnitt oder im Augenhintergrunde

---

[1]) Einteilungsprinzip nach Alexander und Fischer: vgl. S. 184, 185.

aufwiesen, gehörten 16 zur Gruppe der hereditären und 4 zur Gruppe der erworbenen Taubheit.

Es sei hier die von den Autoren aufgestellte Tabelle, welche die ätiologischen Momente, den Allgemeinbefund, sowie Ohr- und Augenbefund verzeichnet, wiedergegeben.

Nr.	Anamnese	Allgemeiner Befund	Ohr		Auge	Gruppe
			Cochl.	Lab.		
1	Verwandt.-Ehe	Skoliose, Plattfüße	—	u.	Retinitis pigmentosa	I
2	Taubst. Bruder	Skoliose, Ekzem	Schall	⊥	Konus nach unten	I
3	Rachitis	Skoliose, Knickfuß	—	⊥	Subalbinot. Fundus	I
4	Meningitis	Unterentwicklung, Skoliose, Ekzem	—	—	Art. hyaloid. pers.	III
5	4 taubst. Geschw.		—	⊥	Conus tempor.	I
6	4 taubst. Geschw.	Skoliose, Plattfüße	—	⊥	Typ. inv.	I
7	Taubst. Vater	Skoliose, Plattfüße	Ton	⊥	Pupillarmembran	I
8	Taubst. Verw.	Unterentwicklung, Struma, Skoliose	—	⊥	Retinitis pigmentosa	I
9	2 taubst. Geschw.	Unterentwicklung, Flachrück., Plattf.	—	⊥	Angebor. Bindegew.	I
10	Rachitis	Unterentwicklung, Plattfüße, Genu valgum	Schall	—	Konus nach unten	II
11	Meningitis		Schall	⊥	Subalbinot. Fundus	III
12	Taubst. Vater	Spitzohr, X-Beine, Plattfüße	—	⊥	Retinitis pigmentosa	I
13	Taubst. Bruder	Unterentwicklung, Skoliose, Rundrücken	—	—	Retinitis pigmentosa	I
14	Taubst. Geschw.	Rachitis, Unterentw.	—	—	Retinitis pigmentosa	I
15	Taubst. Eltern	Skoliose	Schall	⊥	Subalbinot. Fundus	I
16	Taubst. Verw.	Rachitis, Skoliose	—	⊥	Colobom-Opt.	I
17	Schwachsichtiger Bruder	Rachitis	Schall	⊥	Typ. inv.	III
18	Verw.-Ehe	Rundrücken, Unterentwicklung	Vokal	⊥	Konus nach unten	I
19	Taubst. Bruder	Ohrmuschelanomalie, Unterentwickl.	—	⊥	Retinitis pigmentosa	I
20	Sturz		—	⊥	Subalbinot. Fundus	I

Fischer und Sommer leiten aus ihren Untersuchungen die Schlußfolgerung ab, daß degenerative Zeichen am Auge die Wahrscheinlichkeit in sich schließen, daß der betreffende Taubstumme der angeborenen Taubheit oder wenigstens der Gruppe der erworbenen Taubheit mit sonstigen degenerativen Stigmen angehört.

Bezüglich der am äußeren Ohre und in der Mundhöhle gefundenen Varianten und Anomalien (Spitzohr, Darwinscher Höcker, Fehlen der Ohrläppchen, Uvula bifida) sprechen sich die Autoren dahin aus, daß alle Träger solcher Mißbildungen in die Gruppe der hereditären Taubheit gehören.

Sie fanden unter den Vertretern der hereditären Taubheit auch sonst
sehr häufig wiederkehrend somatische Befunde, die auf eine gewisse
Minderwertigkeit der Organe hinweisen[1]). Auch Alexander und Fischer haben darauf hingewiesen, daß viele unter den angeboren Taubstummen bedeutend unterentwickelt, auffallend kleiner sind und weniger
wiegen als Normale gleichen Alters, und erklären dies für einige Fälle aus
der Vernachlässigung der taubstummen Kinder, für viele als Minderung
des Stoffwechsels infolge Defektes eines Sinnesorganes, meist als degeneratives Stigma. Sie führen neben einer Minderwertigkeit und degenerativen Veränderungen des Auges eine ganze Reihe von hereditär-degenerativen Stigmen des Gesamtorganismus an: Schädel- und Gesichts-
deformitäten, Thoraxverunstaltungen, Störungen der inneren Sekretion usw.

Bemerkenswert ist, daß auch Autoren, die die Einteilung Hammerschlags nicht anerkennen wollen, die Auffassung des pathologischen
Prozesses vom Standpunkte der Konstitutionspathologie aus keineswegs
verkennen.

So sagt Goerke, anschließend an den Hinweis auf die schwere
Deutung und genetische Klarstellung der Fälle von embryonaler
Taubheit: „Um nochmals hervorzuheben, wird die Kritik nur solche
Fälle als sicher embryonal gelten lassen können, bei denen Abnormitäten im Aufbau des Organes vorliegen (Mißbildungen), ferner solche,
deren Veränderungen eine gewisse Übereinstimmung mit den als kongenitale anerkannten aufweisen, und schließlich solche, bei denen die
Taubheit sich mit anderen Anomalien kongenitaler oder hereditärer Natur
vergesellschaftet findet.‘‘

Von diesem Standpunkt aus bezeichnet Goerke z. B. als einwandfreie Fälle embryonaler Taubstummheit drei Fälle von Manasse, in
denen er außer den histologischen Bildern[2]) die gleichzeitig als kongenital erwiesenen Konstitutionsanomalien (in zwei Fällen fand sich eine
exquisit familiäre Erkrankung degenerativer Natur, die in Strumabildung
Kretinismus und Taubstummheit zum Ausdruck kam, im dritten Falle
— ein Bruder des Kranken war geistesschwach — bestand nur eine
Struma) zur Entscheidung heranzieht.

Ebenso klassifiziert er einen Fall von Siebenmann und Bing, bei

---

[1]) Bezüglich der nachgewiesenen degenerativen Stigma, von denen sich oft
mehrere solcher an einem Individuum fanden, sei auf die in der Tabelle verzeichneten
Angaben verwiesen.

[2]) Eigentümliche Gestaltveränderung der Labyrinthkapsel, Einengung und
Verengerung der Labyrinthhohlräume, Verlegung der Fenster, Gestaltveränderung der Bogengänge durch Bildung von Knochenmassen, Fehlen einer Grenze
zwischen normalem und pathologischem Knochen, Fehlen von Appositions- und
Resorptionsvorgängen, Befund von embryonalem Gewebe an verschiedenen Stellen.

dem ihm der anatomische Befund[1]) durch eine gleichzeitige Retinitis pigmentosa in richtiges Licht gerückt erscheint.

Wie schon im vorigen Kapitel klargelegt wurde, war eine ganze Reihe von pathologisch-anatomischen Befunden, die man früher als zur kongenitalen (konstitutionellen) Taubheit gehörig betrachtet hatte, durch die Untersuchungen Manasses in ihrer Deutung erschwert worden.

Manasse hat zahlreiche, früher als sicher kongenitale[2]) angesehene Veränderungen als solche angezweifelt und es als unrichtig bezeichnet, Taubheit lediglich auf Grund dieser Befunde als kongenitale anzusprechen.

Er gelangt zu dem Resultat, daß nur einzelne „Spezialbefunde" im anatomischen Bilde der kongenitalen Taubheit als charakteristisch für dieselbe anzusprechen seien, wie z. B. die Defekte der knöchernen Schnecke (der Zwischenwände des Modiolus, der Lamina spiralis ossea) oder die von Scheibe zuerst beschriebene kernhaltige Hülle der Cortischen Membran.

Diese sicher kongenitalen „Spezialbefunde" stellen nach Manasse das Primäre vor, an das sich im Laufe der weiteren (sowohl intrauterinen als späteren) Entwicklung eine Reihe sekundärer Veränderungen anschließt. Die Summe dieser letzteren, die man als „degenerative Labyrinthatrophie" bezeichnen mag, hätte dann nichts mehr Charakteristisches an sich.

Dieselben fast identischen Veränderungen finden sich nun auch bei der erworbenen „progressiven labyrinthären Schwerhörigkeit". Aber auch hier stellen sie sich nach Manasse nur als sekundäre Anomalien dar. Das Primäre sind nach Manasses Ansicht gewisse Veränderungen im Nervenstamm, die bei der kongenitalen Taubheit stets „zu fehlen scheinen", während sie bei der „erworbenen" chronischen progressiven labyrinthären Schwerhörigkeit „fast niemals vermißt" werden.

Wie schon bei Besprechung der chronischen progressiven labyrinthären Schwerhörigkeit erwähnt wurde, glaubte Hammerschlag schon früher im vollen Gegensatze zu Manasse, die Veränderungen in den Fällen vom Typus Scheibe nicht als erworbene Anomalien, sondern als Spätformen einer kongenitalen Veränderung des Gehörorganes ansehen zu müssen.

Diese Ansicht fand ihre Stütze in den Ergebnissen der klinischen Untersuchungen von Hammerschlag und Stein, die zeigten, daß die chronische progressive labyrinthäre Schwerhörigkeit geradeso als

---

[1]) Verlagerung des Cortischen Organes nach dem Ligamentum spirale zu, Verschmälerung der ersten beiden Schläfenwindungen, schwere Alteration des Cochleariskernes, Verminderung der Zahl der Wurzelfasern des Acusticus.

[2]) Die Bezeichnung „kongenital" muß hier als identisch mit „konstitutionell" gedeutet werden.

Ausdruck einer allgemeinen konstitutionellen Anomalie aufzufassen sei, wie dies für die konstitutionelle (hereditär-degenerative) Taubstummheit durch das vorliegende klinische und anatomische Tatsachenmaterial schon erwiesen ist.

Sie erfährt auch eine wesentliche Fundierung durch die Fälle von Mayer, Alexander, Neumann, Brunner und Nager (siehe S. 160—165), die zeigen, daß zwischen der auf Mißbildung beruhenden Taubheit und der Schwerhörigkeit nur ein gradueller Unterschied besteht.

Mit der Widerlegung der Anschauung Manasses ist auch der bedingungslosen Beurteilung gewisser Veränderungen im Labyrinthe, wie der Atrophie der spezifischen epithelialen Elemente in der Schnecke als sekundärer — regressiv-entzündlicher oder degenerativer — der Boden entzogen.

Wir glauben weit eher, diese Anomalien als Ausdruck einer konstitutionellen abnormen Anlage des Gehörorganes in seinen subtilsten Anteilen ansehen zu dürfen. Sowie diese Anlage in manchen Fällen schon bei der Geburt morphologisch zutage tritt, äußert sie sich in anderen in gleichen morphologischen Anomalien als Folge rascheren oder langsameren Aufbrauches, schnellerer oder allmählicherer Abnützung im Laufe des Lebens.

Sie kann aber ebenso infolge verminderter Widerstandsfähigkeit gegenüber irgendwelchen exogenen Schädlichkeiten in ungewöhnlicher Disposition zur „erworbenen" Erkrankung zum Ausdruck gelangen.

Zu dieser Auffassung schlägt auch Steurer eine Brücke, wenn er sagt: „Zweifellos wird bei der sogenannten hereditär-degenerativen Taubstummheit in der Keimesanlage die Neigung zu meist sich auf bestimmte Abschnitte des inneren Ohres beschränkenden degenerativen Veränderungen vererbt, die auch auftreten werden, ohne daß das Ohr von irgendeiner Schädlichkeit getroffen wird. Aus der Tatsache jedoch, daß es keinesfalls erwiesen ist, daß bei den in derselben Familie gehäuft vorkommenden Fällen von Taubstummheit, bei denen nach der Art des Auftretens Vererbung sicher anzunehmen ist, der Funktionslosigkeit immer die gleichen pathologisch-anatomischen Veränderungen zugrundeliegen, ist zu schließen, daß das Vererbungsmoment häufig nur in einer gewissen Disposition zu einer Erkrankung des Gehörorganes gelegen ist, daß also die Erbanlage nur in einer verminderten Organwiderstandsfähigkeit besteht. Trifft nun ein solches gegen irgendwelche Einflüsse, z. B. toxischer Natur, weniger widerstandsfähiges Ohr irgendeine Schädlichkeit, so wird es infolge dieser Krankheitsdisposition anders darauf reagieren als ein Organ von normaler Widerstandsfähigkeit."

Die gleiche Auffassung teilen auch Alexander und Fischer, wenn sie der konstitutionellen hereditär-degenerativen und der erworbenen Taubheit noch die dritte Gruppe (Individuen von ausgesprochen here-

ditär-degenerativer Belastung, bei denen eine hinzutretende Erkrankung
den mehr oder weniger kompletten Verlust des Hörvermögens zur Folge
hatte) angliedern. Sie nehmen dabei an, daß die Ertaubung dadurch zustande kommt, daß das an sich konstitutionell minderwertige Ohr der
auftretenden Schädlichkeit (kongenitale Lues, Trauma, allgemeine In-
fekte) leichter anheimfällt als das normale, vollwertige Ohr.

Eine Beobachtung solcher Art teilen Alexander und Kreidl mit,
die von zwei einer Verwandtschaftsehe entsprossenen Kindern berichten,
die normalhörig waren, jedoch später infolge von Scharlach ertaubten.

Wir teilen an dieser Stelle folgende, hier von Belang erscheinende
Krankengeschichte mit:

Ein 65 jähriger Mann, der wegen einer beiderseitigen geringgradigen
labyrinthären Schwerhörigkeit in ohrenärztlicher Kontrolle stand,
erlitt auf einem Ohre nach Einwirkung eines schrillen telephonischen
Signals eine bedeutende Einbuße des Hörvermögens, die sich in der Folge
nur in sehr geringem Grade besserte. Von besonderem Interesse ist, daß
die Schwester des Patienten (ein Fräulein von einigen sechzig Jahren)
im Anschlusse an eine Angina (vielleicht Scarlatina) an beiderseitiger
akuter Mittelohreiterung erkrankte und, nachdem es im Verlaufe von
drei Tagen zu vollständiger Einschmelzung beider Trommelfelle gekommen war, unter kompletter Ausschaltung des akustischen und statischen Labyrinthes beider Seiten vollständig ertaubte.

Diese Krankengeschichte erscheint uns ganz besonders bemerkenswert, da sie in deutlicher Weise die Minderwertigkeit des inneren Ohres
bei beiden Geschwistern dokumentiert; eine Minderwertigkeit, die bei
dem Bruder in der schweren Schädigung des Hörnervenapparates unter
Wirkung eines relativ geringfügigen akustischen Traumas, bei der Schwester in der beiderseitigen Vernichtung der akustischen Funktion des
inneren Ohres im Anschlusse an eine Mittelohreiterung zum eklatanten
Ausdruck gelangte.

Diese Beobachtung bietet gleichzeitig einen neuerlichen Beleg für die
Richtigkeit der schon von Spira 1914 vertretenen und von Stein 1918 an
der Hand eines großen kasuistischen Materiales nachdrücklichst präzisierten Ansicht, daß es nicht die Form, sondern der Sitz der Krankheit ist,
welcher den verschiedenen Mitgliedern gewisser Familien gemeinsam ist,
so daß eine Prädisposition nicht zu dieser oder jener Ohrenkrankheit, sondern zu Erkrankungen des Gehörorganes überhaupt angenommen werden
muß.

Damit gelangen wir schon zu dem von Martius und A. Adler eingeführten Begriff der Organminderwertigkeit, dem von der Konstitutionslehre die gebührende Stelle eingeräumt wurde (vgl. J. Bauer)
und dessen Bedeutung für die Ohrenheilkunde schon vor Jahren von
Stein gewürdigt wurde.

Bauer-Stein, Otiatrie. 14

Die exakte Beweisführung für die konstitutionelle Grundlage der Minderwertigkeit des Gehörorganes haben wir aus den Ergebnissen unserer gemeinsamen Untersuchungen, welche die erbbiologische Zusammengehörigkeit von konstitutioneller Taubheit, labyrinthärer Schwerhörigkeit und Otosklerose[1]) festgestellt haben, erbracht.

Vom pathologisch-anatomischen Standpunkte trägt Alexander diesen engen Beziehungen Rechnung, indem er seiner 2. Gruppe der kongenitalen Taubheit als zweite Unterart das Vorkommen pathologischer Knochenherde in der Labyrinthkapsel, verbunden mit degenerativer Atrophie der labyrinthären Endstellen, einfügt. —

Der Fortschritt, den wir mit unseren Untersuchungen erreicht haben, ist das bessere Verständnis für das Wesen dieser vererbbaren Organminderwertigkeit mit ihren verschiedenartigen Auswirkungen und der Einblick in den Vererbungsgang der diese Organminderwertigkeit des Gehörapparates verursachenden abnormen Erbanlagen.

In den Forschungen der letzten Jahre zeigt sich immer mehr das Bestreben, dem Begriffe der klinischen Minderwertigkeit des Gehörorganes durch die bei konstitutionellen Ohrerkrankungen erhobenen histologischen Befunde Inhalt zu schaffen. Diese Bestrebungen gelangen vor allem in den Arbeiten von O. Mayer, J. Fischer und H. Brunner zum Ausdruck. Allerdings ist das vorliegende Material von pathologisch-anatomischen Bildern, das in diesem Sinne verwertet werden kann, noch viel zu gering, um der Lehre von der Minderwertigkeit des Gehörorganes mehr zu bieten als einige wirksame Illustrationen. Es wird weiteren Publikationen vorbehalten bleiben, weitere klarstellende Untersuchungs-

---

[1]) Die Analogien zwischen hereditärer Taubheit und Otosklerose hat gleichfalls Hammerschlag als Erster betont. Er führte als solche an: 1. Die Ähnlichkeit im Bilde der Nervendegeneration, wie wir sie einerseits bei der Otosklerose und andererseits bei der hereditären Taubheit finden (vgl. Hegener, Stern) und 2. das Vorkommen von spongiösem Otoskleroseknochen bei kongenitaler Taubheit (Politzer, Alexander, Lindt).

Während Lindt glaubt, daß in seinem von ihm als kongenital angesehenen Falle von Taubheit der neugebildete spongiöse Knochen eine zufällige Begleiterscheinung der Labyrinthveränderungen sei, nimmt Hammerschlag angesichts der Koinzidenz der nachgewiesenen Bildungsanomalien der Pars membranacea (minimale Veränderungen der Pars superior, ganz symmetrische der Pars inferior, kernhaltige Hülle der Cortischen Membran) und der Veränderungen in der Labyrinthkapsel einen genetischen Zusammenhang beider an.

Sprechen schon die hier angeführten Analogien mit großer Wahrscheinlichkeit zu Gunsten der Annahme einer gemeinsamen (konstitutionellen) Grundlage beider Affektionen, so bieten die Mitteilungen betreffs der Vererbbarkeit der Otosklerose (zuerst von Körner und Hammerschlag erbracht), vor allem auch Beobachtungen des Auftretens von Otosklerose und Taubstummheit in derselben Familie (Hammerschlag) dieser Auffassung eine weitere wichtige Stütze.

ergebnisse zu erbringen. Besonderen Wert würden naturgemäß jene Untersuchungen haben, die uns analoge Befunde an den Gehörorganen von Eltern und Kindern vermitteln könnten.

Da solche Fälle nur zu ganz besonders seltenen Ausnahmen zählen werden, so sind wir auf die Ergebnisse tierexperimenteller Untersuchungen einerseits, auf die Resultate anamnestischer Erhebungen und klinischer Untersuchungen andererseits angewiesen.

Die Frage, welche Anomalien des Gehörorganes als der pathologisch-anatomische Ausdruck seiner Minderwertigkeit gelten dürfen, muß derzeit noch offen gelassen werden.

Während die Fälle von Aplasie allgemein als sicher embryonal entstanden aufgefaßt werden, kann, wie Denker meint, jede Mißbildung hypoplastischer Art die Folge von intrauterinen Entzündungen sein; ja auch Labyrinthanaomalien bei Anencephalie glaubt er unter Umständen als entzündliche ansprechen zu dürfen, da die Gehirnveränderung selbst durch entzündliche Prozesse bedingt sei.

Bezüglich der Hypoplasie lauten die Ansichten nicht einheitlich. So sagt z. B. Alexander: „Läßt man endogene ätiologische Momente, Schädigungen der frühesten Anlage und Keimschädigungen gelten, so ist die bei vielen Typen der kongenitalen[1]) Taubheit auftretende Verdünnung des Schneckennerven als Hypoplasie zu bezeichnen. Dafür spricht, daß an Embryonen von kongenital tauben Tieren mitunter eine solche Hypoplasie am Cochlearis und seinem Ganglion gefunden wird bei gänzlichem Fehlen von Zeichen einer bestehenden oder abgelaufenen regionären Entzündung. Je mehr man jedoch dazu neigt, in ätiologischer Beziehung für die kongenitale Taubheit exogene Ursachen heranzuziehen, desto eher und häufiger stellen sich solche scheinbare Hypoplasien als degenerative Atrophien dar."

Vollständiger kongenitaler Defekt des N. acusticus ist äußerst selten (ein solcher Fall ist von Lange beschrieben worden, vollständiges Fehlen des N. cochlearis und des Ganglion spirale hat Quix beobachtet). Gewöhnlich erscheint der kongenitale Defekt des N. octavus mit schweren Mißbildungen des Gehirnes (Anencephalie, hochgradige Mikrocephalie usw.) und des Schädelgrundes vergesellschaftet. Ein Abhängigkeitsverhältnis des Octavusdefektes von der übrigen Mißbildung besteht jedoch nicht. Zeigt sich doch einerseits, daß das Gehörorgan bei Anencephalie trotz Mangels des Zentralnervensystems vollständig ausgebildet sein kann (Frey), während andererseits in Fällen von kongenitaler Taubheit bei sonst normal entwickeltem Cranium und Gehirn der N. cochlearis verschiedene Grade von Verdünnung mit lockerer Bündelung der Nervenfasern und Ausfüllung der Zwischenräume durch Bindegewebe zeigen kann (Alexander).

---

[1]) „Kongenital" ist hier wie im nachfolgenden als „konstitutionell" zu deuten.

Der Annahme verschiedenartiger Ausbildung des Nerven auf Grund
differenter — graduell in weitem Maße verschiedener — konstitutioneller Anlage steht demnach kaum etwas im Wege.

Alexander rechnet zu den kongenitalen Abnormitäten des inneren
Ohres, die auf Abnormitäten der Keimanlage zurückzuführen sind, neben
den primordial auftretenden otosklerotischen Herden die angeborene
Kleinheit (Hypoplasie) des Nervenganglienapparates des inneren Ohres.

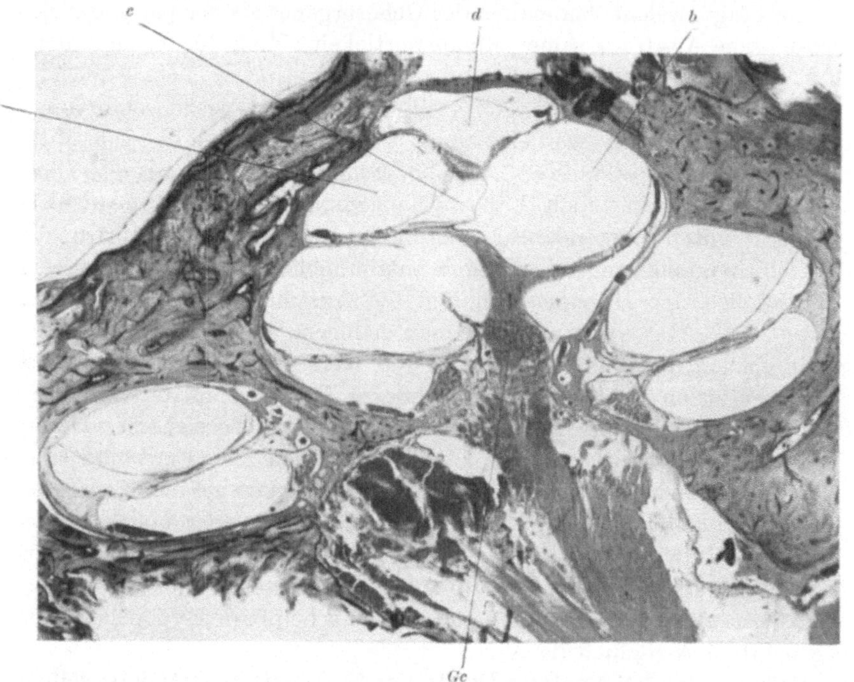

Abb. 35. Kongenitale Taubheit. Achsenschnitt durch die Schnecke mit umschriebenem Defekt
(a, b) der Skalensepten, sackartiger Form (c, d) des oberen Anteiles des Schneckenkanales und
mit Ganglion centrale (Gc)¹). 35 jähr. Mann. (Nach G. A l e x a n d e r, Pathologische Anatomie der
nervösen Anteile des Gehörorganes. Handb. d. Neurologie des Ohres, herausgeg. v. G. A l e x a n-
d e r und O. M a r b u r g, I. Bd, Urban & Schwarzenberg, Berlin und Wien, 1924.) Vgl. den
von H. B r u n n e r in einem Falle von Mittelohr- und Innenohrschwerhörigkeit erhobenen
histologischen Befund gleicher Art. Abb. 30 und 31.

Neubildung von Nervenfasern wurde als kongenitale Veränderung
beobachtet; sie wurde aber auch als Folgeerscheinung einer Innenohrentzündung und zwar einer proliferierenden Entzündung im Vorhof
festgestellt (Schwabach).

Gänzliches Fehlen des Labyrinthes wurde von M i c h e l und
S c h w a r t z e beschrieben. Die Aplasie der labyrinthären Nervenendstellen ist mit vollständigem Defekt des Neuroepithels und der cuti-
cularen Auflagerungen verbunden. Dabei können die regionären
Nervenendäste noch in Resten nachweisbar sein (Alexander).

____
¹) Statt des regionär nicht entwickelten Ganglion spirale.

Mitunter ist eine Hypoplasie der membranösen Anteile am Utriculus und Sacculus festzustellen. Die defekte Entwicklung der Haarzellen, verbunden mit ihrer quantitativen Verringerung bis zu ihrem völligen Fehlen, stellt an den Cristae ampullares nach Alexander eine typische kongenitale Veränderung dar. Die kongenitalen Veränderungen der Cupulae bestehen in verschiedenen Graden ihrer Verkleinerung bis zum gänzlichen Fehlen.

Die kongenitalen gestaltlichen Anomalien der Schnecke bestehen im Fehlen einzelner Teile oder der ganzen Schnecke, wie dies bei Aplasie

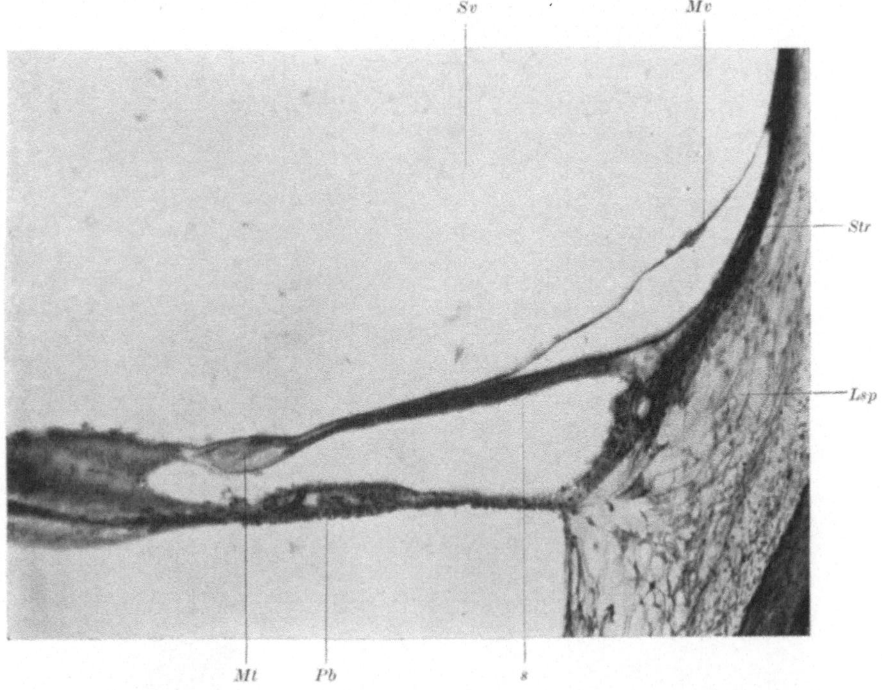

Abb. 36. Kongenitale Taubheit. Septumbildung (*s*) quer durch den häutigen Schneckenkanal des oberen Teiles der Basalwindung. Das Septum erstreckt sich vom peripheren Rande der eingescheideten Membrana tectoria (*Mt*) nach außen an das untere Randgebiet der im übrigen fehlenden Stria vascularis (*Str.*); *Lsp* Ligamentum spirale; *Mv* Membrana vestibularis; *Pb* defekte Papilla basilaris; *Sv* Scala vestibuli. 31 jähr. Frau. (Nach G. Alexander l. c.)

des inneren Ohres von Michel, Siebenmann und Alexander beschrieben wurde. Bis zu einem gewissen Grade ist auch der mitunter bei kongenitaler Taubheit beobachtete Defekt der Nervenendstellen des inneren Ohres den gestaltlichen Anomalien zuzuzählen. Der Defekt besteht in der Verkleinerung oder im gänzlichen Mangel der Nervenendstellen.

Eine besonders bemerkenswerte kongenitale Anomalie der häutigen Schnecke stellt die aus einer ausbleibenden Differenzierung des Schnecken-

körpers folgende sackartige Form des Schneckenkörpers (Mondini), mit
Ausbleiben der Entwicklung der Skalensepten (s. Abb. 35) (Alexander,
Mayer, Brunner) und Bildung einer Scala communis dar. Zu den
Gewebs- und Zellanomalien gehören der kongenitale Defekt der Haar-
zellen im Cortischen Organ, die Hypoplasie und Aplasie der Papilla

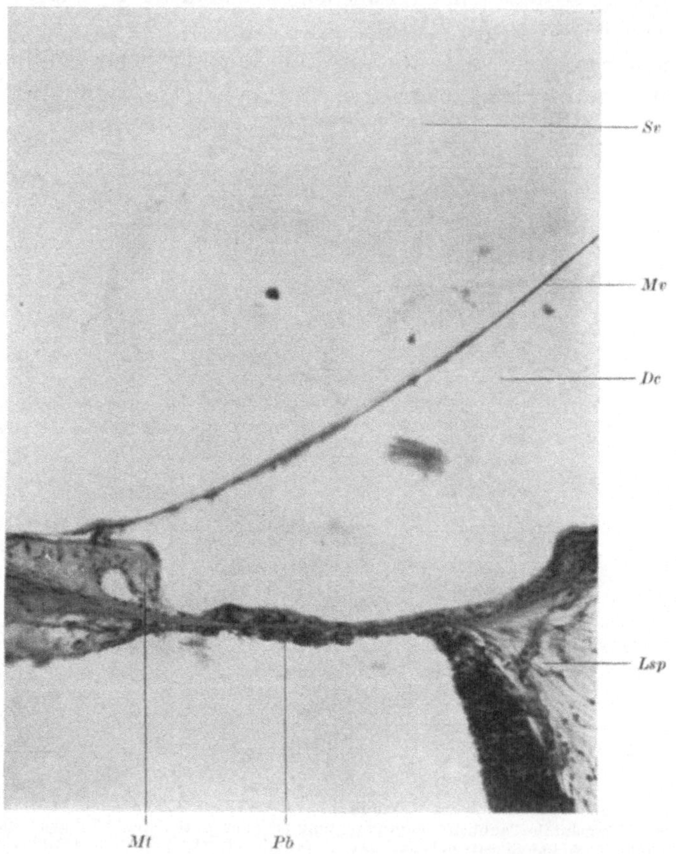

Abb. 37. Kongenitale Taubheit. Querschnitt durch die Basalwindung. *Pb* Defekte Papilla basilaris;
Mt abgekapselte Membrana tectoria; *Dc* Ductus cochlearis; *Lsp* Ligamentum spirale; *Mv*
Membrana vestibularis; *Sv* Scala vestibuli. 31 jähr. Frau. (Nach G. Alexander l. c.)

basilaris, der teilweise oder gänzliche Defekt der Stria vascularis, sowie
cystische hydropische Degeneration der Stria vascularis. Anomalien
dieser Art veranschaulichen die Abbildungen 36—41. Zu den kongenitalen Veränderungen ist weiter zu zählen die nicht selten zu beobachtende Blutgefäßarmut des inneren Ohres, wobei die vorhandenen
Capillaren oft auffallend weit sind und abnorm verlaufen (Alexander,
Siebenmann und Bing). Kongenitaler Defekt der Gefäße der Stria
vascularis mit lokalen Epithelwucherungen wurde von Goerke beob-

achtet. Die Hypo- und Aplasie des Neuroepithels ist fast stets mit einer Verdünnung der einfachen häutigen Wände der Schnecke verbunden.

Mißbildung der ganzen Innenohrkapsel mit Vermehrung der Knochenmasse und Veränderung der gesamten Hohlräume wurde von Denker, Manasse, Nager und Siebenmann beschrieben. Bei Anencephalie, Amyelie und Hemicephalie kommen kongenitale Gestaltsveränderungen (Verkleinerung, Mißstaltung, Defektbildungen) als Teilerscheinung der endokraniellen Veränderungen (Alexander, Habermann, Zingerle,

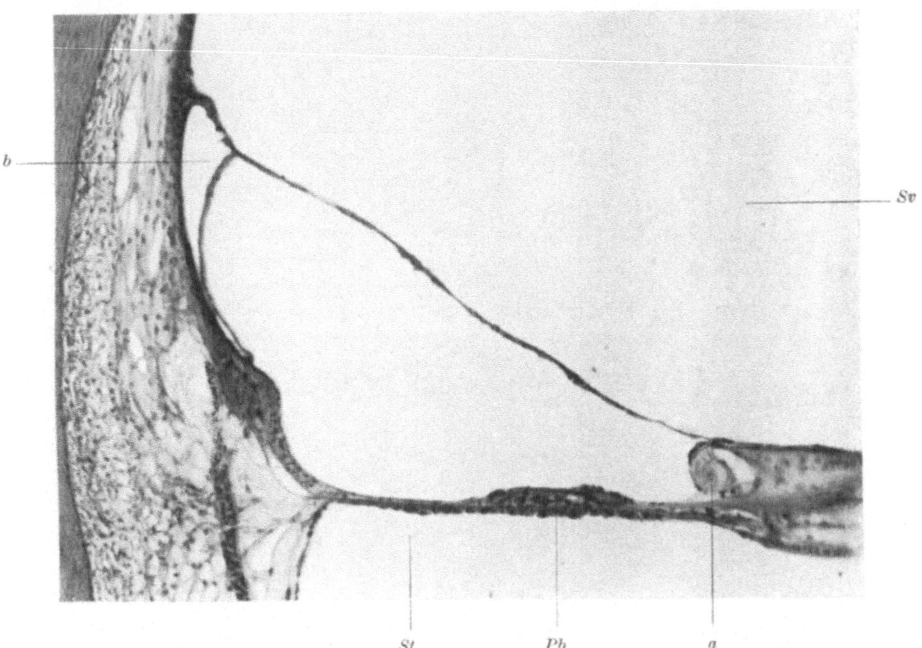

Abb. 38. Kongenitale Taubheit. Mittelwindung. Abkapselung der Membrana tectoria im Sulcus spiralis internus (a), Duplikatur (b) im oberen Winkel des Schneckenkanales nahe der vollständig defekten Stria vascularis. Pb defekte Papilla basilaris; St Scala tympani; Sv Scala vestibuli. 31 jähr. Frau. (Nach G. Alexander l. c.)

Frey) vor. Wiederholt wurde bei kongenitaler Taubheit eine Erweiterung der Apertura externa des Aquaeductus vestibuli festgestellt (s. Abb. 42). Ebenso finden sich kongenitale Hypoplasie des Modiolus und Anomalien der Lamina spiralis in Form defekter Entwicklung nicht selten. Mißstaltung des Modiolus und Fehlen des Canalis spiralis, verbunden mit Defekt des Ganglion spirale und des Nervus cochlearis beschreibt Lange, kongenitalen Defekt des Modiolus bei gleichzeitiger Abflachung der Schnekkenkapsel sahen Alexander und J. Fischer. Lange läßt die Deformität des Modiolus nicht für alle Fälle als Zeichen der kongenitalen Natur der Veränderungen gelten, sieht aber in einer Proliferation der Epithelien (vor allem im Bereiche der Stria vascularis) (Befunde von

Alexander, Goerke, Oppikofer, Scheibe) zweifellose Mißbildungen als Zeichen einer nicht vollendeten Differenzierung.

Der Nachweis von Hemmungsbildungen der knöchernen Schnecke bei Innenohrschwerhörigkeit (Neumann, Mayer, Brunner) ist nach dem oben Gesagten nicht gegen, sondern vielmehr für den konstitutionellen Charakter dieser Anomalie zu verwerten.

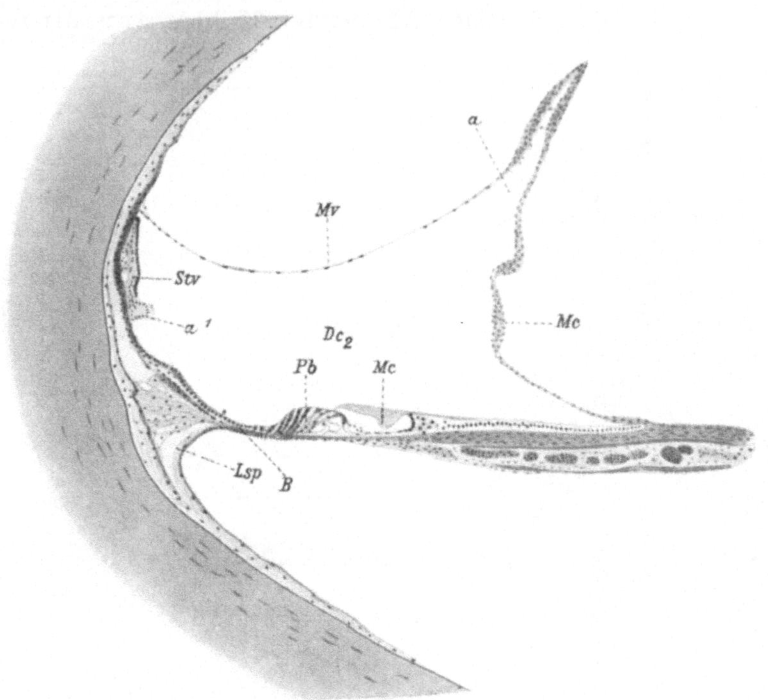

Abb. 39. Kongenitale Taubheit. Vertikalschnitt durch die Mittelwindung mit gegen die Spitzenwindung ausgestülpter (a) Vestibularmembran. *Mv* Membrana vestibularis; *Stv* degenerierte Stria vascularis mit kleiner Cyste (a¹); *Pb* Papilla basilaris; *Dc₂* Ductus cochlearis der Mittelwindung; *Mc* Membrana Corti; *Lsp* Ligamentum spirale; *B* Böttchersche Zellen. (Nach G. Alexander, Zur Pathologie und pathologischen Anatomie der kongenitalen Taubheit. Archiv f. Ohrenheilk. Bd. 61, 1904, S. 183.)

Pathologische Formen des Promontoriums (Verschmälerung, resp. Verkürzung mit Flachstellung oder Verlängerung mit Steilstellung) und der Nische des Schneckenfensters als Entwicklungsstörungen beobachtete Fischer. Pathologische Knochenneubildung am Promontorium und Schneckenfenster sahen in Fällen von kongenitaler Atresie des äußeren Gehörganges, als Folge von Entwicklungsanomalien der ersten Schlundspalte Alexander und Bénesi.

Als Kennzeichen der kongenitalen Veränderungen der knöchernen Innenohrkapsel sieht Alexander an, daß der apponierte Knochen normale Textur aufweist. Nur für die otosklerotischen Knochenherde darf

angenommen werden, daß sie unter Umständen schon intrauterin als Mißbildungen auftreten. Dahin gehören auch die Knochenveränderungen
im Gehörorgan von Kretinen (Beobachtungen von Alexander, Habermann, O. Mayer).

Zu den Deformitäten der Innenohrräume gehört auch der Entwick-
lungsdefekt der Skalensepta des Schneckenkörpers in Fällen von hereditär-degenerativer Taubheit mit Bildung einer Scala communis, sowie
der Knochenschwund an der Kreuzungsstelle zwischen horizontalem

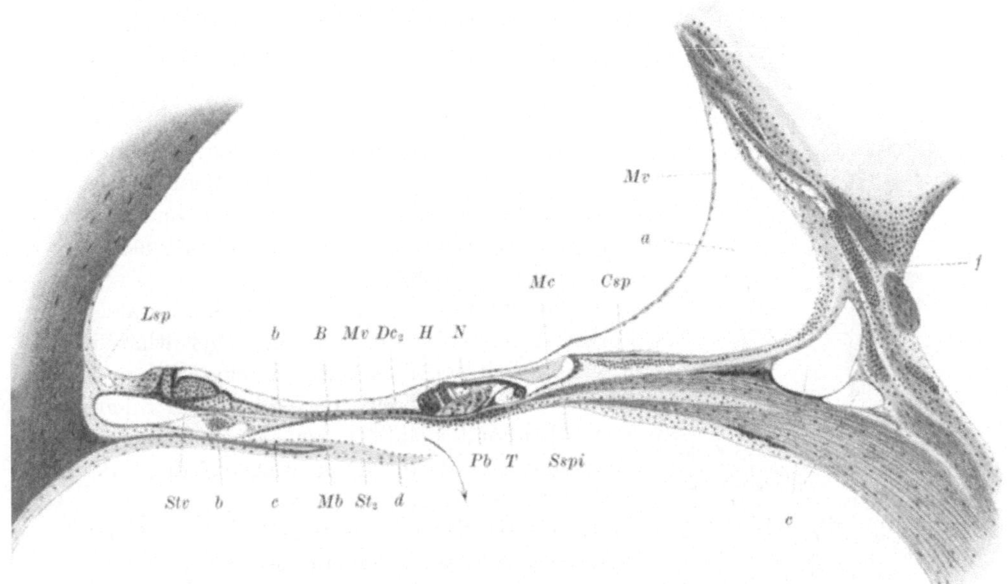

Abb. 40. Kongenitale Taubheit. Inversion des Schneckenkanals (*a*). Axialer Vertikalschnitt durch
den oberen Teil der Mittelwindung der Schnecke. *b* basilares Blutgefäß; *B* Böttchersche Zellen;
c spirale Knochenplatte und *d* Bindegewebsplatte als Ausläufer des defekten Skalenseptums; *Csp*
Crista spiralis; *Dc₂* Ductus cochlearis der Mittelwindung; *H* Hensensche Zellen; *Lsp* Ligamentum
spirale; *Mb* Membrana basilaris; *Mc* Membrana Corti; *Mv* Membrana vestibularis; *N* Neuro-
epithel der Papilla basilaris; *Pb* Papilla basilaris; *Stv* Stria vascularis; *St₂* Scala tympani der
Mittelwindung, *Sspi* Sulcus spiralis internus; *T* Tunnelraum. (Nach G. Alexander l. c.)

und hinterem Bogengang, mit Bestehen einer lediglich bindegewebigen
Zwischenwand (Beobachtungen an der Tanzmaus: Alexander und
Kreidl).

Zu erwähnen ist schließlich noch das Fehlen der Areae cribrosae bei
kongenitaler Taubheit, wobei die erhaltenen Nervenfasern als geschlossene
Bündel durch je einen einzigen Kanal für die verschiedenen Äste des
N. octavus vom inneren Gehörorgan in den inneren Gehörgang gelangen.

Wenn wir hier eine Zusammenstellung jener pathologisch-anatomischen Befunde gegeben haben, in deren Feststellung uns die charakteristischen Kennzeichen jener Form der Taubheit gegeben zu sein scheinen, die wir vom ätiologischen Standpunkte aus als konstitutionelle

bezeichnen dürfen, so müssen wir doch gleichzeitig wieder darauf hinweisen, daß in der Konstatierung der Entwicklungsanomalie allein noch
nicht die einwandfreie Klassifikation derselben als konstitutioneller
Anomalie ausgesprochen ist. Die klinische Untersuchung bietet aber
häufig Anhaltspunkte genug, bei sorgfältiger Berücksichtigung aller konstitutionellen Eigentümlichkeiten des Kranken der Auffassung des Falles
eine sichere Grundlage zu schaffen.

Aber die klinische Untersuchungsmethodik darf nicht bei den Kranken Halt machen. Es muß unbedingt angestrebt werden, auch die Mit-
glieder der Verwandtschaft, vor allem der direkten Ascendenz in das Bereich der Untersuchungen einzubeziehen.

Erst dann, wenn pathologisch-anatomische Befunde vorliegen werden, denen genaue anamnestische Daten und exakte klinische Befunde an die Seite zu stellen sind, werden wir die verschiedenen Fälle von Taubstummheit in ein rationelles System bringen können.

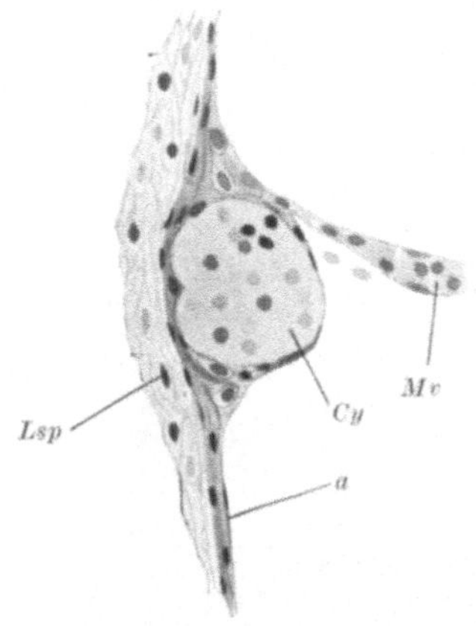

Abb. 41. Kongenitale Taubheit. Cystenähnlicher An-
hang bei hydropischer De-
generation der Stria vas-
cularis (Mittelwindung der
Schnecke). *Lsp* Ligamentum
spirale; *Cy* cystischer Hohlraum; *Mv* Membrana vestibularis; *a* gänzlich atrophierte
Stria vascularis. (Nach G.
Alexander l. c.)

Die Anerkennung der genetischen Zusammengehörigkeit gewisser Formen der labyrinthären
Schwerhörigkeit und Taubheit und der Otosklerose
wird den Untersuchungen, die sich ja vor allem
mit der Taubheit befaßt haben, einen breiteren
Boden schaffen, als derjenige war, auf dem die
Forschung sich bisher bewegt hat.

Auf die Bedeutung des Begriffes der Organminderwertigkeit sei nochmals verwiesen.

„Die Krankheitsdisposition“, sagt Bauer,
„kommt für gewisse Erkrankungen überhaupt
nicht in Betracht, bei anderen bildet sie einen ätiologisch mitwirkenden
Faktor, eine Bedingung, sei es bloß eine substituierbare oder aber eine
obligate Bedingung, bei einer dritten Gruppe schließlich kann sie das
alleinige ätiologische Moment, also die Ursache, darstellen.“

„Die individuellen Verschiedenheiten des Widerstandes gegenüber
der Entstehung und Entwicklung einer Krankheit, also die individuellen
Verschiedenheiten der Disposition zu irgendeiner Erkrankung, hängen
naturgemäß mit den individuellen Unterschieden im Bau, in der feineren
Organisation, in der Funktionstüchtigkeit und Reaktionsweise der einzelnen Organe des Körpers zusammen. Es gehört daher mit zu den
wichtigsten Aufgaben der Konstitutionspathologie, festzustellen, ob und inwieweit, auf welche Weise und aus welchem Grunde gewisse individuelle Besonderheiten der Spezies der Entstehung oder dem Fortschreiten einer Erkran-

kung Vorschub leisten. Dieses Teilgebiet der Konstitutionspathologie fällt zugleich in das Bereich der Dispositionslehre.“

In diesen Sätzen glauben wir der Taubstummenforschung ein Programm für weitere Untersuchungen vorlegen zu dürfen.

Wie oben erwähnt, hat Hammerschlag unter dem Begriffe der konstitutionellen Taubstummheit die endemische und sporadische Form subsumiert. Hammerschlag hat diese Einteilung deshalb getroffen, weil er der endemischen Form der Taubstummheit infolge ihres gehäuften Auftretens, wenigstens für gewisse Gegenden, eine besondere Dignität zuerkennt, und naturgemäß müssen wir ihr im Rahmen jener Krankheitsbilder, denen wir konstitutionelle Anomalien zugrundelegen, eine eingehendere Besprechung widmen.

Das endemische Auftreten der Taubstummheit ist seit langem bekannt. Escherich wies schon im Jahre 1853 darauf hin, daß die Taubstummheit auf den älteren Erdformationen häufiger auftrete als auf den jüngeren, „mit derselben Abgrenzung am Jura wie beim endemischen Kretinismus“.

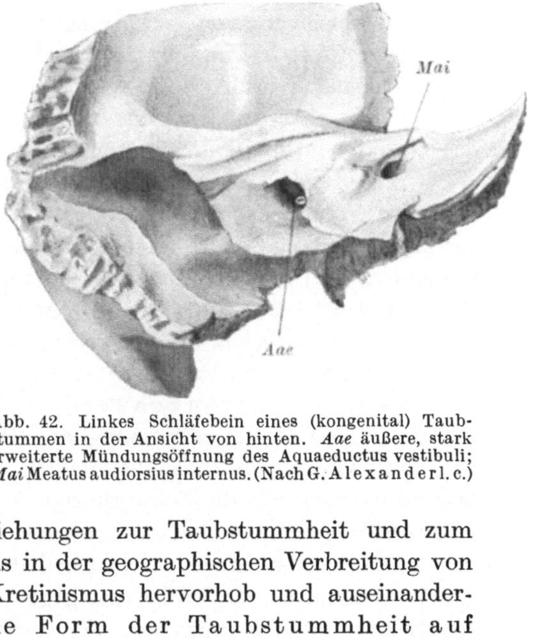

Bircher war es, der 1883 in seinem Werke „Der endemische Kropf und seine Beziehungen zur Taubstummheit und zum Kretinismus“ den Parallelismus in der geographischen Verbreitung von Kropf, Taubstummheit und Kretinismus hervorhob und auseinandersetzte, daß die endemische Form der Taubstummheit auf dieselbe Noxe wie der endemische Kretinismus zurückzuführen und als Teilerscheinung der kretinoiden Degeneration anzusehen sei.

Abb. 42. Linkes Schläfebein eines (kongenital) Taubstummen in der Ansicht von hinten. *Aae* äußere, stark erweiterte Mündungsöffnung des Aquaeductus vestibuli; *Mai* Meatus audiorsius internus. (Nach G. Alexander l. c.)

Kocher versuchte anfangs, die Taubstummheit von dem Kretinismus zu trennen, gab aber später zu, daß es Übergangsformen zwischen beiden gäbe. Seiner Ansicht nach ist die Taubstummheit auf eine Funktionsuntüchtigkeit oder Beeinträchtigung der mütterlichen Schilddrüse zurückzuführen, durch welche während der Schwangerschaft eine Schädigung der Zentren der Sprache des Fetus hervorgerufen würde. Kocher spricht von einer auditiven sensorischen Aphasie. Auch Bircher nimmt als lokale Ursache der endemischen Taubstummheit keine Er-

krankung des Gehörorganes, sondern eine Schädigung der Zentren des
Gehörs und der Sprache an.

Nach Ansicht Ewalds ist die Taubstummheit kretinischer Individuen, gleichwie die Störung der Sprache und des Intellektes, eine Folge
der allgemeinen, die Zentren des Gehörs und der Sprache betreffenden
Degeneration.

Denker gelangt durch Versuche an thyreoidektomierten Hunden
zur Schlußfolgerung, daß das Ausbleiben der Reaktion auf akustische
Reize bedingt ist durch Störungen im Zentralnervensystem, die als Folge
der im Anschlusse an die Schilddrüsenexstirpation auftretenden Stoff-
wechselveränderungen aufzufassen sein dürften.

Scholz vertritt auf Grund seiner Untersuchungen mit Zingerle,
die zur Beobachtung von Verbildungen des Schläfenlappens an Kretinengehirnen geführt haben, die Ansicht, daß die Taubstummheit durch cor-
ticale Störungen bedingt sein könne, läßt jedoch auch die Möglichkeit
offen, daß es nach basalen intracraniellen Prozessen zu einer Erkrankung
des Ohrlabyrinthes kommen könne.

v. Wagner-Jauregg sieht die Ursache der Hörstörung in pathologischen Veränderungen des Gehörorganes und bezeichnet die Sprachstörungen als Folge der Hörstörung. Er war der erste, der die Vermutung
aussprach, daß Wachstumsstörungen im knöchernen Teile des Gehörorganes, welche den übrigen bei Kretinen beobachteten Wachstumsstörungen analog seien, die Schwerhörigkeit bedingen könnten.

Bloch gelangt auf Grund seiner Forschungen zu der Aufstellung des
Begriffes der dysthyren Schwerhörigkeit. Er betont die Häufigkeit
der mittelgradigen Herabsetzung der Hörschärfe und die Häufigkeit
von Sprachstörungen und hebt auch den günstigen Einfluß der Schild-
drüsenfütterung auf die Schwerhörigkeit der Kretinen hervor.

Siebenmann wendet sich, gestützt auf den Nachweis eines anatomisch intakten Gehörorganes (speziell des Labyrinthes) in einem Falle
von totaler Aplasie der Schilddrüse gegen die Formulierung des Begriffes
der dysthyren Schwerhörigkeit. Er vertritt die Ansicht, daß die kretinischen Ohrveränderungen nicht auf den Kropf zu beziehen sind, sondern auf eine chronische, latent verlaufende Meningitis.

v. Wagner-Jauregg bringt als Einwand gegen die Auffassung, die
Gehörstörung der Kretinen auf reinen Hypothyreoidismus zurückzu-
führen, die Seltenheit von Störungen der Hörfunktion beim sporadischen
Kretinismus vor und das Bestehen beträchtlicher Hörstörungen bis zur
Taubstummheit bei nur geringer Entwicklung der anderen Symptome
des Hypothyreoidismus.

Nach Alexander spricht der Befund Siebenmanns nicht gegen
die Möglichkeit der dysthyren Schwerhörigkeit, speziell da die spätere
neuerliche Untersuchung des von Siebenmann untersuchten Kindes

leichte Osteosklerose der periostalen Innenohrkapsel mit Ossificationshemmungen an der endochondralen Kapselschicht — Veränderungen, die im Verlaufe des weiteren Lebens den Anlaß zur sekundären Innenohr- und Oktavuserkrankung abgeben können — ergeben hat. Weiter spreche auch der Erfolg der Schilddrüsenbehandlung bei leichter und mittelgradiger Innenohrschwerhörigkeit zugunsten der dysthyren Ätiologie der kretinischen Innenohrschwerhörigkeit. Zur Ansicht Siebenmanns bemerkt Alexander, es kämen wohl Fälle von postmeningitischer Taubheit und Schwerhörigkeit bei Kretinen vor, doch wären dies Ausnahmsfälle von Kretinen, die außerdem eine Cerebrospinalmeningitis durchgemacht hätten. Alexander vertritt die Anschauung, man müsse angesichts der Tatsache des überraschend hohen Prozentsatzes der nicht normal hörenden krofpigen Kretinen, sowie der Häufigkeit hochgradiger Schwerhörigkeit oder Taubheit bei den Hypo- und Athyreoiden an dem Begriffe der Blochschen dysthyren Schwerhörigkeit festhalten.

Nach den Untersuchungen Wegelins können besonders die Knochenveränderungen und die Störungen der Entwicklung der periostalen Innenohrkapsel auf eine Hypo- oder Dysthyreose zurückgeführt werden. Auch die Veränderungen in der Trommelhöhle kämen so zustande.

Nager meint, Gehirn und Sinnesorgan könnten fetal direkt durch die Kropfnoxe erkranken ohne das Zwischenglied der Schilddrüsenaffektion. Er zieht zur Erklärung der Veränderungen neben einer intrauterinen Meningoencephalitis auch Konstitutionsanomalien heran. Die Labyrinthatrophie sei eine von der endemischen Noxe nur indirekt bedingte, daher nicht spezifische Folgeerscheinung (wie bei der hereditär-degenerativen Schwerhörigkeit), die nicht zum Bilde der endemischen Schwerhörigkeit gehört. Manasse lehnt die fetale Meningoencephalitis ab und hält die Veränderungen für kongenitale Mißbildungen. Mayer führt die intrafetalen Veränderungen auf die Hypothyreose der Mutter zurück. Lange meint, daß sich durch Vergiftung des Muttertieres, wie im Experiment, Mißbildungen an der Frucht ergeben. Herzog sieht die endemische Taubstummheit als eine Erkrankung an, die durch toxische Einflüsse hervorgerufen wird, denen der Keim während des ganzen Fetallebens ausgesetzt ist.

Für die kretinische endemische Taubheit kommt die thyreoidale Genese nach Alexander nicht in Betracht; sie reihe sich nicht den kretinischen Innenohraffektionen, sondern — wie auch die anatomischen Befunde lehren — der kongenitalen, nicht kretinösen Taubheit an.

Man findet bei Kretinen alle möglichen Grade der Schwerhörigkeit — von den leichtgradigen Formen bis zur vollständigen Taubheit[1]). Die

---

[1]) In der größten Mehrzahl der Fälle findet sich eine mittelgradige Herabsetzung des Hörvermögens, bei 20—30% der schwerhörigen Kretinen eine hochgradige Herabsetzung der Hörschärfe, bei ca. 5% vollkommene Taubheit. Kaum ein Viertel

Hörstörung tritt mit den verschiedensten Graden der somatischen und intellektuellen Degeneration vergesellschaftet auf, kann jedoch auch als einziges Symptom der kretinischen Degeneration zutage treten. Dieses isolierte Auftreten der Taubstummheit, resp. die Kombination hochgradiger Hörstörung mit minimalen Graden psychischer und physischer Degeneration rechtfertigt nach Hammerschlag die Formulierung des Begriffes der endemischen Taubheit als besonderer Abart.

Unter den zwerghaften Halbkretinen sind leichtgradige Mittelohr- oder Labyrinthaffektionen nicht selten zu finden, dagegen werden bei ihnen schwere Hörstörungen oder Taubheit nicht angetroffen.

Bei dem Typus des kretinischen Zwerges (Zwergwuchs, Myxödem, kindliches Genitale) werden keine wesentlichen Intelligenz- und Hörstörungen gefunden.

Zu dem Typus des zwerghaften Vollkretins gehören Fälle mit hochgradigem Blödsinn, hochgradiger Schwerhörigkeit oder vollkommener Taubheit. Seltener finden sich hier Fälle ohne nennenswerte Schädigung des Hörvermögens und mit guter Intelligenz.

Bei demjenigen Kretintypus, der durch starke Ausbildung des Kropfes charakterisiert ist, finden sich fast ausnahmslos Hörstörungen verschiedener Intensität, doch besteht nur selten völlige Taubheit.

Endlich gibt es noch einen Kretinentypus, der nebst einer gewissen Gemütsabstumpfung und Schwerfälligkeit keine somatischen und intellektuellen Dekadenzerscheinungen zeigt und durch Taubstummheit und Kropf gekennzeichnet ist.

Pathologische Anatomie[1]): In vielen Fällen wurden als Ursachen der Schwerhörigkeit bei Kretinen adenoide Vegetationen, chronische Verdickungen und ödematöse Schwellungen der Nasenrachenschleimhaut mit konsekutiven katarrhalischen Veränderungen der Mittelohrschleimhaut festgestellt. Nicht selten sind die Mittelohrerkrankungen durch direkte Fortpflanzung der myxödematösen Schwellung der Schleimhaut des Nasenrachenraumes auf die Tuben- und Trommelhöhlenschleimhaut (v. Wagner-Jauregg, Habermann) hervorgerufen.

Durch die histologischen Untersuchungen von Moos und Steinbrügge, Habermann, Manasse, Politzer, Hammerschlag, Alexander, Siebenmann und Mayer wurden wir in exakter Weise

---

sämtlicher Kretinen hört normal. In manchen Gegenden Steiermarks und der Schweiz soll der Prozentsatz der taubstummen Kretinen 25, der schwerhörigen 35, jener der normalhörenden 36% sein.

[1]) Die vorstehend wiedergegebenen Details sind zitiert nach Alexander, Die Anatomie der nicht eitrigen Labyrintherkrankungen. Arch. f. Ohren-, Nasen- u. Kehlkopfheilk. 1913, S. 244 und Alexander, Neurologie des Ohres bei Kretinismus und Myxödem. Handb. d. Neurologie des Ohres, herausgegeben von Alexander und Marburg, III. Bd. Urban u. Schwarzenberg, Berlin, Wien 1926.

über die Art und Weise der im Gehörorgane vorliegenden Veränderungen aufgeklärt.

Besonders charakteristisch ist die in fast allen Fällen nachgewiesene Verlegung der Nischen und Buchten der Paukenhöhle, besonders des Schnecken- und Vorhoffensters, durch schleimiges Bindegewebe (das bei jugendlichen Individuen noch den Charakter des embryonalen Schleimgewebes zeigt), bei älteren Individuen zumeist durch Fettgewebe.

An zweiter Stelle sind auffällige Veränderungen des Knochens, besonders im Sinne einer Massenzunahme (mannigfaltige Verbildungen und Verdickungen der Gehörknöchelchen, Verdickungen der Labyrinthkapsel, Änderungen der Konfiguration der Labyrinthwände und der Paukenhöhlenwände, Verengerungen der knöchernen Hohlräume) beschrieben worden.

Nager bezeichnet die Mittelohrveränderungen, die er für angeboren hält, als das Charakteristische der Kretinenschwerhörigkeit. Sie bilden auch den Unterschied zwischen den endemischen und den anderen Formen der angeborenen Hörstörungen, bei denen die Alterationen im Innenohre gelegen sind. Die Veränderungen sind gegeben 1. in der Massenzunahme der periostalen Labyrinthkapsel, die zu Formanomalien der Trommelhöhle, vor allem ihrer medialen Wand, ferner zur Verdickung des Promontoriums und zur Verengerung beider Fensternischen führt, 2. in Deformitäten der Gehörknöchelchen, besonders des Steigbügels mit pathologischen bindegewebigen Verlötungen an dem meist offenen Facialiskanal und den Nischenwandungen und 3. in häufig wiederkehrender, mehr oder weniger ausgebildeter Verdickung der Paukenhöhlenschleimhaut, besonders der subepithelialen Lagen, die durch eine Vermehrung von Bindegewebe, von Fett und durch Einlagerung von Schleim, bzw. Gallertgewebe mit Füllung der Fensternischen gekennzeichnet ist.

Wenn auch schwere Mittelohrveränderungen als kongenitale anzusehen sind — wobei die vorliegenden Anomalien des Gehörorganes den Schluß gestatten, daß das teratogene Moment sukzessive und langdauernd auf den Fetus einwirkt (Siebenmann), — so deutet doch der Nachweis vermehrter Knochenapposition im extrauterinen Leben darauf hin, daß die pathologische Entwicklung auch unabhängig von mütterlichen Einflüssen nach der Geburt weitergeht (Siebenmann, Mayer, Nager).

Die für den Kretinismus charakteristischen Veränderungen des knöchernen Innenohres leiten sich von der Hemmung der endochondralen Ossifikation ab, die durch Verringerung der Marksprossung im Knochenmark herabgesetzt erscheint. Habermann fand reichliche Knorpelreste in der Pyramide und im Processus styloideus, sowie Fettmark an Stelle von jugendlichem Knochenmark und Kleinheit der Schuppe, Alexander reichlichen Interglobularknorpel und freie Hohlräume im

Modiolus. Nager stellte am Knochen des Innenohres nur quantitative Abweichungen von der Norm fest, die dem histologischen Bilde der Athyreose entsprechen und sich als leichte Osteosklerose der periostalen Innenohrkapsel mit Ossifikationshemmungen an der endochondralen Kapselschichte darstellen. Mayer fand Knochenhypertrophien am Os petrosum, Alexander eine Vergrößerung der Schläfenbeinpyramide, die mit einer kongenitalen Vergrößerung, resp. Erweiterung des Vorhofs verbunden war. In einem Falle sah Nager eine Deformität der Bogengangslumina, in der er das Ergebnis abnormer Resorptionsvorgänge an der endostalen Labyrinthkapsel erblickt.

Nach J. Fischer ist die endochondrale Innenohrkapsel unter der Norm entwickelt, die Interglobularräume sind pathologisch vermehrt, die endostale und periostale Innenohrkapsel ist bedeutend verdickt. Durch Knochenapposition, besonders an den Wänden der Haversschen Kanäle und Resorptionsräume kommt eine beträchtliche Verdichtung des Knochens (Osteosklerose) zustande.

In einem Falle Alexanders ergab sich eine pathologische Gefäßarmut in der Labyrinthkapsel, wie sie von Alexander und Tandler am Labyrinthe einzelner albinotischer, kongenital tauber Tiere gefunden wurde, und wie sie auch Siebenmann und Bing in einem Falle nachgewiesen haben.

In zwei Fällen erhob Alexander den besonders interessanten und bemerkenswerten Befund pathologischer Knochenherde in der Labyrinthkapsel vom Typus der bei der Otosklerose gefundenen Ostitis vasculosa. Einen solchen an einem 56jährigen kretinösen Taubstummen (bei gleichzeitigen seitengleichen loch- und kanalförmigen Defekten im Modiolus und degenerativer Atrophie aller Nervenendstellen) erhobenen Befund, zeigt die Abb. 43.

Nager sah bei einer 75jährigen Frau mit Mikrocephalie das Promontorium der rechten Seite verdickt, vorspringend, mit Exostosenbildung und Verengerung der Fensternischen, außerdem kleine, in das Lumen der Bogengänge vorspringende Exostosen, die Innenohrkapsel sklerotisch, in einem zweiten Falle Verengerung der Schneckenfensternische und Gewebsfüllung der Fensternischen auf beiden Seiten, überdies Otoskleroseherde zwischen Basalwand und Dach der Fossa jugularis.

Gegen die Ansicht, daß der Befund dieser Knochenveränderungen gerade für die kretinische Labyrinthveränderung charakteristisch sein könne, spricht nach Alexander vor allem die Tatsache, daß, von der Besonderheit der Lage abgesehen, Knochenherde, die im mikroskopischen Bilde mit den bei den beiden Kretinen gefundenen übereinstimmen, sowohl bei der Otosklerose als auch in einzelnen Fällen nicht kretinischer Taubstummheit (Politzer, Jörgen Möller, Lindt, Manasse, Siebenmann, Alexander) nachgewiesen worden sind.

Lindt, der bei einem Taubstummen einen pathologischen Knochenherd in der Labyrinthkapsel nach dem „typischen Bilde der Otosklerose,
sive Spongiosierung der Labyrinthkapsel" fand, nahm an, daß dieser
Herd mit den Labyrinthveränderungen nichts zu tun habe und als zu-

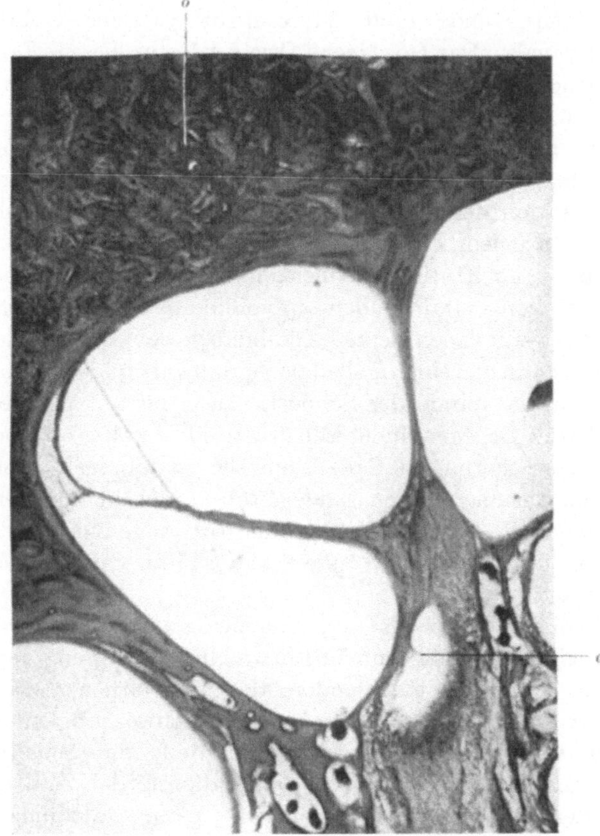

Abb. 43. Kretin. Lochbildung (*a*) im Modiolus, otosklerotischer Herd über der Schneckenspitze
(*o*). (Nach Alexander. Neurologie des Ohres bei Kretinismus und Myxoedem. Handb. der
Neurologie des Ohres, herausgeg. von Alexander und Marburg, Verl. Urban & Schwarzenberg, Berlin und Wien, III. Bd.)

fällige Begleiterscheinung aufgefaßt werden müsse. Nach Alexander
ist diese Anschauung nicht mehr aufrecht zu erhalten. „Es zeigt sich
nicht bloß das kongenitale Auftreten dieser Knochenherde, sondern es
führt dies sogar noch weiter zu der These, daß die pathologisch-anatomischen Veränderungen bei der Otosklerose mindestens in ihrer Grundlage kongenital sind."

Die Veränderungen des inneren Ohres bestehen in manchen
Fällen in degenerativer Atrophie des Hörnerven, seiner peripheren

Ganglien und sämtlicher Nervenendstellen oder des Cortischen Organs allein.

Diese letztere Erkrankungsform nähert sich dem Typus der sacculocochlearen Degeneration (Degeneration der Pars inferior) bei kongenitaler Taubheit (Alexander). Bei einem kretinischen, hochgradig schwerhörigen Hunde fand Alexander partielle Obliteration des Schneckenkanals. Das Cortische Organ wies in diesem Falle streckenweise gänzliches Fehlen der Haarzellen und einen teilweisen Defekt der Pfeilerzellen auf.

In fast sämtlichen Fällen von hochgradiger Schwerhörigkeit und Taubheit bei endemischer Schwerhörigkeit scheint nach Alexander die Degeneration der Stria vascularis einen charakteristischen Befund zu bilden. In einem Falle fand Alexander Epithelduplikaturen und Septenbildung im häutigen Schneckenkanal vom Typus der bei Tanzmäusen, bei kongenital tauben, unvollkommen albinotischen Katzen und Hunden gefundenen Septa. Die bindegewebigen Anteile des Labyrinthes werden in einzelnen Fällen hochgradig atrophisch gefunden, sogar das Ligamentum spirale der Schnecke kann bis auf wenige Faserreste atrophiert sein. Dagegen findet sich in denselben Fällen oft eine erhebliche Bindegewebswucherung im Canalis spiralis, so daß das atrophische Ganglion spirale von einer dicken Bindegewebskapsel umschlossen erscheint.

In einem Falle beobachtete Alexander auch eine bedeutende Verdickung der membranösen Wände des Vorhofes, vor allem der äußeren Utriculuswand.

Habermann führt die angeborene Taubstummheit infolge von Kretinismus auf eine angeborene Entwicklungshemmung der Epithelien im Ductus cochlearis, insbesondere des Cortischen Organes zurück, während er die bei Kretinen beobachtete Schwerhörigkeit vorwiegend von einer Erkrankung der zentralen Anteile des Schallperzeptionsapparates ableitet. Mayer fand Verminderung der Zahl der Nervenfasern in der Basalwindung der Schnecke, geringe Atrophie des Cortischen Organes daselbst und Verlagerung einzelner Ganglienzellen in den Nerven des im Canalis centralis modioli verlaufenden Stammes, Nager in einem Falle von endemischer Taubheit Innenohratrophie und eine Vermehrung des periganglionären Bindegewebes neben Reduktion der Ganglienzellen im Zentral- und besonders im Spiralkanal der Schnecke. Atrophie des Spiralganglions beschrieben Nager, Mayer, Alexander. Siebenmann fand bei einem idiotischen Kretin das Cortische Organ niedriger als sonst und den Tunnelraum auffallend weit, Habermann Atrophie des Cortischen Organes als Resultat einer Entwicklungshemmung und Verlagerung der Zellen des Ganglion spirale, Manasse Hypoplasie im Bereiche des häutigen Innenohres, des Ganglion spirale und der peripheren Nerven in der Schnecke.

Im Gebiete der Acusticuskerne und der zentralen Verzweigung des Acusticus, sowie in der Ausbildung der Rinde des Schläfenlappens konnte Alexander in seinen Fällen von kretinischer Taubheit keine pathologischen Veränderungen feststellen. Der periphere, hochgradig atrophische Octavus zeigte im Hirnstamm vollkommen normal entwickelte Kerne und zentralwärts verlaufende Faserbündel. Trotzdem gibt Alexander die Möglichkeit zu, daß in einzelnen Fällen Verdickungen des zentralen Acusticus die Ursache von Hörstörungen bilden können.

Den Befund eines Neurofibroms im Spiralkanal der Spindel (neben einer Atrophie des Spiralganglions) (75jährige idiotische Frau) beschreibt Nager. Er sieht das Neurofibrom, welches das normale Gangliengewebe verdrängt hatte und stellenweise in die Scala tympani eingebrochen war, als geschwulstartige Gewebsmißbildung von Hamartomcharakter an und nimmt als Ursache eine Störung der intrafetalen Entwicklung an. Mayer führt die Entstehung der multiplen Neurofibrome, die er im inneren Ohre einer 75jährigen Frau fand, auf eine kongenitale Entwicklungsstörung zurück und stellt sie den Rankenneuromen gleich.

Das statische Labyrinth wurde — von vereinzelten pathologischen Befunden abgesehen — bei endemischen Ohrerkrankungen normal gefunden. In einem Falle Manasses zeigte sich das gesamte häutige Innenohr und der N. octavus atrophisch. Mitunter besteht starke Atrophie der Cristae und der Maculae bei mäßiger Verdünnung, bzw. Verringerung der Nervenfasern (Alexander). In einem Falle beobachtete Alexander bedeutende Verdickung der äußeren Utriculuswand und Schleim zwischen den Zellen in der Macula utriculi.

Die klinische Prüfung des Gehörorganes ergibt bei Kretinen nach Alexander Kombinationsformen von Mittel- und Innenohraffektionen oder die Symptome der isolierten Innenohrerkrankung. Mitunter erhob Alexander Befunde, wie sie sich klinisch bei Otosklerose zeigen. Die labyrinthäre Erregbarkeit kann normal sein, doch wird auch Unter- und Übererregbarkeit beobachtet. Manche Fälle von kretinischer Schwerhörigkeit und unverhältnismäßig starker Verkürzung der Kopfknochenleitung stehen der kongenital-luetischen Innenohrerkrankung nahe. Einzelne Fälle Alexanders zeigten einen pseudoparadoxen Nystagmus (Kobrak). Das Bestehen von Strabismus und spontanem Nystagmus[1]), das Alexander gelegentlich bei kropfigen Kretinen konstatieren konnte, faßt er als Degenerationszeichen im Sinne J. Bauers auf. Bei einem kropfigen Kretin sah Alexander unwillkürliche Wackelbewegungen des Kopfes nach Art der Kopfbewegungen beim Spasmus nutans. Ältere Kretinen leiden mitunter an Schwindel,

---

[1]) Strabismus zeigen ca. 10% der Fälle (Scholz), Nystagmus 15%.

Kopfschmerzen und Lidtremor. Anfälle von Labyrinthschwindel kommen mitunter zur Beobachtung.

Auch bezüglich des Verlaufes der Innenohrerkrankungen bieten die Angaben Alexanders vielfaches Interesse. Die Labyrinthaffektionen stellen sich gelegentlich erst im späteren Kindesalter, in der Pubertät oder auch erst beim Erwachsenen ein und zwar meist ohne besonders auffällige Krankheitserscheinungen, mitunter akut mit heftigen Anfällen von Schwindel und Erbrechen.

Bezüglich des Einflusses der Schilddrüsenbehandlung auf das Gehörorgan sind günstige Resultate in zahlreichen Fällen festgestellt. In den Fällen, in welchen Schwerhörigkeit vorliegt — und zwar nicht bloß bei Kranken, bei welchen das Mittelohr affiziert ist, sondern auch bei solchen mit Innenohraffektionen — wurde übereinstimmend mit der günstigen Beeinflussung des Wachstums, des Temperaments, der Sprache usw. oft auch eine Hörverbesserung nachgewiesen (v. Wagner-Jauregg, Alexander). Bei kretinischer Taubheit ist die Thyreoidinmedikation aussichtslos, dagegen ergibt die Hörstummheit (psychische kretinöse Aphasie) meist überraschend günstige Erfolge. Die Innenohraffektion kann gänzlich zurückgehen oder sich bis zu einem gewissen Grade bessern und dann stationär bleiben. Manche Erfolge sind auf eine Besserung der Intelligenz der Kretinen zu beziehen. Das Ausbleiben eines Erfolges der Thyreoidinbehandlung sieht Alexander als Zeichen dafür an, daß es sich um kongenitale, einer Therapie nicht zugängliche Veränderungen in der Schnecke und im regionären Schneckennerven gehandelt habe. Auch Fälle von Kretinismus mit Schwerhörigkeit und idiotischem Einschlag werden durch Thyreoidin nicht beeinflußt. Je später die Affektion im Gehörorgan in Erscheinung tritt, und je geringer sie geblieben ist, desto besser sind — ein Moment, das auch für die übrigen Krankheitserscheinungen des Kretinismus gilt — die Aussichten der Thyreoidinbehandlung.

Wenn wir die hier angeführten Merkmale der endemischen Taubstummheit ins Auge fassen, so können wir feststellen, daß die Ergebnisse der pathologisch-anatomischen Forschung die Erkenntnis dieses Krankheitsbildes in sehr wesentlicher Weise gefördert haben.

Die einschlägigen pathologischen Befunde haben vor allem ergeben, daß die im Komplexe der kretinoiden Degeneration auftretenden Hörstörungen in der weitaus größten Zahl der Fälle auf mehr oder weniger schwere Veränderungen im peripheren Sinnesorgan zurückzuführen sind.

Die meisten Autoren sehen in dem Kretinismus den Ausdruck einer chronischen Schädigung vorwiegend der Schilddrüse (Dysthyreosis), welche durch ein noch nicht bekanntes, im Wasser, im Boden oder in der Luft befindliches Agens verursacht wird.

Der endemische Kretinismus und damit die endemische Taubstumm-

heit wird als fetal oder postfetal erworbener Zustand aufgefaßt, doch setzt
vielleicht die erworbene Erkrankung der Schilddrüse der Erzeuger eine in
demselben Sinne wirkende individuelle Disposition bei den Kindern, so
daß gewisse Formen der kretinischen Degeneration, vielleicht nur die
schweren, sich ätiologisch als ein Produkt aus der erworbenen und der
hereditär bedingten Funktionsherabsetzung der Schilddrüse darstellen.

Betreffs der Zeit des ersten Auftretens der im Gehörorgane nachweisbaren Veränderungen seien die von Alexander in seiner Arbeit „Das
Gehörorgan der Kretinen" auf Grund seiner Untersuchungsergebnisse bei
vier Fällen von Kretinismus ausgesprochenen Sätze zitiert.

„Am weitesten in die Embryonalzeit reichen wohl die allerdings geringe Hypoplasie des Octavus, die mangelhafte Gliederung des Ganglion
spirale und die umschriebene Verkleinerung einzelner häutiger Abschnitte
zurück. Die an der Mittelohrschleimhaut und an den Fensternischen gefundenen Veränderungen könnten als rein postembryonale gedeutet
werden. Danach müßte man annehmen, daß am Neugeborenen sich die
gewöhnlichen Resorptionsvorgänge an der Mittelohrschleimhaut und
den Schleimhautpolstern des Mittelohres eingestellt haben, und daß erst
später mit dem Auftreten der übrigen kretinischen Symptome[1]) die
myxomatöse Verdickung der Paukenschleimhaut und die Füllung (Verödung) der Fensternischen sich einstellen. Doch ist nicht ausgeschlossen,
daß in anderen Fällen (dies gilt besonders für Fälle, in welchen das neugeborene Kind bereits alle äußeren Zeichen des Kretinen aufweist und
schwerer Kretinismus vorliegt) die Mittelohrveränderungen dadurch
zustande kommen, daß die Resorptionsvorgänge an den Schleimhautpolstern des Mittelohres nur unvollständig vor sich gehen und die Verdickung der Paukenschleimhaut und Verödung der Fensternischen als
dauernde Zeichen der unvollständigen Resorption des embryonalen
Mesodermgewebes des Mittelohres bestehen bleiben."

„Über die Zeit des ersten Auftretens der histologischen Veränderungen
am Cortischen Organ, an der Crista spiralis, an der Stria vascularis und
am Ligamentum spirale lassen sich nur Vermutungen äußern. Nach den
Befunden bei nicht kretinischen Taubstummen und an jungen Tieren
mit kongenitalen Labyrinthanomalien sind die Veränderungen der
Stria vascularis als intraembryonale und zwar sogar als sehr frühzeitig
aufgetretene, anzusehen. Die Veränderungen an der Papilla basilaris,
an der Crista spiralis und am Ligamentum spirale gehören einer späteren
embryonalen Epoche an, doch ist nach den Befunden bei spät erworbener
degenerativer Lyabrinthatrophie nicht auszuschließen, daß die Degenerationen postembryonal erst nach Eintritt der Funktion,

---

[1]) Zumal in den Fällen, in welchen das Kind normal zur Welt kommt, sich zunächst normal entwickelt und erst später (nicht selten im Anschluß an eine Infektionskrankheit) zum Kretin entwickelt.

bzw. zu der Zeit, zu welcher sich normalerweise die Funktion einstellen sollte, zur Entwicklung kommen.“

„Von großer Bedeutung ist der Befund der kongenitalen pathologischen Knochenherde. Ihr Nachweis und ihre Lokalisation sprechen dafür, daß sie wenigstens in ihrer Anlage als kongenitale Veränderungen aufgefaßt werden müssen. Diese Tatsachen sind im Vereine mit den von Lindt, Manasse, Politzer und dem Autor anderweitig mitgeteilten Befunden geeignet, auch die Otosklerose als eine kongenitale Erkrankung erscheinen zu lassen.“

„Die endolymphatischen Verklebungen der Wände des häutigen Schneckenkanals und die Obliteration des häutigen Schneckenkanals dürften als spät einsetzende kongenitale oder postembryonal erworbene Veränderungen zu deuten sein.“

„Als erworbene Veränderung ist wohl auch die Aufhebung des endolymphatischen Lumens zu deuten, soweit die membranösen Wände gegenseitig bis zur flächenhaften Berührung genähert sind, aber nicht bindegewebig aneinander fixiert erscheinen. Vielleicht handelt es sich gerade bei dieser Veränderung um keine bleibende, und möglicherweise könnte durch eine Besserung der Zirkulationsverhältnisse im Labyrinth, vor allem durch ein Ansteigen des endolymphatischen Druckes, die Wegsamkeit der häutigen Kanäle wieder hergestellt werden.“

Wir haben das Krankheitsbild der endemischen Taubstummheit in größerer Breite aufgerollt, da die pathogenetische Bedeutung der Konstitution gerade bei dieser Erkrankung in besonders klarer Weise zutage tritt.

Wir beobachten in gewissen, geologisch genau charakterisierten Gegenden unter dem Einflusse einer derzeit noch nicht bekannten Schädlichkeit das endemische Auftreten des Kropfes.

Bauer, der schon der Entstehung des „gewöhnlichen symptomlosen“ Kropfes eine individuelle Disposition zugrunde legt, vertritt die Ansicht, daß es sich auch beim endemischen Kropfe nicht um ein einheitliches strumigenes Agens handelt, sondern um die Folgeerscheinungen von — in verschiedenen Gegenden verschiedenen — ganz vorwiegend thyreotropen infektiösen und toxischen Noxen. Bauer konnte am Tiroler Krankenmaterial zeigen, daß Individuen mit allgemein degenerativer Konstitution einen Kropf ganz besonders leicht zu acquirieren pflegen, ohne daß diese degenerative Konstitution als speziell neuropathische, lymphatische, asthenische oder sonstwie spezifiziert werden könnte. Er fand bei den Kropfträgern die verschiedensten Konstitutionsanomalien in morphologischer, funktioneller und evolutiver Hinsicht und beobachtete sie auch bei jenen Individuen, die — aus kropffreier Gegend und Familie stammend — in die Endemiegegend zugereist, den Kropf bekamen. Wenn die endemische Noxe, welcher Art immer sie auch sein mag, sei es auf dem Wege der Schilddrüsenschädigung, sei es direkt, eine Generationen hindurch kumulierte Keimschädigung bewirkt hat, dann komme es zu jener schweren physischen und psychischen Entartung der Bevölkerung, die wir als kretinische Degeneration bezeichnen.

Bauer weist darauf hin, daß die Beobachtung von Familien, in denen Kretinismus vorkommt, ergibt, daß es zwischen dem gewöhnlichen Kropf und dem Kretinismus keine eigentliche Grenze, sondern zahllose Übergangsformen gibt.

Mit dieser allgemeinen endemischen Rassendegeneration hängt auch die lokale Häufigkeit nicht nur der verschiedensten konstitutionellen Anomalien, sondern auch mancher auf eine degenerative Grundlage besonders angewiesenen Erkrankungen, wie z. B. des chronischen Gelenkrheumatismus, des Carcinoms u. a. zusammen.

Bauer legt ferner dar, daß die Erscheinungen des Kropfherzens zum großen Teile konstitutionell-degenerativer und durchaus nicht ausschließlich strumigener Natur seien, eine Ansicht, die später auch von Bigler bestätigt wurde. Allerdings wird von Bauer die Möglichkeit der von Bircher angenommenen direkten Herzschädigung durch die endemische Noxe zugegeben.

Als bemerkenswert erwähnt Bauer auch die von Eppinger angeführte Tatsache, daß die Kropfträger Steiermarks einem frühzeitigen, meist durch Myocarddegeneration charakterisierten Senium verfallen und die von Wiesel betonte relative Häufigkeit eines Status thymicus oder thymicolymphaticus bei gewöhnlichem Kropf. Endlich zitiert er auch die Angabe B. Müllers, daß die Häufigkeit des allgemein gleichmäßig verengten Beckens im Berner Kanton auf die Verbreitung des endemischen Kropfes, bzw. Kretinismus zurückzuführen sei und gibt der Meinung Ausdruck, daß auch diese Beziehung in der allgemeinen Degeneration gelegen sein müsse.

Wenn wir dem Gedankengange Bauers folgen, so können wir das pathogenetische Krankheitsbild der endemischen Taubstummheit in engstem Zusammenhange mit der sporadischen Form der konstitutionellen Taubstummheit auf der Grundlage hereditärer Veranlagung aufbauen. Mehr noch wie bei der hereditär-degenerativen Taubstummheit Hammerschlags sehen wir bei der endemischen Form alle Voraussetzungen, die Hammerschlag zur Stütze des konstitutionellen Charakters der Erkrankung heranzieht.

In engem Anschlusse an den Gedankengang Hammerschlags hat E. Urbantschitsch die endemische Form der Taubstummheit vollkommen in die Gruppe der kongenitalen (d. h. miterzeugten) eingereiht, während Denker von der durch ererbte kretinische Degeneration bedingten angeborenen Taubstummheit die postfetal erworbene endemische Taubstummheit trennt, allerdings mit der Einschränkung

„wenn es gelingen sollte, sie von der ererbten kretinischen Degeneration abzugrenzen“.

Herzog hält es im Gegensatz zu Hammerschlag und Urbantschitsch für geboten, die kretinische Taubheit zu den erworbenen Veränderungen zu rechnen und sie in Parallele zu setzen mit der in utero erworbenen Lues.

Unserer, aus den vorstehenden Ausführungen sich ergebenden Ansicht zufolge, ist nicht nur die endemische Taubstummheit mit der ererbten kretinischen Degeneration zusammenzuhalten, sondern es wären beide Krankheitsformen zusammen mit der hereditär-degenerativen Taubstummheit in einer großen Gruppe der konstitutionellen Taubstummheit zu vereinigen.

Wir sehen bei konstitutionell minderwertig veranlagten Individuen durch direkte oder unter Vermittlung der gestörten Schilddrüsenfunktion erfolgende Keimschädigung allein oder im Komplexe schwerer degenerativer Veränderungen (Störungen des Knochenwachstums, Änderung der Hautbeschaffenheit, Störungen des Intellektes, Herabsetzung der Leistungsfähigkeit fast aller Sinnesorgane) mehr oder weniger hochgradige Störungen im Gehörorgane auftreten.

Wenn wir die Krankheitserscheinungen von seiten des Gehörorganes einer kritischen Sonderung unterziehen, so finden wir vor allem solche Veränderungen, die sich ungezwungen aus der Funktionsstörung der Thyreoidea erklären lassen. Dahin gehören zweifellos die oben beschriebenen Veränderungen an der Mittelohrschleimhaut und an den Fensternischen, eine Annahme, welche durch die Erfolge der Thyreoidinmedikation eine überaus wertvolle Stütze erhält. Wir sehen in denjenigen Fällen, in welchen die Schwerhörigkeit nur durch Veränderungen im Mittelohre veranlaßt wurde, als offenbare Folge des Schwindens der myxomatösen Verdickungen der Paukenschleimhaut und des Freiwerdens der Region der Labyrinthfenster, mitunter vorzügliche Resultate.

Was die Veränderungen des Knochens der Pyramide und der Gehörknöchelchen anbetrifft, so werden dieselben von den meisten Autoren nicht als kongenitale, auf abnormer Keimesanlage beruhende Bildungen angesehen, sondern als Wachstumsstörungen infolge der gestörten Schilddrüsenfunktion. Es muß diesbezüglich auf die experimentellen Untersuchungen von Hofmeister, v. Eiselsberg u. a. hingewiesen werden, durch welche die Abhängigkeit des normalen Knochenwachstums von der normalen Funktion der Schilddrüse klargelegt wurde. Überdies muß hinzugefügt werden, daß die gleichen Wachstumsstörungen bei reiner Athyreose beobachtet wurden und auch auf experimentellem Wege hervorgerufen werden konnten.

Die experimentellen Versuche, durch Exstirpation der Schilddrüse Veränderungen im Ohre hervorzurufen, haben für die vorliegende Frage keine Resultate von ausschlaggebender Bedeutung ergeben. Durch die nach Schilddrüsenexstirpation an Tieren zu beobachtende Apathie und Trägheit können Hörstörungen vorgetäuscht werden (v. Wagner-Jauregg). Denker fand bei Hunden, an welchen die Schilddrüse und die Glandula parathyreoidea mit den Epithelkörperchen vollständig exstirpiert worden war, weder im Ohre noch im zentralen Octavusgebiete Veränderungen. J. Fischer fand bei Durchsicht von fünf Rattenserien in einem Falle Knochendefekte mit Bildung großer Markräume, die von Bindegewebe erfüllt waren oder hyalinen Inhalt zeigten, in einem Falle, in welchem eine subakute eitrige Mittelohr- und Innenohrentzündung bestand, myxomatöses Gewebe in den Granulationen, in einem Falle hochgradige Hyperämie der Schnecke und Schleim in der Nische des Schneckenfensters, jedoch niemals Fett in den Fenstergegenden oder Veränderungen am Octavus und den Nervenendstellen. Auch die Befunde Siebenmanns erbrachten kein positives Ergebnis.

Eine ganze Reihe von bei endemischem Kretinismus gefundenen Innenohrveränderungen sind von solchen anderer Ätiologie nicht zu unterscheiden. Für manchen Fall werden auch die vorgefundenen Innenohranomalien nicht als spezifische, sondern einfach als hereditär-degenerative Innenohrveränderungen gedeutet. Wie schon oben erwähnt wurde, sieht Nager in der Labyrinthatrophie eine von der endemischen Noxe nur indirekt bedingte und daher nicht spezifische Folgeerscheinung (wie bei der hereditär-degenerativen Schwerhörigkeit), die nicht zum typischen Bilde der endemischen Hörstörung gehört.

Von den Labyrinthveränderungen dürfen wir wohl die meisten unter Hinweis auf die oben zitierten Ausführungen Alexanders als konstitutionelle, d. h. in der abnormen Keimesanlage begründete, ansprechen. Dies gilt vor allem für die Hypoplasie des Nervus octavus, die Hypoplasie des Ganglion spirale, die Bildungsanomalien der Stria vascularis, der Membrana tectoria, die kongenitalen Defekte der Stütz- und Sinneszellen, die kongenitalen Deformitäten der Cupula und der Statolithenmembran und die kongenitale Lückenbildung in der Schneckenspindel.

Auch die Befunde Mayers (in einem Falle kongenitale Skalendefekte, in einem anderen kongenitale Deformitäten an den Labyrinthwänden) zeigen, daß manche Fälle von kretinischer Schwerhörigkeit den nicht kretinischen Formen der degenerativen und kongenitalen Schwerhörigkeit nahestehen.

Besonderes Interesse beansprucht der schon erwähnte, von Alexander erbrachte Nachweis von pathologischen (ostitischen) Knochenherden, die im mikroskopischen Bilde mit den bei Otosklerose festgestellten vollständig übereinstimmen. Alexander faßt diese Knochenherde, wie schon oben betont wurde, als kongenitale auf und leitet aus seinem Befunde die These ab, daß die pathologisch-anatomischen Veränderungen bei der Otosklerose mindestens in ihrer Grundlage kongenital sind.

Die Befunde Alexanders scheinen uns nicht nur deshalb von hohem
Werte zu sein, weil sie das pathologisch-anatomische Bild der kretinischen
Schwerhörigkeit und Taubheit in besonderer Klarheit präzisieren, sondern auch deshalb, weil sie uns nebst den für die kretinische Ohrerkrankung charakteristischen anatomischen Details auch solche Veränderungen
vor Augen führen, die uns die enge Verwandtschaft zwischen der kretinischen Taubheit, der nicht kretinischen kongenitalen Taubheit und
der Otosklerose erkennen lassen.

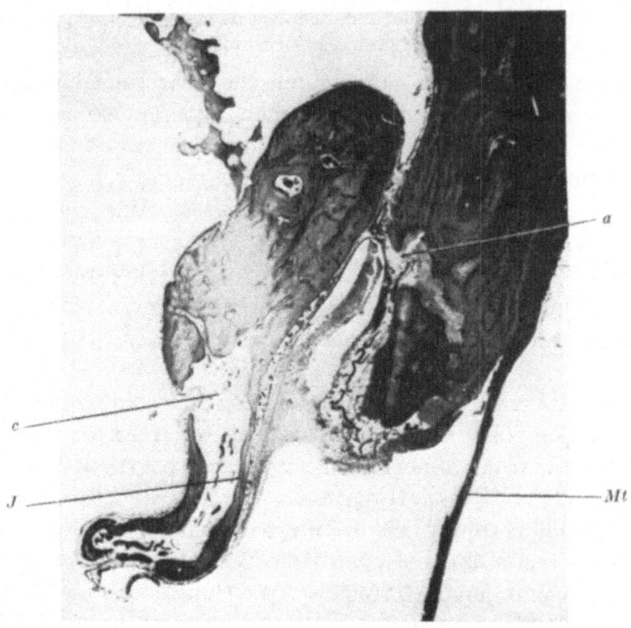

Abb. 44. Kretin. Großer Markraum im Amboß (*J*). *c* Corticaler Defekt an der medialen
Fläche des langen Amboßschenkels. *a* Knochendefekt in der äußeren Attikwand. *Mt*
Trommelfell. (Nach G. Alexander.)

Wir haben der Otosklerose, der labyrinthären Schwerhörigkeit und
der kongenitalen Taubheit den anatomischen Befunden nach eine Minderwertigkeit des Organes zugrunde gelegt. Eine solche gelangt auch
beim Gehörorgane der Kretinen, wie Alexander nachdrücklichst
hervorhebt, in unzweifelhafter Weise zum Ausdruck. Die anatomischen
Zeichen einer solchen Minderwertigkeit treten an den von ihm beobachteten, in den Abb. 44 und 45 wiedergegebenen Veränderungen in eklatanter
Weise zutage. Abb. 44 entspricht einem Falle, in welchem der Amboß
aus einer dürftigen, an einer Stelle dehiszenten Corticalis und sehr großen
Markräumen bestand, in dem also eine deutliche Unterentwicklung des
Knochens und Atavismus festzustellen war. Ein Schleimhautdivertikel

erstreckte sich in die Dehiszenz. In demselben Falle (siehe Abb. 45)
sah Alexander reichlichst Bindegewebe (Fasermark) in der nur dürftigen äußeren Attikwand. Besonderes Interesse bieten auch die in
Abb. 46, 47 und 48 illustrierten Beobachtungen Alexanders. Abb. 46
zeigt, daß die Vergrößerung der Schläfenbeinpyramide mit einer (kongenitalen) Vergrößerung, bzw. Erweiterung des Vorhofs verbunden sein
kann. Die stark verdickte Steigbügelplatte war in diesem Falle maxi-

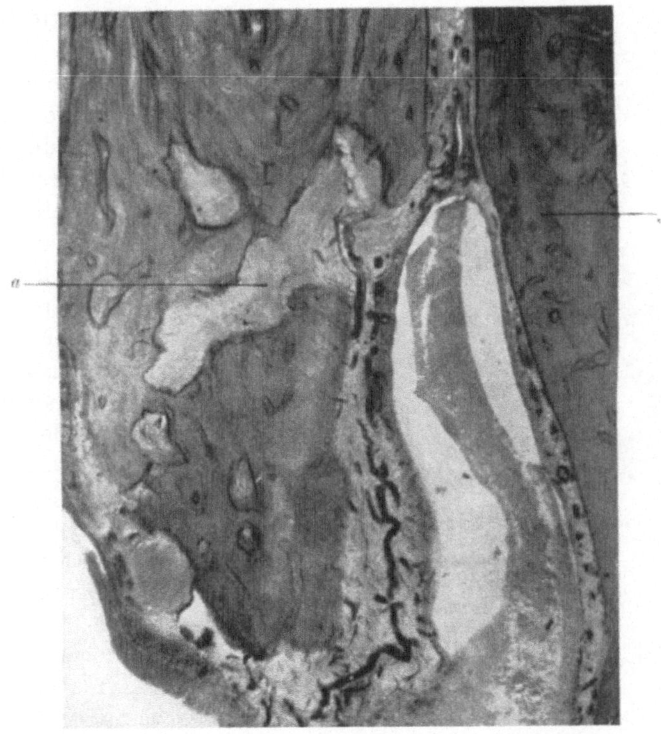

Abb. 45. Kretin. Von Bindegewebsmark ausgefüllter Defekt (Dehiszenz) *a* in der äußeren
Attikwand *J* Jncus. (Nach G. Alexander.)

mal nach außen gedrängt. Abb. 47 zeigt die totale Füllung der Nische
des Schneckenfensters mit Fettgewebe, Abb. 48 die Knochenwand gegen
den Modiolus nicht geschlossen, im axialen Anteile der Skalen lockeres
bindegewebiges Maschenwerk. Der häutige Schneckenkanal ist fast
völlig verödet.

Die Minderwertigkeit des Gehörorganes gelangt auch klinisch in
manchem Falle unverkennbar zum Ausdruck. So verzeichnen wir die
Beobachtung Alexanders, daß sich bei ursprünglich normalhörenden
Kretinen häufiger und rascher als sonst bei professioneller Arbeit im

Lärm eine progrediente Schwerhörigkeit entwickelte, wie auch die
Mitteilung, daß sich bei Mittelohrerkrankungen, die auf Thyreoidinbehandlung gut reagiert hatten, relativ frühzeitige sekundäre Innenohrerkrankungen anschlossen. Das Zustandekommen von solchen Erkrankungen, wie es auch unter dem Einfluß postfetaler Erkrankungen oder
Stoffwechselstörungen beobachtet wurde, wird durch eine solche Minderwertigkeit des Gehörorganes zweifellos in wesentlichem Maße begünstigt.

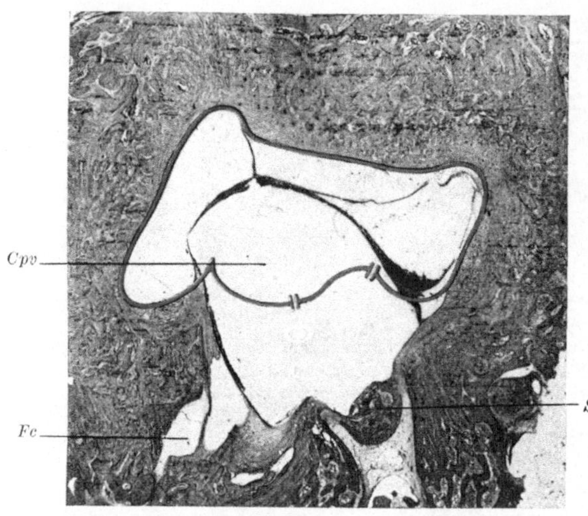

Bemerkenswert für die Frage des konstitutionellen Momentes bei der kretinischen Schwerhörigkeit erscheint auch eine Mitteilung Alexanders, daß sich bei den Innenohraffektionen der Kretinen mitunter Heredität nachweisen läßt, obwohl die Eltern keine kretinischen Veränderungen aufwiesen. Nicht ohne Belang erscheinen Angaben darüber, daß sich auch an anderen Organen der Kretinen Veränderungen ergeben, die in Parallele zu gleichen Veränderungen an konstitutionell schwer belasteten Individuen nachzuweisen sind. So erwähnt Mayer die Untersuchungen von v. Wyss, der röntgenologisch

Abb. 46. Kretin. Ektasie des Vorhofs (die rote Kontur
bezeichnet die Größe des normalen Vorhofes; Aufnahme
eines normalen Präparates vom Erwachsenen unter gleicher
Vergrößerung). Die stark verdickte Steigbügelplatte (*Sta*)
ist unter Dehnung des Ringbandes nach außen gedrängt
(perilymphatischer Überdruck). Die Nische des Vorhoffensters ist durch Knochenwucherung eingeengt. *Fc*
Fenestra cochleae. Cisterna perilymphatica vest. (*Cpv*)
vergrößert (Hydrops cisternae). (Nach G. Alexander.)

gleiche pathologische Befunde im Skelett von Kretinen und von Idioten
feststellte. Er führt ferner an, daß Scholz und Zingerle auf Grund
der vorliegenden Literatur und eigener Untersuchungen zur Überzeugung
kamen, daß sich die Veränderungen, die man in Kretinengehirnen findet,
nicht immer scharf von denjenigen bei rein idiotischen Individuen unterscheiden lassen. Die sogenannten Cajalschen Fetalzellen im Molekular-
saum der Großhirnrinde — Gebilde, die als Ausdruck einer Entwicklungshemmung, einer minderwertigen Veranlagung angesehen werden —
wurden in der Hirnrinde erwachsener Idioten, juveniler Paralytiker,
Epileptiker, kongenital Luetischer, wie auch bei Mongolismus, Kretinismus, familiär-degenerativen Erkrankungen, Mikrogyrie und Dementia
praecox nachgewiesen (Ranke, Alzheimer, Jakob, Gerstmann,
Pollak, Löwy).

Wenn wir nun unter Zugrundelegung der in vorliegenden Ausführungen vertretenen Anschauungen nochmals die Frage der Klassifizierung der verschiedenen Formen der Taubheit vom Standpunkte des Konstitutionsproblems aufrollen, so müssen wir die Einteilung von klinisch-ätiologischen Gesichtspunkten aus — wie sie von Hammerschlag, E. Urbantschitsch, Herzog und Alexander-Fischer vorgeschlagen wurde — als die im Sinne der Konstitutionslehre derzeit zweckentsprechendste bezeichnen.

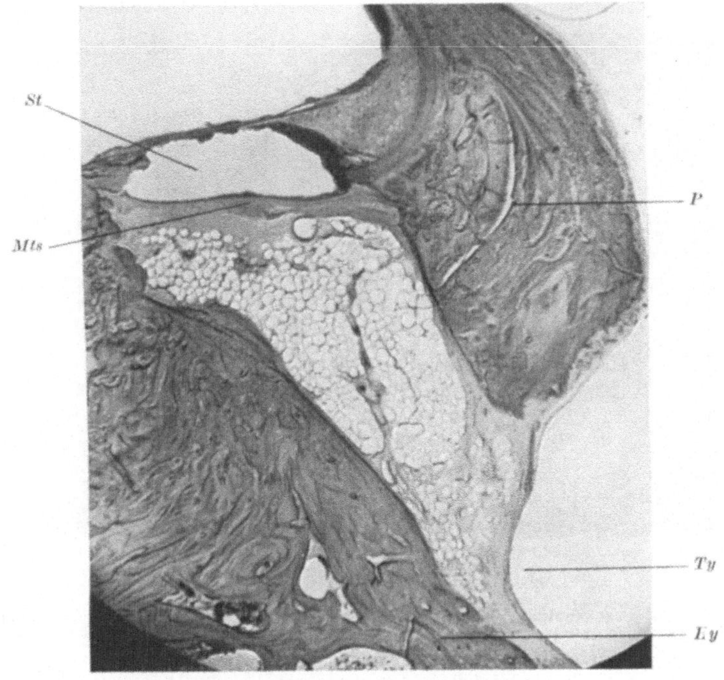

Abb. 47. Kretin. Totale Füllung der Nische des Schneckenfensters mit Fettgewebe. *Hy* knöcherner Trommelhöhlenboden. *Mts* Membran des Schneckenfensters. *P* Promontorium. *St* Scala tympani, *Ty* Trommelhöhle. (Nach G. A l e x a n d e r.)

Unser Vorschlag geht nun dahin, angesichts der hier mitberücksichtigten Fälle von Ertaubung durch die verschiedenartigen konstitutionellen Ohrerkrankungen (labyrinthäre Schwerhörigkeit, Otosklerose) zur Vermeidung neuerlicher Mißverständnisse, nicht von einer Einteilung der Taubstummheit, sondern von einer Einteilung der Taubheit und Schwerhörigkeit zu sprechen.

In diesem Sinne unterscheiden wir:

1. Die konstitutionelle und

2. die erworbene Taubheit, bzw. Schwerhörigkeit.

Die erste Gruppe umfaßt alle Fälle von schon bei der Geburt mani-
fester Taubheit oder im extrauterinen Leben früher oder später in Erscheinung tretender Ertaubung, die durch die Ergebnisse der Anamnese
oder der klinischen Untersuchung die Charakteristica der hereditär-
degenerativen Erkrankung erkennen lassen.

Zu dieser Gruppe gehören die sporadische, hereditär-degenerative
Taubstummheit (Hammerschlag), die endemische, kretinische Taubheit (soweit sie in einer Erkrankung des inneren Ohres begründet ist),

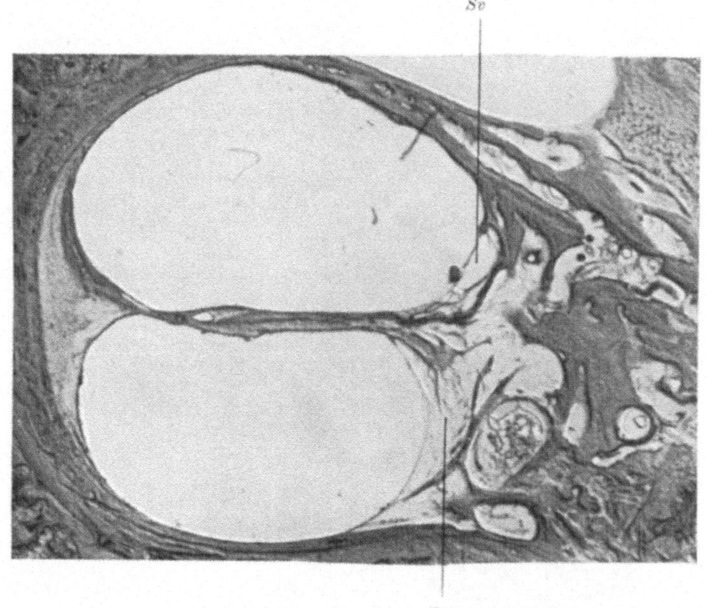

Abb. 48. Kretin. Basalwindung. Knochenwand gegen den Modiolus nicht geschlossen. Lockeres,
bindegewebiges Maschenwerk im axialen Anteile der Skalen (*St, Sv*), fast völlige Verödung des
häutigen Schneckenkanales. (Nach G. Alexander.)

die angeborene labyrinthäre, resp. chronische progressive labyrinthäre
Schwerhörigkeit und die Otosklerose.

Die erworbene Taubheit, bzw. Schwerhörigkeit umfaßt alle Fälle von
Taubheit, welche veranlaßt wurden durch irgendwelche Schädlichkeiten,
die das Gehörorgan, sei es während der Entwicklung, sei es nach Abschluß
derselben, betroffen und die Funktion des Innenohres vernichtet haben
(die entzündlichen, toxischen und infektiösen Prozesse und die traumatischen Läsionen des Innenohres, ebenso die durch das Geburtstrauma bedingten, wie die vorher oder nachher aus den verschiedenartigsten Insulten
sich ergebenden Schädigungen des Schallperzeptionsapparates).

Wir sind uns darüber klar, daß auch diese Einteilung, wie jede in
ein gewisses System gedrängte und aus didaktischen Gründen vorge-

schlagene, unvollkommen ist, zumal nach unseren vorangegangenen Ausführungen auch bei der zweiten Gruppe verschiedener Grade einer individuellen, konstitutionellen Disposition zur Erwerbung einer Schwerhörigkeit, bzw. Taubheit eine gewichtige Rolle spielen.

Kontinuierliche Übergänge führen von der ersten Kategorie, bei welcher die Taubheit sich einzig und allein auf Grund der abnormen Konstitution und ganz ohne Mitwirkung irgendwelcher, das physiologische Ausmaß überschreitender äußerer und innerer Reize und Schädlichkeiten entwickelt hat, zu der zweiten Kategorie, bei welcher ohne Mitwirkung einer besonderen, von der Norm abweichenden Veranlagung äußere Schädigungen zur Vernichtung der Hörfunktion geführt haben. Denn wie in der ganzen Pathologie sehen wir auch hier, daß konstitutionelle biologische Minderwertigkeit den Angriffspunkt äußerer Schädigungen mehr oder minder mitbestimmt.

Erbbiologie der Ohrenleiden

und kausale Genese der Otosklerose, konstitutionellen labyrinthären Schwerhörigkeit, Taubheit und Taubstummheit.

Erbbiologische Untersuchungen und Ergebnisse.

Wenn für irgendein körperliches oder seelisches Merkmal, sei es nun ein physiologisches oder ein pathologisches, die konstitutionelle Grundlage erwiesen oder wenigstens wahrscheinlich ist, so gehört dieses Merkmal in das Forschungsbereich der Vererbungswissenschaft und diese ist die berufene Disziplin, die kausale Genese des Merkmales aufzuklären. Wenn wir Grund zu der Annahme haben, daß einem solchen Merkmal irgendwelche Besonderheiten des schon in der befruchteten Eizelle latent enthaltenen Anlagematerials zugrunde liegen, dann hat die Vererbungswissenschaft Klarheit darüber zu schaffen, worin diese Besonderheit des Anlagematerials bestehen mag und wie sie zustande gekommen ist. Klarheit schaffen bedeutet selbstverständlich nur jenen Grad von Verständlichkeit und Erkenntnis, bis zu dem wir überhaupt bei der Analyse der Genese von Lebensvorgängen vorzudringen vermögen. Wenn wir also beispielsweise auf Grund klinischer und anatomischer Beobachtungen zu dem Schlusse gelangt sind, der Otosklerose, gewissen Formen von labyrinthärer Schwerhörigkeit, Taubheit und Taubstummheit müssen schon in der Anlage gegebene Anomalien des Organismus zugrunde liegen, so wird die Erbbiologie festzustellen haben, welcher Art diese Anomalien der Anlage sein dürften und welche Vorstellungen wir uns über ihr Wesen, ihre Genese und über die Bedingungen ihrer Auswirkung zu machen haben.

Untersuchungen über Vererbung von Ohrenleiden liegen ja schon mehrfach vor. Körner, V. Hammerschlag, Lundborg, W. Albrecht, Orth, Gradenigo, Hanhart haben sich mit diesem Gegenstand beschäftigt, und namentlich die ersten beiden haben hier Pionierarbeit geleistet. Auf die Ergebnisse dieser Untersuchungen einzugehen und sie kritisch zu prüfen, wird sich im Laufe unserer Darlegungen Gelegenheit finden. Wir sind in der Lage, uns hier auf umfangreiche eigene Untersuchungen stützen zu können, die sich über Jahre erstrecken und mit der zur Zeit einwandfreiesten erbbiologisch-statistischen Methodik durchgeführt wurden. Es wird daher zweckmäßig sein, in unseren Ausführungen von den eigenen Untersuchungsergebnissen auszugehen.

Es wird heute zwar allgemein angenommen, „daß die hereditäre Belastung auch als ein wichtiges ätiologisches Moment" bei der Otosklerose anzusprechen ist (Denker), genaueren Vorstellungen über das Wesen dieser „hereditären Belastung" begegnet man aber in der otiatrischen Literatur nur selten. Bezold fand in fast 52%, Siebenmann in 35%, Denker an seinem großen Material von 306 Fällen in 40,5% hereditäre Belastung in dem Sinne, daß ein oder mehrere Mitglieder der Familie schwerhörig gewesen sein sollen.

In unserem eigenen Material betrifft die hereditäre Belastung mit Otosklerose, labyrinthärer Schwerhörigkeit, chronischen Mittelohreiterungen und -katarrhen sowie mit Schwerhörigkeit unbekannter Natur unter

	Familien	Personen	Probanden-Eltern	Probanden-Geschwister
103 Familien von Otosklerotikern	65	163	55	48
100 Familien von labyrinthär Schwerhörigen	65	117	45	35
100 Familien von chronisch Mittelohrkranken	44	70	23	17

Das bedeutet also, daß unter den 103 Familien von Otosklerotikern in 65 hereditäre Belastung mit Ohrenleiden nachweisbar war, und zwar waren in diesen Familien, abgesehen von den Otoskleroseprobanden, insgesamt 163 Personen ohrenkrank, darunter 55 Probandeneltern und 48 Probandengeschwister.

Die stärkste hereditäre Belastung, d. h. die größte Häufung von chronischen Ohrenleiden bei Familienmitgliedern, sehen wir somit bei Otosklerosekranken, wenn ihnen auch, was die Zahl der überhaupt nachweisbar belasteten Familien anbelangt, die labyrinthär Schwerhörigen nicht nachstehen. Jedenfalls ist der Unterschied zwischen dem Belastungsgrad dieser beiden Gruppen von rein endogen Ohrenkranken und der Gruppe der zum großen Teile sicherlich exogen bedingten entzündlichen, resp. katarrhalischen Ohrenleiden ohne weiteres in die Augen springend. Die auffallend große Gesamtzahl ohrenkranker Individuen in den Familien der Otosklerotiker mag zum Teil wenigstens mit der ungewöhnlich großen Kinderzahl in diesen Familien zusammenhängen, worauf wir später noch ausführlicher zurückkommen werden. Am wichtigsten ist natürlich die Erkrankungshäufigkeit der Eltern und Geschwister. Die größere Zahl ohrenkranker Geschwister bei Otosklerose ist um so bemerkenswerter, als das Durchschnittsalter der Probanden in dieser Gruppe geringer ist als bei labyrinthärer Schwerhörigkeit, somit also auch das Durchschnittsalter der Gesamtgeschwister geringer sein muß, was bedeutet, daß mehr von den Geschwistern die Manifestationszeit ihres eventuellen Ohrenleidens noch nicht erreicht haben, somit für uns als nicht ohrenkrank gelten. Allerdings ist die Manifestationszeit der labyrinthären Schwerhörigkeit eine wesentlich spätere, als die der Otosklerose, welcher Umstand ausgleichend wirksam sein könnte. Diese Verhältnisse sollen übrigens später Gegenstand eingehender Erörterung sein.

Das D u r c h s c h n i t t s a l t e r unserer Probanden ist für Otosklerose 37,3, labyrinthäre Schwerhörigkeit 43,8 und für die chronisch Mittelohrkranken 34,4 Jahre. Die spätere Manifestationszeit der labyrinthären Schwerhörigkeit kommt vielleicht auch darin zum Ausdruck, daß unter den ohrenkranken Geschwistern der Otosklerotiker gar keine labyrinthär Schwerhörigen sind. Von den 55 ohrenkranken Eltern der Otosklerotiker litten dagegen 24 wahrscheinlich gleichfalls an Otosklerose, 23 an labyrinthärer Schwerhörigkeit, 3 an chronischen Mittelohrprozessen und 5 an Schwerhörigkeit unbekannter Natur. Unter den 48 ohrenkranken Geschwistern der Otosklerotiker befanden sich 31 Otosklerotiker, 10 chronisch Mittelohrkranke und 7 waren aus unbekannten Gründen schwerhörig. Übrigens ist diese Verteilung auch bei den übrigen Gruppen aus der folgenden Tabelle I ersichtlich. Ihr Wert ist allerdings proble-

Tabelle I.

| | Probanden mit | | | | | |
| | Otosklerose | | labyrinthärer Schwerhörigkeit | | chronischen Mittelohrkrankheiten | |
	Eltern	Geschwister	Eltern	Geschwister	Eltern	Geschwister
Otosklerose	24	31	—	—	—	—
Labyr. Schwerhörigkeit .	23	—	37	12	14	—
Chron. Mittelohrerkrank. .	3	10	—	5	6	16
Schwerhörigkeit unbekannter Natur	5	7	8	18	3	1
Summe	55	48	45	35	23	17

matisch, da sich die Gruppierung dieser sogenannten Sekundärfälle nur zum geringsten Teile auf eine persönliche Untersuchung stützen konnte und lediglich auf Grund der Anamnese und insbesondere des Erkrankungsalters vorgenommen wurde.

Angaben über Ohrenfluß, Ohroperationen, Traumen und sonstige exogene Schädlichkeiten auffälliger Art, die Berücksichtigung eines eventuellen Zusammenhanges des Erkrankungsbeginnes mit bestimmten Phasen des Geschlechtslebens (Pubertät, Gravidität, Lactation, Klimakterium), das Einsetzen der Schwerhörigkeit in höherem Alter waren uns gewichtige Argumente für eine einigermaßen brauchbare Klassifizierung der Schwerhörigkeit bei den Sekundärfällen bzw. Eltern der Probanden. Wenn es sogar Otologen von Rang gibt, die die Unterscheidung einer Oterosklerose von einer labyrinthären Schwerhörigkeit selbst bei sorgfältigster klinischer Untersuchung häufig für äußerst schwierig, mitunter sogar für undurchführbar halten und wenn die anatomische Untersuchung des Gehörorgans so häufig eine Kombination von Otosklerose mit labyrinthärer Schwerhörigkeit ergibt, wo klinisch entweder das eine oder das andere Krankheitsbild angenommen wurde, so geht daraus hervor, daß Fehler in einer derartigen Klassifizierung unter allen Umständen unterlaufen müssen, selbst dann, wenn alle Sekundärfälle auch persönlich untersucht werden könnten. Eine solche statistische Aufstellung ist also sicherlich im Detail fehlerhaft, im großen ganzen aber gestattet sie, wie wir Albrecht gegenüber unbedingt festhalten müssen, dennoch einige Schlußfolgerungen:

1. Homologe Heredität, d. h. vorzugsweises Befallensein von dem gleichen Ohrenleiden, läßt sich bis zu einem gewissen Grade an den 3 Geschwistergruppen erkennen. Von den 3 Elterngruppen ist es nur bei den labyrinthär Schwerhörigen vorhanden.

2. Das Ohrenleiden bei Kindern und Eltern ist nicht vorzugsweise gleicher Art in der Gruppe der Otosklerosen und chronisch Mittelohrkranken. Die Eltern der „belasteten" Probanden pflegen in allen Gruppen unverhältnismäßig häufig an labyrinthärer Schwerhörigkeit zu leiden. So stehen 74 mit großer Wahrscheinlichkeit labyrinthär schwerhörigen Eltern aller 3 Gruppen bloß 9 chronisch Mittelohrkranke gegenüber, während die Gesamtzahl der ohrenkranken Geschwister 31 mittelohrleidende und nur 12 labyrinthär schwerhörige umfaßt.

Trotz aller Unsicherheit und Fehlerhaftigkeit zeigen die besprochenen Zahlenverhältnisse doch unverkennbar, daß 1. Vererbungsvorgänge im Spiele sind, 2. anscheinend nicht ein bestimmtes Ohrenleiden, bzw. die Veranlagung zu einem bestimmten Ohrenleiden durch Vererbung übertragen wird, sondern 3. gesetzmäßige Beziehungen vorzuliegen scheinen, deren Aufklärung erst zu erbringen ist.

Ein solches Bestreben kann nur davon ausgehen, zu prüfen, in welcher Weise unser Beobachtungsmaterial mit den Mendelschen Vererbungsgesetzen in Einklang zu bringen ist, und dazu ist es zunächst notwendig, das Verhältnis der kranken zu den gesunden Geschwistern in der Gesamtzahl der Ehen zweier gesunder sowie eines kranken mit einem gesunden Elter festzustellen. Für diejenigen, welche mit der Methodik der Vererbungsforschung beim Menschen vertraut sind, ist es klar, daß eine derartige Feststellung nicht einfach durch Gegenüberstellung der von uns erhobenen Zahlen geschehen kann, daß vielmehr eine ganz bestimmte Methodik eine Reihe von Fehlern vor allem der statistischen Auslese umgehen helfen muß, welche so groß sind, daß sie ein Urteil gar nicht gestatten würden.

Die Methodik, welche diese Fehler der statistischen Auslese vermeiden hilft, ist die von Weinberg angegebene sogenannte Probandenmethode, deren Prinzip sogleich näher erläutert werden soll. Ein noch größerer Fehler, der umgangen werden muß, ist die verschiedene und in unserem Falle sogar recht späte Manifestationszeit des Leidens, die zur Folge hat, daß wir in unseren Familienanamnesen eine nicht geringe Anzahl von Probandengeschwistern als gesund verzeichnet haben, die später noch erwartungsgemäß einem Ohrenleiden zum Opfer fallen dürften. Wenn wir also die von uns gezählten kranken und gesunden Geschwister zueinander in Relation setzen würden, so müßten wir eine zu kleine Verhältniszahl erhalten, um so kleiner, je höher das Manifestationsalter des betreffenden Leidens ist, denn wir würden eine ganze Anzahl von Geschwistern zu unrecht als gesund zählen. Diese schwerwiegende Fehlerquelle hat ja bis vor kurzem nahezu jede statistische Vererbungsforschung beim Menschen illusorisch gemacht. Seit der eine von uns (*B.*) in Gemeinschaft mit Berta Aschner die sogenannte Kompensationsmethode ausgearbeitet hat, ist auch dieser Übelstand behoben, und wir können an das statistische Studium der Vererbungsverhältnisse auch von im Laufe des Lebens erst manifest werdenden Erkrankungen bzw. Merkmalen herantreten. Da die Kenntnis der angeführten Methoden bei unseren Lesern nicht allgemein vorausgesetzt werden kann, so sei ihr Wesen und Prinzip in Kürze auseinandergesetzt, im übrigen aber auf die „Vorlesungen über allgemeine Konstitutions- und Vererbungslehre" des einen von uns verwiesen.

Zunächst zu den Fehlern der statistischen Auslese. Gesetzt den Fall, wir hätten es mit einer einfachen, rezessiv mendelnden Erbanlage zu tun, so wären unter den Kindern zweier gesunder Eltern im großen Durchschnitt $1/_4$, d. h. 25% kranke zu erwarten, da es sich um Kreuzungen zweier Heterozygoter (DR×DR) handeln würde. Im großen Durchschnitt, d. h. eben bei der Summe aller derartiger Kreuzungen. Solche Kreuzungstypen bzw. Ehen werden aber durchaus nicht in jedem Falle kranke Kinder aufweisen. Wenn sie bloß 1 oder 2 Kinder hervorbringen, ist es nicht einmal wahrscheinlich, daß eines von ihnen krank sein wird, aber selbst wenn sie 8 Kinder haben, wird nicht immer der wahrscheinlichste Fall realisiert sein, daß nämlich gerade $1/_4$ von ihnen, also 2 krank sein werden. Es könnten gelegentlich auch alle diese 8 Kinder gesund sein. Deshalb können eben die Mendel-Zahlen, welche statistische Verhältnisse zum Ausdruck bringen, nur am großen Durchschnitt fest gestellt werden. Nun sind aber die DR×DR-Kreuzungen, welche uns für unsere Berechnung zur Verfügung stehen, keineswegs eine sog. repräsentative Auslese, d. h. sie stellen kein getreues Bild der Gesamtheit aller DR × DR-Kreuzungen dar. Die von uns in unserer Statistik erfaßten DR × DR-Kreuzungen haben nämlich durchwegs zu mindestens einem kranken Kinde geführt, eben zu dem „Probanden", anderenfalls hätten sie ja gar nicht zu unserer Kenntnis gelangen können. Dadurch nun, daß Ehen zweier heterozygoter Eltern, die nicht mindestens zu einem kranken Kinde geführt haben, in unserer Statistik fehlen müssen, müßte sich auch die Verhältniszahl zwischen kranken und gesunden Kindern in unserer Statistik weit über Gebühr erhöhen.

Mathematisch gefaßt ergibt sich folgendes: Haben wir bei insgesamt m Familien mit Kreuzung heterozygoter Eltern und einer durchschnittlichen Kinderzahl p zusammen mp Kinder, darunter $\frac{mp}{4}$ recessiv-homozygote, also kranke, und sind unter diesen m Familien n mit durchschnittlich q Kindern ohne recessiv-homozygote, also ohne kranke Kinder, die der Auslese demnach vollkommen entgehen, so erhalten wir m—n Familien mit zusammen mp—nq Kindern, welche wir mit unserer Auslese zu erfassen vermögen, und unter denen sich die $\frac{mp}{4}$ homozygot-recessiven, also kranken Fälle befinden. Die relative Häufigkeit des recessiven Merkmals werden wir dann berechnen mit $\frac{mp}{4}$: (mp—nq) statt mit $\frac{mp}{4}$: mp, d. h. wir erhalten einen Wert, der viel größer sein muß als $^1/_4$, und werden dadurch irregeführt.

Dies war der Fehler der einseitigen Familienauslese. Dazu kommt ein zweiter statistischer Fehler, der der einseitigen Individualauslese. Wir erfassen in unserem Material selbstverständlich nur einen geringen Bruchteil der Merkmalträger, also Ohrenkranken der gesamten Bevölkerung. Nun besteht für jeden Merkmalträger der Population ceteris paribus die gleiche Wahrscheinlichkeit in unser Beobachtungsmaterial hineinzugelangen. Das besagt aber, daß Familien mit mehreren Merkmalträgern mehr Chancen haben zu unserer Kenntnis zu gelangen, als solche mit bloß einem. Oder anders ausgedrückt, je mehr Kranke in einer Familie vorkommen, mit desto größerer Wahrscheinlichkeit wird diese Familie durch einen ihrer kranken Angehörigen zufällig in unsere Statistik hineingeraten. Also ein zweites Moment, welches die von uns errechnete Verhältniszahl der kranken zu den gesunden Kindern in die Höhe treiben würde.

Beide Fehler der statistischen Auslese vermeidet nun die so überaus wichtige sog. Probandenmethode Weinbergs. Sie beruht auf folgender Überlegung. Wir verfallen in die besprochenen Fehler nicht, wenn wir die Probanden gar nicht zu den Geschwistern zählen, sondern sie ausschließlich zu dem Zwecke verwenden, um aus ihnen überhaupt den Kreuzungstypus zweier heterozygoter Eltern zu erkennen. Die

Beschaffenheit der Geschwister der Probanden ist ja von diesen völlig unabhängig und ausschließlich von der Beschaffenheit der Eltern abhängig. Wenn also, wie dies auch für unser Ohrenkrankenmaterial gilt, keine Familie durch mehr als einen einzigen Probanden vertreten wird, so gestaltet sich die Berechnung nach der Probandenmethode folgendermaßen:

Statt $(r_1+r_2+r_3+...) : (p_1+p_2+p_3+...)$ gilt $[(r_1-1)+(r_2-1)+(r_3-1)+...] : [(p_1-1)+(p_2-1)+(p_3-1)+...]$, wobei r die Zahl der kranken, also etwa homozygot-recessiven in dem fingierten Beispiel, p die Gesamtzahl der Kinder einer Familie bedeuten.

Den Fehler der verschiedenen Manifestationszeit der betreffenden Erbanlage umgeht, wie schon oben auseinandergesetzt wurde, die sog. Kompensationsmethode von Bauer und Aschner.

Das Prinzip der Kompensationsmethode ist folgendes: Haben wir an einer genügend großen Zahl von Fällen die relative Häufigkeit des Manifestationsalters einer bestimmten Erbanlage ermittelt, so können wir die Wahrscheinlichkeit angeben, mit der ein Individuum, das Träger dieser Erbanlage ist, sie in einem bestimmten Alter auch schon phänotypisch aufweist, d. h. wenn es sich um krankhafte Erbanlagen handelt, schon erkrankt ist. Wir können so kurvenmäßig zur Darstellung bringen, wieviel von allen ermittelten Probandengeschwistern in einer bestimmten Altersklasse im Zeitpunkte ihrer statistischen Erfassung erwartungsgemäß schon krank sein und wie viele erwartungsgemäß erst nach diesem Zeitpunkte erkranken müßten, wenn jedes dieser Probandengeschwister die krankhafte Erbanlage besäße und diese in jedem Falle auch manifest würde. Die Form dieser Kurven wird also ausschließlich durch die statistisch ermittelte Manifestationszeit der krankhaften Erbanlage und durch die ermittelte Zahl der Probandengeschwister, die in einer bestimmten Altersklasse vertreten sind, bestimmt. Daß unsere Voraussetzung, als wären alle Probandengeschwister Träger der in jedem Falle manifest werdenden krankhaften Erbanlage, nicht zutrifft, ist völlig belanglos, da sie an der Form der Kurven nichts ändert. Der Schnittpunkt der beiden Kurven ergibt, wie die spezielle Anwendung der Methode deutlich zeigen wird, jenes Alter („kritisches Alter"), in welchem die Zahl der bis dahin erwartungsgemäß schon erkrankten und der erst nach diesem Alter erwartungsgemäß erkrankenden Individuen gleich groß ist. Wir können also den Fehler, den wir begehen, wenn wir alle im Zeitpunkte ihrer Erfassung durch unsere Statistik gesunden Geschwister der Probanden wirklich als gesund zählen, dadurch kompensieren, daß wir von den Probandengeschwistern, die unter dem kritischen Alter stehen, die gesunden vernachlässigen und nur die kranken mitzählen.

Die Begründung ist einfach: Wir dürfen, wofern es sich um eine Erbanlage handelt, deren Manifestation die Lebensdauer ihres Trägers nicht wesentlich beeinträchtigt — und das gilt offenbar auch für die supponierten, den in Rede stehenden Ohrenleiden zugrunde liegenden Erbanlagen —, Geschwister unterhalb eines beliebig gewählten Alters vernachlässigen, ohne das gesuchte statistische Ergebnis der angewendeten Probandenmethode zu beeinflussen. Wir dürfen also auch in unserem Fall die Geschwister unter dem kritischen Alter vernachlässigen. Nun sind bis zu diesem Alter gerade ebenso viele Individuen schon erkrankt, als von den älteren, vorläufig gesunden Geschwistern erwartungsgemäß später noch erkranken werden. Wir ersetzen also die uns unmittelbar nicht zugängliche Zahl dieser letzteren durch die faßbare Anzahl der bis zum kritischen Alter bereits erkrankten Probandengeschwister, indem wir zwar sämtliche kranken Probandengeschwister bei der Durchführung der Probandenmethode berücksichtigen, also bei r_1-1, r_2-1 usw. mitzählen, bei der Summierung der Gesamtgeschwister, also bei p_1-1, p_2-1 usw. aber nur die jenseits des kritischen Alters stehenden Geschwister mitrechnen.

Eine brauchbare Kontrollmethode des eben geschilderten Kompensationsverfahrens stellt die von Aschner angegebene sog. Exklusionsmethode dar. Wir wollen auf dieses Verfahren aber erst an Hand unseres speziellen Problems eingehen. Zunächst kehren wir also von diesen allgemein-methodischen Darlegungen zu unserer ursprünglichen Fragestellung zurück.

Da uns zunächst noch nicht klar war, was in unserem Beobachtungsmaterial als Manifestation einer oder mehrerer bestimmter krankhafter Erbanlagen anzusehen ist, bzw. da die aus der oben angeführten Tabelle sich ergebenden Beziehungen zwischen der zu Otosklerose, der zu labyrinthärer Schwerhörigkeit führenden und der etwa zu chronischen Mittelohrprozessen disponierenden krankhaften Erbanlage noch vollkommen dunkel waren, so verarbeiteten wir unser Material in der Weise, daß wir einerseits von den Otosklerotikern, andererseits von den labyrinthär Schwerhörigen als Probanden ausgingen. Bei den chronisch Mittelohrkranken erschien die Anwendung der Probandenkompensationsmethode von vornherein zwecklos, da in der Ätiologie dieser Krankheitszustände exogene Faktoren eine zu große Rolle spielen, als daß man aus den erhaltenen Zahlenverhältnissen irgendeinen Schluß auf den Erbgang der betreffenden krankhaften Erbanlage hätte ziehen können. Wenden wir uns also zunächst der Gruppe der Otosklerose-Probanden zu.

1. Otosklerose. Wir gruppierten das Material in der Weise, daß wir folgende Kreuzungstypen unterschieden: Ehen zweier ohrgesunder (50), Ehen eines ohrgesunden mit einem wahrscheinlich otosklerotischen Elter (21), Ehen eines ohrgesunden mit einem wahrscheinlich labyrinthär schwerhörigen Elter (22). Dazu kommen, wie die Tabelle II zeigt, noch 3 Ehen eines ohrgesunden mit einem durch einen Mittelohrprozeß

Tabelle II.

Im Alter von	0—8	9—15	16—20	21—25	26—30	31—35	36—40	41—45	46—50	51—60	über 60 Jahren	Summe
erkrankten unter 94 Otosklerotikern in	—	5	22	15	21	16	9	8	2	1	—	—
Proz.	—	5,3	23,4	16	22,4	17	9,6	8,2	2,1	1	—	—
standen unter d. Probandengeschwistern												
a) aus 50 Ehen zweier Ohrgesunder	—	4	17	24	32	26	40	23	16	23	9	214
b) aus 21 Ehen eines Otosklerotikers mit einem Ohrgesunden	—	3	6	7	11	11	13	9	9	5	2	76
c) aus 22 Ehen eines labyrinthär Schwerhörigen m. Ohrgesundem	—	2	3	5	6	6	15	9	12	7	1	66
d) aus 3 Ehen eines durch einen Mittelohrprozeß Schwerhörigen mit Ohrgesundem	—	—	—	—	—	—	5	4	—	—	—	9
e) aus 2 Ehen zweier Otosklerotiker	—	—	—	—	—	2	1	1	2	3	2	11
Summe 98 Ehen	—	—	—	—	—	—	—	—	—	—	—	376

schwerhörigen Elter und 2 Ehen zweier Otosklerotiker. Wenn die Summe aller dieser Kreuzungstypen nicht, wie etwa erwartet, 103, sondern bloß 98 ergibt, so kommt dies daher, daß in den restlichen Kreuzungen ein sicheres Urteil über das Hörvermögen eines Elters nicht zu erhalten war, weil die Probanden hierüber keine verläßliche Auskunft erteilen konnten. Die statistische Berechnung wurde natürlich nur für die 3 erstangeführten Kreuzungstypen angestellt, wo immerhin eine genügende Anzahl zur Verfügung stand.

Zunächst mußte das „kritische Alter" nach der Kompensationsmethode ermittelt werden. Genauere Angaben über das Alter, in welchem die Erscheinungen der Otosklerose zum ersten Male sich einstellten, konnten 94 Kranke machen. Die Tabelle II zeigt, daß entsprechend den bekannten klinischen Erfahrungen nahezu ein Viertel aller Otosklerotiker zwischen dem 16. und 20. Jahre die ersten Erscheinungen des Leidens wahrnimmt und nach Abschluß des 30. Lebensjahres 67,1% aller Otosklerotiker bereits erkrankt sind. Die Berechnung des kritischen Alters muß natürlich für jeden Kreuzungstypus gesondert durchgeführt werden, da es ja von der Zahl der in den betreffenden Altersklassen stehenden Probandengeschwister abhängig ist, welche Zahl für die verschiedenen Kreuzungstypen naturgemäß verschieden ist.

a) **Ehen zweier ohrgesunder Eltern** (50): Es erkrankten zwischen dem 9. und 15. Lebensjahre 5,3% aller Otosklerotiker. In diesem Alter standen von den Probandengeschwistern dieser Kreuzungskategorie 4. Wären diese alle zur künftigen Otosklerose verurteilt, so wären der statistischen Erwartung gemäß 4 × 5,3 : 100, das sind 0,212 Individuen am Ende des 15. Jahres krank. Wenn wir also an die Konstruktion der Kurve schreiten, deren Abszisse das Lebensalter, deren Ordinate die Zahl der in dem betreffenden Lebensalter erwartungsgemäß schon erkrankten Probandengeschwister angibt, so erhalten wir als Ordinaten die Werte: $P_0 \begin{cases} 8 \\ 0 \end{cases}$, d. h. im Alter von 8 Jahren ist noch keines der Probandengeschwister erwartungsgemäß erkrankt,

$P_1 \begin{cases} 15 \\ 0{,}212 \end{cases}$, d. h. im Alter von 15 Jahren sind 0,212 von ihnen erwartungsgemäß erkrankt. Zwischen dem 16. und 20. Jahre erkrankten 23,4% aller Otosklerotiker, in diesem Alter stehen 17 Probandengeschwister, also sind am Ende des 20. Lebensjahres

$$17 \cdot \frac{23{,}4 + 5{,}3}{100} + 0{,}212 = 5{,}091$$

erwartungsgemäß bereits krank, denn 5,3% wären schon bei ihrem Eintritt in das 16. Lebensjahr erwartungsgemäß krank, 23,4% würden erst zwischen 16. und 20. Jahr erkranken und 0,212 Individuen sind schon aus der früheren Altersklasse erwartungsgemäß krank. Die nächsten Ordinaten sind demnach

$P_2 \begin{cases} 20 \\ 5{,}091 \end{cases}$. In der gleichen Weise gestaltet sich die Berechnung der weiteren Ordinaten. Diese sind aus der beigegebenen Legende zu Abb. 49 zu entnehmen und bilden die Grundlage für die eine der beiden sich schneidenden Kurven.

Bezeichnet diese Kurve (Abb. 49), wie viele von den Probandengeschwistern in einem bestimmten Alter erwartungsgemäß als schon er-

Tabelle III.

Familie Nr.	Sämtliche über 28 Jahre alten Probandengeschwister p—1	Kranke Probandengeschwister r—1	
		a) nur Otosklerose	b) Schwerhörigkeit
1	2	0	0
3	3	0	1
4	5	1	1
6	2	0	0
10	0	0	0
12	2	0	0
16	1	0	0
17	3	0	0
21	0	0	0
22	7	0	0
26	8	0	0
30	7	0	0
31	0	0	0
32	6	1	1
33	1	0	0
36	7	0	0
37	2	0	0
39	1	0	0
42	6	0	0
43	0	0	0
45	2	0	0
46	1	0	0
47	2	0	0
49	12	0	3
52	3	0	0
53	2	0	0
55	4	0	0
56	3	0	0
62	4	1	1
66	0	0	0
67	1	0	0
69	2	0	0
74	3	0	0
75	3	0	0
76	1	0	0
77	9	0	0
78	8	2	2
80	2	0	0
82	3	1	1
83	2	0	0
89	5	0	0
90	3	1	1
91	5	2	2
95	1	0	0
96	3	1	1
97	3	0	1
98	4	0	0
100	2	0	0
101	6	0	0
103	1	0 ·	0
Summe	163	10 =6,13%	15 =9.2 %

krankt anzusehen wären, wenn alle Probandengeschwister die Anlage zur Otosklerose besäßen, so gibt die nun zu besprechende zweite Kurve an, wie viele von den Probandengeschwistern unter derselben Voraussetzung in einem bestimmten Alter noch gesund wären, bzw. erst in einem späteren Alter erwartungsgemäß erkranken würden. Die ersten Ordinaten p_0 lauten 0 und 60, denn nach dem 60. Jahre wären sämt-

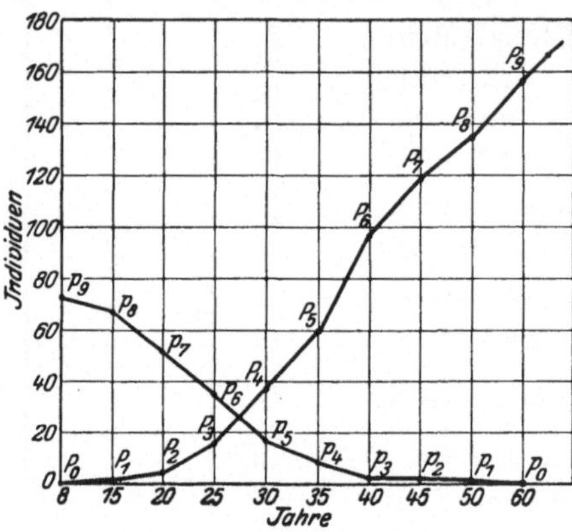

Abb. 49.

$$P_0 \begin{cases} 8 \\ 0 \end{cases} \qquad\qquad p_0 \begin{matrix} 60 \\ 0 \end{matrix}$$

$$P_1 \begin{cases} 15 \\ 4 \cdot \dfrac{5 \cdot 3}{100} = 0 \cdot 212 \end{cases} \qquad p_1 \begin{cases} 50 \\ 23 \cdot \dfrac{1}{100} = 0 \cdot 23 \end{cases}$$

$$P_2 \begin{cases} 20 \\ 0 \cdot 212 + 17 \cdot \dfrac{28 \cdot 7}{100} = 5 \cdot 091 \end{cases} \qquad p_2 \begin{cases} 45 \\ 0 \cdot 23 + 16 \cdot \dfrac{3 \cdot 1}{100} = 0 \cdot 726 \end{cases}$$

$$P_3 \begin{cases} 25 \\ 5 \cdot 091 + 24 \cdot \dfrac{44 \cdot 7}{100} = 15 \cdot 819 \end{cases} \qquad p_3 \begin{cases} 40 \\ 0 \cdot 726 + 23 \cdot \dfrac{6 \cdot 3}{100} = 2 \cdot 175 \end{cases}$$

$$P_4 \begin{cases} 30 \\ 15 \cdot 819 + 32 \cdot \dfrac{67 \cdot 1}{100} = 37 \cdot 291 \end{cases} \qquad p_4 \begin{cases} 35 \\ 2 \cdot 175 + 40 \cdot \dfrac{15 \cdot 9}{100} = 8 \cdot 535 \end{cases}$$

$$P_5 \begin{cases} 35 \\ 37 \cdot 291 + 26 \cdot \dfrac{84 \cdot 1}{100} = 59 \cdot 157 \end{cases} \qquad p_5 \begin{cases} 30 \\ 8 \cdot 535 + 26 \cdot \dfrac{32 \cdot 9}{100} = 17 \cdot 085 \end{cases}$$

$$P_6 \begin{cases} 40 \\ 59 \cdot 157 + 40 \cdot \dfrac{93 \cdot 7}{100} = 96 \cdot 637 \end{cases} \qquad p_6 \begin{cases} 25 \\ 17 \cdot 085 + 32 \cdot \dfrac{55 \cdot 3}{100} = 34 \cdot 781 \end{cases}$$

$$P_7 \begin{cases} 45 \\ 96 \cdot 637 + 23 \cdot \dfrac{96 \cdot 9}{100} = 118 \cdot 924 \end{cases} \qquad p_7 \begin{cases} 20 \\ 34 \cdot 781 + 24 \cdot \dfrac{71 \cdot 3}{100} = 51 \cdot 893 \end{cases}$$

$$P_8 \begin{cases} 50 \\ 118 \cdot 924 + 16 \cdot \dfrac{99}{100} = 134 \cdot 764 \end{cases} \qquad p_8 \begin{cases} 15 \\ 51 \cdot 893 + 17 \cdot \dfrac{94 \cdot 7}{100} = 67 \cdot 992 \end{cases}$$

$$P_9 \begin{cases} 60 \\ 134 \cdot 764 + 23 \cdot \dfrac{100}{100} = 157 \cdot 764 \end{cases} \qquad p_9 \begin{cases} 8 \\ 67 \cdot 992 + 4 \cdot \dfrac{100}{100} = 71 \cdot 992 \end{cases}$$

$$P_{10} \begin{cases} \text{über } 60 \\ 157 \cdot 764 + 9 \cdot \dfrac{100}{100} = 166 \cdot 764 \end{cases}$$

liche Probandengeschwister als bereits krank zu erwarten. Zwischen dem 51. und 60. Lebensjahre erkrankten nach unserer Tabelle 1% aller Otosklerotiker, diese Altersklasse ist von 23 Probandengeschwistern besetzt, die weiteren Ordinaten müssen also lauten: $p_1 \begin{cases} 50 \\ 0{,}23 \end{cases}$. Die weitere Ordinatenberechnung entspricht vollkommen jener bei der früheren Kurve und ist aus der Tabelle ohne weiteres zu entnehmen.

Die beiden Kurven schneiden sich nun entsprechend einer Abszisse von etwa 28, das bedeutet, wie schon oben ausgeführt wurde, daß dem Manifestationsalter der Otosklerose entsprechend im Alter von 28 Jahren erwartungsgemäß gerade so viele Probandengeschwister schon erkrankt sein müßten, als später noch erkranken würden. 28 Jahre ist somit das „kritische Alter" für diese Kreuzungskategorie und wir haben nun bei Anwendung der Weinberg schen Probandenmethode so vorzugehen, daß wir zwar sämtliche kranke Probandengeschwister in der Rubrik r—1 berücksichtigen, in der Rubrik p—1 dagegen bloß die über 28 Jahre alten Probandengeschwister anführen. Tabelle III gibt darüber klaren Aufschluß. Wir berechneten unter r—1 einerseits bloß die Zahl der mit großer Wahrscheinlichkeit als Otosklerotiker anzusprechenden Geschwister, andererseits aber die Gesamtzahl der infolge irgendeines Ohrenleidens Schwerhörigen.

Die Zahl der kranken Probandengeschwister macht somit von der Gesamtzahl der Probandengeschwister in der 1. Gruppe (nur Otosklerotiker) 10 von 163, das ist *6,13%*, in der zweiten Gruppe (Schwerhörige verschiedener Art) 15 von 163, das ist *9,2%* aus.

Wir können unser Ergebnis noch mit der „Exklusionsmethode" überprüfen. Diese gründet sich auf folgende Überlegung: Wir setzten voraus, daß alle Probandengeschwister mit der krankhaften Erbanlage behaftet sind und entsprechend der Manifestationszeit der Otosklerose auch im Laufe ihres Lebens an diesem Leiden erkranken. Würde die Otosklerose in 100% der Fälle schon vor dem 9. Lebensjahre manifest, so hätten wir im ganzen 214 im Zeitpunkte der Erfassung durch unsere Statistik kranke Probandengeschwister gezählt (vgl. Tabelle II). Da aber die Manifestationszeit der Otosklerose zwischen dem 9. und 60. Jahre schwankt, so zählen wir nicht 214, sondern laut Ordinate nur 167 erwartungsgemäß im Zeitpunkt ihrer Erfassung durch unsere Statistik kranke Geschwister. Diese Differenz zwischen der errechneten Zahl 167 und der Gesamtzahl 214 der Probandengeschwister ist somit ausschließlich bedingt durch das Moment der Manifestationszeit. Wenn wir nun nicht 167, sondern bloß 10 bzw. 15 kranke Geschwister tatsächlich gefunden haben, dann ist die Relation 10 bzw. 15 : 167 ein unmittelbarer Ausdruck für die Häufigkeit der krankhaften Erbanlage, resp. ihrer Manifestation unter den Probandengeschwistern.

Die Exklusionsmethode ergibt demnach für die erste Gruppe 10 von 167, das ist 5,98%, in der zweiten Gruppe 15 von 167, das ist 8,98% kranke Geschwister. Wir sehen, Kompensations- und Exklusionsmethode ergeben genau übereinstimmende Resultate. Stellen wir die Ergebnisse nochmals nebeneinander, so ergibt sich:

<table>
<tr><td></td><td>Gruppe a</td><td>Gruppe b</td></tr>
<tr><td>nach der Kompensationsmethode . .</td><td>6,13%</td><td>9,2%</td></tr>
<tr><td>nach der Exklusionsmethode . . . .</td><td>5,98%</td><td>8,98%</td></tr>
<tr><td>Mittelwert . . . .</td><td>**6,06%**</td><td>**9,09%**</td></tr>
</table>

Zur Kritik dieser Zahlen sei bemerkt, daß sie selbstverständlich nur annähernde Geltung haben können. Zwei Momente, deren Ausschaltung nicht in unserer Hand liegt, sind geeignet, die erhaltenen Zahlen, wenn auch unwesentlich, zu beeinflussen. Da sich beide Momente in entgegengesetztem Sinne geltend machen, können sie. um so eher unberücksichtigt bleiben.

Von den als ohrgesund angesehenen Eltern der Probanden dürfte trotz ihres doch schon vorgeschritteneren Alters — einzelne sind ja auch schon früher gestorben — dennoch einer oder der andere Otosklerotiker geworden sein oder vielmehr später noch werden. Es könnten also eventuell vereinzelte von den hier verarbeiteten Fällen statt in diese in die nächste Gruppe hineingehören. Dieses Moment ist geeignet, die erhaltenen Zahlen zu hoch erscheinen zu lassen, wie die Ergebnisse der nächsten Gruppe zeigen werden. Dagegen ist bei dem bekannten Charakter der Otosklerose vielleicht ein oder der andere Fall nicht klinisch manifest geworden, d. h. wir haben einzelne Probandengeschwister vielleicht zu unrecht als ohrgesund verzeichnet, während sie in Wirklichkeit doch Otosklerotiker waren. Überhaupt sind die Angaben der Probanden über ihre ohrkranken Geschwister immer verläßlicher als jene über das angeblich gute Gehör der Geschwister. Dieses Moment läßt demnach die von uns errechneten Zahlen als zu niedrig erscheinen. Da sich also die beiden Momente entgegenwirken, so dürfen wir mit den oben angeführten Werten als im großen Durchschnitt gültig rechnen.

Tabelle IV.

Familie Nr.	Sämtliche über 28 Jahre alten Probandengeschwister p—1	Kranke Probandengeschwister r—1	
		a) nur Otosklerose	b) Schwerhörigkeit
7	1	0	0
8	4	2	3
18	4	0	2
19	4	1	1
20	2	1	1
24	0	0	0
28	0	1	1
38	6	1	1
59	2	0	0
64	2	0	0
65	1	0	0
70	4	1	1
72	6	3	3
79	0	0	1
81	6	0	0
84	0	0	0
85	4	3	3
86	0	0	0
93	0	0	0
102	2	1	1
104	5	0	0
Summe:	53	14 = 26,41%	18 = 34%

Ehe wir daran gehen, die Erklärungsmöglichkeiten für unsere Zahlen zu diskutieren, wollen wir die Ergebnisse der zweiten Gruppe abwarten.

b) **Ehen eines wahrscheinlich otosklerotischen mit einem ohrgesunden Elter (21):** Es ist nicht notwendig, hier abermals über die Anlegung der Tabelle und Kurve (Tab. IV und Abb. 50) zu sprechen, da alles für die frühere Kreuzungskategorie Gesagte auch für diese volle Gültigkeit hat. Das kritische Alter errechneten wir auch für diese Gruppe mit 28 Jahren.

Wir stellen wiederum die gewonnenen Zahlen nebeneinander:

	Gruppe a	Gruppe b
nach der Kompensationsmethode . . .	14 : 53 = 26,41%	18 : 53 = 34%
nach der Exklusionsmethode	14 : 58 = 24,1%	18 : 58 = 31%
Mittelwert	**25,26%**	**32,5%**

Wir kennen nun die statistische Häufigkeit kranker Kinder bei zwei Kreuzungstypen und können das Ergebnis folgendermaßen formulieren:

Sind beide Eltern phänotypisch ohrgesund, jedoch Träger der krankhaften Anlage zur Otosklerose, die sie auf ihre Nachkommen zu übertragen vermögen, dann werden erwartungsgemäß 6% ihrer Kinder an Otosklerose erkranken, 9% aus verschiedenen Ursachen schwerhörig werden.

Ist einer der Eltern Otosklerotiker, der andere ohrgesund, dann werden unter den gleichen Voraussetzungen wie oben erwartungsgemäß 25,26% der Kinder an Otosklerose erkranken, 32,5% aus verschiedenen Ursachen schwerhörig werden.

Welche Schlußfolgerungen können wir aus diesen Ergebnissen ableiten? Am auffallendsten ist zunächst die gewaltige Zunahme der Erkrankungswahrscheinlichkeit der Kinder, wenn der eine Elter an Otosklerose leidet. Schon dieser Umstand würde, wenn es eines solchen Argumentes überhaupt noch bedürfte, jede Zufälligkeit ausschließen und die genotypische (konstitutionelle) Bedingtheit der Otosklerose beweisen.

Dominanter Erbgang im Sinne der Mendelschen Vererbungsgesetze ist nach unseren Ergebnissen auszuschließen. Läge eine sog. vollkommene Dominanz der Anlage zu Otosklerose vor, dann wäre das Vorkommen otosklerotischer Kinder in Ehen zweier ohrgesunder Eltern überhaupt unverständlich, dann könnte ja ein Überspringen einer Generation nicht erwartet werden. Wollte man aber zu der Annahme einer sog. unvollkommenen Dominanz seine Zuflucht nehmen, d. h. die beobachteten Tatsachen so erklären, daß die krankhafte Erbanlage nicht regelmäßig dominant wäre oder durch die Gegenwart sog. Hemmungs-

faktoren an der Dominanz, das ist eben am phänotypischen Durchbruch verhindert würde, so würde man ganz unnötiger- und daher
unerlaubterweise den Tatsachen Gewalt antun, da eine viel einfachere
Deutung möglich ist. Eine so gezwungene Annahme, wie die von

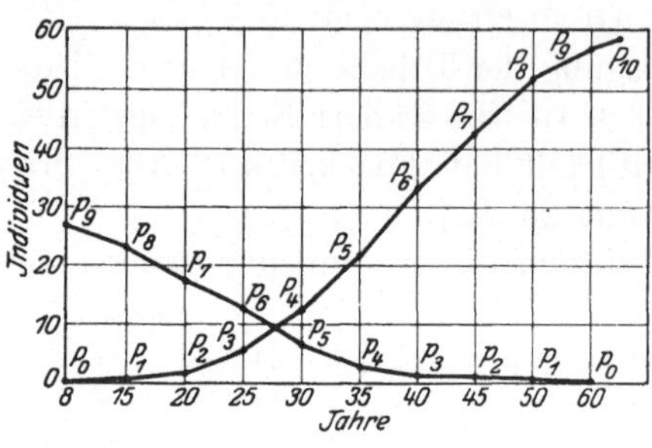

Abb. 50.

$$P_0 \left\{ \begin{array}{l} 8 \\ 0 \end{array} \right. \qquad\qquad p_0 \left\{ \begin{array}{l} 60 \\ 0 \end{array} \right.$$

$$P_1 \left\{ \begin{array}{l} 15 \\ 3 \cdot \dfrac{5 \cdot 8}{100} = 0 \cdot 159 \end{array} \right. \qquad p_1 \left\{ \begin{array}{l} 50 \\ 5 \cdot \dfrac{1}{100} = 0 \cdot 05 \end{array} \right.$$

$$P_2 \left\{ \begin{array}{l} 20 \\ 0 \cdot 159 + 6 \cdot \dfrac{28 \cdot 7}{100} = 1 \cdot 881 \end{array} \right. \qquad p_2 \left\{ \begin{array}{l} 45 \\ 0 \cdot 05 + 9 \cdot \dfrac{3 \cdot 1}{100} = 0 \cdot 329 \end{array} \right.$$

$$P_3 \left\{ \begin{array}{l} 25 \\ 1 \cdot 881 + 7 \cdot \dfrac{44 \cdot 7}{100} = 5 \cdot 01 \end{array} \right. \qquad p_3 \left\{ \begin{array}{l} 40 \\ 0 \cdot 329 + 9 \cdot \dfrac{6 \cdot 3}{100} = 0 \cdot 896 \end{array} \right.$$

$$P_4 \left\{ \begin{array}{l} 30 \\ 5 \cdot 01 + 11 \cdot \dfrac{67 \cdot 1}{100} = 12 \cdot 391 \end{array} \right. \qquad p_4 \left\{ \begin{array}{l} 35 \\ 0 \cdot 896 + 13 \cdot \dfrac{15 \cdot 9}{100} = 2 \cdot 963 \end{array} \right.$$

$$P_5 \left\{ \begin{array}{l} 35 \\ 12 \cdot 391 + 11 \cdot \dfrac{84 \cdot 1}{100} = 21 \cdot 642 \end{array} \right. \qquad p_5 \left\{ \begin{array}{l} 30 \\ 2 \cdot 963 + 11 \cdot \dfrac{32 \cdot 9}{100} = 6 \cdot 582 \end{array} \right.$$

$$P_6 \left\{ \begin{array}{l} 40 \\ 21 \cdot 642 + 13 \cdot \dfrac{93 \cdot 7}{100} = 33 \cdot 823 \end{array} \right. \qquad p_6 \left\{ \begin{array}{l} 25 \\ 6 \cdot 582 + 11 \cdot \dfrac{55 \cdot 3}{100} = 12 \cdot 665 \end{array} \right.$$

$$P_7 \left\{ \begin{array}{l} 45 \\ 33 \cdot 823 + 9 \cdot \dfrac{96 \cdot 9}{100} = 42 \cdot 544 \end{array} \right. \qquad p_7 \left\{ \begin{array}{l} 20 \\ 12 \cdot 665 + 7 \cdot \dfrac{71 \cdot 3}{100} = 17 \cdot 656 \end{array} \right.$$

$$P_8 \left\{ \begin{array}{l} 50 \\ 42 \cdot 544 + 9 \cdot \dfrac{99}{100} = 51 \cdot 454 \end{array} \right. \qquad p_8 \left\{ \begin{array}{l} 15 \\ 17 \cdot 656 + 6 \cdot \dfrac{94 \cdot 7}{100} = 23 \cdot 338 \end{array} \right.$$

$$P_9 \left\{ \begin{array}{l} 60 \\ 51 \cdot 454 + 5 \cdot \dfrac{100}{100} = 56 \cdot 454 \end{array} \right. \qquad p_9 \left\{ \begin{array}{l} 8 \\ 23 \cdot 338 + 3 \cdot \dfrac{100}{100} = 26 \cdot 338 \end{array} \right.$$

$$P_{10} \left\{ \begin{array}{l} \text{über } 60 \\ 56 \cdot 454 + 2 \cdot \dfrac{100}{100} = 58 \cdot 454 \end{array} \right.$$

Hemmungsfaktoren könnte gegebenenfalls zur Erklärung von Ausnahmserscheinungen herangezogen werden, sie ist aber angesichts der
fiktiven Natur unserer Deutung der Vererbungsphänomene überhaupt
gewiß nicht gestattet, wenn es sich um ein regelmäßiges Vorkommnis
handelt. Und wenn 50 Ehen ohrgesunder Eltern, die zu otosklerotischen
Kindern geführt haben, bloß 21 Ehen gegenüberstehen, in welchen der
eine der Eltern mit Otosklerose behaftet ist, so ist es gewiß ein regelmäßiges und kein ausnahmsweises Vorkommnis, daß zwei ohrgesunde
Eltern otosklerotische Kinder haben können. Ist dann die Dominanz —
sit venia verbo — regelmäßig so „unregelmäßig", bzw. kommt der
„Hemmungsfaktor" so regelmäßig vor, dann sprechen wir eben besser
nicht mehr von Dominanz, sondern nennen es Rezessivität. Auch die

kleinen Zahlen für die Erkrankungswahrscheinlichkeit der Kinder wären vollkommen unverständlich, wollte man mit einer „gehemmten" Dominanz rechnen. Es wären mindestens 50% kranke Kinder zu erwarten, und es wäre der Häufigkeitsunterschied in bezug auf kranke Kinder zwischen der ersten Kreuzungskategorie (zwei gesunde Eltern) und der zweiten (ein otosklerotischer Elter) gar nicht zu verstehen.

Wir müssen also dominanten Erbgang der Otoskleroseanlage trotz der gegenteiligen Annahme W. Albrechts ausschließen. Diese seine Annahme beruhte auf der Beobachtung einzelner Stammbäume, die zwar an und für sich interessant, aber für solche Schlußfolgerungen unzureichend sind. Haben doch die neueren Vererbungsforscher seit Weinberg immer wieder die Unzulänglichkeit der bloßen Stammbaumbeobachtung infolge der unvermeidlichen, sog. kasuistischen Auslese betont. In der Tat lassen sich die von Albrecht mitgeteilten Beobachtungen an seinen Otosklerosefamilien auch anders, konform unserer sogleich näher zu begründenden Auffassung, deuten. Übrigens gelangte auch Gradenigo zur Annahme eines rezessiven Erbganges bei Otosklerose.

Auch eine Form des sog. geschlechtsgebundenen Erbganges kann a limine abgelehnt werden, obwohl die ungleiche Verteilung der Geschlechter in unserem Otosklerosematerial an einen derartigen Erbgang denken lassen könnte. Wir haben unter unseren Otosklerose-Probanden 37 Männer und 69 Frauen, d. h. also die männlichen Otosklerosen machen nur 35% des Gesamtmaterials aus. Von den 21 otosklerotischen Eltern der zweiten Kreuzungskategorie waren gleichfalls nur 8 Väter, 13 Mütter, also wiederum der fast gleiche Prozentsatz von 38% männlicher Otosklerose. Nach diesem Überwiegen des weiblichen Geschlechtes bei Otosklerose könnte nur ein geschlechtsgebunden-dominanter Erbgang in Frage kommen. Abgesehen aber von den oben schon gegen den dominanten Erbgang im allgemeinen angeführten Argumenten kämen noch die beiden folgenden hinzu: Bei geschlechtsgebunden-dominantem Erbgang kann ein kranker Vater einerseits immer nur kranke Töchter, andererseits bei Paarung mit einer gesunden Frau immer nur gesunde Söhne zeugen. Bezüglich der Begründung dieser Gesetzmäßigkeiten muß auf die ausführlichen Darstellungen der Vererbungsgesetze bei J. Bauer sowie E. Baur, Fischer und Lenz verwiesen werden.

Wenn wir nun auch gesunde Töchter otosklerotischer Väter genug beobachten konnten, so wäre das kein zwingender Gegenbeweis, da die ältesten derartigen Töchter immerhin erst 38, 35, 34 und 33 Jahre alt waren, also doch noch später erkranken konnten. Zwingend ist dagegen das Faktum, daß wir in unserem Material 7 mit Otosklerose behaftete Väter verzeichnet haben, die mit ohrgesunden Müttern zusammen 11 otosklerosekranke Söhne gezeugt haben. Damit erscheint also auch die Annahme eines geschlechtsgebundenen Erbganges, und das bedeutet die Lokalisation der krankhaften Erbanlage im Geschlechtschromosom, vollkommen widerlegt. Auf die Frage des Überwiegens des weiblichen Geschlechts bei der Otosklerose werden wir später noch zurückkommen.

Es bleibt somit rezessiver Erbgang als einzig mögliche Erklärung übrig. Handelte es sich aber um eine einzige rezessiv mendelnde Erbanlage, welche die Grundlage für die Otosklerose abgeben würde, dann müßten wir ganz andere Zahlenverhältnisse erwarten, als wie wir sie in Wirklichkeit gefunden haben. Aus Kreuzungen zweier gesunder, also heterozygoter Eltern ($DR \times DR$) wären 25% kranke Kinder, aus Kreuzungen eines kranken, also homozygoten (RR), mit einem gesunden heterozygoten (DR) Elter wären 50% kranke Kinder zu erwarten, während unsere entsprechenden Zahlen wesentlich niedriger sind: 6% bzw. 9% und 25,26% bzw. 32,5%. Selbst wenn wir in Betracht ziehen, daß vielleicht nicht jedes mit der entsprechenden krankhaften Erbanlage behaftete Individuum auch klinisch manifest krank werden muß — die größere Häufigkeit der Otosklerose beim weiblichen Geschlecht könnte ja dafür sprechen, daß die krankhafte Anlage beim Manne öfters an der phänotypischen Auswirkung gehemmt wird — selbst dann schiene uns die Zahlendifferenz zu groß, um mit der Annahme eines einfach rezessiven Erbganges vereinbar zu sein. Dazu kommt, daß uns halbwegs konstant wirksame exogene ätiologische Faktoren bei der Otosklerose kaum bekannt sind.

Tabelle V.

Familie Nr.	Sämtliche über 29 Jahre alten Probandengeschwister $p-1$	Kranke Probandengeschwister $r-1$	
		a) nur Otosklerose	b) lab. Schwerhörigkeit
2	2	0	0
5	2	0	0
9	3	2	2
11	1	0	0
14	1	0	0
15	1	0	0
25	0	0	0
27	3	1	1
34	1	0	0
40	2	0	0
41	3	0	0
44	0	0	0
48	5	1	2
50	2	0	0
51	5	1	1
54	3	0	0
57	4	0	0
58	3	2	2
60	1	0	0
61	6	1	1
68	4	1	1
94	0	0	0
Summe	52	9 = 17,3%	10 = 19,23%

Beobachten wir doch immer wieder, wie sich die Otosklerose ohne irgendein äußeres ursächliches Moment, ganz spontan, gewissermaßen aus sich selbst heraus, also offenbar nur auf Grund einer besonderen Veranlagung als echte Konstitutionskrankheit entwickelt, möge auch mancher physiologische Vorgang des weiblichen Geschlechtslebens (Gravidität,

Laktation) als agent provocateur gelegentlich eine Rolle spielen. In der Ätiologie der Otosklerose ist kein Raum für eine weit mehr als 50proz. Quote an äußeren ätiologischen Faktoren, wie wir sie annehmen müßten, wollten wir angesichts unserer Zahlen uns dennoch mit der Annahme eines einfachen rezessiven Erbganges begnügen.

Dazu kommt aber ein zweites, sehr wichtiges Argument, und das ist das Zahlenverhältnis 6 : 25,26%. Die Spannung zwischen diesen beiden Zahlen, die der Zahl otosklerosekranker Kinder in Ehen zweier gesunder, bzw. eines otosklerotischen mit einem gesunden Elter entsprechen, diese Spannung ist mit der Annahme eines einfach-rezessiven Erbganges schwer vereinbar, denn erstere Zahl beträgt den vierten Teil, letztere bloß die Hälfte der bei einfach-rezessivem Erbgang zu erwartenden Zahlen (25% resp. 50%). Diese Spannung fordert aber geradezu die Annahme zweier rezessiver Erbanlagen, denn die bei einem solchen sog. digenen oder dihybriden Erbgange zu erwartenden entsprechenden Zahlenverhältnisse und zwar Minimumzahlen (vgl. weiter unten) wären 6,25% und 25%.

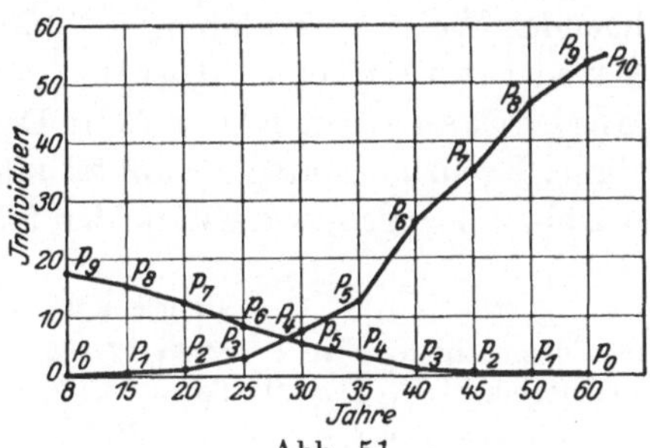

Abb. 51.

$$P_0 \begin{cases} 8 \\ 0 \end{cases}$$

$$P_1 \begin{cases} 15 \\ 2 \cdot \dfrac{5 \cdot 3}{100} = 0 \cdot 106 \end{cases}$$

$$P_2 \begin{cases} 20 \\ 0 \cdot 106 + 3 \cdot \dfrac{28 \cdot 7}{100} = 0 \cdot 967 \end{cases}$$

$$P_3 \begin{cases} 25 \\ 0 \cdot 967 + 5 \cdot \dfrac{44 \cdot 7}{100} = 3 \cdot 202 \end{cases}$$

$$P_4 \begin{cases} 30 \\ 3 \cdot 202 + 6 \cdot \dfrac{67 \cdot 1}{100} = 7 \cdot 228 \end{cases}$$

$$P_5 \begin{cases} 35 \\ 7 \cdot 228 + 6 \cdot \dfrac{84 \cdot 1}{100} = 12 \cdot 274 \end{cases}$$

$$P_6 \begin{cases} 40 \\ 12 \cdot 274 + 15 \cdot \dfrac{93 \cdot 7}{100} = 26 \cdot 329 \end{cases}$$

$$P_7 \begin{cases} 45 \\ 26 \cdot 329 + 9 \cdot \dfrac{96 \cdot 9}{100} = 35 \cdot 05 \end{cases}$$

$$P_8 \begin{cases} 50 \\ 35 \cdot 05 + 12 \cdot \dfrac{99}{100} = 46 \cdot 93 \end{cases}$$

$$P_9 \begin{cases} 60 \\ 46 \cdot 93 + 7 \cdot \dfrac{100}{100} = 53 \cdot 93 \end{cases}$$

$$P_{10} \begin{cases} \text{über 60} \\ 53 \cdot 93 + 1 \cdot \dfrac{100}{100} = 54 \cdot 93 \end{cases}$$

$$p_0 \begin{cases} 60 \\ 0 \end{cases}$$

$$p_1 \begin{cases} 50 \\ 7 \cdot \dfrac{1}{100} = 0 \cdot 07 \end{cases}$$

$$p_2 \begin{cases} 45 \\ 0 \cdot 07 + 12 \cdot \dfrac{3 \cdot 1}{100} = 0 \cdot 442 \end{cases}$$

$$p_3 \begin{cases} 40 \\ 0 \cdot 442 + 9 \cdot \dfrac{6 \cdot 3}{100} = 1 \cdot 009 \end{cases}$$

$$p_4 \begin{cases} 35 \\ 1 \cdot 009 + 15 \cdot \dfrac{15 \cdot 9}{100} = 3 \cdot 394 \end{cases}$$

$$p_5 \begin{cases} 30 \\ 3 \cdot 394 + 6 \cdot \dfrac{32 \cdot 9}{100} = 5 \cdot 368 \end{cases}$$

$$p_6 \begin{cases} 25 \\ 5 \cdot 368 + 6 \cdot \dfrac{55 \cdot 3}{100} = 8 \cdot 686 \end{cases}$$

$$p_7 \begin{cases} 20 \\ 8 \cdot 686 + 5 \cdot \dfrac{71 \cdot 3}{100} = 12 \cdot 251 \end{cases}$$

$$p_8 \begin{cases} 15 \\ 12 \cdot 251 + 3 \cdot \dfrac{94 \cdot 7}{100} = 15 \cdot 092 \end{cases}$$

$$p_9 \begin{cases} 8 \\ 15 \cdot 092 + 2 \cdot \dfrac{100}{100} = 17 \cdot 092 \end{cases}$$

Diese mit der theoretisch zu erwartenden, so verblüffend übereinstimmende Spannung zwischen den beiden Zahlen ist so eindrucksvoll, daß wir schon hier die Hypothese aufstellen dürfen: Die genotypische (konstitutionelle) Grundlage der Otosklerose stellt die Anwesenheit zweier rezessiv mendelnder Erbfaktoren dar. Wären diese krankhaften rezessiven Erbfaktoren etwa a und b gegenüber den normalen und dominanten A und B, dann lautete die Erbformel einer Otosklerose aabbCCDD... gegenüber der Erbformel eines Normalen AABBCCDD...

Auf die Erörterung der Zahlenverhältnisse bei Gruppe b, welche nicht nur otosklerotische, sondern schwerhörige Kinder ganz allgemein umfaßt (9% bzw. 32,5%), wollen wir erst später eingehen, wenn uns auch die bei labyrinthärer Schwerhörigkeit gewonnenen Ergebnisse zur Verfügung stehen. Wir werden dann sehen, wie die von uns vertretene Annahme zweier rezessiver Erbanlagen als Grundlage der Otosklerose imstande ist, alle weiteren Beobachtungsergebnisse in einfacher und befriedigender Weise zu erklären.

c) Ehen eines wahrscheinlich labyrinthär schwerhörigen mit einem ohrengesunden Elter (22): Das kritische Alter bestimmten wir in dieser Kreuzungskategorie mit 29 Jahren. Tabelle und Kurve (Tab. V und Abb. 51) zeigen, wie wir zu den folgenden Resultaten gelangt sind:

	Gruppe a	Gruppe b
nach der Kompensationsmethode . .	9 : 52 = 17,3%	10 : 52 = 19,23%
nach der Exklusionsmethode	9 : 55 = 16,4%	10 : 55 = 18,2%
Mittelwert	**16,9%**	**18,72%**

Ist also einer der Eltern mit labyrinthärer Schwerhörigkeit behaftet, der andere ohrengesund, dann werden unter den gleichen Voraussetzungen wie oben erwartungsgemäß 16,9% der Kinder an Otosklerose erkranken, 18,7% aus verschiedenen Ursachen schwerhörig werden. Diese Zahlen bei Belastung eines Elters mit labyrinthärer Schwerhörigkeit sind wesentlich geringer als jene, die wir bei Belastung eines Elters mit Otosklerose gefunden haben: 16,9% gegenüber 25,26%, 18,72% gegenüber 32,5%. Sie stehen aber diesen Zahlen immer noch näher als diejenigen, welche für die Erkrankungswahrscheinlichkeit der Kinder zweier ohrgesunder Eltern errechnet wurden (6% und 9%). Daraus ist zu entnehmen, daß ein labyrinthär schwerhöriges Individuum Erbanlagen auf seine Nachkommen überträgt, welche zur Entwicklung einer Otosklerose Veranlassung geben können. Das bedeutet also: Labyrinthäre Schwerhörigkeit und Otosklerose müssen wenigstens zum großen Teil auf der

Gegenwart gleicher Gene beruhen. Weitere Schlußfolgerungen behalten wir uns nach der Besprechung der zweiten Probandengruppe vor.

2. **Labyrinthäre Schwerhörigkeit.** Wie die beigegebene Tabelle (Tab. VI) zeigt, ist die Manifestationszeit dieses Leidens weiter hinausgerückt als jene der Otosklerose. Die meisten der 108 labyrinthär Schwerhörigen, welche über das Erkrankungsalter halbwegs verläßliche Angaben machen konnten, beobachteten die ersten Erscheinungen zwischen dem 36. und 40. Lebensjahr. Das Durchschnittsalter unserer Probanden war, wie schon früher erwähnt, bei labyrinthärer Schwerhörigkeit 43,8, bei Otosklerose 37,3 Jahre. Fälle ausgesprochener Presbyakusis haben wir unter unsere Probanden nicht aufgenommen, wiewohl scharfe Grenzen zwischen konstitutioneller labyrinthärer Schwerhörigkeit und Altersschwerhörigkeit weder theoretisch noch praktisch-klinisch sich ziehen lassen. Dagegen mußten wir naturgemäß bei Eltern und Geschwistern Altersschwerhörigkeit als positiven Befund gelten lassen und haben solche Fälle als labyrinthäre Schwerhörigkeit verzeichnet. Der späten Manifestationszeit des Leidens entsprechend fanden wir auch das kritische Alter weit höher, nämlich 40 und 41 Jahre. Da in dieser Gruppe eine Entscheidung über die Natur der Schwerhörigkeit der Probandengeschwister meistens nicht möglich war, so verzichteten wir hier auf eine gesonderte Berechnung in zwei Untergruppen, wie wir sie bei der Otosklerose durchführen konnten, und zählten alle schwerhörigen Geschwister zusammen.

Wir konnten 54 Ehen zweier ohrengesunder Eltern und 38 Ehen eines schwerhörigen mit einem ohrengesunden Elter statistisch verwerten. Wenn in den Tabellen VII und VIII statt 54 nur 37 und statt 38 nur 26 Familien zu finden sind, so kommt das daher, weil wir der Raumersparnis wegen jene Ehen in die Tabelle gar nicht aufnahmen, in denen keine schwerhörigen und keine über dem kritischen Alter von 40 bzw. 41 Jahren stehenden Geschwister vorhanden waren. Das Rechnungsergebnis bleibt ja durch solche Familien unbeeinflußt.

Tabelle VI.

Im Alter von	0—12	12—20	21—25	26—30	31—35	36—40	41—45	46—50	51—55	56—60	61—65	66—70	über 70 Jahren	Summe
erkrankten unter 108 labyrinthär Schwerhörigen	—	8	7	12	7	18	16	17	6	8	6	3	—	—
in Proz.	—	7,4	6,5	11,1	6,5	16,7	14,8	15,7	5,6	7,4	5,5	2,8	—	—
standen unter den Probandengeschwistern a) aus 54 Ehen zweier Ohrgesunder	—	10	20	18	20	24	23	19	25	19	9	9	3	199
b) aus 38 Ehen eines Schwerhörigen mit einem Ohrgesunden	—	4	11	15	11	14	17	13	15	12	7	2	4	125

<table>
<tr><th colspan="3" align="center">Tabelle VII.</th></tr>
<tr><th>Familie Nr.</th><th>Sämtliche über 40 Jahre alten Probanden-geschwister p—1</th><th>Schwerhörige Probandengeschwister r—1</th></tr>
<tr><td>2</td><td>2</td><td>0</td></tr>
<tr><td>8</td><td>1</td><td>0</td></tr>
<tr><td>9</td><td>3</td><td>0</td></tr>
<tr><td>10</td><td>4</td><td>3</td></tr>
<tr><td>18</td><td>2</td><td>1</td></tr>
<tr><td>19</td><td>5</td><td>2</td></tr>
<tr><td>22</td><td>6</td><td>1 (1 wiederholte</td></tr>
<tr><td>23</td><td>3</td><td>0   [Otitis)</td></tr>
<tr><td>24</td><td>6</td><td>0</td></tr>
<tr><td>28</td><td>4</td><td>0</td></tr>
<tr><td>30</td><td>4</td><td>0</td></tr>
<tr><td>34</td><td>1</td><td>0</td></tr>
<tr><td>36</td><td>1</td><td>0</td></tr>
<tr><td>39</td><td>2</td><td>0</td></tr>
<tr><td>49</td><td>3</td><td>0</td></tr>
<tr><td>50</td><td>6</td><td>0 (3 wiederholte</td></tr>
<tr><td>56</td><td>4</td><td>2   [Otitis)</td></tr>
<tr><td>58</td><td>0</td><td>1</td></tr>
<tr><td>66</td><td>4</td><td>0</td></tr>
<tr><td>67</td><td>1</td><td>0</td></tr>
<tr><td>71</td><td>0</td><td>0 (1 Otitis)</td></tr>
<tr><td>72</td><td>1</td><td>0</td></tr>
<tr><td>73</td><td>1</td><td>0</td></tr>
<tr><td>78</td><td>5</td><td>0</td></tr>
<tr><td>81</td><td>1</td><td>0</td></tr>
<tr><td>82</td><td>3</td><td>1</td></tr>
<tr><td>83</td><td>3</td><td>0</td></tr>
<tr><td>86</td><td>3</td><td>0</td></tr>
<tr><td>88</td><td>4</td><td>0</td></tr>
<tr><td>91</td><td>2</td><td>0</td></tr>
<tr><td>92</td><td>2</td><td>0</td></tr>
<tr><td>93</td><td>7</td><td>0</td></tr>
<tr><td>95</td><td>4</td><td>1</td></tr>
<tr><td>97</td><td>2</td><td>0</td></tr>
<tr><td>98</td><td>2</td><td>0</td></tr>
<tr><td>100</td><td>3</td><td>0</td></tr>
<tr><td>102</td><td>1</td><td>0</td></tr>
<tr><td>Summe 37 Fami-lien</td><td>106</td><td>12</td></tr>
</table>

<table>
<tr><th colspan="3" align="center">Tabelle VIII.</th></tr>
<tr><th>Familie Nr.</th><th>Sämtliche über 41 Jahre alten Probanden-geschwister p—1</th><th>Schwerhörige Probandengeschwister r—1</th></tr>
<tr><td>1</td><td>3</td><td>1</td></tr>
<tr><td>4</td><td>0</td><td>1</td></tr>
<tr><td>6</td><td>1</td><td>0</td></tr>
<tr><td>7</td><td>2</td><td>0</td></tr>
<tr><td>11</td><td>2</td><td>0</td></tr>
<tr><td>12</td><td>0</td><td>1</td></tr>
<tr><td>16</td><td>5</td><td>2</td></tr>
<tr><td>25</td><td>1</td><td>0</td></tr>
<tr><td>26</td><td>5</td><td>2</td></tr>
<tr><td>27</td><td>1</td><td>0</td></tr>
<tr><td>38</td><td>0</td><td>1</td></tr>
<tr><td>42</td><td>2</td><td>1</td></tr>
<tr><td>44</td><td>4</td><td>0</td></tr>
<tr><td>45</td><td>4</td><td>1</td></tr>
<tr><td>47</td><td>2</td><td>1</td></tr>
<tr><td>52</td><td>6</td><td>0</td></tr>
<tr><td>53</td><td>2</td><td>0</td></tr>
<tr><td>55</td><td>1</td><td>0</td></tr>
<tr><td>60</td><td>1</td><td>0</td></tr>
<tr><td>61</td><td>8</td><td>0</td></tr>
<tr><td>62</td><td>0</td><td>1</td></tr>
<tr><td>76</td><td>1</td><td>0</td></tr>
<tr><td>79</td><td>3</td><td>2</td></tr>
<tr><td>90</td><td>3</td><td>0</td></tr>
<tr><td>101</td><td>1</td><td>0</td></tr>
<tr><td>103</td><td>7</td><td>1</td></tr>
<tr><td>Summe 26 Familien</td><td>65</td><td>15</td></tr>
</table>

Nach der Kompensationsmethode:
$$15 : 65 = \mathbf{23,1\%};$$
Nach der Exklusionsmethode:
$$15 : 73,19 = \mathbf{20,5\%}$$

Nach der Kompensationsmethode: $12 : 106 = \mathbf{11,32\%}$;
nach der Exklusionsmethode: $12 : 114,58 = \mathbf{10,47\%}$.
Bei Miteinrechnung der 5 Otitisfälle unter den Probandengeschwistern ergibt sich nach der
Kompensationsmethode: $17 : 106 = \mathbf{16\%}$;
Exklusionsmethode: $17 : 114,58 = \mathbf{14,8\%}$.

Stellen **wir** die Ergebnisse der beiden Kreuzungskategorien zusammen:

	a) 54 Ehen zweier ohr-gesunder Eltern	b) 38 Ehen eines schwer-hörigen mit einem ohr-gesunden Elter
nach der Kompensationsmethode .	$12 : 106 = 11{,}32\%$	$15 : 65 = 23{,}1\%$
nach der Exklusionsmethode . . .	$12 : 114{,}58 = 10{,}47\%$	$15 : 73 = 20{,}5\%$
Mittelwert	**10,89%**	**21,8%**

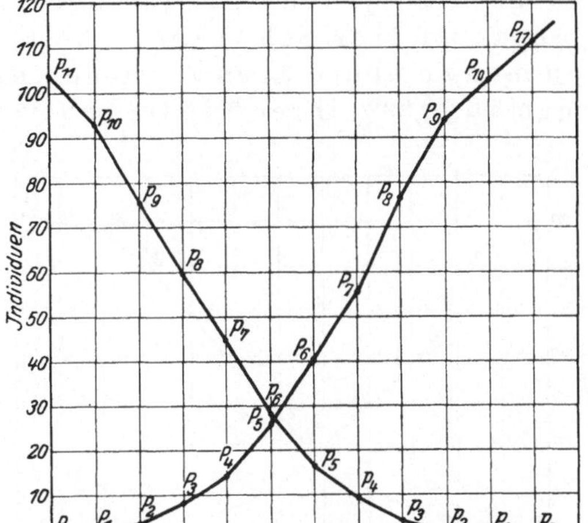

Abb. 52.

$P_0 \begin{cases} 12 \\ 0 \end{cases}$
$\qquad\qquad p_0 \begin{cases} 70 \\ 0 \end{cases}$

$P_1 \begin{cases} 20 \\ 10 \cdot \dfrac{7 \cdot 4}{100} = 0 \cdot 74 \end{cases}$
$\qquad p_1 \begin{cases} 65 \\ 9 \cdot \dfrac{2 \cdot 8}{100} = 0 \cdot 25 \end{cases}$

$P_2 \begin{cases} 25 \\ 0 \cdot 74 + 20 \cdot \dfrac{13 \cdot 9}{100} = 3 \cdot 52 \end{cases}$
$\qquad p_2 \begin{cases} 60 \\ 0 \cdot 25 + 9 \cdot \dfrac{8 \cdot 3}{100} = 1 \cdot 0 \end{cases}$

$P_3 \begin{cases} 30 \\ 3 \cdot 52 + 18 \cdot \dfrac{25}{100} = 8 \cdot 02 \end{cases}$
$\qquad p_3 \begin{cases} 55 \\ 1 \cdot 0 + 19 \cdot \dfrac{15 \cdot 7}{100} = 3 \cdot 98 \end{cases}$

$P_4 \begin{cases} 35 \\ 8 \cdot 02 + 20 \cdot \dfrac{31 \cdot 5}{100} = 14 \cdot 32 \end{cases}$
$\qquad p_4 \begin{cases} 50 \\ 3 \cdot 98 + 25 \cdot \dfrac{21 \cdot 3}{100} = 9 \cdot 31 \end{cases}$

$P_5 \begin{cases} 40 \\ 14 \cdot 32 + 24 \cdot \dfrac{48 \cdot 2}{100} = 25 \cdot 89 \end{cases}$
$\qquad p_5 \begin{cases} 45 \\ 9 \cdot 31 + 19 \cdot \dfrac{37}{100} = 16 \cdot 34 \end{cases}$

$P_6 \begin{cases} 45 \\ 25 \cdot 89 + 23 \cdot \dfrac{63}{100} = 40 \cdot 38 \end{cases}$
$\qquad p_6 \begin{cases} 40 \\ 16 \cdot 34 + 23 \cdot \dfrac{51 \cdot 8}{100} = 28 \cdot 25 \end{cases}$

$P_7 \begin{cases} 50 \\ 40 \cdot 38 + 19 \cdot \dfrac{78 \cdot 7}{100} = 55 \cdot 33 \end{cases}$
$\qquad p_7 \begin{cases} 35 \\ 28 \cdot 25 + 24 \cdot \dfrac{68 \cdot 5}{100} = 44 \cdot 69 \end{cases}$

$P_8 \begin{cases} 55 \\ 55 \cdot 33 + 25 \cdot \dfrac{84 \cdot 3}{100} = 76 \cdot 41 \end{cases}$
$\qquad p_8 \begin{cases} 30 \\ 44 \cdot 69 + 20 \cdot \dfrac{75}{100} = 59 \cdot 69 \end{cases}$

$P_9 \begin{cases} 60 \\ 76 \cdot 41 + 19 \cdot \dfrac{91 \cdot 7}{100} = 93 \cdot 83 \end{cases}$
$\qquad p_9 \begin{cases} 25 \\ 59 \cdot 69 + 18 \cdot \dfrac{86 \cdot 1}{100} = 75 \cdot 19 \end{cases}$

$P_{10} \begin{cases} 65 \\ 93 \cdot 83 + 9 \cdot \dfrac{97 \cdot 2}{100} = 102 \cdot 58 \end{cases}$
$\qquad p_{10} \begin{cases} 20 \\ 75 \cdot 19 + 20 \cdot \dfrac{92 \cdot 6}{100} = 93 \cdot 71 \end{cases}$

$P_{11} \begin{cases} 70 \\ 102 \cdot 58 + 9 \cdot \dfrac{100}{100} = 111 \cdot 58 \end{cases}$
$\qquad p_{11} \begin{cases} 12 \\ 93 \cdot 71 + 10 \cdot \dfrac{100}{100} = 103 \cdot 71 \end{cases}$

$P_{12} \begin{cases} \text{über } 70 \\ 111 \cdot 58 + 3 \cdot \dfrac{100}{100} = 114 \cdot 58 \end{cases}$

Würden wir in der ersten Gruppe die 5 an Otitiden leidenden, aber nicht nachweislich schwerhörigen Probandengeschwister zu den kranken hinzuzählen, dann würde sich die Zahl 10,89% auf 15,4% (Mittelwert aus 16% nach der Kompensationsmethode und 14,8% nach der Exklusionsmethode) erhöhen.

Wir können nunmehr resumieren: Sind beide Eltern phänotypisch ohrengesund, jedoch Träger der krankhaften Anlage zu labyrinthärer Schwerhörigkeit, die sie auf ihre Nachkommen zu übertragen vermögen, dann werden erwartungsgemäß 10,89% ihrer Kinder schwerhörig sein.

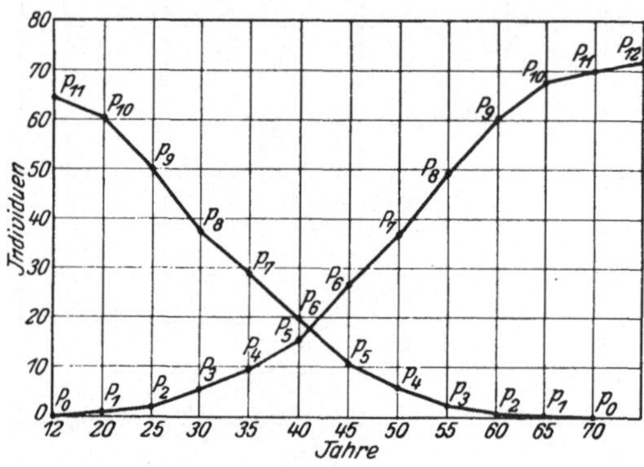

Abb. 53.

$$P_0 \begin{cases} 12 \\ 0 \end{cases} \qquad\qquad p_0 \begin{cases} 70 \\ 0 \end{cases}$$

$$P_1 \begin{cases} 20 \\ 4 \cdot \dfrac{7 \cdot 4}{100} = 0 \cdot 3 \end{cases} \qquad p_1 \begin{cases} 65 \\ 2 \cdot \dfrac{2 \cdot 8}{100} = 0 \cdot 06 \end{cases}$$

$$P_2 \begin{cases} 25 \\ 0 \cdot 3 + 11 \cdot \dfrac{13 \cdot 9}{100} = 1 \cdot 83 \end{cases} \qquad p_2 \begin{cases} 60 \\ 0 \cdot 06 + 7 \cdot \dfrac{8 \cdot 3}{100} = 0 \cdot 64 \end{cases}$$

$$P_3 \begin{cases} 30 \\ 1 \cdot 83 + 15 \cdot \dfrac{25}{100} = 5 \cdot 58 \end{cases} \qquad p_3 \begin{cases} 55 \\ 0 \cdot 64 + 12 \cdot \dfrac{15 \cdot 7}{100} = 2 \cdot 52 \end{cases}$$

$$P_4 \begin{cases} 35 \\ 5 \cdot 58 + 11 \cdot \dfrac{31 \cdot 5}{100} = 9 \cdot 05 \end{cases} \qquad p_4 \begin{cases} 50 \\ 2 \cdot 52 + 15 \cdot \dfrac{21 \cdot 3}{100} = 5 \cdot 72 \end{cases}$$

$$P_5 \begin{cases} 40 \\ 9 \cdot 05 + 14 \cdot \dfrac{48 \cdot 2}{100} = 15 \cdot 8 \end{cases} \qquad p_5 \begin{cases} 45 \\ 5 \cdot 72 + 13 \cdot \dfrac{37}{100} = 10 \cdot 53 \end{cases}$$

$$P_6 \begin{cases} 45 \\ 15 \cdot 8 + 17 \cdot \dfrac{63}{100} = 26 \cdot 51 \end{cases} \qquad p_6 \begin{cases} 40 \\ 10 \cdot 53 + 17 \cdot \dfrac{51 \cdot 8}{100} = 19 \cdot 34 \end{cases}$$

$$P_7 \begin{cases} 50 \\ 26 \cdot 51 + 13 \cdot \dfrac{78 \cdot 7}{100} = 36 \cdot 74 \end{cases} \qquad p_7 \begin{cases} 35 \\ 19 \cdot 34 + 14 \cdot \dfrac{68 \cdot 5}{100} = 28 \cdot 93 \end{cases}$$

$$P_8 \begin{cases} 55 \\ 36 \cdot 74 + 15 \cdot \dfrac{84 \cdot 3}{100} = 49 \cdot 39 \end{cases} \qquad p_8 \begin{cases} 30 \\ 28 \cdot 93 + 11 \cdot \dfrac{75}{100} = 37 \cdot 18 \end{cases}$$

$$P_9 \begin{cases} 60 \\ 49 \cdot 39 + 12 \cdot \dfrac{91 \cdot 7}{100} = 60 \cdot 39 \end{cases} \qquad p_9 \begin{cases} 25 \\ 37 \cdot 18 + 15 \cdot \dfrac{86 \cdot 1}{100} = 50 \cdot 1 \end{cases}$$

$$P_{10} \begin{cases} 65 \\ 60 \cdot 39 + 7 \cdot \dfrac{27 \cdot 2}{100} = 67 \cdot 19 \end{cases} \qquad p_{10} \begin{cases} 20 \\ 50 \cdot 1 + 11 \cdot \dfrac{92 \cdot 6}{100} = 60 \cdot 29 \end{cases}$$

$$P_{11} \begin{cases} 70 \\ 67 \cdot 19 + 2 \cdot \dfrac{100}{100} = 69 \cdot 19 \end{cases} \qquad p_{11} \begin{cases} 12 \\ 60 \cdot 29 + 4 \cdot \dfrac{100}{100} = 64 \cdot 29 \end{cases}$$

$$P_{12} \begin{cases} \text{über } 70 \\ 69 \cdot 19 + 4 \cdot \dfrac{100}{100} = 73 \cdot 19 \end{cases}$$

Ist einer der Eltern labyrinthär schwerhörig, der andere ohrengesund, dann werden unter denselben Voraussetzungen erwartungsgemäß 21,8 % der Kinder schwerhörig sein.

Wir konstatieren zunächst eine weitgehende Übereinstimmung dieses letzteren Ergebnisses mit dem der oben besprochenen Kategorie 1 c., in welcher es sich gleichfalls um die Kreuzung eines wahrscheinlich labyrinthär schwerhörigen mit einem ohrengesunden Elter handelt. Hier erhalten wir als Erkrankungswahrscheinlichkeit der Kinder 21,8%, dort errechneten wir sie mit 18,72%. Die geringfügige Differenz ist natürlich auf den Fehler der kleinen Zahl zu beziehen. Die befriedigende Übereinstimmung aber beweist, daß trotz der Kleinheit unseres Materials die von uns angestellten Berechnungen doch allgemeinere Gültigkeit beanspruchen dürfen und die von uns darauf gegründeten Schlußfolgerungen einer tragfähigen Unterlage nicht entbehren.

Sodann stellen wir als auffallendes Ergebnis fest, daß bei der labyrinthären Schwerhörigkeit die Spannung zwischen den Zahlen kranker Kinder aus der Kreuzungskategorie a) (Ehen zweier ohrgesunder Eltern) und aus der Kreuzungskategorie b) (Ehen eines schwerhörigen mit einem ohrgesunden Elter) geringer ist als die gleiche Spannung bei Otosklerose. Hier das Verhältnis von rund 11% zu 22%, dort das entsprechende Verhältnis 6% zu 25%, bzw. 9% zu 33%.

Wie läßt sich diese Tatsache erklären? Was über die Möglichkeit eines dominanten, geschlechtsgebundenen und einfach-rezessiven Erbganges bei der Otosklerose gesagt wurde, gilt genau so auch von der labyrinthären Schwerhörigkeit. Auch die hier beobachteten Verhältnisse wären ebensowenig nach einem der aufgezählten Erbmodi zu verstehen. Dazu kommt aber noch, daß wir schon oben bei Erörterung der Kreuzungskategorie 1 c. (Otosklerose-Probanden mit einem labyrinthär schwerhörigen Elter) zu der Schlußfolgerung gelangt sind, daß labyrinthäre Schwerhörigkeit und Otosklerose wenigstens zum großen Teil auf der Gegenwart gleicher Gene beruhen müssen.

Eine nach allen Richtungen befriedigende Erklärung erblicken wir nur in der Annahme, daß die beiden rezessiv mendelnden abnormen Erbanlagen, welche wir als die genotypische Grundlage der Otosklerose kennengelernt haben, zugleich auch die genotypische Grundlage der labyrinthären Schwerhörigkeit darstellen, wobei aber das eine dieser Gene bei labyrinthärer Schwerhörigkeit partielle Dominanz zeigt, d. h. öfters schon in heterozygotem Zustande zur Erkrankung an labyrinthärer Schwerhörigkeit führen kann.

Schrieben wir für die Otosklerose die Erbformel aabbCCDD... oder kurz aabb..., so nehmen wir jetzt an,

264 Erbbiologie.

daß der labyrinthären Schwerhörigkeit entweder die gleiche Erbformel aabb... (Dihomozygotie) oder aber die Erbformel Aabb... bezw. aaBb... (Monohetero-monohomozygotie) zukommt.

Unterziehen wir nun die Konsequenzen dieser Annahme einer eingehenderen Betrachtung. Wir wollen dabei Punkt für Punkt die einzelnen tatsächlichen Beobachtungen durchgehen, deren Erklärung durch unsere Annahme ermöglicht wird.

1. Die von uns errechnete Zahl für die Erkrankungswahrscheinlichkeit der Kinder an labyrinthärer Schwerhörigkeit aus Ehen zweier ohrengesunder, aber erbanomaler Eltern (rund 11%) und aus Ehen eines labyrinthär-schwerhörigen mit einem ohrgesunden Elter (rund 22%), sowie die gegenüber den entsprechenden Zahlenverhältnissen bei Otosklerose-Probanden geringere Spannung zwischen den beiden Zahlen lassen sich durch unsere Annahme erklären.

Wir müssen hier etwas weiter ausholen. In der folgenden Tabelle IX haben wir alle Kreuzungstypen und deren Resultate bei dihybridem

Tabelle IX.

Aus der Kreuzung	I. AaBb·AaBb	II. AaBb · Aabb	III. 1. Aabb · Aabb	IV. AaBb · aabb	V. 1. Aabb · aabb	VI. aabb · aabb
1	AABB	AABb	AAbb	AaBb	Aabb	aabb (*100%*)
2	AABb	AAbb	Aabb	Aabb	aabb (*50%*)	
3	AAbB	AaBb	aAbb	aaBb		
4	AAbb	Aabb	aabb (*25%*)	aabb (*25%*)		
5	AaBB	aABb				
6	AaBb	aAbb				
7	AabB	aaBb	2. Aabb · aaBb		2. aaBb.aabb	
8	Aabb	aabb(*12,5%*)				
9	aABB		AabB		aaBb	
10	aABb		Aabb		aabb(*50%*)	
11	aAbB		aabB			
12	aAbb		aabb (*25%*)			
13	aaBB					
14	aaBb					
15	aabB					
16	aabb(*6,25%*)					

(ergeben sich die Bastardtypen)

(digenem) Erbgang zusammengestellt. Wir setzen zunächst voraus, daß die beiden pathologischen Erbanlagen vollkommen rezessiv sind, wie wir das bei der Otosklerose angenommen haben. Dann repräsentieren die Kreuzungstypen I—III die Ehen zweier ohrgesunder, erbanomaler Eltern, die Kreuzungen IV—V die Ehen eines otosklerotischen mit einem ohrgesunden und die Kreuzungstype VI die Ehe zweier otosklerotischer Eltern. Wir haben oben als die erwartungsgemäßen Erkrankungsziffern der Kinder bei dihybridem Erbgang 6,25% für Ehen zweier gesunder Eltern, 25% für Ehen eines kranken mit einem gesunden Elter angegeben und diese Ziffern ausdrücklich als Minimalzahlen deklariert. Die Sachlage ist aus der Tabelle IX durchaus verständlich. Die Minimalzahlen können nämlich nur dann gelten, wenn die Kreuzungstypen I bzw. IV vorliegen. Da aber gesunde erbanomale Eltern nicht immer diheterozygot sein müssen (AaBb), sondern auch die Erbformel Aabb oder aaBb haben und infolgedessen die Kreuzungstypen II und III bzw. V vorkommen können, so kann auch die Erkrankungswahrscheinlichkeit der Kinder höher sein als 6,25% bzw. 25%, und zwar um so höher, je öfter diese Kreuzungstypen II, III und V im Verhältnis zu den jedenfalls häufigeren Typen I und IV in Wirklichkeit vorkommen. Daß die Diheterozygoten (AaBb) in der Bevölkerung häufiger vorkommen müssen als Monohomozygotrezessiv-monoheterozygote hat *B. Aschner* in ihren Untersuchungen über die Vererbung des peptischen Geschwüres ausführlicher begründet. Wir dürfen demnach als in Wirklichkeit keinesfalls erreichten äußersten Grenzfall die gleiche Häufigkeit der Kreuzungstypen I, II und III ansehen und damit das arithmetische Mittel von 6,25%, 12,5% und 25%, d. i. 14,58% als Maximalzahl betrachten. Für Ehen eines kranken mit einem gesunden Elter wäre analog das arithmetische Mittel aus 25% und 50% (Kreuzungstype IV und V), d. i. 37,5% als Maximalzahl zu betrachten. Bei vollkommener Rezessivität der beiden krankhaften Erbanlagen, wie wir sie bei Otosklerose angenommen haben, müßten sich also die Zahlen der kranken Kinder bewegen zwischen 6,25% und 14,58% bzw. zwischen 25% und 37,5%. Dem entsprechen auch tatsächlich die von uns erhobenen Zahlen von 6% und 25%, wenn wir nur otosklerotische Kinder zählen, 9% und 32,5%, wenn wir alle schwerhörigen Kinder mitrechnen. Es scheinen vielleicht auch diese Zahlen darauf hinzuweisen, daß nicht die Otosklerose als solche vererbt wird, sondern daß auch die aus anderen Gründen schwerhörigen Kinder die krankhafte Erbanlage von ihren Eltern geerbt haben.

Setzen wir aber nunmehr partielle Dominanz des einen von den beiden Erbfaktoren voraus, d. h. nehmen wir an, es könnte gelegentlich schon der monohomozygotrezessiv-monoheterozygote Zustand (aaBb oder Aabb) zur phänotypischen Manifestation führen — für die labyrinthäre Schwerhörigkeit haben wir ja diese Annahme gemacht —, dann fielen die Kreuzungstypen II und III teilweise, d. h. so oft wirkliche Dominanz der einen anomalen Erbanlage vorliegt, nicht mehr unter die Kategorie Ehen zweier gesunder Eltern, sondern in jene der Ehen eines kranken mit einem gesunden bzw. zweier kranker Eltern. Wir wollen uns weiter folgendes vergegenwärtigen. Die Begriffe Dominanz und

Rezessivität haben immer nur relative Gültigkeit und sind Fiktionen, die uns das Verständnis und die Analyse mannigfacher Tatsachen ermöglichen. Am zweckmäßigsten werden wir mit den Begriffen Dominanz und Rezessivität die Vorstellung quantitativer Verhältnisse verbinden, wie es uns R. Goldschmidt in überzeugender Weise gelehrt hat. Wenn also bei vollkommener Rezessivität der beiden krankhaften Erbfaktoren erst das Zusammentreffen aller vier von ihnen (aabb) zur phänotypischen Manifestation führt, so genügen dazu bei Dominanz des einen schon drei (Aabb). Bei der labyrinthären Schwerhörigkeit nehmen wir aber keine ständige, sondern nur eine fakultative Dominanz dieses einen Faktors an, d. h. nur unter gewissen Umständen hat der krankhafte Erbfaktor a eine derart große Durchschlagskraft, daß er schon in der Einzahl, also im heterozygoten Zustand die Erkrankung herbeizuführen vermag. Offenbar ist dies nur dann der Fall, wenn auch die beiden rezessiven Gene b eine besondere Potenz, eine besondere Wirkungskraft entfalten.

So können wir uns vorstellen, daß es gewissermaßen zweierlei a und b gibt, die sich durch den Grad ihrer Wirkungsintensität unterscheiden. Nur wenn drei dieser besonders hoch aktiven Gene in einem Individuum zusammentreffen, wird sich eine labyrinthäre Schwerhörigkeit entwickeln können, sonst aber wären alle vier, d. h. der dihomozygote Zustand dazu erforderlich. Wenn wir uns nun den Kreuzungstypus II als Kreuzung eines Ohrengesunden (AaBb) mit einem labyrinthär Schwerhörigen (Aabb) vor Augen halten, so werden unter den 8 Bastardtypen der Kinder ein dihomozygot-rezessives, also sicher krankes, und zwei monoheterozygot-monohomozygote von der gleichen Erbformel wie ihr kranker Elter (Aabb) vorkommen. Diese beiden Kinder werden zwar die gleiche Erbformel wie ihr kranker Elter haben, sie werden sich aber darin von ihm unterscheiden, daß der eine von ihnen unter seinen 3 krankhaften Erbfaktoren nur einen, der andere zwei, keiner aber alle 3 „hochaktive" Krankheitsfaktoren aufweist, vorausgesetzt, daß nicht auch der gesunde Elter Träger eines solchen hochaktiven Faktors gewesen ist. Wir können uns dies so veranschaulichen, daß wir diese hochaktiven Gene mit a′ und b′ bezeichnen. Die beiden Eltern haben dann die Erbformeln AaBb und Aa′b′b′ und bilden Keimzellen von folgenden Typen: AB, Ab, aB und ab, sowie Ab′ und a′b′. Als Bastardtypen ergeben sich: AABb′, Aa′Bb′, AAbb′, Aa′bb′, aABb′, aa′Bb′, aAbb′, aa′bb′. Sicher krank werden von den 8 Kindern aa′bb′, das ist 12,5% sein, die beiden gleichfalls unterstrichenen Typen Aa′bb′ und aAbb′ können aus dem eben angeführten Grunde gesund bleiben. Diese Hilfshypothese erklärt uns, warum Ehen eines labyrinthärschwerhörigen mit einem ohrgesunden Elter weniger als 25% kranke Kinder ergeben können, warum also die Spannung zwischen den Zahlen für die Erkrankungswahrscheinlichkeit der Kinder aus Ehen eines kranken mit einem gesunden (ca. 22%) gegenüber den Ehen zweier gesunder Eltern (ca. 11%) geringer ist, als wir sie bei der Otosklerose gefunden haben. Partielle Dominanz in dem dargelegten Sinne, d. h. geknüpft an eine bestimmte Beschaffenheit und Wirkungsintensität des anderen krankhaften Erbfaktors, ist also geeignet, einerseits den Prozentsatz kranker Kinder aus Ehen eines kranken mit einem gesunden Elter von dem sonst zu erwartenden Perzentsatz von 25% etwas herabzudrücken, andererseits aber auch in Ehen zweier gesunder, aber erbanomaler Eltern (AaBb und AaBb) den zu erwartenden Minimalperzentsatz von 6,25% eventuell etwas zu erhöhen, da sich unter den monoheterozygot-monohomozygot-rezessiven Kindern gelegentlich die Erscheinung der partiellen Dominanz bemerkbar machen könnte.

2. Der von uns bei der Kreuzungskategorie I c. (ein labyrinthär schwerhöriger mit einem ohrgesunden Elter) gefundene Perzentsatz otosklerotischer Kinder (16,9%) bzw. aus verschiedenen Ursachen schwerhöriger Kinder (18,72%) ist nach unserer Annahme aus den gleichen Gründen verständlich. Da der Berechnung des Perzentsatzes der „aus verschiedenen Ursachen schwerhörigen Kinder‟ hier nicht die wesentlich spätere Manifestationszeit der labyrinthär Schwerhörigen, sondern, wie sich aus den obigen Darlegungen ergibt, nur die Manifestationszeit der Otosklerose zugrunde gelegt ist, so ist er jedenfalls etwas zu niedrig bewertet, und würde dann wohl vollkommen mit jenem übereinstimmen (ca. 22%), den wir gefunden haben, als wir von labyrinthär Schwerhörigen als Probanden ausgingen. Die Übereinstimmung beweist, was wir schon oben bemerkt haben, daß der Otosklerose und labyrinthären Schwerhörigkeit die gleichen krankhaften Erbanlagen zugrunde liegen.

3. Die Annahme eines dihybriden Erbganges, wobei der eine der beiden Erbfaktoren unter allen Umständen rezessiv, der andere gelegentlich auch dominant wäre, erklärt die Resultate der bisher von uns nicht besprochenen Kreuzungen zweier kranker Eltern. Läge vollkommene Rezessivität, sei es bei einfachem, also monohybridem, oder bei digenem, dihybridem Erbgang vor, dann müßten theoretisch alle aus der Ehe zweier kranker Eltern hervorgehenden Kinder krank sein. Ist aber die eine der beiden krankhaften Erbanlagen mitunter dominant, dann können auch gesunde Kinder in solchen Ehen erwartet werden. Die Kreuzungen zweier kranker Eltern würden nach den Typen VI, V und III verlaufen können. Typus VI führt zu 100% kranken Kindern, bei Type V können nach dem oben Gesagten 50% der Kinder gesund sein und Type III würde 75% kranke Kinder hervorbringen. Im Durchschnitt, d. h. unter der Voraussetzung, daß etwa alle drei

Kreuzungstypen gleich häufig vorkommen sollten, wären nur etwa 75% kranke Individuen aus Ehen zweier kranker Eltern zu gewärtigen.

Wir verfügen nun über 3 Beispiele von Ehen zweier schwerhöriger Eltern. Sie sind aus beifolgenden drei Stammtafeln zu ersehen (Abb. 54 bis 56). Im ersten Fall (Abb. 54) handelt es sich offenbar um die Ehe zweier otosklerotischer Eltern. Dieser Ehe entstammen sieben Kinder, davon sind 5 Geschwister otosklerotisch, 2 Geschwister sollen normal hören. Unserer Annahme zufolge müßten, wenn beide Eltern an Otosklerose leiden, alle Kinder krank sein oder krank werden. Daß unter den sieben Kindern dieser Ehe 2 nicht krank sind, wäre also entweder damit zu erklären, daß die 2 im Alter von 52 und 60 Jahren stehenden ohrengesunden Kinder die Manifestationszeit ihrer Erkrankung noch nicht erlebt haben — an labyrinthärer Schwerhörigkeit erkranken ja 15,7% aller Fälle erst nach dem 55., 8,3% erst nach dem 60. Lebensjahr — oder aber in der Weise, daß der Proband von der vielleicht noch leichtgra-

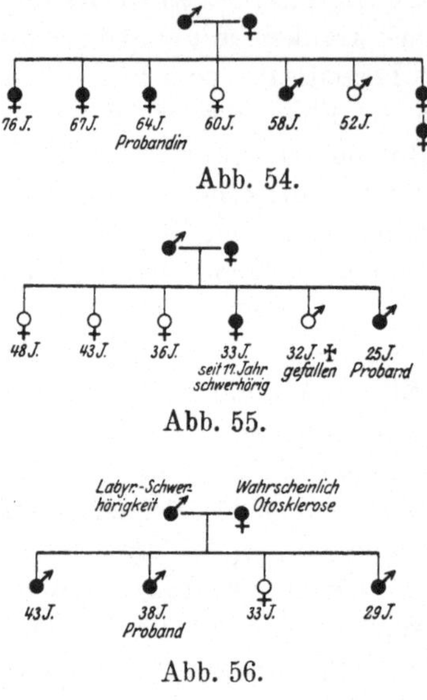

Abb. 54.

Abb. 55.

Abb. 56.

digen Erkrankung seiner beiden Geschwister nichts wußte. In einer Veröffentlichung Hammerschlags findet sich ein sehr bemerkenswerter Stammbaum einer Otosklerose-Familie (Abb. 57), in der aus der Ehe eines otosklerosekranken Onkels mit seiner ebenfalls otosklerotischen Nichte durchwegs schwerhörige Kinder hervorgingen. Hier stimmt also das Ergebnis vollkommen mit der theoretischen Annahme überein. Unser zweiter Stammbaum (Abb. 55) entspricht der Ehe einer otosklerotischen Mutter mit einem aus unbekannten Gründen schwerhörig gewordenen Vater. Im dritten Stammbaum (Abb. 56) ist ein labyrinthär schwerhöriger Vater mit einer wahrscheinlich otosklerotischen Mutter eine Verbindung eingegangen. Die Stammbäume beweisen

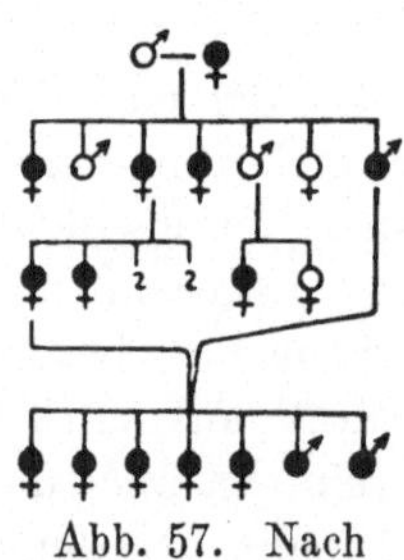

Abb. 57. Nach
V. Hammerschlag.

nichts, da die nichterkrankten Kinder alle noch in verhältnismäßig jungen Jahren stehen, und die Wahrscheinlichkeit, daß sie später noch erkranken werden, dem Manifestationsalter der Otosklerose und labyrinthären Schwerhörigkeit entsprechend keineswegs gering ist. Immerhin sehen wir in diesen 3 Ehen 10 kranke 7 gesunden (oder besser noch nicht erkrankten) Kindern gegenüberstehen, eine Zahl von 59%, die selbst bei der Annahme, daß keines der derzeit gesunden Kinder später noch erkranken sollte, mit unserer Annahme im Einklang stände.

Sehr bemerkenswert erscheint uns, daß auch bei der konstitutionellen, hereditären Taubheit bzw. Taubstummheit, die von allen maßgebenden Autoren auf eine rezessiv mendelnde Erbanlage bezogen wird (Hammerschlag, Lundborg, W. Albrecht, Hanhart), der eine Umstand bisher nicht aufgeklärt ist, daß Ehen zweier konstitutionell Taubstummer nicht in 100% kranke Kinder ergeben. Daß viele derartige Ehen der theoretischen Erwartung entsprechen und tatsächlich lauter taubstumme Kinder hervorgehen lassen, ist bekannt, und Lundborg hat ja eine große Anzahl solcher Ehen aus der enormen, allerdings nicht einwandfreien und unverläßlichen amerikanischen Statistik von Fay zusammengestellt. Albrecht hat eine einzige derartige Ehe beobachtet. Die aus ihr hervorgegangenen 3 Kinder waren alle taubstumm. Orth berichtet über 2 Ehen taubstummer Eltern mit je 5 Kindern, die sämtlich taubstumm waren. Dennoch kann man über ein so maßgebendes Urteil wie das von V. Hammerschlag nicht einfach hinweggehen, der zwar selbst als erster den rezessiven Erbgang der konstitutionellen Taubheit angenommen und begründet, aber erst kürzlich wieder die eine unaufgeklärte Diskrepanz hervorgehoben hat, daß nämlich in dem ihm zur Verfügung stehenden Material nicht 100%, sondern nur etwa 50% der Kinder taub sind, welche aus der Ehe zweier tauber Menschen hervorgegangen sind, „deren Taubheit mit Hilfe aller Kriterien als eine wirkliche degenerative festgestellt wird". Unsere Annahme eines digenen Erbganges, wobei die eine der beiden krankhaften Erbanlagen gelegentlich auch dominant sein könnte, würde diese Tatsachen verständlich erscheinen lassen und mit keinen anderen in Widerspruch stehen. Wir werden im folgenden noch auf diesen Punkt zurückkommen.

Albrecht hat kürzlich gegen Hammerschlag und damit gegen unsere Verwertung der Hammerschlagschen Ergebnisse den Einwand erhoben, daß auch Hammerschlags Schlußfolgerungen auf der Fayschen Statistik aufgebaut sind und nicht auf persönlichen Untersuchungen der betreffenden Kranken beruhen. Dazu ist nun aber folgendes zu sagen. Auch aus einer nicht einwandfreien und unverläßlichen Statistik lassen sich verwertbare Resultate ableiten, wenn man weiß, wo die Einwände und die Unverläßlichkeit zu suchen sind. Albrecht fragt: „Was ermöglicht es uns, mit der erforderlichen Sicherheit zu erkennen, daß die einzelnen Taubstummen an dieser oder jener Form der Taubstummheit litten?" Woher weiß also Hammerschlag, daß die beiden tauben Eltern auch wirklich an einer konstitutionellen Taubstummheit gelitten haben? Die Kriterien für eine derartige Feststellung sind nun in

der überwiegenden Mehrzahl der Fälle keineswegs aus der persönlichen
klinischen Untersuchung der Kranken, sondern nur aus der Familienanamnese zu entnehmen, und wie rigoros Hammerschlag hier vorge-
gangen ist, geht aus seinen eigenen Worten[1] wohl am besten hervor. „Als
Kriterium für die Diagnose hereditäre Taubheit diente die Multiplizität des Auftretens der Taubheit unter den Geschwistern der beiden
tauben Ehegatten. Ich durfte mit der größten erreichbaren Sicherheit annehmen, daß jene Ehegatten hereditär taubstumm gewesen seien, bei denen im Katalog mehrere gleichfalls taube Geschwister vermerkt sind. Dabei wird man sich nicht begnügen dürfen, jene Fälle herauszuziehen, wo
beide Ehegatten noch ein taubstummes Geschwister haben, sondern es
mußten in den beiden Familien, aus denen die beiden Ehegatten stammen,
mindestens drei taubstumme Geschwister vorhanden sein. Erst bei
drei taubstummen Kindern ist die Wahrscheinlichkeit, daß es sich
hier um die hereditäre Taubheit handelt, genügend groß; denn der
Zufall, daß in irgendeiner Familie einmal drei Geschwister zufällig
durch eine Infektionskrankheit später ertauben, dürfte wohl zu den
allergrößten Seltenheiten gehören.“ Dazu kamen noch weitere Siche-
rungen, auf die wir hier nicht einzugehen brauchen. Jedenfalls hätte
auch eine persönliche Untersuchung der tauben Eltern keine größere
Sicherheit in der Diagnose bringen können. Sagt doch Albrecht selbst
in einem anderen Zusammenhang[2]: „Zugleich möchte ich mir die
Frage erlauben, wie denn die konstitutionell-sporadische Form der
Taubstummheit anders erkannt und erfaßt werden soll, als durch Auswahl der Familien mit gehäuftem Vorkommen?“ Was aber die nicht
persönlich untersuchten Kinder dieser Eltern anlangt, so kann doch gewiß kein Mensch annehmen, daß die Fehler der Fayschen Statistik
so weit gingen, daß 50% der Kinder statt taubstumm als normal
hörend angegeben werden. Es ist also vollkommen unberechtigt, wenn
Albrecht gegen Hammerschlag den Vorwurf erhebt, die von ihm
angeführten Ehen zweier taubstummer Eltern seien „auf Treu und
Glauben“ als konstitutionell angesprochen worden.

Es ist interessant, daß wir uns veranlaßt sehen, Schlußfolgerungen
über den Vererbungsmechanismus, zu denen wir durch das Studium von
lm Laufe des Lebens entstehenden und progredienten Ohrenleiden gelangt sind, nunmehr auch auf die kongenitale konstitutionelle Taubheit
bzw. Taubstummheit zu übertragen; daß also die Vorstellungen, die wir
uns über den Erbgang der Anlage zur Otosklerose und zu labyrinthärer
Schwerhörigkeit gebildet haben, geeignet sind, auch die vorliegenden

---

[1] V. Hammerschlag, Zeitschr. f. Ohren-, Nasen- u. Kehlkopfheilk. Bd. 61,
S. 249. 1910.

[2] Zeitschr. f. d. ges. Anat., Abt. 2: Zeitschr. f. Konstitutionslehre Bd. 11,
S. 769. 1925.

Erfahrungen über Vererbung der angeborenen Taubheit bzw. Taubstummheit zu erklären. Interessant ist es vor allem aus 2 Gründen: Erstens hat Hammerschlag in richtiger Erkenntnis der ganzen Zusammenhänge die prinzipielle Analogie sämtlicher hereditär-degenerativer Anomalien des Gehörorgans hervorgehoben und will eine künstliche Trennung der nur quantitativ voneinander differenten Zustände hereditär-degenerativer Veranlagung des Gehörorgans überhaupt nicht durchführen. Von ihrem leichtesten Grade, einer etwa vorzeitig auftretenden Presbyakusis als Ausdruck einer vorzeitigen Abnützung des Hörnerven bis zu „jenen schweren Formen von Mißbildung, wo ganze, wesentliche Teile des akustischen Endapparates unausgebildet bleiben", gebe es alle Übergänge und „diese Zustände einteilen, katalogisieren zu wollen, in eine Reihe scharf umschriebener Krankheitsbilder auflösen zu wollen, wie das vor Zeiten von manchen Otologen versucht wurde, ist ein vergebliches und die Forschung nur behinderndes Unternehmen". Wenn wir uns auch diesen Schlußsatz keineswegs zu eigen machen und nicht auf die praktisch-klinische Gruppierung der verschiedenen hereditär-degenerativen Zustände am Gehörorgan verzichten wollen, so erkennen wir doch den Kern der Hammerschlagschen Auffassung von der prinzipiellen Einheitlichkeit dieser Zustände vollkommen an und erblicken in den aus unseren Untersuchungen sich ergebenden Schlußfolgerungen über den wahrscheinlich gleichen Erbgang bei konstitutioneller Taubheit und labyrinthärer Schwerhörigkeit eine willkommene Bestätigung dieser Ansicht.

Zweitens hat sich aus dem oben von uns angeführten Grunde schon im Jahre 1913 Plate veranlaßt gesehen, einen einfach rezessiven Erbgang bei konstitutioneller Taubheit strikte abzulehnen und die beobachteten Verhältnisse anders zu erklären. Plate nahm an[1]) und Orth scheint sich ihm darin anzuschließen, daß der kranke Zustand (R) nur dann äußerlich sichtbar wird, wenn zwei dominante Konditionalfaktoren C und K vorhanden sind. Kranke Individuen hätten dann die Formeln RR.CC.KK, RR.CC.Kk, RR.Cc.KK oder RR.Cc.Kk. Dagegen wären Individuen von der Struktur RR.CC.kk, RR.Cc.kk, RR.cc.KK, RR.cc.Kk oder RR.cc.kk phänotypisch gesund. Auf diese Weise könnten zwei konstitutionell taube Eltern gesunde Kinder haben nach der Formel:

$$\text{RR.Cc.Kk} \times \text{RR.Cc.Kk} \; (= \text{taub} \times \text{taub})$$

$$\underbrace{\text{9RCK}}_{\text{taub}} + \underbrace{\text{3RCk} + \text{3RcK} + \text{1Rck}}_{\text{7 gesund}}$$

Albrecht, der sich gegen die Platesche Hypothese wendet, hat diese offenbar mißverstanden, seine Einwände sind daher bedeutungslos.

---

[1]) Wir geben die Hypothese Plates in etwas leichter faßlicher Weise wieder.

Albrecht behauptet nämlich, Plate hätte eine dihybrid-rezessive
Vererbung bei der konstitutionellen Taubheit angenommen, um zu erklären, daß aus der Ehe zweier hereditär Taubstummer nicht sämtliche
Kinder taubstumm zu sein brauchen. Wie wir eben dargelegt haben,
lautet Plates Hypothese ganz anders. Daß sie Albrecht mißverstanden hat, ergibt sich daraus, daß ja auch bei dihybrid-
rezessivem Erbgang 100% der Nachkommen aus der Ehe zweier konstitutionell Taubstummer wieder taubstumm sein müßten, daß also die
von Albrecht fälschlicherweise Plate imputierte Hypothese eines
dihybrid-rezessiven Erbganges zwecklos wäre und nicht mehr leisten
und erklären könnte als die Annahme eines einfach rezessiven Erbganges[1]). Übrigens zitiert auch Lundborg die Platesche Hypothese
unrichtig, indem er ihm die Annahme eines dihybriden Erbganges zu-
schreibt. In Wirklichkeit läge nach Plate ein trihybrider Erbgang vor,
da die konstitutionelle Taubheit von der Anwesenheit dreier Faktoren
abhängen würde: von einem rezessiven und von zwei dominanten Konditionalfaktoren.

Unsere auf ganz anderem Wege gewonnene Anschauung unterscheidet
sich von derjenigen Plates darin, daß wir statt zweier dominanter Konditionalfaktoren bloß einen solchen und mit wechselnder Dominanz aus-
gestattet annehmen. Ob man diesen inkonstant dominanten Faktor,
der neben dem rezessiven Gen vorhanden sein muß, um zu phänoty-
pischer Manifestation der Anomalie zu führen, Konditionalfaktor nennen
will oder nicht, ist dabei vollkommen irrelevant. Unsere Annahme erklärt die Verhältnisse ebenso befriedigend wie diejenige Plates.

Im übrigen möchten wir noch folgendes bemerken: Lundborg, der
neuerdings aus der Fayschen Statistik den einfach rezessiven Erbgang
der konstitutionellen Taubstummheit herauszurechnen sich bemühte,
hat eine nicht geringe Zahl von Ehen feststellen können, in welchen die
Ergebnisse mit seiner Theorie im Widerspruch standen. In 30 Ehen
waren mehr als 4 Kinder hörend und beide Eltern den Angaben zufolge
taub geboren. Wenn Lundborg annimmt, es könnte sich um eine in der
Foetalzeit erworbene Taubheit der Eltern oder aber um unrichtige Angaben handeln, so ist das zwar möglich, die Annahme aber durchaus
willkürlich und u. E. bei einer so großen Zahl nicht wahrscheinlich.

---

[1]) Wenn Albrecht meint, daß die „kleine Ungenauigkeit“, die ihm hier unter-
lief, grundsätzlich durchaus bedeutungslos sei, so können wir diese Auffassung nicht
teilen. Plate hat ja gerade wegen der Unzulässigkeit des Vorgehens von Lundborg bei Benützung der Fayschen Statistik (vgl. weiter unten) und auf Grund
der Hammerschlagschen einwandfreien Verwertung derselben die Notwendigkeit erkannt, die Tatsachen anders als durch die Annahme eines einfach rezessiven
Erbganges zu erklären. Deshalb hat er eben seine Theorie aufgestellt. Infolge der
„kleinen Ungenauigkeit“ sind Albrecht offenbar auch die Beweggründe Plates
zur Aufstellung seiner Theorie verborgen geblieben.

L u n d b o r g hat also den einfach-rezessiven Erbgang der konstitutionellen Taubstummheit nicht bewiesen.

Was aber das Zahlenmaterial von A l b r e c h t anlangt, so weit es das Verhältnis der kranken zu den gesunden Kindern in Ehen hörender, aber erbanomaler Eltern betrifft, so beweist diese Zahl von 32,66% überhaupt nichts, da der statistische Fehler der Materialauslese nicht nur nicht durch Anwendung der W e i n b e rg schen Methode ausgeschaltet, sondern im Gegenteil bewußt noch sehr erheblich erhöht wurde. A l b r e c h t selbst sagt nämlich: „Weiterhin ist speziell bei unseren Studien zu bedenken, daß wir von Anfang an solche Fälle auswählten, in denen Taubstummheit in gehäufter Form in einer Familie auftrat". Wenn also A l b r e c h t glaubt, durch seine Befunde „mit Sicherheit bewiesen zu haben, daß sich die konstitutionelle Taubstummheit monohybrid-rezessiv weiter vererbt", so ist diese „Sicherheit" nur mit einer Ahnungslosigkeit des Autors über das Ausmaß statistischer Auslesefehler zu erklären[1]). A l b r e c h t hat also den einfach rezessiven Erbgang der konstitutionellen Taubheit auch nicht bewiesen und sich über die mit dieser Annahme nicht übereinstimmenden Ergebnisse der Kreuzung zweier konstitutionell Tauber einfach hinweggesetzt. Mit vollem Recht und strenger Objektivität hat auch O r t h gegen L u n d b o r g und A l b r e c h t Stellung genommen, obwohl seine eigenen Feststellungen diesen Autoren recht zu geben schienen. Fand er doch in 2 Ehen taubstummer Eltern 100%

---

[1]) Wie berechtigt dieser Vorwurf trotz der Verteidigung A l b r e c h t s ist, geht aus der Lektüre der S. 29 seiner im Arch. f. Ohren-, Nasen- und Kehlkopfheilk. Bd. 110 publizierten Arbeit klar hervor. Als ob das Verhältnis der befallenen zu den nicht befallenen Kindern e i n e r e i n z e l n e n Familie auch nur die geringste Schlußfolgerung auf M e n d e l sche Proportionen zulassen würde! Die M e n d e l schen Gesetze sind doch Gesetze der großen Zahlen, sind statistische Gesetzmäßigkeiten, die vom Zufall bestimmt werden. Hier können nur statistische Methoden Aufschluß geben, nicht einzelne ausgewählte Stammbäume, die auch eine andere Deutung zulassen. Daß aber A l b r e c h t auch diese unsere Deutung nicht klar geworden ist, geht aus seinen unrichtigen Ausführungen auf S. 765 der Zeitschr. f. Konstitutionslehre Bd. 11 hervor, die von Interessenten im Original nachgesehen werden müßten. Wenn dann A l b r e c h t auf S. 768 zu seinen zehn Stammbäumen von hereditärer Innenohrschwerhörigkeit bemerkt, eine bewußte Auswahl von Familien, in denen das Merkmal in gehäufter Form auftrat, liege dabei nicht vor, dann möge A l b r e c h t nicht bloß diese 10, sondern alle 416 Stammbäume der im Laufe eines Jahres von ihm untersuchten Labyrinthschwerhörigen aufnehmen und mitteilen. Auf S. 31 seiner im Arch. f. Ohren-, Nasen- u. Kehlkopfheilk. Bd. 110 erschienenen Arbeit erklärt A l b r e c h t ausdrücklich, eine Trennung zwischen hereditärer und erworbener Innenohrschwerhörigkeit sei klinisch schwer durchzuführen und stütze sich naturgemäß auf die Anamnese. Damit gibt A l b r e c h t die vollkommen unzulässige Auslese seines Materials selbst zu, d. h. für ihn ist eine Innenohrschwerhörigkeit nur dort konstitutionell, wo eine Häufung von Schwerhörigen in der Familie n a c h w e i s b a r ist. Und dieser Nachweis wird auch von A l b r e c h t nur durch die Familienanamnese erbracht (vgl. l. c. S. 32, 41), die er bei uns so perhorresziert und für wertlos hält.

taubstumme Kinder und in Ehen zweier gesunder Eltern mit mindestens einem taubstummen Kind unter Anwendung der Probandenmethode 22,42% taubstumme Kinder. Die Übereinstimmung mit Lundborg und Albrecht hält Orth für zufällig und meint: „Auch auf falsche Methoden gewonnene ‚richtige‘ Resultate sind eben falsch.“ Eine Erwiderung Albrechts auf die Orthsche Kritik hat in sachlicher Richtung nichts geändert. Wir können also nochmals sagen, daß unsere Annahme, der konstitutionellen Taubheit bzw. Taubstummheit komme der gleiche Vererbungsmechanismus zu, wie wir ihn für die labyrinthäre Schwerhörigkeit angenommen haben, alle beobachteten Tatsachen erklärt und mit keiner im Widerspruch steht.

Hammerschlag gibt den Prozentsatz tauber Kinder aus Ehen zweier konstitutionell tauber Individuen mit ca. 50% an. Diese Zahl wäre selbst bei unserer Annahme einer digenen Bedingtheit durch eine rezessiv und eine fakultativ-dominante Erbanlage zu niedrig. Sie erklärt sich aber, abgesehen von dem Fehler der kleinen Zahl, möglicherweise dadurch, daß die phänotypische Manifestation der krankhaften Erbverfassung nicht immer in Gestalt einer kongenitalen Taubheit bzw. Taubstummheit erfolgen muß, sondern daß sie auch die Form einer erst im späteren Leben auftretenden labyrinthären Schwerhörigkeit oder Otosklerose annehmen kann. Dann wäre in der Tat der niedrige Prozentsatz verständlich. Unsere Erklärung hängt keineswegs in der Luft. Hammerschlag selbst hat, wie schon oben erwähnt, die Zusammengehörigkeit aller Arten hereditär-degenerativer Erkrankungsformen des Gehörapparates hervorgehoben, und auch in der Veröffentlichung des einen von uns (Stein) aus dem Jahre 1917 findet sich eine Reihe von Familien eigener Beobachtung angeführt, in welchen die einen Famlienmitglieder mit kongenitaler Taubheit bzw. Taubstummheit, andere mit labyrin= thärer Schwerhörigkeit oder Otosklerose behaftet sind. Angesichts solcher Vorkommnisse erscheint einem unsere Hypothese von der fakultativen Dominanz des einen Faktors, d. h. also die Brücksichtigung eines quantitativen Moments in der Durchschlagskraft, in der Manifestationsintensität der abnormen Erbanlagen besonders willkommen und plausibel.

4. Wir haben oben schon als auffallende Tatsache hervorgehoben, daß in unserem Gesamtmaterial an Otosklerose, labyrinthärer Schwerhörigkeit und chronischen Mittelohrerkrankungen die Belastung der Probanden gerade mit labyrinthärer Schwerhörigkeit der Eltern so außerordentlich häufig ist. Tabelle 1 hat gezeigt, daß sich unter den 612 Eltern aller 306 wahllos gesammelten Probanden nicht weniger als 74, das sind 12,1%, mit großer Wahrscheinlichkeit an labyrinthärer Schwerhörigkeit Leidende befanden, während bloß 9, das sind 1,47%,

an chronischen Mittelohrprozessen litten. Dieses Faktum wird gleichfalls auf Grund unserer Annahme verständlich, daß bei der labyrinthären Schwerhörigkeit der eine der beiden krankhaften Erbfaktoren fakultative Dominanz zeigt. Das bedeutet ja, daß die Zahl der labyrinthär Schwerhörigen ceteris paribus gegenüber den Otosklerotikern mit 2 rezessiven Genen erhöht sein muß. Daß nicht auch die kongenitale Taubstummheit die gleiche Häufigkeit erreicht, kommt, abgesehen davon, daß wir von dieser Krankheitsgruppe als Probanden gar nicht ausgegangen sind, auch daher, daß für dieses Leiden offenbar noch schwerere Alterationen der gesamten Erbmasse erforderlich sind, als sie bei der labyrinthären Schwerhörigkeit vorliegen. Wir werden später noch auf diesen Punkt zurückkommen, wollen aber auch hier schon bemerken, daß die Auswirkung jedes Gens, also auch die Auswirkung der beiden krankhaften Gene, die wir für die Gruppe der hereditär-degenerativen Ohrleiden verantwortlich machen, abhängig ist von der Gegenwart und dem Zusammenwirken mit anderen Genen. Ein Gen allein vermag gar nichts, bedeutet gar nichts, nur im Rahmen der Gesamtheit aller übrigen Gene des Individuums, also im Rahmen der gesamten individuellen Erbmasse entfaltet es ungeahnte, unfaßbare Energien.

5. In unserem wahllos gesammelten Material fällt es auf, daß das Verhältnis der Ehen, in denen der eine Elter ohrenkrank ist, zu jenen Ehen, in welchen beide Eltern ohrengesund sind, verhältnismäßig sehr groß ist. Das Verhältnis ist besonders groß, wenn wir die Fälle von labyrinthärer Schwerhörigkeit betrachten und wenn wir etwa die von dem einen von uns (Bauer) mit Berta Aschner in gleicher Weise studierten Verhältnisse beim peptischen Magen- und Duodenalgeschwür

Tabelle X.

	Probanden leiden an		
	Otosklerose	Labyrinthärer Schwerhörigkeit	Ulcus pepticum
Beide Eltern gesund	50	54	96
Ein Elter krank . .	43*)	38	37

*) Davon 21 Otosklerose, 22 labyrinthäre Schwerhörigkeit.

zum Vergleich heranziehen (Tab. X). Im Falle des Ulcus pepticum kamen wir zur Annahme eines einfach-rezessiven Erbganges, wobei aber ein homozygotrezessives Individuum nur bei Hinzukommen gewisser anderer äußerer und innerer Faktoren, denen an der Ätiologie immerhin eine etwa 50 proz. Quote zuzuschreiben ist, an Ulcus erkranken würde. Die große Zahl „belasteter" Ehen unter unseren Ohrenkranken erklärt sich nun gleichfalls durch die Annahme fakultativer Dominanz des einen von den beiden abnormen Erbfaktoren. Wir haben schon oben an der Hand der Tabelle IX auseinandergesetzt, wie durch partielle Dominanz des einen Faktors die Zahl der Ehen zwischen einem kranken und einem gesunden Elter gegenüber der Zahl der Ehen zwischen 2 gesunden Eltern ceteris paribus steigen muß. Dasselbe können wir uns auch in folgender Weise klarmachen. Gesetzt den Fall, die abnorme Erbanlage a hätte in der Gesamtpopulation die Häufigkeit $\dfrac{1}{m}$ und die abnorme Erbanlage b die Häufigkeit $\dfrac{1}{n}$, dann wäre nach den Gesetzen der Wahrscheinlichkeitsrechnung (zusammengesetzte Wahrscheinlichkeit) die Erbstruktur aaBB in der Frequenz $\dfrac{1}{m^2}$, die Erbstruktur AAbb in der Frequenz $\dfrac{1}{n^2}$, die Erbstruktur AaBb in der Frequenz $\dfrac{1}{m\,n}$ zu erwarten usw. Bei vollkommener Rezessivität der beiden abnormen Erbfaktoren a und b begegnen wir einem kranken Individuum (aabb) mit der Wahrscheinlichkeit $\dfrac{1}{m^2\,n^2}$, bei Dominanz des Faktors a kann aber ein krankes Individuum auch die Erbformel Aabb haben, welche die wahrscheinliche Häufigkeit $\dfrac{1}{m\,n^2}$ besitzt, kranke Individuen werden also die wahrscheinliche Frequenz $\dfrac{1}{m^2\,n^2}+\dfrac{1}{m\,n^2}=\dfrac{1+m}{m^2\,n^2}$ haben. Die Wahrscheinlichkeit, daß ein kranker mit einem heterozygoten gesunden Elter zusammentrifft, ist somit bei partieller Dominanz größer als bei vollkommener Rezessivität.

6. Schließlich haben wir schon früher darauf hingewiesen, wie willkommen uns eine Hypothese der fakultativen Dominanz sein muß, da sie uns in der erbbiologischen Formelsprache die Möglichkeit einer quantitativen Beurteilung verschafft, die gerade auf dem Gebiete der genotypisch bedingten Ohrenleiden unerläßlich ist. Von der schwersten Aplasie des Gehörapparates bis zu seiner vermehrten Abnützbarkeit und vorzeitigen Ergreisung sind es alle Zwischenstufen, welche wir unserem Verständnis zu erschließen haben. Die regelmäßige Bindung der Anlage zu konstitutionellen Ohrenleiden an gewisse andere, auf ganz anderem Gebiete sich auswirkende Gene, wie wir sie im folgenden kennenlernen werden, ist gleichfalls bei der Annahme zweier kooperierender Erbfaktoren besser verständlich.

Die Organminderwertigkeit des Gehörorgans.

Was wir aus unseren Untersuchungen als zwingende Schlußfolgerung abgeleitet haben, die erbbiologische Zusammengehörigkeit von Otosklerose, labyrinthärer Schwerhörigkeit und konstitutioneller Taubheit bzw. Taubstummheit, haben schon vor uns einzelne Autoren angenommen, wenngleich ihnen eine exaktere Beweisführung damals noch versagt blieb. Hammerschlags Anschauung haben wir ja oben des näheren dargelegt. Auch Spira hat 1914 die Ansicht vertreten, daß es nicht die Form, sondern der Sitz der Krankheit sei, welcher den verschiedenen Mitgliedern gewisser Familien gemeinsam ist, so daß eine Prädisposition nicht zu dieser oder jener Ohrenkrankheit, sondern zu Erkrankungen des Gehörorgans überhaupt angenommen werden muß. Die Ursache einer solchen besonderen Erkrankungsbereitschaft des Gehörorgans erblickt Spira in einer ererbten Verminderung der lokalen Widerstandsfähigkeit, die den Hörapparat für äußere und innere Schädlichkeiten empfindlicher macht. Damit gelangen wir schon zu dem von Martius und A. Adler eingeführten Begriff der Organminderwertigkeit, der ein heute ganz unentbehrliches Requisit der Konstitutions- und Dispositionslehre darstellt (vgl. J. Bauer) und dessen Bedeutung für die Ohrenheilkunde schon vor Jahren durch C. Stein gewürdigt worden ist. Der Fortschritt, den wir mit unseren Untersuchungen erreicht haben, ist das bessere Verständnis für das Wesen dieser vererbbaren Organminderwertigkeit mit ihren verschiedenartigen Auswirkungen und der Einblick in den Vererbungsgang der diese Organminderwertigkeit des Gehörapparates verursachenden abnormen Erbanlagen. Es entspricht dem Vorstellungskreis der neueren Vererbungslehre, wenn wir auf Grund unserer Ergebnisse annehmen, daß in dem Komplex von Genen, deren Vorhandensein und präzises Zusammenwirken die Ausbildung eines normalen, vollwertigen Hörorgans garantiert, 2 geschädigt, verändert, kurz abnorm sein müssen, um dasjenige aus dem Keime hervorgehen zu lassen, was wir Organminderwertigkeit des Gehörapparates genannt haben.

Die Organminderwertigkeit des Gehörapparates ist demnach zunächst ein erbbiologischer Begriff und durch Verfolgung der Vererbungsvorgänge sind wir dazu gelangt, ihn aufzustellen. Auch auf anderen Gebieten der Pathologie können wir einen analogen Vorgang beobachten. Wir erinnern nur an die Organminderwertigkeit des Magens, deren Annahme sich dem einen von uns (B.) bei seinen Untersuchungen mit Berta Aschner als unerläßliche Schlußfolgerung ergab, als sich zeigte, daß peptische Geschwüre, Magenkrebs und die verschiedenen Formen konstitutionell-nervöser Dyspepsie in gewissen Familien regelmäßig zusammen bzw. alternierend vorkommen, d. h. also ein konstitutionelles Moment, einen genotypischen Kern gemeinsam haben.

Welchen morphologischen oder funktionellen Inhalt können wir dem ursprünglich erbbiologischen Begriff der Organminderwertigkeit des Gehörapparates geben? Wenn wir uns der Beantwortung dieser Frage zuwenden, merken wir erst, wie selbstverständlich es eigentlich ist, daß die einzelnen Erkrankungsformen nicht streng getrennte erbbiologische Typen darstellen, sondern daß sie einem gemeinsamen Mycel krankhafter Erbanlagen entstammen. Wir können uns nicht gut vorstellen, daß es Gene für Otosklerose und solche für labyrinthäre Schwerhörigkeit, andere wieder für konstitutionelle Taubstummheit geben soll. Viel ansprechender und für unser biologisches Empfinden befriedigender ist doch die Auffassung, daß durch eine Änderung, Schädigung oder kurz durch eine Anomalie zweier, die Ausbildung des Gehörorgans verbürgender Gene eine Änderung in dieser Ausbildung stattfinden muß, die je nach dem Grade der krankhaften Abweichung der betreffenden Gene und je nach ihrer Zahl alle Übergänge hervorbringt: von einer vollkommenen Aplasie über die mannigfachen Stufen der Hypoplasie und Dysplasie bis zu jenen Zuständen von Abiotrophie bzw. Hypobiotrophie, die morphologisch überhaupt nicht faßbar, funktionell nur durch die Erschöpfbarkeit und verminderte Leistungsfähigkeit gekennzeichnet, also klinisch am Gehörorgan gleichfalls nicht nachweisbar, zu einem vorzeitigen partiellen Ergreisen, zur senilen Atrophie der spezifisch hoch differenzierten Parenchymbestandteile mit bindegewebigem Ersatze führen.

Die Lebensdauer ist ja überall im Reiche der belebten Natur genotypisch festgelegt, beim Menschen ebenso wie bei der Drosophila, wo dieses Problem besonders eingehend studiert wurde (Raymond Pearl). Bestimmte Gene, deren phänotypische Auswirkung ganz wo anders erkennbar ist, sind gewissermaßen im Nebenamt für die physiologische Dauer des Lebens mitverantwortlich. Aber nicht nur die Lebensdauer des ganzen Individuums, auch die seiner einzelnen Teile, der einzelnen Gewebe, Organsysteme, Organe und Organteile erweist sich in dieser Weise von bestimmten Erbanlagen mitabhängig. Der Hinweis auf die Erscheinungen des sogenannten partiellen Senilismus in seinen verschiedenen Formen — Familien mit vorzeitigem Ergrauen der Haare, mit Star, Arcus corneae senilis, Arthritis deformans, Klimakterium praecox u. v. a. — möge hier genügen (vgl. J. Bauer). Die Gene veranlassen nicht nur die Entwicklung und Entstehung, sondern beherrschen auch die Leistungsfähigkeit und Abnützungsquote, somit die Lebensdauer der einzelnen Teile des Organismus, soweit sie autochthon und nicht korrelativ in Störungen anderer Glieder des Organismus (Zirkulation, Ernährung) begründet ist. So sehen wir denn, daß die aus den Vererbungsverhältnissen abgeleitete hypothetische Vorstellung von der Organminderwertigkeit tatsächlich allen Anforderungen gerecht wird, welche wir vom Standpunkte der klinisch beobachteten Tatsachen sowohl als vom Standpunkte der Vererbungslehre an sie zu stellen genötigt sind. Wir betonen hier nochmals den großen Wert der Goldschmidtschen Quantitätstheorie der Erbfaktoren. Unsere oben dargelegten Anschauungen über die fakultative Dominanz des einen von den beiden krankhaften Erbfaktoren sowie über die Verschiedenheiten der Wirkungsintensität der krankhaften Gene beruhen durchaus auf dieser Theorie und geben uns Handhaben zum Verständnis der in der Wirklichkeit gegebenen Quantitätsdifferenzen. Wir können es von unserem heutigen Standpunkte aus nur wiederum bestätigen, wenn Hammerschlag und C. Stein auf Grund rein klinischer Erwägungen seinerzeit schon zu der Schlußfolgerung gelangt sind, die sogenannte hereditär-degenerative Taubstummheit, die kongenitale labyrinthäre Schwerhörigkeit, die progressive labyrinthäre Schwerhörigkeit des jugendlichen Alters und diejenige des mittleren und höheren Lebensalters seien nur graduelle Unterschiede eines und desselben Prozesses, dem pathologisch-anatomisch alle Abstufungen von der Aplasie des Hörnervenapparates bis zur morphologisch normalen Ausbildung entsprechen.

Es liegt in der Natur abiotrophischer Krankheitsprozesse, daß sie durch Überbeanspruchung des „lebensschwachen" Apparates in ihrer Ausbildung gefördert, eventuell ausgelöst und jedenfalls beschleunigt werden. „Aufbrauchkrankheiten" (Edinger) hat man solche Zustände genannt, indessen ist ja, wie der eine von uns (B.) ausgeführt hat, „Überbeanspruchung" ein sehr relativer Begriff und hat nur mit Bezug auf dasbetreffende Individuum Gültigkeit. Wenn also, um zu unserem speziellen Falle zu kommen, die progressive labyrinthäre Schwerhörigkeit besonders oft bei Musikern, Telephonisten, Schlossern, Kesselschmieden, Artilleristen, Lokomotivführern usw. vorkommt, so ist doch nicht zu verkennen, daß die Mehrzahl der Angehörigen dieser Berufe unter denselben äußeren Bedingungen nicht schwerhörig werden, daß es also nicht das Quantum der funktionellen Beanspruchung, sondern offenkundig der Grad der Widerstandsfähigkeit und Leistungskraft, der Biotrophie, wenn man so sagen darf, ist, der die Erkrankten von den Nichterkrankten unterscheidet. Es gibt auch Fälle, in denen sich nach stärkeren, aber selbst nach mäßiggradigen akustischen Insulten, die bei der überwiegenden Mehrzahl der Menschen keinerlei Hörschädigung hinterlassen, subjektive Ohrgeräusche mit nachfolgender bleibender und progressiver Herabsetzung des Hörvermögens entwickeln. So führen denn auch alle Übergänge von solchen durch starke funktionelle Abnützung, also durch Aufbrauch entstandenen Fällen progressiver labyrinthärer Schwerhörigkeit zu den in vorgeschrittenen Jahren spontan einsetzenden Formen von Altersschwerhörigkeit (Presbyakusis). Die Ergreisung, die senile Atrophie ist ein physiologischer Vorgang, und könnten etwa alle Menschen ein Lebensalter von 100 oder 120 Jahren erreichen, dann würden sie wahrscheinlich alle der Presbyakusis verfallen. Es ist nur der Zeitpunkt, in welchem die Altersschwerhörigkeit einsetzt, ob mit 90

oder etwa schon mit 60 Jahren, der das Krankhafte des Prozesses, die
konstitutionelle Lebensschwäche des Gehörapparates, seine mehr oder
minder ausgesprochene funktionelle Minderwertigkeit verrät. Der Normale erlebt seine Presbyakusis nicht oder kaum in ausgesprochenem Maße.

Es gibt Fälle, in denen wohl ein exogenes schädliches Agens als
ätiologisches Moment einer progredienten Hörnervendegeneration in
Betracht kommt, wo aber mit Rücksicht auf die außerordentliche
Seltenheit der Lokalisation dieser Schädigung eine Organminderwertigkeit als mitwirkender Faktor nicht von der Hand zu weisen ist. So
beschreibt K a y 3 Geschwister, die sämtlich infolge einer Erkrankung
des N. acusticus durch kongenitale Lues ertaubten. Bei allen dreien war
der Hörnerv der elektive Angriffspunkt für das Syphilisvirus. Sollte es
ein Zufall sein, wenn wir bei einem Musiker eine Tabes mit Hörnervendegeneration einsetzen sahen?

Wir berühren damit übrigens die interessante Frage des Zusammenhanges zwischen Organminderwertigkeit und Berufswahl (vgl. A. A d l e r)
einerseits und die von dem einen von uns (B.) stets betonte Verwandtschaft und Zusammengehörigkeit extremer Plus- und extremer Minusvarianten in bezug auf die durch sie bedingte biologische Minderwertigkeit. Beethovens Otosklerose ist das berühmte Beispiel. Auch in
unserem Material sahen wir sowohl bei Otosklerose wie bei labyrinthärer
Schwerhörigkeit wiederholt (5mal) außergewöhnliche musikalische Begabungen, eventuell absolutes Gehör entweder an den kranken Probanden
oder bei ihren nächsten Angehörigen. Einzelne Fälle betrafen Berufsmusiker.

Es ist klar, daß all diesen mannigfachen Abstufungen in der phänotypischen Auswirkung der Organminderwertigkeit die Quantitätsunterschiede in der Wirkungsintensität der abnormen Erbanlagen entsprechen,
von denen oben ausführlicher die Rede war. Es ist für die Form der
phänotypischen Manifestationen wohl doch nicht gleichgültig, ob, in
der Formelsprache ausgedrückt, ein Individuum die Erbformel Aabb
oder ob es die Formel aabb hat, es ist nicht gleichgültig, ob es die oben
als a′ und b′ bezeichneten hochaktiven oder die weniger durchschlags-
kräftigen a und b-Faktoren besitzt. Es ist aber selbstredend auch nicht
gleichgültig, in welchem übrigen Milieu sich diese krankhaften Gene
vorfinden, deshalb nicht, weil eine ganze Reihe von ganz andersartigen
Erbfaktoren indirekt auch für die Widerstandsfähigkeit und Suffizienz
des Gehörapparates nicht ohne Belang sind. Die Blutversorgung, also
die Beschaffenheit der blutbildenden Organe, des Zirkulationsapparates
und seiner nervösen Steuerung, der Zustand des gesamten Stoffwechsel-
apparates einschließlich des innersekretorischen Drüsensystems sind
auch für die Leistungs- und Widerstandskraft des Gehörapparates, wenn
auch indirekt, von Bedeutung.

Einer Erklärung bedarf die von uns auf erbbiologischem Wege erhobene Tatsache, daß auch die Otosklerose in denselben Kreis konstitutioneller Ohrleiden hineingehört, deren genotypische Grundlage die angenommenen beiden krankhaften Erbanlagen darstellen. Eine Erklärung ist deshalb nötig, weil ja die Otosklerose eine progrediente Erkrankung der knöchernen Labyrinthkapsel darstellt, also nicht unmittelbar das spezifisch differenzierte Parenchym, weder das Sinnesepithel, noch den Hörnerven, sondern gewissermaßen einen Hilfsapparat des Gehörorgans betrifft, der nicht einmal demselben Keimblatt angehört, also nicht ekto-, sondern mesodermaler Natur ist. Können wir uns vorstellen, daß dieselben Erbfaktoren, die die Ausbildung eines vollwertigen Sinnesapparates garantieren, auch die Beschaffenheit dieses Hilfsapparates, also die Beschaffenheit und das Verhalten der nicht unmittelbar dem Hören dienenden knöchernen Labyrinthkapsel beeinflussen? Untersteht also die Qualität dieses mehr akzessorischen Anteiles des Gehörorgans, die Beschaffenheit dieses mesodermalen Differenzierungsproduktes denselben Genen wie die Qualität des ektodermalen eigentlichen Sinnesapparates?

Diese Vorstellung ist nicht nur erlaubt, sie ist geradezu notwendig, angesichts der von der Entwicklungsmechanik zutage geförderten Tatsachen der sogenannten „abhängigen Differenzierung". Wir wissen nämlich, daß an verschiedenen Organen ein primär sich differenzierendes Keimblattderivat, z. B. das Endokardsäckchen, sekundär die Differenzierung der ihm anliegenden, später mit ihm ein Ganzes bildenden Gewebselemente, z. B. des Myo- und Ektokards, bestimmt. Die für jedes Organ charakteristischen Bindegewebsformationen entstehen durch abhängige Differenzierung aus dem ursprünglichen indifferenten embryonalen Bindegewebe durch Einflüsse, welche von den epithelialen Anlagen der Organe auf dieses Gewebe ausgeübt werden (A. Fischel). Es ist nun in hohem Grade wahrscheinlich, daß auch die Differenzierungsvorgänge am Mesenchym, in welches die ektodermal-epithelialen Hohlräume des aus dem ursprünglichen Hörbläschen sich entwickelnden Labyrinthes eingelagert sind und die zur Entstehung des knöchernen Labyrinthes, der perilymphatischen Räume und weicher, bindegewebiger Lagen führen, die sich mit den rein epithelialen Bildungen innig verbinden und mit ihnen als häutiges Labyrinth zusammengefaßt werden, unter dem bestimmenden formativen Einfluß des spezifisch differenzierten Epithels ablaufen und in ihrer Beschaffenheit demnach von diesem abhängig sind. Ist doch auch die anatomische Struktur dieses Gewebes ganz eigenartig und der histologische Aufbau des Knochengewebes der Labyrinthkapsel von demjenigen des übrigen Skelettsystems different, ein Zeichen, daß die knöcherne Labyrinthkapsel schon normalerweise eine Sonderstellung einnimmt — entwicklungsmechanisch und morphologisch —, um so mehr als sie auch unter krankhaften Bedingungen vom übrigen Skelettsystem abweicht, ihre eigene Pathologie hat und an den Systemerkrankungen des Skelettes nur ausnahmsweise partizipiert. So bietet es nicht nur keine Schwierigkeiten, sondern ist geradezu zwingend, sich vorzustellen, daß Anomalien der die Ausbildung des eigentlichen Sinnesapparates veranlassenden bzw. überwachenden Gene ihren Einfluß auch auf die Differenzierung der anliegenden Mesenchymanteile geltend machen können oder, anders ausgedrückt, daß Konstitutionsfehler des Sinnesorganes sensu strictiori und solche der Labyrinthkapsel den gleichen genetischen Ursprung haben können.

Daß dem tatsächlich so ist, geht nicht nur aus unseren erbbiologischen Untersuchungen, sondern auch aus Tatsachen der Klinik und pathologischen Anatomie hervor. Die bei Otosklerose so häufig vorkommende Akustikusatrophie ist kaum bloß eine sekundäre Folge des primären Knochenleidens, sondern, wie jetzt von einer Reihe von Forschern angenommen wird, primärer Natur. Der in der Labyrinthkapsel sich abspielende charakteristische Knochenprozeß der Otosklerose ist ein Korrelat des am eigentlichen Sinnesapparat sich vollziehenden abiotrophischen Parenchymschwundes. Anatomisch treten also die beiden Prozesse oft gleichzeitig nebeneinander in Erscheinung, klinisch ist eben deshalb die Differenzierung von Otosklerose und primärer progressiver labyrinthärer Schwerhörigkeit mitunter äußerst schwierig, ätiologisch erklärt sich diese nahe Beziehung der beiden Krankheitsvorgänge durch ihre gemeinsame erbbiologische Bedingtheit, durch die an verschiedenen Abschnitten des Gehörorgans gleichzeitig sich manifestierende Organminderwertigkeit.

Unsere Untersuchungen haben in Bestätigung der Beobachtungen von Spira und von C. Stein ergeben, daß auch zwischen der Veranlagung zu chronischen Mittelohrprozessen und jener zu Otosklerose und labyrinthärer Schwerhörigkeit Beziehungen bestehen dürften, daß also auch die zweifellos existierende konstitutionelle Disposition zu chronischen oder rezidivierenden Mittelohrerkrankungen in den Rahmen der Organminderwertigkeit des Gehörapparates hineingehört. Allerdings sind hier die Beziehungen nicht mehr so eindeutig und klar wie zwischen Otosklerose und labyrinthärer Schwerhörigkeit, offenbar deshalb, weil sie nicht wie hier unmittelbarer Natur sind, d. h. einfach auf der Gegenwart gleicher Erbfaktoren beruhen. Die chronischen Mittelohrprozesse sind infektiösen Ursprungs, ein mehr oder minder großer Anteil an der Ätiologie entfällt also ohnedies schon auf außerhalb des Organismus gelegene Momente, und zwar als obligate Krankheitsbedingung, aber auch die endogene Quote der Ätiologie, soweit sie konstitutioneller,

genotypischer Natur ist, ist anscheinend nicht mit den krankhaften
Genen der Otosklerose und labyrinthären Schwerhörigkeit identisch.
Das Mittelohr entstammt entwicklungsgeschichtlich den Derivaten der
ersten Schlundspalte, ist also entodermalen Ursprungs. Gewiß ist es in
seiner Entwicklung von der Entwicklung des inneren Ohrs nicht völlig
unabhängig und unbeeinflußt, aber so eng und direkt werden diese Beziehungen zwischen der Ausbildung des ektodermalen Hörbläschens und
derjenigen des entodermalen Mittelohrs gewiß nicht sein, wie jene
zwischen ektodermalem Hörbläschen und dem zur Labyrinthkapsel sich
differenzierenden umgebenden Mesenchym. Wir beobachten auch nur ausnahmsweise die Kombination von Mißbildungen des Mittelohrs mit solchen
des Innenohrs, während die häufigere Koinzidenz von Ohrmuschel- und
Gehörgangsanomalien mit solchen des mittleren Ohrs auf nähere korrelative Beziehungen dieser Teile hinweisen. Ohrmuschelanomalien, im allgemeinen gewiß sehr häufig, konnten wir aber bei unseren mit Otosklerose
oder labyrinthärer Schwerhörigkeit behafteten Kranken nicht häufiger
feststellen, als sie auch sonst in der Bevölkerung vorkommen.

Wenn also auch die in gewissen Familien gehäuft auftretenden chronischen und rezidivierenden Mittelohrprozesse auf eine konstitutionelle
Organminderwertigkeit hinweisen und wenn auch das Alternieren derartiger Mittelohrprozesse mit Otosklerose, labyrinthärer Schwerhörigkeit, ja
konstitutioneller Taubheit (vgl. C. Stein, E. Urbantschitsch) dafür
spricht, daß erbbiologische Beziehungen zwischen der Anlage zu Mittelohrprozessen und den angeführten Konstitutionskrankheiten des Gehörorgans
bestehen, so dürfen wir wohl annehmen, daß die Organminderwertigkeit
der Mittelohrkranken vielleicht auf etwas anderem beruht als auf der
Gegenwart der von uns abgeleiteten und oben ausführlich erläuterten
krankhaften Gene a und b. Es mögen andere Gene im Spiele sein, die
die Ausbildung und Vitalität des Mittelohrs und seiner Anhangs-
apparate (Tube) bestimmen, allerdings solche, die Beziehungen zu den
Genen a und b nicht verkennen lassen. Das erbbiologische Prinzip der
sogenannten Faktorenkoppelung, d. h. der gesetzmäßigen Abhängigkeit gewisser Erbfaktoren voneinander infolge ihrer Lokalisation im gleichen Chromosom macht uns solche Beziehungen verständlich. Der praktische Begriff der Organminderwertigkeit des Gehörorgans umfaßt daher
nicht nur die auf der Anwesenheit der von uns näher studierten krankhaften Gene a und b beruhende konstitutionelle Disposition zu Otosklerose,
labyrinthärer Schwerhörigkeit und Taubheit, sondern auch die durch
andere Genkombinationen bedingte und vielleicht infolge von Faktorenkoppelung ihr nahe verwandte konstitutionelle Veranlagung zu chronischen Mittelohrprozessen.

In den seltenen Fällen, in welchen Mißbildungen aller Teile des
Hörorgans miteinander kombiniert sind, in denen also Bildungsfehler

der Ohrmuschel mit angeborenem Verschluß oder Defekten des äußeren Gehörganges, ·mit Bildungsanomalien des Mittelohrs verschiedenster Art und mit Entwicklungsstörungen im Bereiche des inneren Ohres vergesellschaftet sind, in solchen Fällen weisen schon die meist zu beobachtenden anderweitigen Mißbildungen und Defekte an anderen Organen und Körperteilen auf die allgemeinere Natur der Anomalien hin, sei es, daß der Defekt am Erbfaktorenapparat einen größeren Komplex umfaßt, sei es, daß irgendeine allgemeinere, in früher Entwicklungszeit wirksam gewordene Schädlichkeit die normale phänotypische Auswirkung einer größeren Anzahl von Genen und deren Wechselbeziehungen gestört hat. Diese weitere Ausdehnung der Anomalien über das Gehörorgan hinaus beobachten wir z. B. an den Fällen von C. Stein oder von Bénesi; im ersteren neben den das gesamte Hörorgan einer Seite betreffenden Mißbildungen unter anderem eine geringere Entwicklung des Gesichtsskeletts der gleichen Seite sowie der gleichseitigen Hand, im letzteren unter anderem auch eine angeborene Lähmung des gleichseitigen Nervus facialis und abducens.

Die Gesamtkonstitution bei konstitutionellen Ohrenleiden

Wenn wir schon zur Erklärung der das Mittelohr gleichfalls umfassenden Organminderwertigkeit auf einen Komplex korrelierter (gekoppelter?) Erbanlagen zurückgreifen mußten, so erhebt sich nun die weitere Frage, wie sich denn die Beziehungen der von uns supponierten, zu Otosklerose, labyrinthärer Schwerhörigkeit und Taubheit führenden beiden krankhaften Erbfaktoren a und b zu dem übrigen Erbfaktorenkomplex des Individuums gestalten. Ob ihre phänotypischen Auswirkungen nicht etwa auch auf anderen Gebieten als auf dem der Hörsphäre zu beobachten sind — man nennt derartige Gene pleiotrop — oder ob sie in mehr oder minder regelmäßiger Weise mit anderen abnormen Faktoren vergesellschaftet in Erscheinung zu treten pflegen, also die erbbiologische Erscheinung der Koppelung auch an andere als an die für die Beschaffenheit des Mittelohrs verantwortlichen Gene erkennen lassen. Aus der Sprache der Erbbiologie in die leichter verständliche der älteren Konstitutionslehre übersetzt lautet die Frage: Lassen Individuen, welche mit der konstitutionellen Veranlagung zu Otosklerose, labyrinthärer Schwerhörigkeit und Taubheit behaftet sind, mehr oder minder regelmäßig auch andere Anomalien ihrer Konstitution erkennen, weisen sie etwa charakteristische Merkmale ihrer konstitutionellen Eigenart auch auf anderen Gebieten als dem der Hörsphäre, vielleicht gar im äußeren Körperbau auf, so daß wir die Möglichkeit hätten, aus der uns zugänglichen klinischen Beurteilung des Individuums, insbesondere seines Habitus unter gewissen Umständen Wahrscheinlichkeitsschlüsse auf seine Veranlagung zu einer progredienten endogenen Erkrankung des Gehörapparates zu ziehen? Wir erinnern hier bloß an die von J. Bauer durchgeführten Untersuchungen über die Beziehung zwischen Habitus und Morbidität, d. h. also Krankheitsdisposition, oder an die von Kretschmer studierten Beziehungen zwischen Körperbau und Charakter, bei denen ja eine analoge Fragestellung zu positiven Ergebnissen geführt hat.

Da müssen wir zunächst erwähnen, daß besonders Hammerschlag immer wieder darauf verweist, daß in Familien mit konstitutioneller Taubheit und Taubstummheit auch konstitutionelle Anomalien des Sehorgans, u. zw. in erster Linie die progrediente Retinitis pigmentosa, ferner der albinotische Fundus, die „Sichel nach unten“, Reste der Pupillarmembran, persistente Arteria hyaloidea und ähnliche nicht selten sind. Sie kommen natürlich auch an mit Taubheit behafteten Individuen selbst zur Beobachtung. Auch Konstitutionsanomalien und Konstitutionskrankheiten der nervösen Zentralorgane, wie insbesondere die Friedreichsche hereditäre Ataxie, sowie die P. Mariesche Form der cerebellaren Ataxie, ferner verschiedene Formen von kongenitalem Schwachsinn bis zur vollkommenen Idiotie sollen in den Familien konstitutionell Tauber bzw. Taubstummer häufiger als sonst vorkommen. Wenngleich auch keine beweisenden statistischen Angaben über die Frequenz aller dieser degenerativen Zustände und deren Korrelation zur konstitutionellen Taubheit vorliegen, so mag man immerhin die Angaben Hammerschlags in dem Sinne gelten lassen, daß Familien, in welchen die beiden krankhaften Anlagen des Gehörapparates vorkommen, auch in ihrer übrigen Erbmasse meist mehr oder minder schwere und ausgebreitete Defekte aufweisen. Von einer gesetzmäßigen Koppelung zwischen all den angeführten pathologischen Erbfaktoren kann aber kaum die Rede sein. Eine gesetzmäßige spezielle Gruppierung bestimmter krankhafter Erbanlagen im Rahmen des allgemeinen Status degenerativus läßt sich aus den von Hammerschlag angeführten Beziehungen nicht ableiten. Alle diese gewisse Familien heimsuchenden pathologischen Gene sind einander offenbar koordiniert und auf denselben Ursprung zurückzuführen. Urbantschitsch führt bei konstitutioneller Taubstummheit noch folgende andere Konstitutionsanomalien an: Epilepsie, amaurotische Idiotie, Albinismus, Turmschädel, Syndaktylie, Uvula bifida, Kryptorchismus, Epikanthus, Strabismus u. a. Hanhart fand die Mehrzahl seiner von einem vor 300 Jahren existierenden Stammelternpaar herstammenden Taubstummen mit endogener Oligophrenie, Debilität, Hypogenitalismus, gelegentlich aber auch mit schwerster Idiotie behaftet.

Die allgemeinen Konstitutionsverhältnisse bei Otosklerosekranken haben wir schon in einer 1914 erschienenen gemeinsamen Veröffentlichung einer eingehenden Untersuchung unterzogen und damals schon auf die Regelmäßigkeit und Häufung sogenannter degenerativer Stigmen, d. h. konstitutioneller Abartungszeichen bei diesen Individuen hingewiesen. Die damals genau untersuchten 26 Fälle von Otosklerose zeigten der Häufigkeit ihres Vorkommens nach geordnet folgende Symptome einer allgemein degenerativen Konstitution: Anomalien der Vasomotoren (Dermographismus in verschiedener Intensität und Qualität, Akrocyanose). Labilität der Herzaktion sowie respiratorische Irregularität des Pulses, Aschnerscher Bulbusdruckreflex (Pulsverlangsamung durch Druck auf die geschlossenen Augäpfel), Erbensches Pulsphänomen (Pulsverlangsamung bei Kniebeuge oder tiefem Bücken). Ganz auffällige Steigerung der Sehnen- und Periostreflexe, speziell auch an den oberen Extremitäten, Fehlen der Corneal- und des Rachenreflexes, Seitendifferenz der Bauchdeckenreflexe in der Weise, daß der linke schwächer ist als der rechte oder gänzlich fehlt (vgl. Bauer). Anomalien der Geschlechtsfunktionen (zu frühes oder verspätetes Eintreten der Menses, Unregelmäßigkeiten der Menses, Dysmenorrhöe, auffallend geringe Libido, Kinderlosigkeit ohne nachweisbare Ursachen, Potenzstörungen, Ejaculatio praecox, Pollutionen usw.), hypoplastisches Genitale. Abnormitäten in der Behaarung des Stammes (weiblicher Behaarungstypus ad pubem bei Männern, männlicher Behaarungstypus bei Frauen, sowie Behaarung an der Brust und an den Oberschenkeln bei weiblichen Kranken, Fehlen der Crines axillares). Anomalien in der Größe der Mammae oder der Brustwarzen. Hyperplasie des lymphatischen Rachenringes. Hoher Gaumen. Enteroptose. Struma. Bleichsucht. Zeichen überstandener Rachitis. Migräne. Asthenischer Thorax, eventuell Costa decima fluctuans. Auffällige Caries dentium mit frühzeitigem Zahnverlust, abnorme Zahnstellung. Perkutorische Schallverkürzung über dem Manubrium sterni und etwas links von demselben, wobei es dahingestellt bleiben mag, ob es sich um Bronchialdrüsen oder um einen hyperplastischen Thymus handelt. Rigide Gefäße bei jugendlichen Individuen. Akzidentelles systolisches Geräusch über der Pulmonalis und eventuell akzentuierter II. Pulmonalton im Sinne einer konstitutionellen Minderwertigkeit des Zirkulationsapparates, ohne daß irgendein Anhaltspunkt für organische Erkrankungen vorläge (vgl. Bauer). Auffällige Varices an den unteren Extremitäten bei jugendlichen weiblichen Individuen, die nie gravid waren. Abnorme, an Chloasma erinnernde Pigmentierungen im Gesicht. Überstreckbarkeit der Gelenke, namentlich der Metacarpophalangealgelenke. Auffällig grazile, schlanke Finger (sog. Madonnenfinger). Habituelle Obstipation. Aërophagie. Colitis membranacea. Chvosteksches Facialisphänomen. Rissige Zunge (Lingua plicata s. scrotalis). Sigmatismus. Pes planus. Irregulärer Astigmatismus. Heberdensche Knoten. Synophris (Verwachsensein der Augenbrauen). In die Reihe der hier angeführten degenerativen Stigmen stellten wir auch das Frö-schelssche Symptom der Abnahme des Kitzelgefühls im äußeren Gehörgange, das von Bing hervorgehobene Fehlen der Cerumenabsonderung und die von Hammerschlag beobachtete Verminderung der Schweißsekretion. Wir hatten Gelegenheit, die erstgenannten beiden Symptome bei unseren Kranken zu wiederholten Malen, das an dritter Stelle erwähnte in einem Falle zu konstatieren.

Unser Material an eingehend vom Standpunkte der Gesamtkonstitution untersuchten Otosklerosekranken ist heute wesentlich größer und erstreckt sich einschließlich der schon seinerzeit publizierten 26 Fälle auf eine Anzahl von 70 Kranken. Wir können die Ergebnisse unserer seinerzeitigen Veröffentlichung auch nach unseren heutigen Erfahrungen vollkommen bestätigen, wenn auch die Reihenfolge der oben angeführten degenerativen Stigmen kein verläßlicher Ausdruck ihrer tatsächlichen Häufigkeit darstellt. Auch heute müssen wir wie damals feststellen, daß eine regelmäßige Bindung der Otosklerose an bestimmte andere Konstitutionsanomalien, sei es der äußeren Körperform oder bestimmter innerer Organe nicht nachzuweisen ist. Große und kleine, fette und magere, schmal- und breitwüchsige, blonde und brünette Individuen finden sich in unserem Material. Keine bestimmte Orientierung, nur eine bemerkenswerte Häufung aller Arten von Abweichungen vom Durchschnittstypus läßt sich feststellen.

Im besonderen möchten wir diesbezüglich auf Grund unserer Untersuchungen folgendes hervorheben: Von 35 daraufhin beachteten Otosklerosekranken waren 7 auffällig groß, ebenso viele auffällig klein, 4 waren ausgesprochen fettleibig, 8 sehr mager, 5 waren blond, 2 rotblond mit reichlichen Epheliden, 4 hatten blaue Augen. Die Sigaudschen Typen waren in unserem Material sämtlich vertreten. Obwohl das Zahlenverhältnis der einzelnen Typen in einem so kleinen Material nichts besagt, möchten wir doch die Häufigkeit des muskulären Typus hervorheben. Selbstverständlich kann es sich da um bloßen Zufall handeln. Bezüglich der Fettverteilung bei den weiblichen Kranken erscheint uns unter dem gleichen Vorbehalt die verhältnismäßige Häufigkeit des „Reithosentypus" (Bauer) bemerkenswert, d. h. jenes Typus, bei dem größere Fettlagen die Gegend der Trochanteren bedecken, welche infolgedessen im Vergleich zu den Hüften stark nach außen ausladen und den Eindruck von Breeches hervorrufen. Dieser Lokalisationstypus ist sonst keineswegs so häufig zu sehen. Einer Reihe ausgesprochener Stillerscher Asthenien steht eine ebenso große Anzahl von gedrungen gebauten, quadratischen Otosklerotikern gegenüber, die den arthritisch-emphysematösen, apoplektischen Habitus repräsentieren. Enteroptose auch außerhalb des Rahmens eines asthenischen Habitus ist sehr häufig.

Disproportionen in der äußeren Form des Schädels und Gesichtes sind mehrfach verzeichnet, so auffällig große Jochbreite, hypoplastischer Oberkiefer, abnorme Haargrenze an der Stirn, mongoloide Lidspalte, Epikanthus, fehlende Ohrläppchen. Wir beobachteten ferner Ichthyosis, sehr zahlreiche Naevi, Angiome, übermäßige Akne, Asymmetrie des Rachens, Uvula bifida, unproportionierte Beckenbreite, fehlende Lendenlordose, Anhidrosis, Brachy- und Isodaktylie (vgl. B a u e r), maskuline Wadenbildung bei einer Frau, große *Michaelis*sche Raute bei einem Manne, auffallend lange Wimpern, hochgradige Myopie, Glaukom, Pterygium, Fehlen der Plantarreflexe, sehr hohe Stimme bei einem Mann, orthotische Albuminurie und Phosphaturie. Vorzeitiges Senium, kenntlich am Gesamthabitus, an einem Arcus corneae senilis, an seniler Katarakt ist mehrfach verzeichnet. Den schon oben erwähnten zahlreichen Fällen von vorzeitigem Zahnverlust und Irregularitäten der Zahnform und Zahnstellung steht ein Fall gegenüber, wo bei einer 42jährigen Patientin das selten tadellos geformte und erhaltene Gebiß notiert ist — also extreme Varianten nach beiden Richtungen vom Typus. Schwere konstitutionelle Neuropathen, eine überstandene Psychose, eine beginnende multiple Sklerose finden sich auch unter unseren Fällen von sicherer Otosklerose.

Wenn wir schon in unserer vor 12 Jahren erschienenen Publikation Anomalien der Vasomotoren an erster Stelle angeführt haben, so möchten wir doch noch hinzufügen, daß es neben otosklerotischen Individuen mit fleckigem, gemischtem (rot-weißem), eleviert-urtikariellem oder pilomotorischem Dermographismus doch auch solche gibt, deren Vasomotoren keinerlei Übererregbarkeit erkennen lassen. Wir stellen das besonders deswegen fest, weil auch die Anomalien des Vasomotorenapparates bei Otosklerose keineswegs als konstant und deshalb keineswegs etwa als obligate Krankheitsbedingung anzusehen sind. Ihre Häufigkeit wurde ja auch von anderen Autoren, die ihnen Aufmerksamkeit geschenkt haben, hervorgehoben (F r e y und v. O r z e c h o w s k i, L e i c h e r). Arterieller Hochdruck kommt bei unseren Fällen nicht häufiger vor als seiner allgemeinen Häufigkeit nach zu erwarten wäre. Überhaupt müssen wir am Schlusse dieser Aufzählung verschiedenartigster Zeichen degenerativer Konstitution bei Otosklerose hervorheben, daß es schwer fällt, die Wertigkeit unserer Befunde richtig zu beurteilen, solange wir über die Häufigkeit der einzelnen Stigmen und über ihre gegenseitigen Korrelationen bei der Gesamtbevölkerung nicht eingehender informiert sind. Systematische Untersuchungen über diese Frage, mit denen auf Veranlassung des einen von uns (B.) Kollege R. H o f f m a n n schon seit vielen Monaten beschäftigt ist, werden uns diesbezüglich die notwendigen Handhaben verschaffen. Vorläufig können wir nur nochmals hervorheben, daß kein bestimmtes Stigma, keine besondere Gruppierung von Stigmen, keine typische Habitusform und kein bestimmter Typus einer generellen Konstitutionsanomalie, wie etwa Asthenie, Status lymphaticus, Arthritismus, exsudative Diathese usw. für die Otosklerose charakteristisch ist. Am ehesten noch ist es die Neuropathie, die bei Otosklerose nur ausnahmsweise vermißt wird, in manchen Fällen aber vielleicht mehr die Folge des schweren Ohrenleidens als eine Konstitutionsanomalie darstellt. Sicher scheint uns nur die Häufung der verschiedenartigsten Zeichen degenerativer Konstitution bei ein und demselben mit Otosklerose behafteten Inviduum, also dessen Zugehörigkeit zum Status degenerativus zu sein.

Erbbiologisch gesprochen heißt das: Keine Pleiotropie, keine regelmäßige Koppelung der abnormen Erbfaktoren a und b, sondern nur ihre Koinzidenz mit den mannigfaltigsten andersartigen abnormen Genen hat sich aus unseren bisherigen Untersuchungen nachweisen lassen. Diese andersartigen abnormen Anlagen stehen mit den krankhaften Genen a und b offenbar in keinem anderen Kausalzusammenhang, als daß sie ebenso wie diese und wahrscheinlich durch die gleichen Bedingungen entstanden sind und sich nun gemeinsam mit ihnen durch das Keimplasma bestimmter Sippschaften forterben. Sie sind nichts für die Otosklerose Charakteristisches, sie finden sich ebenso auch ohne diese, und wir selbst konnten sie natürlich nicht nur bei labyrinthärer Schwerhörigkeit, sondern bei den verschiedenartigsten, auf dem Boden abnormer Konstitution gedeihenden Erkrankungen immer wieder vorfinden (vgl. J. Bauer). Es ist nur selbstverständlich, wenn wir sie auch bei den nicht mit Otosklerose behafteten Familienmitgliedern der Otosklerotiker in mannigfacher Anordnung antreffen. Wenn wir schon 1914 auf die in Otosklerotikerfamilien vorkommenden degenerativen Erkrankungen wie Diabetes, Fettsucht, vorzeitige Arteriosklerose, ferner Chlorose oder schwere angeborene Entwicklungsdefekte hingewiesen haben, so gehören derlei Beobachtungen gleichfalls hierher. Übrigens soll noch im folgenden von der Morbidität in den Familien der Otosklerotiker und labyrinthär Schwerhörigen die Rede sein.

Die Otosklerose ist also in der Regel nicht der einzige Ausdruck einer abnormen Konstitution; in verschiedenen Familien kombiniert sie sich aber mit ganz verschiedenen anderen Manifestationen degenerativer Veranlagung. So erklärt sich auch die Kombination mit Farbenblindheit, die wir in einer Familie beobachten konnten, oder die schon bei einer Reihe von Familien beschriebene Kombination von Otosklerose mit idiopathischer konstitutioneller Knochenbrüchigkeit (Osteopsathyrosis idiopathica) und blauen Skleren (van der Hoeve und de Kleyn, Ruttin, Bigler, Archibald

Garrod u. a.). Wenn in derartigen Familien an eine auch die knöcherne Labyrinthkapsel mitbetreffende allgemeine Mesenchymminderwertigkeit gedacht werden konnte (vgl. K. H. Bauer), so ist es doch von unserem oben ausführlich entwickelten und begründeten Standpunkt aus von besonderem Interesse, daß in anderen Familien auch die progressive labyrinthäre Schwerhörigkeit mit Osteopsathyrosis idiopathica und blauen Skleren zusammen beobachtet worden ist (vgl. Haß, Bigler), wobei ganz wie bei der früher erwähnten Kombination alle diese Konstitutionsanomalien entweder an ein und demselben Familienmitglied vereint oder aber an verschiedenen Mitgliedern dissoziiert in Erscheinung treten können.

Die Blutdrüsen bei konstitutionellen Ohrenleiden.

Dort, wo ein ausgesprochener Status degenerativus vorliegt, wo also ein größerer Teil des Chromosomengefüges, bzw. des in ihm enthaltenen Erbanlagenbestandes · von der Norm abweicht, gewissermaßen lädiert ist, dort werden wir einer mehr oder minder ausgesprochenen Beteiligung des Blutdrüsenapparates an der Abartung häufig begegnen. Ein für den Gesamtorganismus und die normale Korrelation seiner Teile so ungemein wichtiges System, wie es die Blutdrüsen darstellen, wird bei Anomalien der Gesamtkonstitution besonders leicht in Mitleidenschaft gezogen. Es scheint eben, daß schon seine Gene in besonders enger Korrelation mit den verschiedenartigen anderen Genen stehen und daher bei mannigfacher Alteration der Erbmasse besonders leicht mitbetroffen werden (vgl. J. Bauer). Aber auch indirekt können sich Anomalien andersartiger Partialkonstitutionen, so Konstitutionsanomalien des Zirkulationsapparates, der Vasomotoren, vor allem aber des Nervensystems im Blutdrüsensystem auswirken, indem sie seine Leistungsfähigkeit und Arbeitsweise beeinflussen. So werden wir uns also gar nicht wundern können, ja wir hätten es geradezu voraussetzen müssen, daß verschiedenartige Anomalien der inneren Sekretion bei den hereditärdegenerativen Ohrenleiden immer wieder beobachtet, beschrieben und in kurzsichtiger Verkennung der großen erbbiologischen Zusammenhänge für das ursächliche Moment dieser so rätselhaften Erkrankungen des Gehörapparates gehalten wurden. Die Drüsen mit innerer Sekretion waren ja lange genug und sind auch heute noch vielfach die zauberhafte Allmacht, zu der man seine Zuflucht zu nehmen pflegt, wenn man sein ignoramus nicht eingestehen will. Freilich sind Störungen im Blutdrüsensystem nicht ohne Einfluß auf den Ablauf der zur Entwicklung gekommenen konstitutionellen Ohrleiden, sie sind ja für die Trophik sämtlicher Gewebe im allgemeinsten Sinn des Wortes von Bedeutung, und es ist klar, daß ein abiotrophischer Vorgang (labyrinthäre Schwerhörigkeit) oder ein progredient dystrophischer, bzw. blastomartiger Prozeß (Otosklerose) ein anderes Verlaufstempo einschlagen wird, sobald er einmal vom Stapel gelassen wurde, je nachdem ob der Blutdrüsenapparat als Ganzes oder in seinen Teilen vollwertig oder abnorm funktioniert.

So sind die endokrinen Anomalien u. E., ähnlich wie die Anomalien des Zirkulationsapparates und der Vasomotoren, als nicht zu unterschätzende und teilweise vielleicht auch therapeutisch angreifbare Faktoren in dem Krankheitsbild der konstitutionell-degenerativen Ohrenleiden, vor allem der Otosklerose zu bewerten, ursächliche Faktoren im eigentlichen Sinne des Wortes aber sind sie nicht, vom Stapel lassen können sie die krankhaften Vorgänge im Bereiche des Gehörorgans nicht. Das geschieht unabhängig von Blutdrüsen, Vasomotoren und anderen Teilen des Organismus von selbst, wenn die erbbiologischen Vorbedingungen, also unsere krankhaften Erbanlagen a und b, in entsprechender Quantität vorhanden sind. Allerdings mag den Blutdrüsen insofern eine gewisse ätiologische Rolle nicht abgesprochen werden, als sie wesentlichen Einfluß auf das Gesamtmilieu nehmen, in welchem die krankhaften Erbanlagen zur Manifestation kommen, und als die Beschaffenheit des Milieus niemals gleichgiltig für die phänotypische Auswirkung irgendwelcher Erbanlagen sein kann. Wir sagten schon oben: Das Gen an sich ist nichts und vermag nichts, nur in dem Milieu der gesamten Erbmasse entfaltet es die gewaltigste aller potentiellen Energien. In diesem Sinne mag nicht nur der Ablauf der Auswirkung, sondern auch der Zeitpunkt der ersten Manifestation der krankhaften Erbanlagen a und b vom Zustande des endokrinen Apparates mitabhängen. Obligate Krankheitsbedingungen, ja Krankheitsursachen (vgl. J. Bauer) sind ausschließlich diese abnormen Erbanlagen; der endokrine Apparat, die Vasomotoren, der Zustand des Nervensystems oder Kreislaufs können in dem eben dargelegten Sinne bestenfalls als fakultative Krankheitsbedingungen angesehen werden. Daher denn auch die Inkonstanz und Variabilität der Befunde, wie sie sich eben aus ihrem Wesen als Teilerscheinungen eines Status degenerativus ergeben.

Am naheliegendsten war noch mit Rücksicht auf den pathologischen Knochenprozeß der Otosklerose und die erwiesenen Beziehungen der Epithelkörperchen zum Kalkstoffwechsel sowie zur Pathogenese der Osteomalacie und Rachitis die Annahme, daß die Epithelkörperchen mit der Ätiologie der Otosklerose etwas zu tun haben könnten. Voß' Vermutung fand denn auch durch klinische Untersuchungen von Frey und Orzechowski Bestätigung, welche unter insgesamt 19 Fällen von Otosklerose 11 mal sichere latente Tetanie und einmal die der letzteren als pathogenetisch nahe verwandt angesehene Myokymie gefunden hatten; in 6 Fällen war die Diagnose der latenten Tetanie in verschiedenem Grade wahrscheinlich und nur in einem einzigen Falle wurden alle Zeichen einer solchen vermißt. Die Autoren meinten

denn auch, daß die Beziehungen der Otosklerose zur latenten Tetanie „eine
ziemlich feststehende Tatsache" darstellen, wenngleich auch noch ander-
weitige Überprüfungen nötig wären, um diese Beziehungen über alle
Zweifel zu sichern. Aber schon die erste Nachprüfung dieser Untersuchungen durch R o c h führte zu ganz anderen Ergebnissen. R o c h fand
an seinem Schweizer Material unter 16 Fällen von Otosklerose niemals
ein Trousseausches, niemals ein Erbsches Phänomen. Nie waren fibrilläre
Muskelzuckungen oder eine Zungendelle bei Beklopfen, nie Parästhesien und nur ein einziges Mal eine leichte Linsentrübung nachweisbar.
Chvostek I und II kam gar nicht, Chvostek III nur zweimal vor. In
7 Fällen ließen sich leichte Wadenkrämpfe feststellen. R o c h kommt daher zu der Schlußfolgerung, daß zwischen Otosklerose und latenter Tetanie kein kausaler Zusammenhang bestehen könne.

Von einer anderen Seite wurde das gleiche Problem durch L e i c h e r be-
leuchtet. Er fand bei 75% der von ihm untersuchten Fälle von Otosklerose herabgesetzte Blutkalkwerte, ist aber in der Deutung seiner
Befunde mit Recht sehr vorsichtig. Der herabgesetzte Kalkgehalt des
Blutes sei entweder durch Störungeu der inneren Sekretion oder aber
durch eine Anomalie der Konstitution zu erklären. Als Zeichen latenter
Tetanie wird also der Befund von L e i c h e r gar nicht betrachtet. Im übrigen interessiert uns noch folgende Feststellung L e i c h e r s. Wenn nur
der Gesamtkalk (und nicht auch der Ca-Ionengehalt) im Blute herabgesetzt war, so fehlte „wie in den allermeisten Fällen" Chvostek, Erb und
Trousseau. Schließlich mag auch noch erwähnt sein, daß nach B i l l i g -
h e i m e r (Klin. Wochenschr. 1923, Nr. 23, 1083) die von L e i c h e r angenommenen Durchschnittswerte für den Blutkalk von Erwachsenen etwas
höher sind als die einiger anderer Autoren, daß also der angegebene Prozentsatz von 75 für herabgesetzte Blutkalkwerte bei Otosklerotikern
wohl etwas zu hoch ausgefallen ist.

Unsere eigenen Untersuchungen über diese Frage ergaben folgendes: In 10 daraufhin untersuchten Fällen war das Trousseausche
Phänomen durchwegs negativ, ebenso wurde das Erbsche Phänomen
bei keinem der untersuchten 13 Fälle gefunden. Von diesen hatte
nur ein einziger eine an der obersten Grenze der Norm gelegene Erregbarkeit und zwar nur des Ulnaris, während Medianus und Facialis
durchaus keine besonders hohe Erregbarkeit für den galvanischen Strom
aufwiesen. Die bei dem 22jährigen, degenerativ veranlagten Manne erhobenen Werte waren: Rechter Ulnaris KSZ 0,6 MA, ASZ 1,0 MA, AOeZ
2,6 MA; dagegen zuckte der rechte Medianus bei KS erst bei 1,0 MA, der
rechte Facialis bei 1,5 MA. Von einem positiven Erb kann also auch
in diesem Falle nicht die Rede sein. Im übrigen war bei diesem Kranken
Chvostek III eben angedeutet, sonst waren alle Zeichen latenter
Tetanie (Linse, Zähne, Wadenkrämpfe, Parästhesien) negativ.

Das Chvosteksche Symptom wurde unter 54 Fällen insgesamt 15mal gefunden, und zwar in 3 Fällen eben am Mundast angedeutet, vielleicht sogar fraglich, und von diesen 3 Fällen in 2 nur einseitig (auf der linken Seite), in 9 Fällen ausgesprochen als Chvostek III (davon 2mal nur rechterseits), in 3 Fällen stark positiv als Chvostek II. Unter diesen 3 Fällen war 1 gravide Frau — während der Gravidität ist bekanntlich der Chvostek nicht selten positiv (Graviditätstetanie!), bei einem 2. Falle verzeichneten wir rechts Chvostek II + +, links Chvostek III +. Chvostek I haben wir bei unseren Otosklerosekranken überhaupt nicht beobachtet.

Von sonstigen Erscheinungen latenter Tetanie vermerkten wir bloß an einem einzigen Falle ausgesprochene Schmelzdefekte, in diesem Falle bestand auch Chvostek III. Unsere Ausbeute ist also recht gering und die Zahl der Fälle mit mechanischer Übererregbarkeit des Nervus facialis ist angesichts der verhältnismäßigen Häufigkeit eines Chvostekschen Zeichens überhaupt höchstens in dem Sinne von Bedeutung, als sie eine über den Rahmen des Status degenerativus hinausgehende Beziehung zwischen Epithelkörpercheninsuffizienz und Otosklerose duchaus unwahrscheinlich macht. Unsere Befunde decken sich also mit jenen Rochs und anscheinend auch mit jenen Leichers. Schließlich mag auch die Bemerkung nicht unterdrückt werden, daß ein Zusammenhang der von Frey und Orzechowski angeführten Erscheinungen der „latenten Tetanie", wie Wadenkrämpfe, faszikuläre Muskelzuckungen und Parästhesien mit einer Insuffizienz der Epithelkörperchen durchaus nicht so gesichert erscheint, wie ihn diese Autoren annehmen, und ihre Pathogenese in vielen Fällen zweifellos auch ganz abseits von Tetanie und Epithelkörperchen gesucht werden muß (vgl. Landauer). Übrigens geben das Frey und Orzechowski selbst zu.

Sollte es wirklich notwendig sein, die Annahme im besonderen zu widerlegen, daß die Otosklerose durch eine gestörte Hypophysenfunktion verursacht sein könnte? Denker hat diese Auffassung auf Grund seiner Untersuchungen mit dem Abderhaldenschen Dialysierverfahren vertreten. Er hatte bei etwa 77% der Otosklerotiker Abbau von Hypophyseneiweiß beobachtet, während von den Kontrollen nur 30% diesen Befund ergaben. Abgesehen davon, daß wir die im Jahre 1914 geübte Abderhaldensche Dialysiermethode für nicht geeignet halten, um auf Grund der mit ihr gewonnenen Ergebnisse allein, d. h. ohne entsprechende andere Kriterien so weittragende Schlußfolgerungen zu ziehen (vgl. Bauer 1913), würden wir es doch für wahrscheinlich halten, daß die größere Häufigkeit der Schutzfermente gegenüber Hypophyse bei den Otosklerotikern mit der Verbreitung eines allgemeinen Status degenerativus unter ihnen zusammenhängt. Andere Anhaltspunkte für die Annahme eines Zusammenhanges zwischen Hypophysenstörung und

Otosklerose besitzen wir aber nicht, denn Citellis Angabe, daß nach Darreichung von Hypophysenextrakt die subjektiven Ohrgeräusche der Otosklerosekranken abnehmen, ist natürlich kein derartiges Argument, da es sich ja um günstig wirkende, ganz unspezifische Änderungen der Blutverteilung handeln kann, welche durch die bekannte Gefäßwirkung des Hypophysenextraktes zustande kommen. Auch ein russischer Autor, Halpern, der in jüngster Zeit wieder die mutmaßliche Rolle der Hypophyse in der Pathogenese der Otosklerose hervorhebt, scheint über keine beweiskräftigeren Argumente zu verfügen. Wenn schließlich Szász einen Fall von Akromegalie mit Otosklerose beobachten konnte, in welchem nach Röntgenbestrahlung der Hypophyse (?) eine Besserung des Hörvermögens eintrat, so beweist dies angesichts der enormen Rarität dieses Zusammentreffens gar nichts. Daß die Hörverbesserung durch eine Änderung der Hypophysenfunktion infolge der Röntgenbestrahlung bedingt gewesen sein soll, ist ebenfalls durchaus unbewiesen. Es könnte z. B. auch eine direkte Röntgenwirkung auf das Gehörorgan in Betracht kommen, ganz abgesehen von suggestiven Momenten. Das gleiche gilt wohl auch bezüglich der von Frey und Kriser empfohlenen Röntgentherapie der Otosklerose. O. Mayer, der die Hypophysen von 6 Otosklerosefällen einer genauen histologischen Untersuchung zu unterziehen Gelegenheit hatte, fand nichts als die dem hohen Alter seiner Fälle entsprechenden typischen Altersveränderungen (Vermehrung der azidophilen und Reduktion der basophilen Elemente). Selbstverständlich erblicken wir in diesen negativen histologischen Befunden Mayers ebensowenig wie dieser Autor selbst einen Beweis gegen eine hypophysäre Genese der Otosklerose und begnügen uns mit der Feststellung, daß ein Beweis, ja selbst nur ein stichhaltigeres Argument dafür nicht vorliegt. In unserem Material haben wir ein einziges Mal einen akromegaloiden Habitus verzeichnet, was natürlich mit der bestehenden Otosklerose unmittelbar gar nichts zu tun hat.

Auf die Anomalien der Geschlechtsfunktionen sowie Hypoplasie der Geschlechtsorgane bei Otosklerosen haben wir schon 1914 gebührend hingewiesen und Frey und Orzechowski haben sie nicht nur bestätigt, sondern u. E. weit über Gebühr eingeschätzt, indem sie geradeswegs einen „asthenisch-hypogenitalen Habitus“ als eigenen Konstitutionstypus konstruieren, „der weder die reine, klassische Stillersche Asthenie ist, noch eine der hypogenitalen Konstitutionen, sich aber an beide anlehnt und derjenige Konstitutionstypus sein könnte, der zur Otosklerose prädisponiert“. Die beiden Autoren erblicken ja ein Ziel der weiteren Konstitutionsforschung in der Abgrenzung verschiedener Unterarten der Asthenie, von denen etwa eine zur Tabes, eine andere zum Basedow, eine dritte zur Otosklerose usw. disponieren würde. Nur eine Verkennung der Erbbiologie kann zu solchen sicherlich irrigen Vorstellungen verleiten. Die Erscheinungen von Hypogenitalismus haben weder auf dem Wege endokriner Beeinflussung noch durch Vermittlung einer bestimmten, von ihnen abhängigen Habitusform irgend etwas mit der Pathologie der Otosklerose zu tun, sondern sie sind Teilerscheinungen des Status degenerativus wie andere auch, ohne daß ihnen eine besondere Vorzugsstellung eingeräumt werden könnte. Wir haben unter 54 darauf untersuchten Fällen von Otosklerose 5 mit nachweisbarer morphologischer Hypoplasie der Geschlechtsorgane beobachtet, darunter 2 Männer und 3 Frauen. Von den beiden Männern betraf der eine Fall einen 20jährigen, ausgesprochen infantilen Jungen, der den Eindruck eines 13jährigen machte, der andere einen 38jährigen, kinderlos verheirateten Musiker mit folgendem Befund:

Groß, kräftig, muskulärer Typus mit ausgesprochen akromegaloidem Habitus, Oberkiefer hypoplastisch. Mäßig reichliches Fettpolster von normaler Verteilung. Weiblicher Behaarungstypus ad pubem, am Stamm und an den Extremitäten keine Behaarung außer normale Crines axillares. Schwacher Bartwuchs. Hoden etwa von der Größe einer kleinen Pflaume, weich, matsch. Penis von normaler Größe. Genitalfunktion angeblich intakt, jedoch ergibt die Untersuchung des Ejaculates vollkommene Azoospermie. Kein Chvostek, Erb oder Trousseau. Keine mechanische Übererregbarkeit der Muskulatur. Normale Erregbarkeit der Vasomotoren und des Herzvagus. Herabsetzung der Cornealreflexe, Fehlen des Rachenreflexes, lebhafte Sehnenreflexe. Blutdruck 130 R. R. Überstreckbare Fingergelenke. Schilddrüse normal, keine Thymusdämpfung.

Wir haben diesen Befund in extenso angeführt, weil er die Dissoziation der Erscheinungen der Genitalhypoplasie schön illustriert und überdies deren vollkommene Unabhängigkeit von einer Stillerschen Asthenie zeigt. Das gleiche zeigt der folgende weibliche Fall von Otosklerose in deutlicher Weise:

41jährige Kaufmannsgattin aus Böhmen, die niemals eine richtige Menstruation durchgemacht, sondern höchstens gelegentlich einmal eine minimale Beschmutzung des Hemdes durch ein wässeriges Sekret beobachtet hat, das sich nie länger als etwa einen halben Tag bemerkbar machte. Breitwüchsige, mittelgroße, ziemlich fettleibige Frau vom Rubenstypus der Fettverteilung (vgl. Bauer) mit normalen sekundären Geschlechtsmerkmalen und normalem äußeren Genitale. Vagina von normaler Beschaffenheit, dagegen stark hypoplastischer Uterus. Adnexe nicht fühlbar. Normale Libido. Sehr nervös und labil in ihrer Stimmung. Kein Chvostek. Keine Übererregbarkeit der Vasomotoren, schwach auslösbare Sehnenreflexe. Cornealreflexe abgeschwächt. Große Tonsillen. Strabismus.

Beide Fälle demonstrieren auch die Entbehrlichkeit einer vasomotorischen Übererregbarkeit, soweit sie durch die Prüfung des Dermographismus veranschaulicht wird, in der Pathogenese der Otosklerose. Es ist aber gar nicht immer eine Hypoplasie, sondern gelegentlich sogar einmal eine Hyperplasie des Genitales, welche bei Otosklerotikern beobachtet werden kann. So sahen wir bei einem 22jährigen, an schwerer Otosklerose leidenden Manne einen ganz unverhältnismäßig großen Penis bei normaler Beschaffenheit der Hoden, ein Beweis dafür, daß nicht die Genitalhypoplasie als solche mit der Otosklerose in irgendeinem ursächlichen Zusammenhang steht, sondern daß sie ebenso wie gelegentlich auch einmal ihr Gegenstück und wie jede andere mehr oder minder extreme Variante, wie jede sonstige stärkere Abweichung vom betreffenden Mittelwert im Rahmen eines Status degenerativus vorkommt und wie alle übrigen ihr koordinierten Zeichen eines solchen das konstitutionelle Milieu kennzeichnet, in welchem unter anderem auch die krankhaften Erbanlagen des Gehörorgans angetroffen werden. Daher denn auch die ganz regellosen Abweichungen der Menstruationsverhältnisse von der Norm, wie wir sie recht häufig bei unseren Kranken verzeichnet haben. So stehen 8 Fällen mit zu früher Menarche (bis vor dem 12. Lebensjahre) 9 Fälle gegenüber, bei denen die erste Menstruation zu spät einsetzte (mit 17 bis 20 Jahren). 8 mal war die Menstruation ganz unregelmäßig, 6 mal dauerte sie zu lang (8—10 Tage), 5 mal war sie zu intensiv, 3 mal nur sehr schwach. Dysmenorrhöe, Dyspareunie, Sterilität, Extrauteringravidität, Myome, Ovarialerkrankungen wurden nicht häufiger gesehen, als es der Verbreitung eines Status degenerativus unter den Otosklerotikern entspricht.

Eine Vergrößerung der Schilddrüse verzeichneten wir unter 54 Fällen von Otosklerose 5 mal, eine mit Wahrscheinlichkeit auf eine vergrößerte Thymusdrüse zu beziehende Dämpfung links vom Manubrium sterni 3 mal. In einem Falle erinnerte die Gesichtsbeschaffenheit einer 53 jährigen Patientin mit Otosklerose stark an Myxödem. Ihre Schilddrüse war nicht vergrößert, Chvostek war negativ, die Vasomotoren nicht übererregbar, dagegen zeigte die Frau eine ganz extreme Ausbildung eines Arcus corneae senilis, etwas gesteigerte Sehnenreflexe und einen Blutdruck von 135 R.R. Was Delie über Beziehungen zwischen Hypothyreoidismus und Otosklerose schreibt, geht über den Wert einer mehr oder minder geistvollen Phantasie nicht hinaus. Ausgesprochene Zeichen pankreatischer oder suprarenaler Funktionsstörungen haben wir bei unseren Otosklerosekranken nicht zu sehen bekommen. Der Vollständigkeit halber sei noch erwähnt, daß Drury in mehr als der Hälfte der daraufhin untersuchten Fälle von progressiver Ertaubung Störungen von seiten der Schilddrüse, Hypophyse und Ovarien beobachtet haben will.

So glauben wir denn gezeigt zu haben, daß auch die vielfach bei Otosklerose beschriebenen und tatsächlich vorkommenden Blutdrüsenanomalien nichts Spezifisches für Otosklerose, keinen besonderen Typus erkennen lassen, daß sie in wechselnder Kombination und inkonstant auftreten, daß sie nur als Teilerscheinungen eines Status degenerativus, nicht aber als ursächliche Faktoren des Ohrenleidens angesehen werden können. In welcher

Weise sie für den Ablauf einer Otosklerose maßgebend werden können, soll weiter unten noch zur Sprache kommen und wurde schon an anderer Stelle ausführlicher behandelt.

Die Familienkonstitution bei konstitutionellen Ohrenleiden.

Wenn uns also die persönliche Untersuchung der Probanden nicht über die allgemeinste Form abgearteter Konstitution, den Status degenerativus hinausgeführt hat, so wollen wir im folgenden zeigen, daß die statistische Untersuchung der Morbidität in den Probandenfamilien es dennoch ermöglicht, eine bestimmte, anscheinend gesetzmäßige Korrelation, d. h. also Koppelung der abnormen Erbanlagen a und b an bestimmte andere Gene zu erkennen, eine Koppelung, die, wie sich herausstellen wird, durch die bloße Untersuchung des Probanden gar nicht erfaßt werden konnte. Leider sind gerade die Otosklerotiker hier nicht gut verwertbar, weil wir auf diese Verhältnisse der Familienmorbidität speziell zu achten erst später anfingen und daher eingehendere anamnestische Nachforschungen gerade in dieser wichtigen Kategorie, die wir zuerst in den Kreis unserer Untersuchungen zogen, lange Zeit nicht angestellt wurden. Es sind daher alle diesbezüglichen Zahlen auch in der folgenden Tabelle XI in der Rubrik Otosklerose zweifellos

Tabelle XI.

Belastung mit	Labyrinthäre Schwerhörigkeit	Chronische Mittelohr- prozesse	Otosklerose
Neoplasmen	21 Familien	15 Familien	8 Familien
Tuberkulose	17　,,	32　,,	11　,,
Zirkulations- und Nierenleiden . .	29　,,	28　,,	17　..,
Nerven- und Geisteskrankheiten .	10　,,	14　,,	4　,,
Suizid	5　,,	2　,,	1　,,
Diabetes	3　..,	4　,,	1　,:
Zwillingsschwangerschaften . . .	2　,,	2　,,	1　,,

zu klein. Wegen der Unverläßlichkeit dieser Angaben setzen wir auch hier die Kategorie Otosklerose an den Schluß. Die Häufigkeit von Zwillingsschwangerschaft gehört zwar nicht zur Morbidität, wohl aber zu den nur durch Familienuntersuchung erfaßbaren Merkmalen abgearteter Konstitution, weshalb sie in dieser Tabelle aufgenommen wurde.

Die beifolgende tabellarische Zusammenstellung zeigt nun, daß quoad Zirkulations- und Nierenkrankheiten, Nerven- und Geisteskrankheiten einschließlich Selbstmord, sowie quoad Diabetes und Zwillingsschwangerschaften ein deutlicher Unterschied in der Frequenz, der über den Fehler der kleinen Zahl hinausgehen würde, offenbar nicht besteht, wobei wir, wie eben begründet, bloß die Kategorien labyrinthäre Schwerhörigkeit und chronische Mittelohrleiden miteinander vergleichen. Ein auffallender Unterschied zeigt sich jedoch bezüglich der Häufigkeit der

Tuberkulose, weniger deutlich auch bei den Neoplasmen. Wir bemerken eine auffallende Häufigkeit der Belastung mit Krebs und im
Gegensatz dazu Seltenheit der Belastung mit Tuberkulose bei den labyrinthär Schwerhörigen im Vergleich mit den Mittelohrkranken. Besonders deutlich zeigt dieses Verhältnis die folgende Tabelle XII,

Tabelle XII.

	Es starben an							
	Krebs				Tuberkulose			
	Vater	Mutter	Eltern	Eltern in % samt Fehlerbreite	Vater	Mutter	Eltern	Eltern in % samt Fehlerbreite
von 61 verstorbenen Eltern der 106 Otosklerosen	5	0	5	**8,2**	2	4	6	**9,8**
Von 95 verstorbenen El- tern der 100 labyrin- thär Schwerhörigen	11	7	18	**18,9** $\pm$ 11,37	3	1	4	**4,2** $\pm$ 5,8
Von 100 verstorbenen El- tern der 100 chron. Mittelohrkranken.	4	6	10	**10,0** $\pm$ 8,5	12	7	19	**19** $\pm$ 11,1

welche die Todesursache der Eltern unserer Probanden angibt. Wiederum möchten wir der Rubrik „Otosklerose" keinen Wert beimessen,
weil bei spezieller Beachtung dieses Gegenstandes die Zahl der verstorbenen Eltern sich jedenfalls als größer und auch das Verhältnis
zwischen Krebs und Tuberkulose anders herausgestellt hätte. Freilich
sind die Zahlen zu gering, um unter Berücksichtigung des möglichen
Fehlers ein bindendes Urteil zu gestatten. Mit einer gewissen Wahrscheinlichkeit erlauben sie aber dennoch den Schluß, daß eine Syn-
tropie, um einen Ausdruck Pfaundlers zu gebrauchen,
bzw. eine positive Korrelation zwischen labyrinthärer
Schwerhörigkeit und Krebsbelastung der Familie auf
der einen Seite, eine Dystropie, eine negative Korrelation zwischen labyrinthärer Schwerhörigkeit und Tuberkulosebelastung der Familie auf der anderen Seite besteht. Da es sich hier wohl nur um eine genotypische Korrelation,
d. h. um eine Koppelung von Erbanlagen handeln, kann, so darf die
gleiche Beziehung zu Karzinom und Tuberkulose auch für die Otosklerose angenommen werden, welche ja ihre genotypische Grundlage
mit der progressiven labyrinthären Schwerhörigkeit gemeinsam hat.

Im allgemeinen kann man auf Grund der vorliegenden Statistiken
sagen, daß die Eltern von nicht an Krebs Verstorbenen in etwa 5—6%
an Krebs gelitten haben, während sich der Prozentsatz für an Krebs
Verstorbene auf etwa 10% erhöhen dürfte. Jedenfalls ist also, auch
wenn man den möglichen Fehler berücksichtigt, die Zahl der an Krebs

verstorbenen Eltern bei den labyrinthär Schwerhörigen außerordentlich hoch. Im allgemeinen ist gewiß die Mortalität der Erwachsenen an Tuberkulose um mindestens 2—3 mal größer als jene an Krebs. Es ist also um so bemerkenswerter, wenn wir gefunden haben, daß auch tatsächlich von den Eltern der Mittelohrkranken fast doppelt so viel an Tuberkulose wie an Krebs verstorben sind, daß aber von den Eltern der labyrinthär Schwerhörigen 4—5 mal mehr an Karzinom als an Tuberkulose zugrunde gingen. Selbst wenn man die durch die Fehlerbreite gegebenen Minimum- bzw. Maximumwerte miteinander vergleichen will — es wären dann bei labyrinthärer Schwerhörigkeit 7,5% an Krebs und 10% an Tuberkulose verstorbene Eltern — selbst bei diesen ganz und gar unwahrscheinlichen Zahlen wäre die Relation zwischen Krebs- und Tuberkulosemortalität bei den Eltern der labyrinthär Schwerhörigen (und dasselbe gilt nach dem oben Gesagten wohl auch für die Otosklerotiker) von der Durchschnittsrelation weit entfernt. Es ist also wohl kaum zu zweifeln, daß zwischen den abnormen Erbfaktoren des Gehörapparates a und b und den die Veranlagung zum Krebs bedingenden unbekannten Erbanlagen eine Korrelation besteht, welche ihrerseits die geringe Empfänglichkeit für Tuberkulose erklären dürfte. Denn seit Rokitansky und Beneke kennen wir den Gegensatz, der bis zu einem gewissen Grade zwischen Krebs und florider Lungentuberkulose besteht.

Da sich nach unseren obigen Darlegungen in vielen Familien der Mittelohrleidenden unserer Tabelle die gleichen abnormen Erbanlagen a und b vorfinden wie in den Familien der Otosklerotiker und labyrinthär Schwerhörigen, so werden wir uns nicht wundern, wenn die in der Rubrik der Mittelohrkranken erhaltenen Zahlen nicht etwa ein Abbild der durchschnittlichen Häufigkeit von Krebs und Tuberkulosebelastung in der Bevölkerung darstellen, sondern eben zwischen dieser und der bei labyrinthärer Schwerhörigkeit beobachteten Frequenz stehen. Bei dieser Gelegenheit möchten wir es nicht unterlassen, nochmals auf die von O. Mayer auf Grund seiner umfassenden histologischen Untersuchungen vertretene Anschauung hinzuweisen, daß es sich bei der Otosklerose um einen blastomartigen Prozeß, ein Hamartom handle. Sollte dieser geschwulstähnliche krankhafte Vorgang in der knöchernen Labyrinthkapsel in irgendeiner Weise durch eine allgemeinere Blastomanlage determiniert sein? Wir wollen naheliegende hypothetische Vermutungen nicht weiter ausspinnen.

Eine vollwertige Stütze für die eben begründete Annahme einer genotypischen Beziehung zwischen labyrinthärer Schwerhörigkeit und Otosklerose auf der einen, Neoplasmen auf der anderen Seite liefert unsere weitere Feststellung, daß labyrinthäre Schwerhörigkeit und

Otosklerose ausgesprochen langlebige Familien heimsuchen. Die
nächsten 2 Tabellen (XIII u. XIV) geben darüber Aufschluß, wobei auch
hier wieder hervorgehoben werden muß, daß die Rubrik Otosklerose kein
verläßliches Resultat angibt, da eine systematische Beachtung dieser
Verhältnisse erst im Laufe unserer Untersuchungen einsetzte. Die geno-

Tabelle XIII.

	Von 212 Eltern der 106 Otosklerosen	Von 200 Eltern der 100 labyrinthär Schwerhörigen	Von 200 Eltern der 100 chronisch Mittelohrkranken
wurden über **70** Jahre alt. . .	32	55	39
wurden über **80** Jahre alt. . .	4	13	6
wurden über **90** Jahre alt. . .	0	1	0
starben v o r dem 70. Jahre . .	48	60	75
starben n a c h dem 70. Jahr . .	13	35	25
starben im ganzen	61	95	100

Tabelle XIV.

	Von 106 Otosklerosen	Von 100 labyrinthär Schwerhörigen	Von 100 chronisch Mittelohrkranken
hatten mindestens e i n e n langlebigen (L) Elter (= über 70 Jahre). .	29	41	30
hatten z w e i langlebige (L) Eltern	3	14	9
hatten k e i n e langlebigen Eltern (l)	7	13	14
Verhältnis der Probandenzahl ohne langlebige zu der mit mindestens einem langlebigen Elter (in %)	7 : 29 = **24,1**%	13 : 41 = **31,7**%	14 : 30 = **46,6**%
Verhältnis der langlebigen Eltern zur Gesamtzahl der langlebigen und den vor dem 70. Jahr verstorbenen Eltern (also aller Eltern, über deren „Langlebigkeit" ein Urteil möglich ist); oder der Prozentsatz der langlebigen Eltern	32 : 80 = **40**%	55 : 115 = **48**%	39 : 114 = **34**%

typische Übereinstimmung der labyrinthären Schwerhörigkeit mit der
Otosklerose gestattet jedoch die Übertragung der an labyrinthär
Schwerhörigen gefundenen Ergebnisse auf die Otosklerose, da es sich
ja auch hier nur um genotypische Beziehungen handelt. Wir bezeichnen
der Kürze wegen als langlebig jedes über 70 Jahre alt gewordene Individuum. Als nicht langlebig kann natürlich nur jedes vor dem
70. Lebensjahr verstorbene Individuum angesehen werden, während

über die noch nicht 70 Jahre alten lebenden Eltern ein Urteil bezüglich ihrer Langlebigkeit nicht möglich ist. Wiederum sehen wir, wie ganz konform der Krebs-Tuberkulose-Relation die Langlebigkeit bei den Eltern der labyrinthär Schwerhörigen wesentlich häufiger vorkommt als bei den Eltern der Mittelohrkranken, und auch hier müssen wir uns ja vor Augen halten, daß die Gruppe der chronischen Mittelohrkrankheiten kein eigentliches Vergleichsmaterial darstellt, da es zum Teile wenigstens die gleichen pathologischen Erbanlagen a und b enthält, also zwischen der durchschnittlichen Bevölkerung und der Gruppe der a—b-Träger rangiert.

Diese Verhältnisse veranschaulicht in besonders klarer Weise folgende Überlegung. Wir fanden, daß von den Eltern der Otosklerotiker 40%(?), von jenen der labyrinthär Schwerhörigen 48%, von jenen der Mittelohrkranken 34% langlebig sind. Eine Betrachtung und Berechnung nach den von der österreichischen statistischen Zentralkommission veröffentlichten Beobachtungszahlen, wie sie sich aus den Volkszählungen 1900 und 1910 ergaben, zeigt, daß im Zeitraume 1901—1910 in Österreich die Zahl der 70 jährigen nur 23,6% von der Zahl der 25 jährigen ausmachte (1 031 437 zu 4 369 011), das bedeutet also, daß von den 25 jährigen nur etwa 23,6% das Alter von 70 Jahren erreichen. Suchen wir nun auf Grund der gleichen, von der österreichischen statistischen Zentralkommission gelieferten Zahlen festzustellen, von welchem Ausgangsalter die 70 jährigen die von uns gefundenen Prozentsätze 40 (?), 48 und 34% ausmachen, so gelangen wir zu folgenden Ergebnissen.

Wenn die 70 jährigen 40% ausmachen, wie wir dies für die Eltern der Otosklerotiker angegeben haben, so entspräche das bevölkerungsstatistisch einem Ausgangsalter von 52 Jahren für Männer, von 46 Jahren für Frauen. Wenn die 70 jährigen 48% ausmachen, wie wir das für die Eltern der labyrinthär Schwerhörigen gefunden haben, so entspräche das einem Ausgangsalter von 57 Jahren für Männer, von 55 Jahren für Frauen, und wenn schließlich die 70 jährigen 34% ausmachen wie bei den Eltern unserer Mittelohrkranken, so entspräche das einem Ausgangsalter von 46 Jahren für Männer und 40 Jahren für Frauen. Die daraus sich ergebende Schlußfolgerung ist klar. Zur Zeit der Zeugung unserer Probanden müssen ihre Eltern zum Teil ganz wesentlich jünger gewesen sein, als dem bevölkerungsstatistisch ermittelten Ausgangsalter nach der Häufigkeit der langlebigen unter ihnen entsprechen würde, d. h. also diese Eltern erreichen im Durchschnitt viel häufiger ein hohes Alter als der große Durchschnitt der Bevölkerung, sie sind langlebiger als der normale Typus der Population. Daß die physiologische Lebensdauer, also Lang- oder Kurzlebigkeit, ein ausgesprochen konstitutionelles Merkmal darstellt, also in der Erbanlagenkombination des Individuums begründet ist, kann heute nicht mehr Gegenstand der Diskussion sein.

Nicht nur bei der Drosophila, wo diese Verhältnisse durch Morgan sowie insbesondere durch Raymond Pearl und seine Schüler eingehend studiert worden sind, sondern auch beim Menschen kann ein Zweifel hierüber nicht aufkommen (vgl. J. Bauer). Den pathologischen Erbanlangen des Gehörapparates a und b begegnet man also besonders häufig bei jener Konstellation der Erbmasse, die eine konstitutionelle Langlebigkeit bedingt oder, anders ausgedrückt, es besteht eine Korrelation der krankhaften Erbfaktoren des Gehörapparates a und b zu jenen unbekannten Erbfaktoren, die für eine konstitutionelle Langlebigkeit verantwortlich zu machen sind.

Nun weiß man, daß auch der Krebs die langlebigen Familien heimsucht, und es ist eine alltägliche Erfahrung, daß die Eltern der Krebskranken auffallend häufig ein hohes Alter erreichen. Diese unter anderem auch von mir schon vor Jahren besonders hervorgehobene Tatsache wurde vor kurzem durch eine umfassende statistische Untersuchung von R. Pearl an dem Material von Baltimore bestätigt. Ob, wie Pearl annimmt, die Häufigkeit des Krebses in solchen langlebigen Familien nur damit zusammenhängt, daß der Krebs eine Erkrankung des höheren Alters zu sein pflegt, ob also die konstitutionelle Langlebigkeit allein die oben erörterten Beziehungen zwischen konstitutionell degenerativen Ohrenleiden und der Karzinom-Tuberkulose-Morbidität erklärt oder ob hier kompliziertere Verhältnisse vorliegen, ist zunächst nicht von wesentlicher Bedeutung. Tatsache ist jedenfalls die mit unserem sonstigen Wissen in vollstem Einklang stehende genotypische Korrelation der konstitutionelldegenerativen Ohrenleiden mit der Krebsdisposition einerseits und mit der konstitutionellen Langlebigkeit anderseits.

Die Bedingungen der Manifestationsform der konstitutionellen Minderwertigkeit des Gehörorgans.

Auf eine Frage haben wir noch in Kürze einzugehen. Sind uns Umstände bekannt, welche für die spezielle Manifestationsform der konstitutionellen Organminderwertigkeit des Gehörorgans maßgebend sind? Wissen wir etwas darüber, unter welchen Bedingungen sich bei gegebener Erbanlagenkonstellation das Krankheitsbild einer Otosklerose oder das einer progressiven labyrinthären Schwerhörigkeit entwickelt? Die bei den rezidivierenden und chronischen Mittelohrprozessen zu der Organminderwertigkeit hinzutretenden äußeren und inneren Faktoren (Infektionserreger, Beschaffenheit des Mittelohres und seiner Anhänge usw.) sollen an dieser Stelle nicht nochmals zur Sprache kommen, aber da die genotypische Grundlage für die Otosklerose und die progressive labyrinthäre Schwerhörigkeit unserer Annahme nach identisch oder, wenn wir die Möglichkeit fakultativer Dominanz in Betracht ziehen, wenigstens nahezu identisch ist, so erfordern doch auch andere Faktoren Berücksichtigung, sei es solche der übrigen Erbmasse oder solche konditioneller Natur, die auf die Manifestationsform der krankhaften Gene von Einfluß sein könnten.

Zunächst scheint die Geschlechtszugehörigkeit hier eine gewisse Rolle zu spielen. Wie schon oben erwähnt, fanden wir unter unseren 106 Otoskleroseprobanden 37 Männer und 69 Frauen, d. h. also, Frauen erkranken häufiger an Otosklerose als Männer. In unserem Material machen die weiblichen Otosklerotiker 65%, die männlichen nur 35% aus, was ja mit den allgemeinen Erfahrungen der Ohrenärzte übereinstimmt. Von einer geschlechtsgebundenen Vererbung, d. h. einer Koppelung der krankhaften Erbanlagen des Gehörapparates an die Geschlechtsanlage im Geschlechtschromosom kann aber nach unseren früheren Darlegungen keine Rede sein. Bei der labyrinthären Schwerhörigkeit fanden wir nun ein entgegengesetztes Verhältnis. Von den 100 Probanden waren 65 männlichen, 35 weiblichen Geschlechtes. Diese Geschlechtsrelation erscheint um so bemerkenswerter, als unter den chronisch Mittelohrleidenden die Verteilung der Geschlechter vollkommen gleichmäßig war. 53 Männer standen hier 47 Frauen gegenüber. Wir können also wohl annehmen, daß die Geschlechtszugehörigkeit die Manifestationsart der konstitutionellen Organminderwertigkeit des Gehörapparates bis zu einem gewissen Grade beeinflußt. **Männliche Individuen manifestieren die konstitutionelle Minderwertigkeit ihres Gehörorgans öfter in der Form einer progressiven labyrinthären Schwerhörigkeit, weibliche Individuen öfter in jener der Otosklerose.**

Ob es sich da um eine unmittelbare genotypische Korrelation oder um hormonale Einflüsse handelt, ist schwer zu sagen. Sicher ist, daß, wie schon oben hervorgehoben wurde, die das Blutdrüsensystem stark aus dem Gleichgewicht bringenden Vorgänge des weiblichen Geschlechtslebens, wie Gravidität und Laktation, einen ausgesprochen ungünstigen Einfluß auf eine bestehende Otosklerose ausüben, bzw. den Ausbruch einer solchen auslösen können. Angesichts der von uns oben erörterten Beziehungen zwischen Otosklerose und Blastomdisposition einerseits, der O. Mayerschen Auffassung von der blastomähnlichen Natur der Otosklerose andererseits, mag es nicht ohne Belang sein, auf die enorme Förderung blastomatöser Prozesse durch die Schwangerschaft hinzuweisen (G. A. Wagner, Odermatt, Kaspar, H. H. Schmid u. a.). Aber auch, wenn man einen dystrophischen Prozeß nach Art der Osteomalazie und Rachitis als Wesen der Otosklerose ansieht (Brunner), findet man eine Analogie für den beschleunigenden Einfluß der Gravidität auf den Krankheitsverlauf.

Auf der anderen Seite dürften Männer infolge ihrer Berufe (Schmiede, Artilleristen usw.) häufiger dem abiotrophischen Aufbrauch ihres Hörnervenapparates Vorschub leisten und schon aus diesem Grunde öfters an progressiver labyrinthärer Schwerhörigkeit erkranken als Frauen. Wie weit die übrige Konstellation der Erbmasse und sonstige Momente für die Manifestationsform der konstitutionellen Organminderwertigkeit des Gehörapparates von Bedeutung sein könnten, in welchem Ausmaße dem Zustande des Nervensystems, der Vasomotoren, organischen Gefäßveränderungen usw. eine Rolle zukommen mag, das entzieht sich vorderhand unserer Beurteilung.

Die Entstehung der konstitutionellen Minderwertigkeit des Gehörorgans.

Wie entstehen denn eigentlich die krankhaften Erbanlagen des Gehörorgans? Wie sollen wir uns ihr erstmaliges Auftreten erklären? Die Beantwortung dieser Frage fällt natürlich zusammen mit der allgemeinen Beantwortung nach dem Ursprung abnormer Erbfaktoren. Sie möge hier kurz besprochen werden, weil in der otologischen Literatur nur eine von V. Hammerschlag vertretene, etwas unklare Anschauung zu finden ist. Hammerschlag sucht das Auftreten der hereditären Taubheit zu erklären aus den allgemein schädigenden und konstitutionsschwächenden Einflüssen fortgesetzter Inzucht unter ungünstigen Ernährungs- und klimatischen Verhältnissen. Die phylogenetisch jüngsten, kompliziertesten, zartesten und vulnerabelsten Organe und Organkomplexe werden als erste die Symptome der fortschreitenden Entartung dieser Rasse aufweisen, und zu diesen Teilen des Körpers gehören die höheren Sinnesorgane Auge und Ohr, sowie das Zentralnervensystem. Daher denn auch die häufige Kombination der hereditären Taubheit mit Anomalien des Auges und Zentralnervensystems. Diese Anschauung bezeichneten wir deshalb als unklar, weil sie uns doch keine präzise Vorstellung über das erste Auftreten der krankhaften Erbanlagen vermittelt, sie ist aber in dieser Form auch unhaltbar, weil sie von einer nicht bewiesenen Annahme ausgeht, daß nämlich Inzucht — nach Hammerschlag im weitesten Sinne des Wortes auf ein Volk angewendet — die Erbmasse unmittelbar schädigt. Wir wissen heute, warum Inzucht verhängnisvolle Folgen haben kann. Wegen der erhöhten Wahrscheinlichkeit, daß zwei mit derselben latenten, rezessiven, krankhaften Erbanlage behaftete, also heterozygote Individuen zusammengeraten und nunmehr mit 25% Wahrscheinlichkeit, wofern es sich um eine einzige Erbanlage handelt, kranke, d. h. homozygot-rezessive Kinder zeugen. Die eventuell verderbliche Wirkung der Inzucht ist also in der erhöhten Wahrscheinlichkeit der Homozygotierung rezessiver Erbanlagen zu erblicken. Daß Inzucht „im weitesten Sinne" noch andere deletäre Folgen haben könnte, ist keineswegs erwiesen (vgl. F. Kraus und Döhrer). Inzucht ist also zweifellos für die Manifestation und Verbreitung, aber kaum für die Entstehung krankhafter Erbanlagen verantwortlich zu machen.

Unseren heutigen Anschauungen zufolge entstehen diese abnormen Erbanlagen durch sog. Keimänderung oder Idiokinese, d. h. durch Änderung eines oder mehrerer vorhandener Gene unter dem Einfluß irgendwelcher Einwirkungen auf den elterlichen Organismus. Den erbändernden, keimschädigenden Einfluß gewisser Gifte wie Alkohol, Blei, gewisser Krankheitsstoffe wie sie bei Lues, Malaria, Pellagra usw. den elterlichen Organismus schädigen, können wir als mindestens wahrscheinlich ansehen. Dort, wo der äußere erbändernde Faktor nicht nachweisbar ist, wo also unvermittelt, ohne nachweisbare Keimschädigung eine vererbbare Änderung des Genbestandes aufgetreten ist, dort sprechen wir von Mutation. Allerdings wissen wir, daß Änderungen der äußeren Lebensbedingungen, also auch die von Hammerschlag angeführten ungünstigen Ernährungs- und klimatischen Verhältnisse das Auftreten von Mutationen begünstigen, ihre Häufigkeit erhöhen. Ist es denn nicht weit bewundernswerter und merkwürdiger, daß in dem generationenlangen Flusse des Keimplasmas so selten Störungen eintreten, so selten erbbiologische Potenzen verloren gehen oder sich ändern? Müssen wir wirklich immer erst ausgesprochen blastophthorische, d. h. also erbschädigende Einwirkungen auf den elterlichen Organismus nachweisen, um unser Erklärungsbedürfnis zu befriedigen? Ist das Vorkommen von Mutationen angesichts der ungeheuren Komplexität und Präzision der sich am Chromosomenapparat abspielenden Vorgänge nicht geradezu ein notwendiges logisches Postulat für jeden denkenden Naturbeobachter? Die krankhaften Erbanlagen entstehen also durch Keimschädigung oder durch Mutation.

Ein sehr lehrreiches Beispiel, wie ohne nachweisbare Keimschädigung, also durch Mutation eine Änderung eines bestimmten Gens oder Genkomplexes entstehen kann, liefert Berglund. In einer vollkommen gesunden und normalen schwedischen Kleinbauernfamilie wurde ein sonst gesundes männliches Individuum geboren, das niemals auch nur ein Haar auf dem Kopfe hatte. Augenbrauen, Schnurrbart, Achsel- und Schamhaare waren normal entwickelt. Der Mann war der dritte von 10 vollkommen normalen Geschwistern. Auch Eltern und alle Großeltern hatten normales dichtes Kopfhaar. Dieser Mann heiratete zweimal und hatte, wie der beifolgende Stammbaum (Abb. 58) zeigt, unter je fünf Kindern beide Male mehrere kopfhaarlose, die ebenso beschaffen waren wie er selbst. Von 10 Kindern waren 5 ohne Kopfhaare, die übrigen ebenso wie ihre Mutter ganz normal. Wir führen diese Beobachtung an, weil sie selten schön das erste Auftreten abnormer Erbanlagen illustriert. Sie zeigt gegenüber den unhaltbaren Anschauungen H a m - m e r s c h l a g s , daß weder Inzucht noch ungünstige Lebensbedingungen

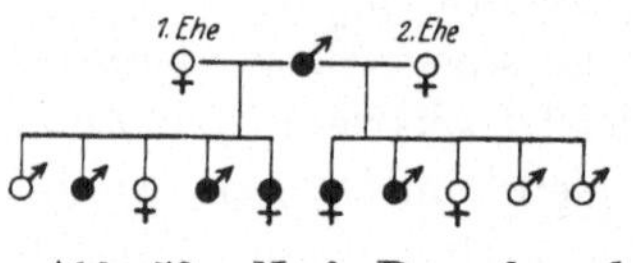

Abb. 58.   Nach B e r g l u n d .

obligate Erfordernisse für das Auftreten von Erbleiden darstellen, und zeigt, was ja von vornherein klar war, daß eine degenerative Veränderung der Erbmasse keineswegs immer zuerst Ohren, Auge oder Zentralnervensystem betrifft. In dem Beispiele B e r g l u n d s handelt es sich offenkundig um eine dominant-mendelnde krankhafte Erbanlage, deren Entstehung durch Mutation zufällig so einwandfrei beobachtet werden konnte.

Komplizierter gestalten sich die Verhältnisse, wenn die mutativ entstandenen abnormen Erbfaktoren rezessiven Charakter haben und wenn, wie das wohl meistens der Fall sein dürfte (vgl. L e n z), solche rezessive Erbanlagen erst Generationen hindurch in latentem Zustande mitgeschleppt werden, ehe sie durch zufällige Homozygotierung manifest werden. Ein außerordentlich lehrreiches experimentelles Beispiel dieses Vorganges wurde in jüngster Zeit durch L i t t l e und B a g g geliefert. Die grundlegenden Versuche der amerikanischen Forscher sind deshalb von großer Bedeutung, weil sie 1. die keimschädigende Wirkung von Röntgenstrahlen beweisen und 2. zeigen, wie durch Keimschädigung gegebenenfalls eine rezessiv mendelnde krankhafte Erbanlage entstehen kann, die, wie eben gesagt wurde, Generationen hindurch latent bleiben kann. L i t t l e und B a g g bestrahlten 5 Tage hintereinander weiße Mäuse mit $\frac{1}{5}$ Erythemdosis vom Rücken her. Nach der Bestrahlung erst wurden die Tiere zur Paarung zugelassen. Die erste Filialgeneration dieser bestrahlten Tiere war vollkommen normal und zeigte keine Spuren einer Keimschädigung. Die Tiere der F_1 wurden nun untereinander gekreuzt, und da zeigten 25% der Tiere der zweiten Filialgeneration weiter vererbbare Anomalien der Augen und auch solche der Extremitäten. An den Augen waren es verschiedene Grade von Linsentrübungen und Mikrophthalmus, an den Extremitäten Deformierungen und abnorme Stellungen der Zehen. Die Anomalien der Augen erwiesen sich als einfach-rezessiv mendelnd. Den Erbgang der Fußdeformitäten konnten die Autoren noch nicht feststellen. Die experimentell hervorgerufene Keimschädigung der Großeltern wurde also erst bei den Enkeln manifest. Wären aber die heterozygoten Tiere der F_1 nicht untereinander gepaart worden, so wäre auch bei den Enkeln der bestrahlten Tiere noch nichts von der Keimschädigung zu merken gewesen und viele, viele Generationen hätten die bei ihren Ahnen durch Keimschädigung entstandenen krankhaften Erbanlagen latent fortschleppen können, ehe durch eine zufällige Kreuzung zweier, in bezug auf diese rezessive krankhafte Erbanlage heterozygoter Individuen zum ersten Male Homozygotie dieser Erbanlage und damit ihre phänotypische Manifestation zustande gekommen wäre.

Überdenken wir einmal diese Dinge, wie sie sich etwa anolog bei eventueller Keimschädigung des Menschen abspielen dürften. Eine Kreuzung zwischen Individuen aus F_1, d. h. also Geschwisterehen, kommen beim Menschen de norma nicht vor. Also erst, wenn später einmal eine Verwandtenehe 2 heterozygote Individuen zusammengeführt hätte, oder wenn zufällig zwei aus verschiedenen, aber mit der gleichen latenten rezessiven Erbanlage behafteten Familien stammende Individuen sich gepaart hätten, erst dann wäre mit einer errechenbaren Wahrscheinlichkeit ein bestimmter Prozentsatz der Kinder manifest krank geworden. Bei einer einfachen rezessiven Erbanlage wären es 25%, bei digenem Erbgang erheblich weniger. So können wir uns vorstellen, wie eine heute gar nicht mehr eruierbare Keimschädigung irgendeines unserer Ahnen, die Jahrhunderte früher stattgefunden haben mag, in ihren Konsequenzen erst jetzt manifest werden kann, wie in einer bisher anscheinend gesunden und unbelasteten Familie ohne nachweisbare Veranlassung, insbesondere aber dann, wenn eine Ehe zwischen Blutsverwandten eingegangen wurde, unvermittelt ein rezessives Erbleiden auftritt. Das alte Bibelwort von der Schuld der Väter, die sich rächen wird bis ins zehnte Geschlecht, erscheint uns hier in einer neuen Beleuchtung.

Eine schöne Illustration dieser Verhältnisse lieferte kürzlich Hanhart auf Grund mühseliger Stammbaumforschungen in einem Schweizer Inzuchtsgebiet. Er konnte 9 Fälle von sporadischer Taubstummheit in verschiedenen Familien dieses Gebietes auf ein einziges Stammelternpaar zurückführen, das vor etwa 300 Jahren gelebt hatte und bei dem offenbar die Idiovariation latent einsetzte, um erst nach so langer Zeit infolge gehäufter Verwandtenehen in einer Generation explosionsartig zur Manifestation zu kommen. Daß die Idiovariation sich auch hier nicht allein auf die Anlage des Gehörorgans erstreckte, ergibt sich aus der Tatsache der Kombination der Taubstummheit mit Oligophrenie bis zu schwerer Idiotie, mit Debilität, Hypogenitalismus u. a.

Inzucht erhöht also nur die Wahrscheinlichkeit der Homozygotierung überdeckter Anlagen, Inzestzucht, d. h. Blutschande erhöht diese Wahrscheinlichkeit begreiflicherweise in besonders hohem Maße. Nur so ist z. B. das Auftreten von Retinitis pigmentosa (A. M. Rosenstein), von Ichthyosis congenita (Claus, Heidler), Klumpfuß (Fetscher), Taubstummheit (E. Urbantschitsch) u. a. bei Blutschande zu verstehen. In dem von Claus beschriebenen Falle hatte z. B. eine gesunde Frau von ihrem Manne 5 gesunde Kinder, als sie dann mit ihrem Stiefbruder ein Verhältnis einging, brachte sie 3 mit kongenitaler Ichthyosis behaftete Kinder zur Welt.

Welche Erbanlagen aus dem gesamten Bestande durch Keimschädigung oder durch Mutation verändert werden, hängt vom Zufall ab; öfters wird sich die Keimschädigung nicht bloß auf eine einzelne, sondern auf eine ganze Anzahl von ihnen erstrecken. Das wäre der Ursprung eines Status degenerativus, wie wir uns ihn auf Grund unserer heutigen Kenntnisse vorzustellen haben.

Durch ein Versehen ist die Feststellung von Blutsverwandtschaft in den Familien unserer Probanden leider unterblieben. Sie hätte vielleicht wertvolle Ergebnisse gezeitigt. Für die Taubstummheit ist die Bedeutung konsanguiner Ehen durch Hammerschlag erwiesen. 7% der Taubstummen oder, wenn man nur die Taubgeborenen zählt, 30—40% von ihnen sollen aus Verwandtenehen hervorgehen.

Die individuelle Prophylaxe und Therapie der hereditär-degenerativen Erkrankungen des inneren Ohres.

Halten wir daran fest, daß sich die hereditär degenerativen Erkrankungen, die im Gehörorgan in einer früheren oder späteren Epoche des extrauterinen Lebens in Form der Otosklerose oder der chronischen progressiven labyrinthären Schwerhörigkeit in Erscheinung treten, aus dem Vorhandensein krankhafter Erbanlagen entwickeln, so müssen wir in den hierin gegebenen erbbiologischen Vorbedingungen die eigentliche Krankheitsursache erblicken und uns damit auch klar werden, daß wir außerstande sind, diese therapeutisch zu beeinflussen.

Es wäre aber unrichtig, mit dieser Feststellung die Behandlung solcher Krankheitsprozesse von vornherein als aussichtslos zu bezeichnen.

Die Erkenntnis, daß wir es hier mit konstitutionellen Organanomalien zu tun haben, die richtige Beurteilung der im Gehörorgan auf der Grundlage seiner konstitutionellen Minderwertigkeit sich entwickelnden Prozesse lehren uns allerdings das Unabänderliche der gegebenen Krankheitsanlage erfassen. Wir müssen uns aber gleichzeitig darüber klar sein, daß auch beim Vorhandensein einer Krankheitsanlage erst das Hinzutreten verschiedener, teils exogener, teils endogener Schädlichkeiten zur Manifestation der betreffenden Anlagen führt.

Die Möglichkeit einer endogenen Schädigung des minderwertigen Gehörorganes, resp. einer Mobilisierung der latenten Krankheitsanlage ist darin gegeben, daß im Rahmen des Status degenerativus, den wir den hereditär-degenerativen Ohrerkrankungen zugrunde legen können, eine ganze Reihe von Organen und Apparaten funktionell oder organisch alteriert sind, die die normale Beschaffenheit und Funktionstüchtigkeit des Gehörorganes gewährleisten sollen.

Die Berücksichtigung der Zusammenhänge der sich im Gehörorgan abspielenden Vorgänge mit jenen der übrigen Organgebiete, speziell mit jenen der Hormonorgane, der Apparate des Nervensystems und des Kreislaufes gibt uns eine Reihe von Angriffspunkten für die Behandlung, die, wenn richtig angewendet, den Entwicklungsgang in manchem Falle zu verzögern, vielleicht sogar aufzuhalten vermag.

Die Wirkung der einzelnen Komponenten des pathologischen Gesamtstatus oder ihre Gesamtwirkung wird je nach der konstitutionellen Krankheitsanlage die Otosklerose oder die labyrinthäre Schwerhörigkeit, eventuell auch beide zur Auslösung bringen oder auch die Weiterentwicklung der schon bestehenden Krankheiten in mehr oder weniger hohem Grade fördern können.

Wie erwähnt wurde, kann die degenerative Veranlagung, die anormale Konstitution der O t o s k l e r o s e kranken in einer ganzen Reihe von Krankheitsbildern zutage treten. Die Aufgabe der klinischen Untersuchung ist es, in jedem einzelnen Falle durch eingehende Erforschung des Gesamtkomplexes des Status degenerativus den Ausgangspunkt der krankhaften Vorgänge ausfindig zu machen und die Wege zu suchen, auf denen diese Vorgänge zur Auswirkung gelangen. Nach dem Gesagten ist vor allem der jeweilige Zustand der weiblichen Keimdrüsen, des übrigen endokrinen Apparates, des Nervensystems und der Kreislauforgane zu berücksichtigen.

Die zweifellose Beeinflussung des otosklerotischen Prozesses durch die Generationsphasen muß die dringende Notwendigkeit klarlegen, auf das Sorgfältigste jene Momente zu berücksichtigen, die für den Verlauf dieser Lebensphasen und ihre Auswirkungen mitbestimmend sind.

C. St e i n hat betont, welche wichtige Aufgabe darin gegeben ist, das otosklerosekranke Individuum während dieser Lebensepochen genau zu überwachen, aber auch ohrgesunde Kinder aus Familien, in denen Otosklerose oder andere konstitutionelle Ohrerkrankungen bestehen, schon in der Zeit der Pubertät genau zu kontrollieren. Er hat auf Grund einer Reihe von Beobachtungen darauf hingewiesen, daß hier etwaige Anomalien der Sexualsphäre mit besonderer Sorgfalt einzuschätzen sind, und daß ebenso der jeweilige Zustand des endokrinen Systems, wie jener des animalen und vegetativen Nervensystems usw. genau zu berücksichtigen ist.

Es ist eine Aufgabe von weitgehender Bedeutung, alle Veränderungen, welche die Patienten auf körperlichem und geistigem Gebiete während dieser Zeit erfahren, genau zu verfolgen; es ist vor allem notwendig, das mehr oder weniger intensiv in Erscheinung tretende Moment des Erwachens des Geschlechtstriebes, das Verlangen nach seiner Befriedigung, die Art seiner Betätigung zu kontrollieren.

Otosklerosekranke Individuen sind des weiteren während jener Zeit, in welcher alle Fortpflanzungsvorgänge in Tätigkeit sind (Konzeption, Gravidität, Geburt, Lactation), in Beobachtung zu behalten. Wurde die Notwendigkeit des präventiven geschlechtlichen Verkehres anerkannt, so ist eine diesbezügliche Belehrung der Kranken und eine Kontrolle der Folgeerscheinungen der angewandten Mittel unerläßlich.

Zur Durchführung aller dieser Aufgaben erscheint das gemeinsame Vorgehen des Otiaters mit dem ärztlichen Berater des Patienten von größter Wichtigkeit. Ist eine Gravidität eingetreten, dann ist — in der Erkenntnis der schwerwiegenden Bedeutung dieses Zustandes für die Krankheitsanlage, bzw. für den Verlauf der Erkrankung — der graviden Frau vom Anfange der Schwangerschaft an gesteigerte Aufmerksamkeit zuzuwenden. Hier ist die ohrenärztliche Kontrolle der Patientin ebenso wichtig wie die frauenärztliche und internistische.

Es ist hier auch am Platze, zur Frage etwaiger Unterbrechung der Gravidität bei otosklerosekranken Frauen Stellung zu nehmen.

Es ist zweifellos, daß die Gravidität für jene Frau, die die Anlage zur Otosklerose besitzt und noch mehr für jene, die mit dem Leiden schon behaftet ist, eine große Gefahr bedeutet, eine Gefahr, die mit jeder weiteren Gravidität wächst. In diesem Sinne äußern sich Walb, Wolf, Cornet, Denker, Haug, Seitz, Politzer, Habermann, Körner, Heimann, Voss, Alexander, Neumann, Haike, Frey, Beck u. a.

Die Gravidität führt erfahrungsgemäß unter gewissen Umständen zur rapiden Gehörseinbuße. Diese Gehörseinbuße wird, wie zahlreiche Beobachtungen beweisen, durch frühzeitige Unterbrechung der Schwangerschaft in vielen Fällen eingedämmt, das Gehör der Patientinnen wird mitunter etwas gebessert, in der größten Mehrzahl der Fälle aber wenigstens für Jahre hinaus auf dem gleichen Niveau erhalten (vgl. C. Stein, Otosklerose und Gravidität, Monatsschr. f. Ohrenheilk. u. Laryngo-Rhinol. Jahrg. 1925, S. 511).

Erfahrungen, gewonnen an einer Reihe von otologisch längere Zeit hindurch beobachteten und auch bezüglich ihrer übrigen Organe genau untersuchten Fällen, führen Stein zur Folgerung, daß eine schwerwiegende Funktionseinbuße bei otosklerosekranken Graviden zu befürchten ist:

1. Wenn bei bestehender einseitiger Otosklerose die Erkrankung des zweiten Ohres oder bei beiderseitiger Erkrankung das Fortschreiten des Leidens auf beiden Ohren schon zu Beginn der Gravidität einsetzt, vor allem, wenn gleichzeitig heftige Krankheitserscheinungen von Seite des inneren Ohres (subjektive Ohrgeräusche, Schwindel) auftreten.

2. Wenn schwere hereditäre Veranlagung, vor allem betreffs des Ohres, vorliegt, aber auch bei schwerer neuropathischer Veranlagung, insbesondere, wenn eine solche auch schon bei früheren Graviditäten in

schweren Krankheitsformen zutage getreten ist, wie bei vorausgegangener Psychose, Epilepsie, Chorea, Polyneuritis usw.

3. Bei Zeichen hochgradiger Erregbarkeit des vegetativen, speziell des kardio- und vasovegetativen Nervensystems.

4. Bei Erscheinungen, die auf Funktionsstörung irgendeiner Drüse mit innerer Sekretion hinweisen, wie Struma (mit Allgemeinerscheinungen thyreogener Natur), latente Tetanie, Veränderungen der Hypophysenfunktion, Glykosurie, eventuell schon vor der Gravidität bestandene Menstruationsanomalien höheren Grades und

5. bei Krankheitserscheinungen einer Schwangerschaftstoxikose, wie Hyperemesis, Hypersalivation, Eklampsie usw.

Unter der Voraussetzung, daß sorgfältigste Prüfung durch die in Betracht kommenden Fachärzte eines oder mehrere der oben angeführten Momente außer Zweifel stellt und somit die Befürchtung einer schweren Gesundheitsschädigung der Graviden begründet erscheint, hält Stein in derartigen Einzelfällen die Unterbrechung der Gravidität bei Otosklerose entschieden für angezeigt.

Nicht minder müssen jene Faktoren berücksichtigt werden, die während des Klimakteriums die Otosklerose zur Manifestation bringen, oder — was in diesem Stadium weitaus häufiger ist — das Fortschreiten der schon bestehenden Krankheit fördern können. Auch in dieser Generationsphase können vielfach Störungen im harmonischen Zusammenwirken der endokrinen Drüsen, infolge einer Alteration der Integrität des Stoffwechsels und vor allem durch Beeinträchtigung der allgemeinen und lokalen Zirkulationsverhältnisse ebenso das Wachstum der otosklerotischen Herde wie die Entwicklung der atrophischen Vorgänge im Hörnervenapparate anbahnen.

Dementsprechend ist während des Klimakteriums unsere wichtigste therapeutische Aufgabe in der Regulierung der Zirkulationsverhältnisse und in der therapeutischen Berücksichtigung etwaiger Stoffwechselstörungen gegeben.

Nicht genug kann die sorgfältige Berücksichtigung der Psyche der Otosklerosekranken angesichts deren großer Bedeutung für den regulären Ablauf aller Lebensvorgänge hervorgehoben werden (Frey, Stein). Die psychische Alteration, die durch die Pubertät verursacht wird, die Angstvorstellungen vor der befürchteten Konzeption, die Gemütsdepression der graviden Frau, die aus unerfülltem sexuellen Begehren resultierenden oder mit dem Ausbleiben der sexuellen Befriedigung verknüpften seelischen Erregungen sind Zustände, deren Einschätzung und Beachtung nicht dringend genug betont werden kann.

Im übrigen muß nur die strengste Individualisierung als unbedingte Voraussetzung einer zielbewußten Therapie gefordert werden.

Es gibt — derzeit wenigstens — keine bestimmte therapeutische Methode zur Bekämpfung der Otosklerose. So wie in einem Falle die Organtherapie, kann in einem anderen die Röntgenbehandlung (Frey und Kriser), in einem dritten die Kalkbehandlung (Leicher), in einem vierten die Regelung der Zirkulation, in einem fünften endlich eine psychoanalytische Behandlung jenes Verfahren darstellen, das den Verlauf der pathologischen Vorgänge in der Labyrinthkapsel aufhält. Wir haben jeden Otosklerosekranken nicht nur seiner Gesamtkonstitution nach, sondern der Konstitution seiner einzelnen Organe und Gewebe nach als eigenartigen Einzelfall anzusehen und dementsprechend die therapeutischen Methoden den jeweilig bestehenden Organveränderungen anzupassen. Aber auch derselbe Kranke wird nicht immer in der gleichen Weise, sondern seinem jeweiligen Zustande entsprechend richtig behandelt werden müssen.

Wichtig ist vor allem noch ein Moment: Die Berücksichtigung der eigenartigen Reaktionsweise der otosklerosekranken Individuen, ihres äußerst labilen Verhaltens in körperlicher und geistiger Hinsicht.

Zweifellos wird die Erkenntnis der inneren Verfassung des Organismus, als der Quelle jener zum Teil noch rätselhaften Vorgänge des otosklerotischen Prozesses, davor bewahren, nutzlose und eingreifende therapeutische Versuche zum Schaden der Kranken überflüssigerweise in Szene zu setzen.

Wenn es uns gelungen ist, an der Hand der vorliegenden anatomischen Befunde und des vorgebrachten klinischen Beobachtungsmateriales klarzulegen, daß auch die chronische progressive labyrinthäre Schwerhörigkeit auf einer konstitutionellen Organanomalie beruht, so haben wir damit auch die Erklärung für die Tatsache angebahnt, daß alle Versuche einer Beeinflussung der labyrinthären Schwerhörigkeit durch lokale therapeutische Maßnahmen ebenso versagen wie jene bei der Otosklerose.

Die nicht zu leugnende Tatsache der ohrenärztlichen Mißerfolge bei jenen Formen der progressiven Schwerhörigkeit, deren pathologisch-anatomisches Substrat in Form der Otosklerose oder der degenerativen Atrophie des N. acusticus gegeben erscheint, wurzelt — wie auseinandergesetzt wurde — vor allem in der konstitutionellen Minderwertigkeit des Gehörorgans. Es darf aber auch bei der hier besprochenen Ohrerkrankung nicht übersehen werden, daß diese lokale Minderwertigkeit eng verknüpft erscheint mit einer allgemeinen degenerativen Veranlagung des Kranken. Es erscheint ferner von besonderer Bedeutung, sich darüber klar zu sein, daß wir es bei labyrinthär Schwerhörigen ebenso wie bei Otosklerosekranken nicht etwa um Individuen mit einer charakteristischen, spezifischen Änderung der gesamten Körperverfassung zu tun haben, sondern daß bei beiden Erkrankungsformen verschiedene konstitutionelle Eigentümlichkeiten vorkommen können.

Aus all dem ergibt sich in zwingender Weise folgendes: Die degenerative Atrophie des Hörnerven und seines Endorganes — ein sozusagen physiologischer Abnützungsprozeß — muß in einem konstitutionell minder veranlagten, lebensschwachen Apparate früher oder später zutage treten, jedenfalls aber viel früher als bei einem Apparate von normaler Widerstandsfähigkeit.

Das kann, wie wir gesehen haben, geschehen unter Einwirkung verschiedener exogener Schädlichkeiten, aber auch ohne solche, unter ausschließlicher Wirkung endogener Krankheitsbedingungen.

Es wäre also in therapeutischer Hinsicht vor allem die Notwendigkeit gegeben, die prophylaktischen Maßnahmen zur Abhaltung der verschiedenen äußeren Schädlichkeiten vom Hörnervenapparat bei gegebener Krankheitsanlage noch schärfer und minutiöser zu handhaben, als es sonst geschieht.

Diese Anlage ist aus der Familienanamnese zu eruieren und erfordert bei Individuen aus Familien, in denen Ohrenerkrankungen — und zwar welcher Art immer — gehäuft vorkommen, vom Kindesalter angefangen, in gewissen Zeiträumen vorzunehmende Ohruntersuchungen, resp. Funktionsprüfungen des Gehörorgans.

So wie man in Familien, in denen Diabetes, Nierenerkrankungen, Magen- und Darmerkrankungen des öfteren vorkommen, schon von frühester Jugend an auf gewisse diätetische Einschränkungen als Schonung des minderwertigen Apparates bedacht sein wird, muß es unsere Sorge sein, bei Individuen, bei denen die Möglichkeit eines minderwertigen Gehörorgans vorliegt, alle Faktoren auszuschließen, die die Eventualität einer erhöhten Anspruchnahme oder einer sonstigen Schädigung des Gehörorgans mit sich führen.

Wir berühren damit die Frage des Zusammenhanges zwischen Organminderwertigkeit und Berufswahl (vgl. A. Adler). Es wird sich in solchen Fällen wohl darum handeln, vor Berufen, die die Gelegenheit zur Auslösung professioneller Schwerhörigkeit bieten (Schlosser, Schmiede, Lokomotivführer), aber auch vor Berufen, die den Aufenthalt in Fabriken mit lärmenden Betrieben erfordern oder das Organ in anderer Weise überanstrengen können (wie infolge intensiver Benützung des Telephons) rechtzeitig zu warnen. Wir verweisen weiter darauf, daß wir unter unseren Kranken auch mehrfach Berufsmusiker antrafen. Muß daher auch dieser Umstand erwogen werden, so wollen wir doch gleichzeitig die von Bauer stets betonte Verwandtschaft und Zusammengehörigkeit extremer Plus- und extremer Minusvarianten in bezug auf die durch sie bedingte Organminderwertigkeit hervorheben. Auch in unserem Material sahen wir sowohl bei Otosklerose wie bei labyrinthärer Schwerhörigkeit wiederholt außergewöhnliche musikalische Begabungen, eventuell absolutes Gehör entweder an den Kranken selbst oder bei ihren nächsten Angehörigen.

Wir werden ferner bei der Berufswahl die als Begleiterscheinung gewerblicher Toxikosen beobachteten toxischen Schädigungen des Hörnervenapparates zu bedenken haben.

Hinsichtlich der prophylaktischen Maßnahmen den Infektionskrankheiten gegenüber soll die Wichtigkeit der vollkommenen Instandsetzung der oberen Luftwege durch Entfernung adenoider Vegetationen, hypertrophischer Tonsillen, hypertrophischer Schleimhautpartien der Nase — trotz des Umstandes, daß dieses Moment längst hinlänglich gewürdigt erscheint — neuerlich betont werden. Dies besonders aus dem Grunde, weil gerade die Hyperplasie des lymphatischen Rachenringes relativ häufig eine Teilerscheinung abnormer Körperverfassung darstellt.

Die Bedeutung der Zirkulationsstörungen für die Pathologie der labyrinthären Schwerhörigkeit wurde schon oben angeführt. Es ergibt sich aus dem darüber Gesagten naturgemäß, daß Zirkulationsstörungen nicht früh genug in sorgfältigster Weise berücksichtigt werden können. Therapeutisch scheint sich sogar in den diesbezüglichen Bestrebungen der einzige Ausblick auf eine Beeinflussung des uns hier beschäftigenden Krankheitsprozesses zu eröffnen.

Stein und Pollak haben darauf hingewiesen, daß vasomotorische Störungen schon im Kindesalter bei minderwertigem Gehörorgan funktionelle Beeinträchtigungen und in weiterer Folge organische Veränderungen im Hörnervengebiete nach sich ziehen können. Sie haben darauf hingewiesen, daß alle Faktoren, welche eine abnorme Funktion der Vasomotoren auszulösen vermögen (Infektionskrankheiten, psychische oder physische Traumen, Störungen des Blutdrüsengleichgewichtes), die Entwicklung der Erkrankung des inneren Ohres herbeiführen oder zum mindesten beschleunigen können.

Stein und Pollak haben demgemäß als Hauptaufgaben der Behandlung bezeichnet: Ausschaltung aller die Vasomotoren schädigenden Faktoren, Verordnung entsprechend gewählter roborierender Diät, richtiges Ausmaß der Anforderungen an die körperliche und geistige Leistungsfähigkeit des Kindes und ganz besonders auch sorgfältige Kontrolle aller Schuleinflüsse auf das Nervensystem.

Die wichtige Erfahrungstatsache, daß das Innenohr durch alle Faktoren, die die Blutströmung und den Füllungszustand in den verschiedenen Kreislaufsgebieten und ganz speziell in den intrakraniellen Gefäßbezirken in ungünstigem Sinne bestimmen, nachteilig beeinflußt wird, bietet auch sonst der Behandlung eine wertvolle Direktive. Jeder Fall von labyrinthärer Schwerhörigkeit erfordert die genaueste interne Untersuchung und ganz spezielle Berücksichtigung etwaiger pathologischer (funktioneller oder organischer) kardiovasculärer Zustände.

Der gleiche Gedankengang leitet ja auch Schwerdtfeger in der Empfehlung des Panitrins bei den verschiedenen Formen der Schwerhörigkeit. Er bezweckt mit diesem Mittel, das eine Zusammensetzung von Papaverin, einem antispasmodischen, und dem Amylnitrit, einem gefäßerweiternden Mittel darstellt, lokal dem Ohrgebiete eine größere Blutmenge zuzuführen und auch überhaupt das Blut mehr nach der oberen Körperhälfte zu leiten.

Es ist hier nicht der Ort, das Für und Wider dieses Präparates zu erörtern. Wir sind der Ansicht, daß sich ein großer Teil der von mehreren Autoren berichteten Erfolge ohne weiteres aus einer erzielten Besserung der Gesamtzirkulation im Schädel erklären läßt.

Stein hat, von der Erwägung geleitet, daß die Regelung der Gesamtzirkulation auch dem durch die Zirkulationsstörung geschädigten Hörnervengebiete zugute kommen müsse, des öfteren die Notwendigkeit betont, eine gleichmäßige Durchblutung dieses Gebietes zu erreichen. Er hat immer die Notwendigkeit vor Augen gehabt, die Zirkulationsverhältnisse unter Berücksichtigung der Art und Weise ihrer Störung zu regulieren. Daraus resultiert auch, daß nicht alle Fälle in gleicher Weise zu behandeln sind, sondern jeder einzelne unter genauer Berücksichtigung der gerade vorliegenden Zirkulationsstörung.

Die Erfahrungstatsache des Überwiegens vasospastischer Störungen führte Stein zur Empfehlung gefäßerweiternder Mittel in solchen Fällen. Es sind dies die zur Gruppe des Antipyrins gehörenden Mittel (Antipyrin, Phenazetin, Salipyrin, Pyramidon), deren vasomotorischer Effekt sich, wie bekannt, in einer deutlichen Erweiterung der intrakraniellen Gefäße äußert, es sind dies die in Fällen von Arteriosklerose längst erprobten Theobrominpräparate (Diuretin, Theocal, Klimasan u. a.).

So wie aber jede Behandlung, die immer wieder nur auf ein Mittel der Gefäßwirkung zurückgreifen will, nur zu oft versagen wird, so wird auch jede Bestrebung, die Schwerhörigkeit immer nur durch die Beeinflussung der Zirkulation bessern zu wollen — als eine durchaus einseitige — nur zu oft resultatlos bleiben müssen.

Die Behandlung der konstitutionellen progressiven labyrinthären Schwerhörigkeit wird immer nur dort von Erfolg sein können, wo es gelingt, jene Momente auszuschalten, welche der konstitutionellen Lebensschwäche des Hörnervengebietes Vorschub zu leisten vermögen.

Erbbiologische (eugenische, rassenhygienische) Prophylaxe der konstitutionell bedingten Ohrenleiden.

Wenn wir zum Schlusse noch einige Richtlinien für die erbbiologische (eugenische, rassenhygienische) Prophylaxe der konstitutionell bedingten Ohrenleiden aufzustellen versuchen wollen, so haben wir folgende zwei Tatsachen im Auge zu behalten und von ihnen auszugehen:

1. Die konstitutionell-degenerativen Ohrleiden beruhen auf der Anwesenheit von mindestens einem r e z e s s i v e n Erbfaktor, 2. die konstitutionell-degenerativen Ohrleiden haben k e i n e n S e l e k t i o n s w e r t, d. h. die Lebensdauer ihrer Träger wird durch das Leiden nicht verkürzt und ihre Fruchtbarkeit nicht beeinträchtigt.

Was diesen letzteren Punkt anlangt, so müssen wir hier noch auf die diesbezüglichen, von uns gewonnenen und bisher nicht erörterten Ergebnisse eingehen. Die durchschnittliche Kinderzahl betrug in den Familien unserer

Probanden mit Otosklerose . . . . (106 Familien) 5,74
Probanden mit progressiv labyrinthärer Schwerhörigkeit . (100 „) 5,38
Probanden mit chronischen Mittelohrprozessen. . . . . . (100 „) 5,11

Unter den 106 Otosklerose-Familien hatten die 21 Familien mit einem an Otosklerose leidenden Elter eine höhere, die 22 Familien mit einem an labyrinthärer Schwerhörigkeit leidenden Elter eine geringere durchschnittliche Fertilität. Ebenso war die Fruchtbarkeit der 38 Familien unserer an labyrinthärer Schwerhörigkeit leidenden Probanden, in welchen der eine Elter gleichfalls schwerhörig war, geringer als die durchschnittliche Fruchtbarkeit der ganzen Gruppe.

Otosklerosenfamilien . . . . mit 1 otoskler. Elter (21) 6,14
Otosklerosenfamilien . . . . „ 1 lab. schw. „ (22) 5,32
Labyrinthär-Schwerhörigenfamilien . „ 1 schwerhör. „ (38) 5,08

Wir dürfen also sagen, die F r u c h t b a r k e i t in den mit konstitutionell-degenerativen Ohrenleiden behafteten Familien ist recht groß, sie überschreitet sogar die durchschnittliche Fruchtbarkeit unserer Bevölkerung zum Teil erheblich, zumal wenn wir berücksichtigen, daß unser Material sich zum allergrößten Teil aus der städtischen Bevölkerung und zwar hier wieder vorwiegend aus dem Mittelstande rekrutiert. Überdies ist in einzelnen Familien die Kinderzeugung vielleicht noch gar nicht abgeschlossen.

Die statistischen Angaben für die durchschnittliche Fertilität sind natürlich je nach der Örtlichkeit und sozialen Stellung der Bevölkerung wechselnd. Für uns kommen aber namentlich folgende Vergleichswerte in Betracht (vgl. P r i n z i n g): Am Ende des vorigen Jahrhunderts kamen auf eine mindestens 25 Jahre dauernde Ehe in Kopenhagen:

1. bei Beamten, Ärzten, Kaufleuten . . . . 4,8 Kinder
2. bei Handwerkern, Kleinhändlern usw. . . . . . . 4,9 „
3. bei Lehrern, Handlungskommis . . . . 4,4 „
4. bei niederen Beamten, Dienstboten . . . . . . 4,7 „
5. bei Arbeitern usw. . . . . 5,3 „

In Holland (Rotterdam und Dordrecht einerseits, 40 holländischen Landgemeinden andererseits) kamen um dieselbe Zeit auf eine Ehe (einschließlich der Totgeborenen) 5,30 Kinder bei der städtischen, 5,07 Kinder bei der ländlichen Bevölkerung. In Tübingen betrug 1875 die durchschnittliche Fruchtbarkeit 5,3 Kinder, bei Zählung bloß der fruchtbaren Ehen 6,0 Kinder (Rümelin). Es kann gar keinem Zweifel unterliegen, daß die Fertilität der Wiener Population wesentlich geringer ist als jene der Tübinger oder holländischen Bevölkerung. Peller gibt die Gesamtleistung einer verheirateten Frau in Wien für das Jahr 1910 mit 4,8, in den norwegischen Städten im Jahre 1918 mit 6 Geburten an. K. H. Bauer, der die durchschnittliche Kinderzahl von 653 hämophilen Familien mit 5,2 pro Familie berechnet, hält auch diese Zahl schon für überdurchschnittlich. Es ist also die Fertilität in den mit konstitutionell-degenerativen Ohrenleiden behafteten Familien im Durchschnitt größer als die der Gesamtbevölkerung.

Wir sahen eine ganz besonders hohe Fruchtbarkeit in den 21 Ehen eines Otosklerotikers mit einem ohrgesunden Partner (6,14 Kinder). Indessen möchten wir wegen der kleinen Zahl auf diesen speziellen Befund keinen besonderen Wert legen. Wenn wir den dreifachen mittleren Fehler nach der Formel $m = \pm \dfrac{\sigma}{\sqrt{n}}$ berechnen, wobei σ die Streuung bedeutet, so erhalten wir für die Fruchtbarkeit dieser Gruppe $6,14 \pm 1,7$, d. h. als Grenzwerte 7,84 und 4,44 Kinder. Die gleiche Berechnung unter Berücksichtigung des dreifachen mittleren Fehlers ergibt für die Fruchtbarkeit der mit chronischen Mittelohrprozessen behafteten Familien $5,11 \pm 0,98$, d. h. also als Grenzwerte 6,09 und 4,13 Kinder pro Familie.

Ist nun die hohe Fruchtbarkeit der mit konstitutionell-degenerativen Ohrenleiden behafteten Familien eine biologische Erscheinung oder etwa bloß eine statistische Täuschung (vgl. Lenz)? Wir müssen uns ja folgendes vor Augen halten. Die Wahrscheinlichkeit, einen otosklerotischen Nachkommen zu zeugen, beträgt für diheterozygote, also gesunde Eltern, bloß 6,25%, für die Ehe eines otosklerotischen mit einem ohrgesunden Elter bloß rund 25%, sie ist also gar nicht sehr groß. Je kinderreicher eine solche Familie ist, desto eher werden kranke Kinder darunter sein, denn mit jedem Familienzuwachs erhöht sich die Wahrscheinlichkeit, daß es ein krankes Kind werden könnte. Da wir den erbbiologischen Typus der Ehen nur aus ihrer Nachkommenschaft erschließen, so werden wir von den Ehen zweier in bezug auf die uns interessierende Erbanlage diheterozygoter, also gesunder Eltern, bzw. eines dihomozygoten, also kranken mit einem diheterozygoten gesunden Elter um so eher Kenntnis bekommen, je kinderreicher sie sind. Die kinderarmen oder gar kinderlosen derartigen Ehen entgehen uns, weil sie mit wesentlich geringerer Wahrscheinlichkeit kranke, bzw. überhaupt keine Nachkommen hervorbringen, an denen allein wir sie ja erkennen. Es ist dies der gleiche statistische Fehler der Auslese, den wir bei der Berechnung der Relation zwischen kranken und gesunden Kindern durch Anwendung der Wein-

b e r g schen Probandenmethode wettgemacht haben. Für die Beurteilung
der Fruchtbarkeit spielt er zweifellos eine nicht geringe Rolle und wir
müssen wohl zugestehen, daß die den Durchschnitt der Fertilität über-
schreitende Kinderzahl unserer „Ohrenfamilien“ nicht als biologische
Erscheinung gewertet werden darf, da sie durch den eben dargelegten
statistischen Auslesefehler bedingt sein kann. Mit anderen Worten, w i r
k ö n n e n   n i c h t   b e h a u p t e n,   d a ß   d i e   m i t   d e n   k r a n k h a f t e n
E r b a n l a g e n   d e s   G e h ö r a p p a r a t e s   b e h a f t e t e n   F a m i l i e n
w i r k l i c h   i m   D u r c h s c h n i t t   kinderreicher sind als die übrige
B e v ö l k e r u n g.   K i n d e r r e i c h e r   s i n d   n u r   j e n e   v o n   i h n e n,   i n
w e l c h e n   d i e s e   k r a n k h a f t e n   E r b a n l a g e n   m a n i f e s t   w e r d e n,
a l s o   k o n s t i t u t i o n e l l - d e g e n e r a t i v e   O h r e n l e i d e n   a u f t r e t e n.
D i e   E r k l ä r u n g   d a f ü r   i s t,   d a ß   d i e   W a h r s c h e i n l i c h k e i t
d e r   p h ä n o t y p i s c h e n   M a n i f e s t a t i o n   d e r   k r a n k h a f t e n   E r b -
a n l a g e   um so mehr wächst, je kinderreicher die Familie ist.

Wir glauben, daß das gleiche Prinzip auch für die wiederholt angegebene hohe Fruchtbarkeit bei sonstigen konstitutionell-degenerativen Krankheitszuständen Geltung hat. Hohe Fruchtbarkeit wurde
z. B. hervorgehoben bei der atrophischen Myotonie (B. F l e i s c h e r), bei
hereditärem Tremor (M i n o r) — bei diesem übrigens auch Langlebigkeit —, bei Hämophilie (K. H. B a u e r). So wenig wir demnach die von
K. H. B a u e r an seine Berechnung geknüpfte Hypothese über einen im
Geschlechtschromosom lokalisierten und in einem bestimmten Abstand
vom Hämophiliefaktor befindlichen Fruchtbarkeitsfaktor für berechtigt
oder gar begründet halten, so wenig können wir andererseits F l e i s c h e r
zustimmen, der die hohe Fruchtbarkeit in Familien mit amyotro-
phischer Myotonie als Beweis gegen eine allgemeine Entartung der
Familie ansieht.

Wenn wir also zu dem Ausgangspunkt unserer Betrachtungen über die
Fruchtbarkeit zurückkehren, so können wir jedenfalls die vom eugenischen Standpunkt wichtige Tatsache feststellen, daß die krankhaften
Erbanlagen des Gehörapparates, welche zu Otosklerose und labyrinthärer
Schwerhörigkeit, bzw. Taubheit führen, die Fruchtbarkeit nicht herab-
setzen,   d a ß   i h n e n   a l s o   w e d e r   i n   b e z u g   a u f   d i e   L e b e n s -
g e f ä h r d u n g   i h r e r   T r ä g e r,   n o c h   i n   b e z u g   a u f   d e r e n   F o r t -
p f l a n z u n g s q u o t e   e i n   S e l e k t i o n s w e r t   z u k o m m t.

Weiter können wir auf Grund der obigen Feststellungen als gesichert
annehmen, daß erstens jedes an Otosklerose oder labyrinthärer Schwerhörigkeit, bzw. Taubheit leidende Individuum seine krankhaften Anlagen auf alle seine Kinder überträgt, gleichgültig, ob die Kinder diese
krankhaften, rezessiven Anlagen in latentem Zustande beherbergen
und ihrerseits auf einen Teil ihrer eigenen Nachkommen weiterüber-
tragen, oder ob sie selbst in einem gewissen Prozentsatz das gleiche

Ohrenleiden manifest aufweisen werden. Zweitens muß im Laufe der Generationen die Zahl der Träger jener krankhaften Erbanlagen ganz wie bei allen anderen der Auslese nicht unterworfenen rezessiven Genen in der Gesamtbevölkerung zunehmen, es muß also auch die Otosklerose und labyrinthäre Schwerhörigkeit, bzw. Taubheit allmählich häufiger werden.

Wir dürfen aus diesen Tatsachen folgende eugenische Richtlinien für die Praxis, d. h. also für die Eheberatung ableiten:

Eine absolute Indikation zur Vermeidung von Nachkommen besteht in jenen Fällen, in welchen mit einer Wahrscheinlichkeit von mindestens 50% kranke Kinder zu erwarten sind, wo es also wahrscheinlicher ist, daß schon das erstgeborene Kind krank, als daß es gesund sein wird. Dieser Fall trifft nur bei einer Verbindung zweier Kranker zu. In solchen Fällen wäre, unbeschadet persönlicher Wünsche der Eltern, eine Fortpflanzung unbedingt zu widerraten. Wenn es sich um zwei taubstumme Ehepartner handelt, so wäre im Falle eingetretener Schwangerschaft deren Unterbrechung vorzunehmen, da die Wahrscheinlichkeit, gesunde oder gar sozial-kulturell besonders wertvolle Kinder zu zeugen, hier gering ist (vgl. weiter unten).

Eine relative Indikation zur Vermeidung von Nachkommen bestünde in allen jenen Fällen, wo die Wahrscheinlichkeit, kranke Kinder zu zeugen, geringer als 50% ist, wo also schon das erstgeborene Kind wahrscheinlicher gesund als krank sein wird, wo aber die latente Übertragung der krankhaften Erbanlage auf die Kinder mit einer hohen Wahrscheinlichkeit oder gar mit Gewißheit zu erwarten ist. Dies trifft nun zu bei jeder Fortpflanzung eines manifest Kranken mit einem Gesunden, sowie häufig bei der Kinderzeugung zweier gesunder, aber aus nachweisbar belasteten Familien stammender, also mit einer gewissen Wahrscheinlichkeit in bezug auf die in Frage stehende krankhafte Erbanlage heterozygoter Individuen. Die Ehe zweier, aus einer nachweisbar belasteten Familie stammender aber gesunder Blutsverwandter ist nur ein Spezialfall davon.

Mit dem Ausdruck „relative Indikation" wollen wir zum Ausdruck bringen, daß in dieser Kategorie die eugenischen Kollektivinteressen im Sinne einer Verhinderung der Fortpflanzung gegen eventuell entgegengesetzte Individualinteressen abzuwägen sind, d. h. nur bei Übereinstimmung mit den Individualinteressen zur Durchführung gelangen sollen. Entsprechende sachgemäße und taktvolle Belehrung der Ehewerber oder Eheleute wird sie unserer Überzeugung nach in der Mehrzahl der Fälle veranlassen, die eventuell entgegengesetzten Individualinteressen, d. h. also den Wunsch nach Kindern dem eugenischen Kollektivinteresse unterzuordnen. Das Problem einer eventuellen Unterbrechung der

Schwangerschaft liegt hier schwieriger. U. E. ergäbe sie sich aus rein
eugenischen Gründen auch hier nur bei entsprechendem Verlangen der
Eltern, und zwar einerseits in jenen Fällen, in denen die latente Übertragung der krankhaften Erbanlagen auf sämtliche Kinder mit 100%
Wahrscheinlichkeit, d. h. also mit Sicherheit angenommen werden
darf, d. i. also bei der Fortpflanzung eines manifest Kranken, andererseits aber bei denjenigen Verbindungen zweier Gesunder, bei welchen
deren Heterozygotie, d. h. das latente Vorhandensein der krankhaften
Erbanlagen in jedem von beiden durch eine vorangegangene Geburt
eines manifest kranken Kindes (z. B. konstitutionelle Taubheit oder
Schwerhörigkeit) erwiesen ist.

Wir müssen uns stets den prinzipiellen Gegensatz zwischen dem Individualinteresse und dem eugenischen Kollektivinteresse vergegenwärtigen. Das Individualinteresse beschränkt sich in der Regel darauf, ob
und mit welcher Wahrscheinlichkeit bei Fortpflanzung kranke Kinder
zu erwarten sind. Vom eugenischen, kollektivistischen Standpunkt
der Rasse aber ist es ebenso wichtig zu wissen, mit welcher Wahrscheinlichkeit sozial schädliche, verhängnisvolle rezessive Erbanlagen in
latentem Zustande weiter verschleppt werden. Und von diesem Standpunkte ist jeder mit einem Erbleiden behaftete Mensch der Ausgangspunkt einer unberechenbar weitreichenden Propagation seiner krankhaften Anlagen. Dem Eugeniker muß also jede Gelegenheit willkommen
sein, einer solchen Propagation entgegenzutreten. Das kann er aber nur
dort, wo seine Interessen nicht mit den berechtigten Interessen des
Individuums in Widerspruch geraten. Wo also in den entsprechenden,
oben angeführten Fällen von seiten der Eltern der Wunsch nach
Unterbrechung einer bestehenden Schwangerschaft geäußert wird, dort
sollte er dem Eugeniker willkommen sein. Im Falle der Schwangerschaft einer mit Otosklerose behafteten Frau käme ja zu dem eugenischen
auch noch als medizinischer Gesichtspunkt die in einem früheren Abschnitt erörterte Erfahrungstatsache, daß sich der Prozeß einer Otosklerose infolge einer Gravidität wesentlich verschlechtern, ihr Verlauf
beschleunigen kann.

Selbstverständlich bieten die hier angegebenen Richtlinien keinerlei
sichere Gewähr für den Einzelfall und sind eben deshalb nur vom statistischen, kollektivistischen Standpunkt der Wahrscheinlichkeit zu betrachten. Eine nicht nachweisbar belastete Familie kann nach unseren
obigen Darlegungen trotz alledem die krankhafte Erbanlage führen,
ein zur Zeit seiner Fortpflanzung gesunder Mensch kann sich viel
später noch als manifest krank herausstellen. Wenn also schon diese
Umstände die Eheberatung vom eugenischen Standpunkte erschweren,
so kann nicht nachdrücklich genug hervorgehoben werden, daß sich die
erbbiologische Beurteilung eines Individuums nicht bloß auf die

schädlichen pathologischen Erbanlagen beschränken darf, daß sie vielmehr den gesamten Erbbestand und vor allem eventuell vorteilhafte, für die Gesellschaft nützliche, ja wertvolle Anlagen mit ins Kalkül ziehen muß, um auf Grund sorgfältiger Abschätzung des Wertes der gesamten Erbmasse zu einer Schlußfolgerung zu gelangen. Genies sollen der Ausmerzung krankhafter und sozial schädlicher Erbanlagen nicht zum Opfer fallen. Der biologische Wert und der kulturelle Wert einer Persönlichkeit sind oft vollkommen divergent (vgl. Bauer 1920), und hier ein richtiges Kompromiß zu schließen, ist eine sehr schwierige und verantwortungsvolle Aufgabe. Die richtige gewissenhafte Einschätzung der Schädlichkeit und des Wertes von Erbanlagen, das Abwägen rassenbiologischer Nachteile gegen sozial-kulturelle Vorteile erfordert ein nicht geringes Verständnis und ebensolches Verantwortlichkeitsgefühl. Allgemein gültige Richtlinien werden sich da niemals für jeden speziellen Fall aufstellen lassen, und Individualisierung wird hier wie in der gesamten ärztlichen Tätigkeit erforderlich sein. Folgende Tabelle möge die eben angegebenen und erörterten eugenischen Richtlinien zusammenfassen.

	Fortpflanzung widerraten	Eventuelle (relative) Indikation zur Unterbrechung der Schwangerschaft
1. krank × krank	+	+
2. krank × gesund, belastet	+	+
3. krank × gesund, nicht belastet	+	+
4. gesund, belastet × gesund, belastet	+	nur wenn 1 krankes Kind schon vorhanden +
5. gesund, belastet × gesund, nicht belastet	—	—

Literaturverzeichnis.

Ohrmuschel (zu S. 1).

Albertotti, zit. nach Gradenigo 1892. — Alexander, G., Eine bisher noch nicht beobachtete kongenitale Mißbildung der Ohrmuschel. Monatsschr. f. Ohrenheilk. u. Laryngo-Rhinol. Bd. 55, S. 707. 1921. — Ammon, O., zit. nach Wiedersheim. — Bauer, J., Degeneration und ihre Zeichen. Wien. klin. Wochenschr. 1920, Nr. 7. — Bauer, J., Vorlesungen über allgemeine Konstitutions- und Vererbungslehre. 2. Aufl. J. Springer, Berlin. 1923. — Bauer, J., Die konstitutionelle Disposition zu inneren Krankheiten. 3. Aufl. J. Springer, Berlin. 1924. — Bauer, J., Individual constitution and endocrine glands. Endocrinology Bd. 8, Nr. 3, S. 297. 1924. — Bauer, J., Bemerkungen zur prinzipiellen Bedeutung des Studiums der Physiologie und Pathologie eineiiger Zwillinge. Klin. Wochenschr. 1924, Nr. 27. — Bauer, J., Der Status degenerativus. Wien. klin. Wochenschr. 1924, Nr. 42. — Bauer, J., Phänomenologie und Systematik der Konstitution... Handb. der normal. und patholog. Physiol. Bd. 17, S. 1040. 1926. — Bauer, J., und Aschner, B., Zur Kenntnis der Konstitutionsdefekte des peripheren Bewegungsapparates. Beitr. z. klin. Konstitutionspath. XII. Zeitschr. f. Konstitutionslehre Bd. 10, S. 592. 1925. — Bean, R. B., Filipino ears. A classification of ear types. The Philippine journ. of science Bd. 4, S. 27. 1909 und Bd. 6, S. 107. 1911. — Binder, Das Morelsche Ohr. Arch. f. Psychiatrie u. Nervenkrankh. Bd. 20, S. 514. 1889. — Cardona, zit. nach Gradenigo 1891. — Carrière, R., Über erbliche Ohrformen, insbesondere das angewachsene Ohrläppchen. Zeitschr. f. indukt. Abstammungs- u. Vererbungslehre. 1922. — Chiarugi, Zit. nach Gradenigo 1892. — Dahlberg, Gunnar, Twin births and twins from a hereditary point of view. Stockholm. 1926. — Dalla Volta, A., La morfologia del padiglione dell'orecchio nei gemelli. Arch. Ital. di Anatom. e di Embriolog. Bd. 21, S. 114. 1924. — Eyle Petrona, Über Bildungsanomalien der Ohrmuschel. Zürich. 1891. — Fischer, E., Die Rehobother Bastards und das Bastardierungsproblem beim Menschen. Fischer, Jena. 1913. — Godin, P., zit. nach R. Martin. — Gradenigo, G., Zur Morphologie der Ohrmuschel bei gesunden und geisteskranken Menschen und bei Delinquenten. Arch. f. Ohren-, Nasen- u. Kehlkopfheilk. Bd. 30, S. 230. 1890. Gradenigo, G., Über die Formanomalien der Ohrmuschel. Arch. f. Ohren-, Nasen- u. Kehlkopfheilk. Bd. 32, S. 202. 1891. Bd. 33, S. 1. 1892. — Gradenigo, G., Mißbildungen der Ohrmuschel. Arch. f. Ohren-, Nasen- u. Kehlkopfheilk. Bd. 34, S. 281. 1893. — Günther, H., Die Grundlagen der biologischen Konstitutionslehre. G. Thieme, Leipzig. 1922. — Haren, P., Mißbildung des äußeren Ohres mit kongenitaler Acusticus- und Facialislähmung. Zeitschr. f. Ohrenheilk. Bd. 77, S. 158. 1918. — Henneberg, B., Über die Bedeutung der Ohrmuschel. Anatom. Hefte Bd. 40, S. 95. 1909 und Anat. Anz. Bd. 34, Ergänzungsh. 121. 1909. — Hildén, K., Über die Form des Ohrläppchens beim Menschen und ihre Abhängigkeit von Erbanlagen. Hereditas, Bd. 3, S. 351. 1922. — His, W., Zur Anatomie des Ohrläppchens. Arch. f. Anat. (u. Physiol.) 1889, S. 301 und Arch. f. Anat. u. Entwicklungsgesch. Anat. Abt. 1890, S. 300. — Holl, M., Mozarts Ohr. Mitt. d. Anthropol. Gesellsch. in Wien. Bd. 31, S. 1. 1901. — Joux, A., Zit. nach Binder. — Karutz, Studien über die Form des Ohres. Zeitschr. f. Ohrenheilk. Bd. 30, S. 242. 1897 und Bd. 31, S. 11. 1897. — Langer, C., Über Form- und Lageverhältnisse des Ohres. Mitt. d. Anthropol. Gesellsch. Wien Bd. 12, S. 115. 1882. — Lederer, R., Kinderheilkunde. Heft 1 der „Konstitutionspathol. in d. medizin. Spezialwissenschaften" herausgeg. von J. Bauer, J. Springer, Berlin. 1924. — Lombroso, C., L'uomo delinquente. Zit. nach Gradenigo 1891. — Martin, R., Lehrbuch der Anthropologie. G. Fischer, Jena. 1914. — Marx, H., Mißbildungen des Ohres. In E. Schwalbes: Die Morphologie der Mißbildungen des Menschen und der Tiere. III. Teil, V. Liefer. G. Fischer, Jena. 1911. — Miura, K., Zur Histologie des verunstalteten Ringerohres (des Pankratiastenohres). Mitt. d. med. Fakultät Tokio Bd. 6, S. 345. 1903—1905. — Morel, Traité des dégénérescences physiques, intellectuelles et morales dans l'espèce humaine. Paris. 1837. — Pöch, H., Beiträge zur Anthropologie der ukrainischen Wolhynier. Mitt. der Anthropol. Gesellsch. in Wien Bd. 55, S. 289 und Bd. 56, S. 16. 1926. — Pöch, R., Die Stellung der Buschmannrasse unter den übrigen Menschenrassen. Korresp. d. Dtsch. Ges. f. Anthrop., Ethnol. u. Urgesch. Bd. 42, S. 21. 1911. — Powers, W. J. S. and Peppard, T. A., Beitr. z. klin. Konstitutionspathol. XV. The correlation of the atypical asymetries of the body. Zeitschr. f. Konstitutionslehre Bd. 11, S. 77. 1925. — Sakaki, Y., Über die Pankratiastenohren der japanischen Ringer. Mitt. d. med. Fakultät Tokio Bd. 4, S. 191. 1900. — Sakaki, Y., Über die Ohrmuschel der Ainu. Mitt. d. med. Fakultät Tokio Bd. 6, S. 25. 1903—1905. — Schäffer, O., Über die fetale Ohrentwicklung, die Häufigkeit fötaler Ohrformen bei Erwachsenen und die Erblichkeitsverhältnisse derselben. Arch. f. Anthropol. Bd. 21, S. 77 und 215. 1892. — Schwalbe, G., Beiträge zur Anthropologie des Ohres. Internat. Beitr. z. wissenschaftl. Medizin. Festschr. f. R. Virchow. Bd. I. A. Hirschwald, Berlin. 1891, S. 93. — Siemens, H. Wr., Die Zwillingspathologie. J. Springer, Berlin. 1924. — Sigaud, C., La forme humaine. 1914. — Tandler, J., Über Infantilismus. Wien. med. Presse 1907, Nr. 15, S. 580. — Topinard, zit. nach Marx. — Váli, E., Untersuchungen an Verbrechern über die morphologischen Veränderungen der Ohrmuschel. Arch. f. Ohren-, Nasen- u. Kehlkopfheilk. Bd. 34, S. 315. 1893. — Voigtel, zit. nach Gradenigo 1892. — Weiß, S., Über angeborene reguläre Asymmetrie im Kindesalter. Wien. klin. Wochenschr. 1924, Nr. 50, S. 1288 und Wiener klin. Woch. 1926. Nr. 4, 107. — Weninger, J., Leitlinien zur Beobachtung der somatischen Merkmale des Kopfes und des Gesichtes am Menschen. Mitt. d. Anthropol. Gesellsch. in Wien Bd. 54, S. 232. 1924. — Wiedersheim, R., Der Bau des Menschen als Zeugnis für seine Vergangenheit. 3. Aufl. Tübingen, H. Laupp. 1902.

Aurikularanhänge (zu S. 31).

Ahlfeld, Die Mißbildungen des Menschen. Leipzig. 1880. — Alexander, G., Die Ohrenkrankheiten im Kindesalter. C. F. W. Vogel, Leipzig. 1912. — Bol und de Kleyn: zit. nach H. Marx, Mißbildungen des Ohres. Handb. d. spez. pathol. Anatomie und Histologie. XII. Bd., Gehörorgan. Berlin, J. Springer. 1926. — Buttersack, Kongenitale Knorpelreste am Halse. Virchows Arch. f. pathol. Anat. u. Physiol. Bd. 106. — Disselhorst, Zur Morphologie und Anatomie der Halsanhänge. Anat. Anz. Bd. 28. 1906. — Duret, zit. nach H. W. Siemens. — Engelmann, Über einen doppelseitigen Knorpelrest am Hals. Berlin. klin. Wochenschr. 1902, S. 638. 1902. — Eyle, P., Über Bildungsanomalien an der Ohrmuschel. Diss. Zürich. 1891. — Froehner, Zur Morphologie und Anatomie der Halsanhänge beim Menschen und

bei den Ungulaten. Bibliotheca medica. Abt. A. Stuttgart. 1907. — Gradenigo, G.,
Mißbildungen der Ohrmuschel. Arch. f. Ohren-, Nasen- u. Kehlkopfheilk. Bd. 34,
S. 281. 1893. — Hermes, Über angeborene Auswüchse am Halse. Arch. f. Kin-
derheilk. Bd. 9. 1888. — Hunt, Americ. journ. of otol. Bd. 7. — Kostanecki,
v., und Mielecki, v., Die angeborenen Kiemenfisteln des Menschen. Virchows
Arch. f. pathol. Anat. u. Physiol. Bd. 120 u. 121. 1890. — Marx, H., Die Mißbil-
dungen des Ohres in Schwalbe: Morphologie der Mißbildungen. Jena 1911. —
Marx, H., Die Mißbildungen des Ohres. Handb. d. spez. pathol. Anat. u. Histologie.
Herausg. v. Henke und Lubarsch, Bd. XII, Gehörorgan. Fachherausgeber K. Witt-
maack. Berlin: Julius Springer 1926. — Ostmann, Die Mißbildungen des äußeren
Ohres unter den Schulkindern des Kreises Marburg. Arch. f. Ohren-, Nasen- u. Kehl-
kopfheilk. Bd. 58, S. 168. — Rohrer, zit. nach Siemens. — Siemens, H. W., Zur
Kenntnis der sogenannten Ohr- und Halsanhänge (branchiogene Knorpelnaevi).
Arch. f. Dermatol. u. Syphilis Bd. 132, S. 186. 1921. — Thomson, Edinburgh
med. journ., Bd. 7. 1874. — Virchow, Über Mißbildungen am Ohr und im
Ber. des I. Kiemenbogens. Virchows Arch. f. pathol. Anat. u. Physiol. Bd. 30.
1864. — Virchow, Ein tiefes aurikuläres Dermoid des Halses. Virchows Arch. f.
pathol. Anat. u. Physiol. Bd. 35, S. 208. 1866. — Wiechmann, Bericht über die
angeborenen Mißbildungen des Ohres. Diss. Göttingen. 1912.

Fistula auris congenita (zu S. 37).

Albert, Lehrbuch der Chirurgie. 1877. — Betz, Über „Fistula auris conge-
nita“. Memorabilien, Bd. 8, 1863. — Denker, A., Lehrbuch der Pathologie und
Therapie des Ohres und der oberen Luftwege. 3. Aufl. — Eyle, zit. nach
Gradenigo. — Gradenigo, G., Mißbildungen der Ohrmuschel. Arch. f.
Ohren-, Nasen- u. Kehlkopfheilk. Bd. 34. 1893. — Gruber, Demonstration
einer seltenen Mißbildung des äußeren Ohres. Monatsschr. f. Ohrenheilk.
u. Laryngo-Rhinol. Bd. 32. — Lehrbuch der Ohrenheilkunde. 1888. — Grunert,
Zur Entstehung der Fistula auris und auriculae congenita. Arch f. Ohren-,
Nasen- u. Kehlkopfheilk. Bd. 45. — Hartmann, Polyotie und Ohrfisteln. Comptes rendus du Congrès internat. d'otol. 1889. — Heusinger, Hals- Kiemenfisteln. Virchows Arch. f. pathol. Anat. u. Physiol. Bd. 29, S. 301. 1864. — His,
Comptes rendus du congrès otolog. internat. de Bâle. 1884. — Kratz, Über fistula
fissurae branchialis congenita. Diss. Bonn 1880. — Kümmel, W., Handbuch der
praktischen Chirurgie. 1913. — Lannelongue et Ménard, Traité des affect. con-
genitales. Paris. 1831. — Marx, H., Die Mißbildungen des Ohres in Schwalbe:
Die Morphologie der Mißbildungen der Menschen und der Tiere. III. Teil, V. Liefer.,
2. Abt. 6. K. — Onodi, L., Über kongenitale Ohrfisteln. Arch. f. Ohren-, Nasen-
u. Kehlkopfheilk. Bd. 102, S. 128. 1918. — Paget, Kiemenfisteln am äußeren
Ohr. The Lancet 1877. — Roulland, Progrès médical. 1877. — Schwartze,
Zeitschr. f. Hals-, Nasen- u. Ohrenheilk. Bd. VIII. — Taruffi, zit.
nach Gradenigo. — Urbantschitsch, V., Über die Fistula auris congenita.
Monatsschr. f. Ohrenheilk. u. Laryngo-Rhinol. 1877, Nr. 7. — Virchow, Über Mißbildungen im Ohr und im Bereich des ersten Kiemenbogens. Virchows Arch. f.
pathol Anat. u. Physiol. Bd. XXX. — Ein neuer Fall von Halskiemenfistel. Virchows Arch. f. pathol. Anat. u. Physiol. Bd. XXXII.

Bildungsanomalien des Gehörganges (zu S. 40).

Alexander, G., Zur Kenntnis der Mißbildungen des Gehörorganes, besonders
des Labyrinthes. Zeitschr. f. Hals-, Nasen- u. Ohrenheilk. Bd. 46. — Alexander, G.,

Zur Anatomie der kongenitalen Taubstummheit. Bergmann, Wiesbaden. — Alexander, G., Die Ohrenkrankheiten im Kindesalter. F. C. W. Vogel, Leipzig. 1912. — Alexander, G., und Bénesi, O., Zur Kenntnis der Entwicklung und Anatomie der kongenitalen Atresie des menschlichen Ohres. Monatsschr. f. Ohrenheilk. u. Laryngo-Rhinol. 1921, 55. Jahrg., 3. H. — Alexander, G., und Moszkowicz, L., Monatsschr. f. Geburtsh. u. Gynäkol. 1900. — Bénesi, O., Zur Klinik der kongenitalen Mißbildungen des Gehörorganes. Monatsschr. f. Ohrenheilk. u. Laryngo-Rhinol. 1921, 55. Jahrg., H. 7. — Bezold, Hörvermögen bei doppelseitiger angeborener Atresie des Gehörganges mit rudimentärer Muschel. Zeitschr. f. Hals-, Nasen- u. Ohrenheilk. Bd. 26, 1. Heft. — Bezold, Sektionsbefund eines Falles von einseitiger angeborener Atresie des Gehörganges und rudimentärer Muschel. Zeitschr. f. Ohrenheilk. u. Krankh. d. ob. Luftwege Bd. 48. — Brieger, Klinische Beiträge zur Ohrenheilkunde. Wiesbaden. 1896. — Deutsch, L., Zur Morphologie und Genese der angeborenen Gehörgangsatresien. Monatsschr. f. Ohrenheilk. u. Laryngo-Rhinol. 59. Jhg. 1925. — Grawitz, Beitrag zur Lehre von der basilaren Impression des Schädels. Virchows Arch. f. pathol. Anat. u. Physiol. Bd. 80. — Guranowski, Ein Fall von Duplizität des äußeren Gehörganges. Zeitschr. f. Ohrenheilk. u. f. Krankh. d. ob. Luftwege. Bd. 34. — Habermann, I., Über Verdopplung des Gehörganges. Arch. f. Ohren-, Nasen- u. Kehlkopfheilk. Bd. 50. — Hartmann, Über Hyperostose des äußeren Gehörganges. Zeitschr. f. Ohrenheilk. u. f. Krankh. d. ob. Luftwege Bd. 30. — Hoepfner, Über einen Fall von Wangenspalte und Mißbildung des Ohres. Diss. Marburg. — Joél, Über Atresia auris congenita. Zeitschr. f. Hals-, Nasen- u. Ohrenheilk. Bd. 18. — Krampitz, Über einige seltene Formen von Mißbildungen des Gehörganges. Zeitschr. f. Ohrenheilk. u. Krankh. d. ob. Luftwege Bd. 65. — Kretschmann, Fr., Kongenitale Facialislähmung mit angeborener Taubheit und Mißbildung des äußeren Ohres. Arch. f. Ohren-, Nasen- u. Kehlkopfheilk. Bd. 73. — Luschan, v., Defekte des Os tympanicum an künstlich deformierten Schädeln von Peruanern. Zeitschr. f. Ethnol. 1896. 28. Verhandl. d. Berlin. Ges. f. Anthropol., Ethnogr. u. Urgeschichte. S. 69—74. — Marx, H., Beitrag zur Morphologie und Genese der Mittelohrmißbildungen mit Gehörgangsatresie. Zeitschr. f. Hals-, Nasen- u. Ohrenheilk. Bd. 2. — Mauthner, O., Kongenitale Taubheit und erhaltene statistische Erregbarkeit bei Mißbildung des äußeren und mittleren Ohres. Arch. f. Ohren-, Nasen- u. Kehlkopfheilk. Bd. 83. — Moos u. Steinbrügge, Pathologisch-anatomischer Befund in einem Fall von Mißbildung des rechten Ohres. Zeitschr. f. Ohrenheilk. u. Krankh. d. ob. Luftwege Bd. 10. — Neuenborn, Rudimentär entwickelte mißbildete Ohrmuschel mit kongenitaler einseitiger Facialislähmung usw. Arch. f. Ohren-, Nasen- u. Kehlkopfheilk. Bd. 63, S. 113. — Ogston, A case of arrested development of the cerebellum etc. Edinburgh med. journ. Sept. 1880. — Ostmann, Die Mißbildungen des äußeren Ohres. Arch. f. Ohren-, Nasen- u. Kehlkopfheilk. Bd. 58. — Ruedi, Das Hörvermögen bei Mikrotie mit Atresia auris congenita. Zeitschr. f. Hals-, Nasen- u. Ohrenheilk. Bd. 34. — Ruttin, E., Kongenitale Mißbildung beider Ohrmuscheln und vollständige Atresie beider Gehörgänge. Sitzungsber. d. öster. otol. Gesellsch. vom 28. VI. 1909. — Schwendt, Über kongenitale Mißbildungen des Gehörorganes in Verbindung mit branchiogenen Cysten und Fisteln. Arch. f. Ohren-, Nasen- u. Kehlkopfheilk. Bd. 32, S. 37. — Stein, C., Ein weiterer Beitrag zur Frage der kongenitalen Anlage der chronischen progressiven labyrinthären Schwerhörigkeit. Passow-Schaefer, Beiträge 1918, Bd. X, H. 4. — Stetter, Die angeborenen und erworbenen Mißbildungen des Ohres. Haugs klin. Beitr. aus d. Gebiete d. Otologie Bd. 2, H. 9. — Steinbrügge, In Orths Lehrbuch der pathol. Anatomie. Berlin 1891. — Uffenorde, W., Handbuch Katz-Blumenfeld 1921. Bd. II, Liefer. 6, S. 356. — Virchow, Über Mißbildungen des Ohres. Virchows Arch. f. pathol. Anat. u. Physiol. Bd. 30. — Wagenhäuser, G. I., Beiträge zur

Pathologie und pathologischen Anatomie des Ohres. Arch. f. Ohren-, Nasen- u. Kehlkopfheilk. Bd. 26. — Welcker, Über knöcherne Verengerung und Verschließung des äußeren Gehörganges. Arch. f. Ohren-, Nasen- u. Kehlkopfheilk. Bd. 1, S. 163. — Wotzilka, G., Ein Beitrag zur Klinik der kongenitalen Bildungsanomalien des Gehörganges. Monatsschr. f. Ohrenheilk. u.Laryngo-Rhinol. 52. Jahrg., 1918, S. 588.

Anomalien der Ceruminaldrüsen (zu S. 53).

Berberich, J., Über rezidivierende Ceruminalpfröpfe. Verhandl. d. Ges. dtsch. Hals-, Nasen- u. Ohrenärzte. München. 1925.—Bing, A., Ohrenheilkunde. Wien und Leipzig, W. Braumüller. 1908. — Boenninghaus, G., Lehrbuch d. Ohrenheilk. S. Karger. 1908. — Denker, A., Lehrbuch d. Ohrenheilk. Jena. 1912. — Grunert, Lehrbuch d. Ohrenheilk. Leipzig. 1908. — Körner, O., Lehrbuch d. Ohrenheilk. 1922. — Stein, C., Gehörorgan und Konstitution. Monatsschr. f. Ohrenheilk. u. Laryngo-Rhinol. Bd. 76, H. 1/2. 1917. — Troeltsch, v., Lehrbuch d. Ohrenheilk. 1862. — Voss, O., Diskussionsbemerkung zum Vortrage v. Berberich l. c.

Gehörgangsexostosen (zu S. 55).

Alexander, G., Entwicklungsgeschichte, Anthropologie, Varietäten. Handbuch d. Hals-, Nasen- u. Ohrenheilk. Herausg. von Denker und Kahler. J. Springer, Berlin, und J. F. Bergmann, München. 1926. — Hartmann, Zur Hyperostose des äußeren Gehörganges. Zeitschr. f. Ohrenheilk. u. f. Krankh. d. ob. Luftwege. Bd. 30, S. 48. — Kessel, Joh., Über die Exostosen des äußeren Gehörganges. Korrespondenzblatt d. allg. ärztl. Ver. v. Thüringen. 1889. — Kessel, O. G., Exostosenstammbaum. Zeitschr. f. Hals-, Nasen-, u. Ohrenheilk. Bd. 8, H. 2. 1924. — Körner, O., Gestielte Exostosen neben der Spina supra meatum. Monatsschr. f. Ohrenheilk. u. Laryngo-Rhinol. Bd. 28, S. 355. — Körner, O., Die Exostosen und Hyperostosen im Gehörgang und die Osteome in den Operationsräumen des Schläfenbeines. Zeitschr. f. Hals-, Nasen- u. Ohrenheilk. Bd. 48. — Lange, W., Kongreßberichte. Kissingen. S. 338. 1923.—Mayer, O., Bericht über die Ergebnisse weiterer Untersuchungen zur Otosklerosefrage. Zeitschr. f. Hals-, Nasen- u. Ohrenheilk. Kongreßberichte. Kissingen 1923. — Ostmann, Beiträge zu dem Vorkommen von Exostosen des knöchernen Gehörganges usw. Monatsschr. f .Ohrenheilk. u. Laryngo-Rhinol. Bd. 28, S. 237.—Politzer, A., Lehrbuch d. Ohrenheilk. 5. Aufl. — Ruttin, E., Verhandl. d. Ges. dtsch. Hals-, Nasen- u. Ohrenärzte. Breslau. 1924. — Turner, On exostose within the external auditory meatus. Ref. Zeitschr. f. Ohrenheilk. u. Krankh. d. ob. Lufwege. Bd. 8, S. 307. — Virchow, Über krankhaft veränderte Knochen alter Peruaner. Sitzungsber. d. Berlin. Akademie d. Wissenschaften Bd. 50. 1885.

Ekzem des äußeren Ohres (zu S. 63).

Arzt, zit. nach R. O. Stein. — Bethmann, Bemerkungen über Prurigo. Wien. med. Wochenschr. Nr. 6, S. 330. 1925. — Bulkley, zit. nach Pulay.—Hanfland, zit. nach Stein. — Hebra, zit. nach Pulay. — Marcus, zit. nach Stein. — Oelze, zit. nach Stein. — Petersen, zit. nach Bethmann. — Pulay, E., Schilddrüse und Epithelkörperchen in ihrer Beziehung zu Erkrankungen der Haut. Ergebn. d. inn. Med. u. Kinderheilk. Bd. XVI. 1919. — Pulay, E., Die sich aus dem Einfluß der endokrinen Drüsen ergebenden therapeutischen Gesichtspunkte bei Erkrankungen der Haut. Therapeut. Monatshefte XXXIII. Jahrg. 1919 und XXXIV. Jahrg. 1920. — Schwimmer, zit. nach Pulay. — Stein, R. O., Ursache und Verhütung der durch Telephon- und Radiohörmuscheln erzeugten Hautentzündung (Demonstration in der Sitzung der Ges. d. Ärzte, Wien, 13. Februar 1925). Wien. klin. Wochenschr. Nr. 11, S. 304. 1925.

Katarrhalische und entzündliche Erkrankungen des Mittelohres (zu S. 80).

Adler, A., Studien über Minderwertigkeit von Organen. Urban und Schwarzenberg 1907. — Albrecht, W., Pneumatisation und Konstitution. Verhandl. d. Ges. dtsch. Hals-, Nasen- u. Ohrenärzte. Breslau. 1924, S. 51. — Albrecht, W., Mittelohreiterung und Pneumatisation des Warzenfortsatzes. Verhandl. d. Ges. dtsch. Hals-, Nasen- u. Ohrenärzte. Breslau. 1924, S. 55. — Alexander, G., Die Ohrenkrankheiten des Kindesalters. F. C. W. Vogel, Leipzig 1912. — Bacher, The applied anatomy of the Eustachian tube. Laryngoscope. Bd. 22. 1912. — Bauer, J., Die konstitutionelle Disposition zu inneren Krankheiten. 3. Aufl. J. Springer, Berlin 1924. — Bauer, J., Vorlesungen über allgemeine Konstitutions- und Vererbungslehre. 1. Aufl. 1921, 2. Aufl. 1923. J. Springer, Berlin. — Bezold, Die Korrosionsanatomie des Ohres. 1882. — Gatscher, S., Über die Beziehungen des Status thymico-lymphaticus (hypoplasticus) zur Pathogenese der otitischen intrakraniellen Prozesse. Wien. med. Wochenschr. 1919. — Gatscher, S., Hirnabsceß und Status lymphaticus. Monatsschr. f. Ohrenheilk. u. Laryngo-Rhinol. Bd. 53. 1919. — Habermann, Beitrag zur Lehre von der Wirkung endokriner Drüsen auf den Bau des Schläfenbeines. — Kretschmann, Diskussionsbemerkung zum Vortrage von Wagener. Verhandl. d. Ges. dtsch. Hals-, Nasen- u. Ohrenärzte. Nürnberg. 1921. — Kutepow, J. S., Über die Bedeutung des Konstitutionsmomentes in der Pathogenese der Ohrerkrankungen. Zeitschr. f. Hals-, Nasen- u. Ohrenheilk. Bd. IX, S. 497. 1925. — Laurowitsch, Tubenverschluß bei Radikaloperation. Verhandl. d. dtsch. otol. Ges. 1912. — Martius, F., Konstitution und Vererbung in ihren Beziehungen zur Pathologie. J. Springer, Berlin 1914. — Pautow, N. A., Über die Formen der Ohrtrompete. Zeitschr. f. Hals-, Nasen- u. Ohrenheilk. Bd. 11, S. 467. 1925. — Politzer, A., Lehrbuch der Ohrenheilkunde. V. Aufl. 1908. — Runge, Diskussionsbemerkung zum Vortrage Albrechts, Pneumatisation und Konstitution. Verhandl. d. Ges. dtsch. Hals-, Nasen- u. Ohrenärzte. Breslau. 1924. — Siemens, H. W., Die Zwillingspathologie. J. Springer, Berlin. 1924. — Spira, Über Heredität bei Ohrenkrankheiten. Monatsschr. f. Ohrenheilk. u. Laryngo-Rhinol. 1914, Nr. 3, S. 354. — Stein, C., Gehörorgan und Konstitution. Monatsschr. f. Ohrenheilk. u. Laryngo-Rhinol. Bd. 76, Heft 1/2. 1917. — Tröltsch, v., Anatomie des Ohres. 1898. — Turner, Journ. of laryngol. a. otol. 1922, S. 115 u. 161. — Wagener, Verhandl. d. Ges. dtsch. Hals-, Nasen- u. Ohrenärzte. Nürnberg. 1921. — Weitz, W., Studien an eineiigen Zwillingen. Zeitschr. f. klin. Med. Bd. 101, S. 115. 1924. — Wittmaack, K., Über die normale und die pathologische Pneumatisation des Schläfenbeines einschließlich ihrer Beziehungen zu den Mittelohrerkrankungen. G. Fischer, Jena 1918. — Wittmaack, Die entzündlichen Erkrankungen des Gehörorganes. Handb. d. spez. pathol. Anat. u. Histologie. Herausg. von Henke u. Lubarsch. Bd. XII, Gehörorgan. J. Springer, Berlin. 1926. — Yoschii, Über die Größenverhältnisse der menschlichen Tube im allgemeinen und bei Phthisikern im besonderen. Anat. Hefte Bd. 38, H. 115. 1909.

Kongenitale Fazialislähmung (zu S. 109).

Alexander, G. und Bénesi, O., Zur Kenntnis und Anatomie der kongenitalen Atresie des menschlichen Ohres. Monatsschr. f. Ohrenheilk. u. Laryngo-Rhinol. 55. Jahrg., Heft 3. 1921. — Bénesi, O., Zur Klinik der kongenitalen Mißbildungen des Gehörorganes. Monatsschr. f. Ohrenheilk. u. Laryngo-Rhinol. 55. Jahrg., Heft 7. 1921. — Bernhard, Neurol. Zentralbl. 1894. S. 1. — Blau, Schmidts Jahrb. Bd. CCLXXV. — Cohn, T., Neurolog. Zentralbl. 1896. S. 972. — Haren, Mißbildungen des äußeren Ohres mit kongenitaler Acusticus- und Fazialislähmung Zeitschr. f. Ohrenheilk. und f. Krankh. d. ob. Luftwege. Bd. 77. —

Iwata, Angeborene Mißbildungen des äußeren Ohres. Passow-Schäfer Bd. 5, S. 268. — Joél, E., Atresia auris congenita. Zeitschr. f. Hals-, Nasen- u. Ohrenheilk. Bd. 18, S. 278. 1888. — Kretschmann, Kongenitale Facialislähmung mit angeborener Taubheit und Mißbildung des Ohres. Arch. f. Ohren-, Nasen- u. Kehlkopfheilk. Bd. 73, S. 166. — Marfan und Delille, zit. nach Kretschmann. — Möbius, P. O,, Über angeborene doppelseitige Abducens-Facialislähmung. Münch. med. Wochenschr. 1888, Jahrg. 35, Nr. 6. — Neuenborn, Rudimentär entwickelte, mißbildete Ohrmuschel mit kongenitaler einseitiger Facialislähmung infolge Hypoplasie des Nerven. Arch. f. Ohren-, Nasen- u. Kehlkopfheilk. Bd. 63, S. 113. 1904. — Ruedi, Anatomisch-physiologische Befunde bei Mikrotie mit Atresia auris congenita des Ohres. Wiesbaden 1899. — Steinbrügge, Pathologische Anatomie des Ohres im Lehrbuch spezieller pathologischer Anatomie von Orth. — Sugár, M., Rudimentär entwickelte mißbildete Ohrmuschel mit Atresie des Gehörganges, Fistula auriculae congenita und Hemiatrophia facialis, wahrscheinlich infolge kongenitaler Hypoplasie des paralytischen Nervus facialis. Arch. f. Ohren-, Nasen- u. Kehlkopfheilk. Bd. 58.

Kongenitale Tumoren des Mittelohres (zu S. 114).

Blanke, A., Fremdkörperriesenzellen im organisierten Exsudat bei chronischer Mittelohreiterung. Zeitschr. f. Hals-, Nasen- u. Ohrenheilk. Bd. 4, S. 320. 1913. — Bondy, G., Beiträge zur vergleichenden Anatomie des Gehörorganes der Säuger. Anat. Hefte 106. — Bostroem, Über die pialen Epidermoide usw. Zeitschr. f. exp. Pathol. u. Therapie. Bd. 8, S. 1. — Cruveilhier, Anatomie pathologique. Bd. 2, Pl. 6. — Erdheim, J., Über Schädelcholesteatome. Zeitschr. f. Hals-, Nasen- u. Ohrenheilk. Bd. 49, S. 281. 1905. — Frey, H., Demonstration eines erfolgreich operierten Falles von kongenitalem Cholesteatomtumor der hinteren Schädelgrube. Sitzg. d. Ges. d. Ärzte. Wien, 4. Nov. 1910. — Grünwald, L., Beiträge zur Kenntnis kongenitaler Geschwülste und Mißbildungen an Ohr und Nase. Zeitschr. f. Hals-, Nasen- u. Ohrenheilk. Bd. 60, S. 270. 1910. — Gumperz, R.. Ein Fall von Mikrotie, angeborener Gehörgangsatresie mit Cholesteatoma verum. Zeitschr. f. Hals-, Nasen- u. Ohrenheilk. Bd. 2, S. 387. — Habermann, Zur Entstehung des Cholesteatoms des Mittelohres. Arch. f. Ohren-, Nasen- u. Kehlkopfheilk. Bd. 27, S. 42; Bd. 50, S. 232 u. Zeitschr. f. Heilk. Bd. 9. — Heath, Transact. ninth. intern. otologic. Congress Boston 1912, S. 206. — Henke, Ein Beitrag zur Kenntnis kongenitaler Mittelohrgeschwülste. Verhandlungen der Gesellsch. dtsch. Hals-, Nasen- u. Ohrenärzte. Breslau 1924. — Hesse, W., Zur Differentialdiagnose wahrer und falscher Ohrcholesteatome nebst Kritik der bisher beschriebenen kongenitalen Schläfenbeincholesteatome. Arch. f. Ohren-, Nasen- u. Kehlkopfheilk. Bd. 114. H. 3/4. 1926. — Hinton, Balggeschwulst (sebac. tumeur) in der Paukenhöhle. Arch. f. Ohren-, Nasen- u. Kehlkopfheilk. Bd. 2, S. 151. — Körner, O., Ein Cholesteatoma verum in der hinteren Schädelgrube usw. Zeitschr. f. Ohrenheilk. u. Krankh. d. ob. Luftwege Bd. 37, S. 352. — Kulm, Zur Cholesteatomfrage. Arch. f. Ohren-, Nasen- u. Kehlkopfheilk. Bd. 26, S. 62. — Kulm, Die Cholesteatome des Ohres. Zeitschr. f. Ohrenheilk. u. f. Krankh. d. ob. Luftwege Bd. 21, S. 231. — Lange, W., Über die Entstehung der Mittelohrcholesteatome. Zeitschr. f. Hals-, Nasen- u. Ohrenheilk. Bd. 11, S. 25. — Linck, Das Cholesteatom des Schläfenbeines. J. F. Bergmann, Wiesbaden 1914, S. 114. — Lucae, Anatomisch-physiologische Beiträge zur Ohrenheilkunde. Virchows Arch. f. pathol. Anat. u. Physiol. Bd. 20. — Lüders, Cholesteatoma verum. Zeitschr. f. Ohrenheilk. u. Krankh. d. ob. Luftwege Bd. 66, S. 216. — Manasse, Das Cholesteatom des Mittelohres, bzw. des Felsenbeines. Handb. d. pathol. Anat. des menschl. Ohres. Wiesbaden. 1912. — Mikulicz, Beiträge zur Genese der Dermoide im Kopfe.

Wien. med. Wochenschr. 1876, Nr. 39. — Mondschein, Zur Kasuistik der Cholesteatomtumoren der hinteren Schädelgrube. Wiener med. Wochenschr. 1911, Nr. 9. — Müller, J., Von der geschichteten perlmutterglänzenden Fettgeschwulst, Cholesteatom, über den feineren Bau usw. der Geschwülste. Berlin. 1838, S. 49. — Reinhold, Ein Fall von Ölcyste auf der linken Schläfenbeinschuppe. Bruns Beitr. z. klin. Chir. Bd. 11. 1874. — Ribbert, Geschwulstlehre 1904, S. 368. — Ruttin, E., Zur Pathologie des Cholesteatoms. Verhandl. dtsch. Hals-, Nasen- u. Ohrenärzte. Breslau 1924, S. 59. — Scheibe, A., Zwei Fälle von behaarter Granulationsgeschwulst im Mittelohre. Zeitschr. f. Hals-, Nasen- u. Ohrenheilk. Bd. 25, S. 108—112. 1894. — Schwalbe, E., Der Epignathus und seine Genese. Beitr. z. pathol. Anat. u. z. allg. Pathol. Bd. 36, S. 242. — Schwartze, H., Die chirurg. Krankheiten des Ohres. 1885, S. 123. — Schwartze, H., Cholesteatoma verum squamae ossis temporum. Arch. f. Ohren-, Nasen- u. Kehlkopfheilk. Bd. 41, S. 207. — Toynbee, Balggeschwülste des äußeren Gehörganges. Arch. f. Ohren-, Nasen- u. Kehlkopfheilk. Bd. 1, S. 241. — Ulrich, Zwei Beiträge zur Genese des Mittelohrcholesteatoms. Zeitschr. f. Ohrenheilk. u. Krankh. d. ob. Luftwege Bd. 75, S. 189. — Urbantschitsch, E., Über einen Fall von scheinbar behaartem Mittelohrpolypen bei vollständig eiterlosem Verlauf. Monatsschr. f. Ohren-, Nasen- u. Kehlkopfheilk. Bd. 43, S. 291. 1909. — Virchow, Über Perlgeschwülste. Virchows Arch. f. pathol. Anat. u. Physiol. Bd. 8, S. 379. — Wagenhäuser, Beiträge zur Pathologie und pathologischen Anatomie des Ohres. Arch. f. Ohren-, Nasen- u. Kehlkopfheilk. Bd. 26, S. 1. 1888. — Wittmaack, K., Die Cholesteatomeiterungen. Die normale und pathologische Pneumatisation. G. Fischer, Jena. 1918, S. 159.

Otosklerose (zu S. 121).

Albrecht, W., Zur Vererbung der konstitutionellen Taubstummheit. Zur Vererbung der hereditären Schwerhörigkeit. Verhandl. d. Ges. dtsch. Hals-, Nasen- u. Ohrenärzte. Nürnberg 1921, S. 371 und 376. — Alexander, G., Zur Pathologie und pathologischen Anatomie der kongenitalen Taubheit. Arch. f. Ohren-, Nasen- u. Kehlkopfheilk. Bd. 61, S. 183. 1904. — Alexander, G., Weitere Studien über das Gehörorgan von Tieren mit angeborenen Labyrinthanomalien. Verhandl. d. dtsch. otol. Ges. 1904. — Alexander, G., Zur Kenntnis der kongenitalen Mißbildungen des inneren Ohres. Zeitschr. f. Hals-, Nasen- u. Ohrenheilk. Bd. 48, H. 3. — Alexander, G., Weitere Studien am Gehörorgan unvollkommen albinotischer Katzen. Zeitschr. f. Hals-, Nasen- u. Ohrenheilk. Bd. 48, H. 4. — Alexander, G., Die Anatomie und Klinik der nichteitrigen Labyrintherkrankungen. Referat, erstattet auf dem XVII. internat. med. Kongreß. London 1913. Arch. f. Ohren-, Nasen- u. Kehlkopfheilk. Bd. 92 u. 93. — Alexander, G., Das Gehörorgan der Kretinen. Arch. f. Ohren-, Nasen- u. Kehlkopfheilk. Bd. 78. 1908. — Aschner, B., Zum Problem der konstitutionellen Blastomdisposition. Zeitschr. f. Konstitutionslehre Bd. X, H. 5. 1925. — Bauer, J., Vorlesungen über allgemeine Konstitutions- und Vererbungslehre. 2. Aufl. J. Springer, Berlin 1923. — Bauer, J., Die konstitutionelle Disposition zu inneren Krankheiten. 3. Aufl. J. Springer, Berlin 1924. — Bauer, J. und Stein, C., Die Bedeutung der Konstitution in der Pathogenese der Otosklerose. Zeitschr. f. angew. Anat. u. Konstitutionslehre. Bd. 1, S. 546. 1914. — Bauer, J. und Stein, C., Vererbung und Konstitution bei Ohrenkrankheiten. Zeitschr. f. angew. Anat. u. Konstitutionslehre Bd. 10, H. 5. 1925. — Bigler, M., Über das gleichzeitige Vorkommen von Osteopsathyrose und blauer Verfärbung der Skleren bei Otosklerose. Zeitschr. f. Hals-, Nasen- u. Ohrenheilk. Bd. 5, S. 233, 1923. — Brönsen, Edinburgh med. journ. 1912. — Brühl, G., Zur knöchernen Stapesankylose oder Otosklerose. Passow-Schäfer, Beitr. Bd. 4, S. 71. 1910. — Brunner, H., Ein Beitrag z. Pathol. des otog. Kleinhirnabscesses. Zeitschr. f. Hals. Nasen- u.

Ohrenh. Bd. 14, H. 1 und 2, 1926. — Brunner, H., Beiträge zur Pathologie des knöchernen Innenohres mit besonderer Berücksichtigung der Otosklerose. Monatsschr. f. Ohrenheilk. u. Laryngo-Rhinol. Bd. 58, H. 1. 1924. — Denker, A., Über Untersuchungen des Blutes bei Otosklerotikern vermittels des Abderhaldenschen Dialysierverfahrens. Verh. d. dtsch. otol. Ges. 1914. — Digthon Adair, The ophthalmoscope. 1912. — Eckert-Möbius, Knorpelgefäße und otosklerotische Herde. Verhandl. d. Ges. dtsch. Hals-, Nasen-u. Ohrenärzte. München. 1925. — Fischel, A., Die Bedeutung der entwicklungsmechanischen Forschung für die Embryologie und Pathologie des Menschen. Roux' Vortr. u. Aufs. 1912, H. 16. — Fischer, J., Zur Frage des konstitutionell-kongenitalen Charakters der Otosklerose. Morphologische Anomalien des Innenohres als Ausdruck der konstitutionellen Minderwertigkeit des Gehörorganes. Monatsschr. f. Ohrenheilk. u. Laryngo-Rhinol. Bd. 55, H. 1 u. 2, 1921. — Frey, H., und Kriser, A., Verh. d. Ges. dtsch. Hals-, Nasen- u. Ohrenärzte. Kissingen 1923. — Fraser, Proc. of the royal soc. of med. Sect. of otol. 1917. — Gimplinger, E., Blaue Verfärbung der Skleren und Herderkrankung der Labyrinthkapsel. (Ein Beitrag zu den Beziehungen zwischen Otosklerose und Konstitution.) Zeitschr. f. Hals-, Nasen- u. Ohrenheilk Bd. 13, S. 345. 1926. — Habermann, Zur Pathologie der sogenannten Otosklerose. Arch. f. Ohren-, Nasen- u. Kehlkopfheilk. Bd. 60. 1904. — Hammerschlag, V., Über die Vergesellschaftungen der hereditären Taubstummheit mit anderen hereditär-pathologischen Zuständen. Zeitschr. f. Hals-, Nasen- u. Ohrenheilk. Bd. 59, S. 315. — Hammerschlag, V., Hereditär-degenerative Taubheit, progressive labyrinthäre Schwerhörigkeit und Otosklerose. Monatsschr. f. Ohrenheilk. u. Laryngo-Rhinol. 1913. — Hammerschlag, V., Die hereditären Erkrankungen des Gehörorganes. Wien. med. Wochenschr. 1923, Nr. 51. — Haß, J., Zur Kenntnis der Osteopsathyrosis idiopathica. Med. Klinik 1919, Nr. 45, S. 1112. — Hoeve, J. van der, und de Kleyn, A., Referat. Dtsch. med. Wochenschr. 1917, Nr. 20, S. 633 (Orig. holl.). — Kalenda, H., Zur klinischen Diagnose der Otosklerose. Zeitschr. f. Hals-, Nasen u. Ohrenheilk. Bd. 60, S. 229. — Katz, Anatomische Beiträge zur Frage der bei dem trockenen Mittelohrkatarrh (Sklerose) vorkommenden Knochenerkrankung des Schläfenbeines. Arch. f. Ohren-, Nasen- u, Kehlkopfheilk. Bd. 53. 1901. — Hofer, J., Beiträge zur pathologischen Anatomie des Ohres bei kongenitaler Syphilis. Arch. f. Ohren-, Nasen- u. Kehlkopfheilk. Bd. 90. 1912. — Lange, Degenerative und verwandte Prozesse in der Labyrinthkapsel. Handb. d. spez. Anat. und Histologie, herausgeg. von Henke und Lubarsch, Bd. 12, Gehörorgan. Verlag J. Springer, Berlin 1926. — Leicher, H., Weitere Mitteilungen über das Symptom der Blutkalkverminderung bei der Otosklerose und seine therapeutische Beeinflußbarkeit. Zeitschr. f. Hals-, Nasen- u. Ohrenheilk. Bd. 4, S. 74, 1922. — Lindt, Beitrag zur pathologischen Anatomie der angeborenen Taubstummheit. Dtsch. Arch. f. klin. Med. 1905. — Manasse, P., Die Otitis chronica metaplastica der menschlichen Labyrinthkapsel. Bergmann 1922. — Markmann, A., Über Stapesankylose ohne Spongiosierung. Zeitschr. f. Hals-, Nasen- u. Ohrenheilk. Bd. 56. 1908. — Martius, F., Konstitution und Vererbung in ihren Beziehungen zur Pathologie. J. Springer, Berlin 1914. — Mayer, O., Untersuchungen über Otosklerose. Hölder, Leipzig und Wien. — Mayer, O., Der gegenwärtige Stand der Otosklerosefrage. Zentralbl. f. Ohrenheilk. Bd. 19, S. 257. 1922. — Nager, F. R., Die Labyrinthkapsel bei angeborenen Knochenerkrankungen. Arch. f. Ohren-, Nasen- u. Kehlkopfheilk. Bd. 109. 1922. — Politzer, A., Lehrbuch der Ohrenheilkunde. 5. Aufl. 1908. — Politzer, A., Über primäre Erkrankung der Labyrinthkapsel. Zeitschr. f. Hals-, Nasen- u. Ohrenheilk. Bd. 25, S. 309. — Ruttin, E., Osteopsathyrosis und Otosklerose. Zeitschr. f. Hals-, Nasen- u. Ohrenheilk. Bd. 3, S. 263. 1922. — Siebenmann, F., Multiple Spongiosierung der Labyrinthkapsel. Zeitschr. f. Hals-, Nasen- u. Ohrenheilk. Bd. 36. 1905. — Spira, Über Heredität bei Ohrenkrankheiten. Monatsschr. f. Ohrenheilk. u. Laryngo-Rhinol. 1914, Nr. 3, S. 354. — Stein, C.,

Gehörorgan und Konstitution. Zeitschr. f. Hals-, Nasen- u. Ohrenheilk. Bd. 76, S. 66. 1917. — Stein, C., Sexuelle Entwicklungsstadien und Vorgänge in ihrem Einflusse auf die Otosklerose. Wien. klin. Wochenschr. Bd. XXXVIII, Jahrg. 1925, Nr. 4 u. 5. — Wiechmann, E., u. Paal, H., Zur Klinik der sogenannten blauen Skleren. Münch. med. Wochenschr. 1925, Nr. 6, S. 213. — Wittmaack, K., Die Otosklerose auf Grund eigener Forschungen. Fischer, Jena 1919.—Wolff, Arch. f. Ohren-, Nasen- u. Kehlkopfheilk. Bd. 107, S. 110. — Zange, J., Chronische progressive Schwerhörigkeit und Wassermannsche Reaktion. Zeitschrift f. Hals-, Nasen- u. Ohrenheilk. Bd. 62, S. 1. 1921.

Chronische progressive labyrinthäre Schwerhörigkeit (zu S. 149).

Adler, A., Studien über Minderwertigkeit von Organen. Urban & Schwarzenberg, Berlin und Wien 1907. — Alexander, G., Anatomie der Taubstummheit. Herausgeg. von d. dtsch. otol. Ges. Bergmann, Wiesbaden. 2. Liefg. — Alexander, G., Das Gehörorgan der Kretinen. Arch. f. Ohren-, Nasen- u. Kehlkopfheilk. Bd. 68, S. 123. — Alexander, G., Über schulärztliche Untersuchungen an der Volksschule zu Berndorf in Niederösterreich im Frühjahre 1906, S. 26. — Alexander, G., Über Atrophie des labyrinthären Sinnesepithels. Arch. f. Ohren-, Nasen- u. Kehlkopfheilk. Bd. 74, S. 112. — Alexander, G., Zur pathologischen Histologie des Ohrlabyrinthes mit besonderer Berücksichtigung des Cortischen Organes. Arch. f. Ohren-, Nasen- u. Kehlkopfheilk. Bd. 56, S. 1. — Alexander, G., Klinik und Anatomie des inneren Ohres bei Erkrankungen des Blutgefäßsystems. Verh. d. dtsch. otol. Ges. in Homburg 1895, Bd. XIV, S. 158. — Alexander, G., Zur Frage der progressiven Schwerhörigkeit durch Atrophie des Cortischen Organes. Arch. f. Ohren-, Nasen- u. Kehlkopfheilk. Bd. 69, S. 95. — Alexander, G., Die Anatomie und Klinik der nichteitrigen Labyrintherkrankungen. (Referat, erstattet auf dem XVII. intern. med. Kongreß in London. 6.—12. August 1913) Arch. f. Ohren-, Nasen- u. Kehlkopfheilk. Bd. 92 u. 93. 1913. — Alexander, G., Die Ohrenkrankheiten des Kindesalters. F. C. W. Vogel, Leipzig 1912. — Alexander, G., und Tandler, J., Untersuchungen an kongenital tauben Hunden, Katzen und an Jungen kongenital tauber Katzen. Arch. f. Ohren-, Nasen- u. Kehlkopfheilk. Bd. 60, S. 161. 1903. — Bauer, J., Klinische Untersuchungen über den endemischen Kropf in Tirol. Verh. d. 29. Kongr. f. inn. Med., S. 545. 1912. — Bauer, J., Die Herzstörungen bei endemischem Kropf. Dtsch. med. Wochenschr. S. 42. 1912. — Bauer, J., Die konstitutionelle Disposition zu inneren Krankheiten. J. Springer, Berlin 1917. 3. Aufl. 1924. — Bauer, J., Der jetzige Stand der Lehre von den Aufbrauchkrankheiten. Dtsch. med. Wochenschr. 1922, Nr. 40. — Bauer, J., und Stein, C., Die Bedeutung der Konstitution in der Pathogenese der Otosklerose. Zeitschr. f. angew. Anat. u. Konstitutionslehre H. 6. 1914. — Bauer, J. und Stein, C., Vererbung und Konstitution bei Ohrenkrankheiten. Zeitschr. f. Konstitutionslehre Bd. 10, H. 5. 1925. — Bezold, Lehrbuch der Ohrenheilkunde. Bergmann, Wiesbaden. — Brühl, G., Beiträge zur pathologischen Anatomie des Gehörorganes. II. Zeitschr. f. Hals-, Nasen- u. Ohrenheilk. Bd. 50. 1904 und III. Zeitschr. f. Hals-, Nasen- u. Ohrenheilk. Bd. 56, 1906. — Denker, A., Die Pathologie der angeborenen Taubstummheit. Referat, erstattet auf dem intern. med. Kongreß in London, August 1913. Zeitschr. f. Hals-, Nasen- u. Ohrenheilk. Bd. 69, S. 232. 1913. — Edinger, L., Eine neue Theorie über die Ursachen einiger Nervenkrankheiten, insbesondere der Neuritis und der Tabes. Volkmanns Sammlung klin. Vortr. Nr. 106. Leipzig 1894. — Edinger, L., Die Aufbrauchkrankheiten des Nervensystems. Dtsch. med. Wochenschr. Nr. 45, 49, 52. 1904; Nr. 1, 4. 1905. — Eicken, v., Verhandl. d. deutschen otol. Ges. Basel, 1909, S. 144. — Görke, M., Die Anatomie der Taubstummheit. III. Wiesbaden 1907. — Gowers, W., A lecture on abiotrophy. Lancet, April 1902. — Gradenigo, 85. Vers. dtsch. Naturforscher und Ärzte. Wien 1893. — Habermann, Zur Pathologie der Taubstummheit und der Fensternischen. Arch. f. Ohren-, Nasen- u. Kehlkopfheilk. Bd. 53, S. 52. — Haike, H., Eine fetale Erkrankung des Labyrinthes im Anschluß an Encephalitis haemorrhagica. Arch. f. Ohren-, Nasen- u. Kehlkopfheilk. Bd. 55, S. 36. — Hammerschlag, V., Zur Kenntnis der hereditär-degenerativen Taubstummheit. Zeitschr. f. Hals-, Nasen- u. Ohrenheilk. Bd. 45, S. 329. — Hammerschlag, V., Über pathologische Augenbefunde bei Taubstummen und ihre differentialdiagnostische Bedeutung. Zeitschr. f. Hals-, Nasen- u. Ohrenheilk. Bd. 54, S. 17. — Hammerschlag, V., Über einen mutmaßlichen Zusammenhang zwischen hereditär-degenerativer Taubheit und hereditärer Ataxie. Zeitschr. f. Hals-, Nasen-u. Ohrenheilk. Bd. 56, S. 126. — Hammerschlag, V., Über die Vergesellschaftung der hereditären Taubstummheit mit anderen hereditären pathologischen Zuständen. Zeitschr. f. Hals-, Nasen- u. Ohrenheilk. Bd. 59, S. 315. — Hammerschlag, V., Über die Notwendigkeit der Einführung einer präziseren Nomenklatur für die verschiedenen Formen der Taubstummheit. Monatsschr. f. Ohrenheilk. u. Laryngo-Rhinol. 1908 Nr. 11. — Hammerschlag, V., Hereditär-degenerative Taubheit, progressive labyrinthäre Schwerhörigkeit und Otosklerose. Monatsschr. f. Ohrenheilk. u. Laryngo-Rhinol. S. 769. 1913. — Hammerschlag, V. und Stein, C., Die chronische progressive labyrinthäre Schwerhörigkeit (Manasse). Ein kritischer Beitrag zur Wertung der konstitutionellen Disposition. Wiener med. Wochenschr. Nr. 37—39. 1917. — Hoessli, Verhandl. d. deutschen otol. Ges. Stuttgart 1913, S. 284. — Jaehne, A., Die anatomischen Veränderungen der Altersschwerhörigkeit. Arch. f. Ohren-, Nasen- u. Kehlkopfheilk. Bd. 95, S. 247. 1914. — Kalenda, H., Zur klinischen Diagnose der Otosklerose. Zeitschr. f. Hals-, Nasen- u. Ohrenheilk. Bd. 60, S. 229. — Katz, Anatomische Beiträge zur Frage der bei dem trockenen Mittelohrkatarrh (Sklerose) vorkommenden Knochenerkrankung des Schläfenbeines. Arch. f. Ohren-, Nasen- u. Kehlkopfheilk. Bd. 53. 1901. — Körner, O., Das Wesen der Otosklerose im Lichte der Vererbungslehre. Zeitschr. f. Hals-, Nasen- u. Ohrenheilk. Bd. 50, S. 98. — Körner, O., Lehrbuch der Ohren-, Nasen- und Kehlkopfkrankheiten. 5. Aufl. Bergmann, Wiesbaden. — Lindt, W., Beiträge zur pathologischen Anatomie der angeborenen Taubstummheit. Dtsch. Arch. f. klin. Med. 1905. — Manasse, P., Über chronische progressive labyrinthäre Taubheit. Zeitschr. f. Hals-, Nasen- u. Ohrenheilk. Bd. 52, S. 1. — Martius, F., Pathogenese innerer Krankheiten. Fr. Deuticke, Leipzig und Wien 1899—1909. — Martius, F., Konstitution und Vererbung in ihren Beziehungen zur Pathologie. J. Springer, Berlin 1914. — Mayer, O., Zwei Fälle von ererbter labyrinthärer Schwerhörigkeit. Zeitschr. f. Ohrenheilk. u. Krankh. d. oberen Luftwege Bd. 80, H. 3/4. 1920. — Nager, F. R., Mißbildungen der Schnecke und Hörvermögen. Zeitschr. f. Hals-, Nasen- u. Ohrenh. Bd. 11, 1925. — Neumann, H., Zur Anatomie der angeborenen Labyrinthanomalien. Verh. dtsch. Hals-, Nasen- u. Ohrenärzte. Wiesbaden 1922. — Politzer, A., Zur Pathologie und Therapie der Labyrinthaffektionen. Vortr. in der Ges. d. Ärzte, 16. Juli 1885. — Politzer, A., Lehrbuch der Ohrenheilkunde. 5. Aufl. 1908. — Schwerdtfeger, F., Arch. f. Ohren-, Nasen- u. Kehlkopfheilk. Bd. 109, S. 215. — Seligmann, H., Die progressive nervöse Schwerhörigkeit und Edingers Theorie der Aufbrauchkrankheiten des Nervensystems. Monatsschr. f. Ohrenheilk. u. Laryngo-Rhinol. 40. Jahrg., S. 109. 1906. — Siebenmann, F., Grundzüge der Anatomie und Pathogenese der Taubstummheit. Wiesbaden 1904. — Siebenmann, F., Beitr. 3, Anat. Physiol. Pathol. u. Ther. d. Ohres, d. Nase u. d. Halses Bd. 9, S. 38, 1917. — Stein, C., Über die Beziehungen der Erkrankungen des Zirkulationsapparates zu den Erkrankungen des Gehörorganes. Zeitschr. f. Hals-, Nasen- u. Ohrenheilk. Bd. 50, S. 390. 1905. — Stein, C., Gehörorgan und Konstitution. Zeitschr. f. Hals-, Nasen- u. Ohrenheilk. Bd. 76. 1918.

— Stein, C., und Fellner, Br., Zur Therapie der arteriosklerotischen Ohrerkrankung. Monatsschr. f. Ohrenheilk. u. Laryngo-Rhinol. 45. Jahrg., S. 1129. 1911. — Stein, C. und Pollak, R., Über den Einfluß vasomotorischer Störungen im Kindesalter auf das Gehörorgan. Arch. f. Ohren-, Nasen- u. Kehlkopfheilk. Bd. 96, S. 216. 1915. — Wittmaack, K., Über Schwindel und Gleichgewichtsstörungen bei nicht durch eitrige Entzündung bedingter Erkrankung des inneren Ohres und ihre differential-diagnostische Bedeutung. Zeitschr. f. Hals-, Nasen- u. Ohrenheilk. Bd. 50, S. 127. — Wittmaack, K., Weitere Beiträge zur Kenntnis der degenerativen Neuritis und Atrophie des Hörnerven. Zeitschr. f. Hals-, Nasen- u. Ohrenheilk. 1908. — Wittmaack, K., Über Schädigung des Gehörs durch Schalleinwirkung. Zeitschr. f. Hals-, Nasen- u. Ohrenheilk. Bd. 54, S. 37. — Yoshií, Experimentelle Untersuchungen über die Schädigung des Gehörorganes durch Schalleinwirkung. Zeitschr. f. Ohrenheilk. u. f. Krankh. d. Luftwege Bd. 58. — Ziba, Shin-izi, Über degenerative Labyrinthatrophie im Säuglingsalter. Arch. f. Ohren-, Nasen- u. Kehlkopfheilk. Bd. 87, S. 17. 1912.

Taubstummheit (zu S. 182).

Albrecht, W., Über die Vererbung der konstitutionell-sporadischen Taubstummheit, der hered.-deg. Taubheit und d. Otosklerose. Arch. f. Ohren-, Nasen- und Kehlkopfh. Bd. 110, S. 15. — Alexander, G., Zur Anatomie der kongenitalen Taubheit. Anatomie der Taubstummheit. 2. Liefg. J. F. Bergmann, Wiesbaden 1905. — Alexander, G., Zur Pathologie und pathologischen Anatomie der kongenitalen Taubheit. Arch. f. Ohrenheilkunde, Bd. 61, S. 183, 1907. — Alexander, G., Die Histologie der typischen hereditär-degenerativen Taubstummheit. Denkschr. d. Akademie d. Wiss. Wien. Mathem.-naturw. Kl. Bd. 96. Hölder, Wien 1919. — Alexander, G., Das Gehörorgan der Kretinen. Arch. f. Ohren-, Nasen- u. Kehlkopfheilk. Bd. 128, S. 54. 1908. — Alexander, G., Anatomie der kongenitalen Taubheit. XVII. intern. med. Kongreß, London 1913. — Alexander, G., Nachtrag zu „Das Gehörorgan der Kretinen". Arch. f. Ohren-, Nasen- u. Kehlkopfheilk. Bd. 98, S. 122. 1915. — Alexander, G., Pathologische Anatomie der nervösen Anteile des Gehörorganes. Handbuch der Neurologie des Ohres, herausgeg. v. Alexander und Marburg. I. Bd., 2. Hälfte. Urban u. Schwarzenberg, Berlin u. Wien 1924. — Alexander, G., Neurologie des Ohres bei Kretinismus und Myxödem. Handb. d. Neurologie des Ohres. Herausg. v. Alexander und Marburg. Bd. 3. Urban u. Schwarzenberg, Berlin u. Wien 1926. — Alexander, G., und Bénesi, O., Zur Kenntnis der Entwicklung und Anatomie der kongenitalen Atresie des menschlichen Ohres. Monatsschr. f. Ohrenheilk. u. Laryngo-Rhinol. Bd. 60, H. 3. 1921. — Alexander, G., u. Fischer, J., Klinische Untersuchungen an Taubstummen mit besonderer Berücksichtigung der Beziehungen von Gehörorgan und Konstitution. Eos, Zeitschr. f. Erkenntnis u. Behandlung jugendl. Abnormer. 16. Jg. 1920/21. — Alexander, G., u. Kreidl, A., Anatomisch-physiologische Studien über das Ohrlabyrinth der Tanzmaus. Pflügers Arch. f. d. ges. Physiol. Bd. 88, S. 509. 1901. — Alexander, G., und Kreidl, A., Über die Beziehungen zwischen der galvanischen Reaktion zur angeborenen und erworbenen Taubstummheit. Pflügers Arch. f. d. ges. Physiol. Bd. 89. 1902. — Alexander, G., und Kreidl, A., Statistische Untersuchungen an Taubstummen. I. Taubstummheit, erbliche Belastung und Verwandtschaftsehe. Arch. f. Ohren-, Nasen- u. Kehlkopfheilk. Bd. 59, S. 43. 1903. — Alexander, G., und Neumann, H., Beiträge zur Anatomie der Taubstummheit. Anatomie der Taubstummheit. 6. Liefer. J. F. Bergmann, Wiesbaden 1909. — Alexander, G., und Tandler, J., Untersuchungen an kongenital tauben Hunden, Katzen und an Jungen kongenital tauber

Katzen. Arch. f. Ohren-, Nasen- u. Kehlkopfheilk. Bd. 66, S. 161. 1905. — Bauer, J., Konstitutionslehre. J. Springer, Berlin. — Bauer, J., und Stein, C., Vererbung und Konstitution bei Ohrenkrankheiten. Zeitschr. f. angew. Anatomie und Konstitutionslehre Bd. 10, H. 5. 1925. — Bircher, H., Die Verbreitung der Taubstummheit in der Schweiz. Naturforscher-Ges. 1880/81. — Bircher, H., Der endemische Kropf und seine Beziehungen zur Taubstummheit und zum Kretinismus. Basel. 1883. — Bloch, E., die dysthyre Schwerhörigkeit. Dtsch. Arch. f. klin. Med. Bd. 87. 1906 und Verhandl. d. dtsch. otol. Ges. 1904. — Boudin, Dangers des unions consanguines etc. Annales d'hygiène publique etc. 2. série, tom XVIII. 1862. — Brühl, G., Beiträge zur pathologischen Anatomie des Gehörorganes. Zeitschr. f. Hals-, Nasen- u. Ohrenheilk. Bd. 50, S. 5. 1905. Zeitschr. f. Hals-, Nasen- u. Ohrenheilk. Bd. 52, S. 232. 1906. Verh. d. dtsch. otol. Ges. S. 200. Wien 1906. — Brunner, H., Beiträge zur Histogenese des otosklerotischen Knochens. Verh. d. Ges. f. Hals-, Nasen- u. Ohrenärzte. S. 320. Kissingen 1923. — Brunner, H., Beiträge zur Pathologie des knöchernen Innenohres mit besonderer Berücksichtigung der Otosklerose. Monatsschr. f. Ohrenheilk. u. Laryngo-Rhinol. H. 1. 1924. — Denker, A., Zur Anatomie der kongenitalen Taubstummheit. Anatomie der Taubstummheit. 4. Liefer. J. F. Bergmann, Wiesbaden 1905. — Denker, A., Schilddrüse und Gehörorgan. Verhandl. d. dtsch. otol. Ges. 1909. — Denker, A., Weitere Beiträge zur Anatomie der Taubstummheit. Anatomie der Taubstummheit. 5. Liefer. J. F. Bergmann, Wiesbaden 1908. — Denker, A., Einteilung der Taubstummheit und Zusammenstellung der verwertbaren Taubstummenbefunde. Anatomie der Taubstummheit. 7. Liefg. J. F. Bergmann, Wiesbaden 1910. — Eiselsberg, A. v., Über Wachstumsstörungen bei Tieren nach frühzeitiger Schilddrüsenexstirpation. Arch. f. klin. Chir. Bd. 49. 1894. — Ewald, C., Die Erkrankungen der Schilddrüse, Myxödem und Kretinismus. Nothnagel, spez. Pathol. u. Therapie Bd. 22. Wien. 1896. — Falk. Zur Statistik der Taubst. Arch. f. Psych. 1871. — Fischer, J., Zur Frage des konstitutionell-kongenitalen Charakters der Otosklerose. Monatschr. f. Ohrenheilk. u. Laryngo-Rhinol. 1920. — Fischer, J., Osteogenesis imperfecta. Zeitschr. f. Hals-, Nasen- u. Ohrenheilk. 1921. — Fischer, J., Beitrag zur pathologischen Anatomie des Schläfenbeines. Monatsschr. f. Ohrenheilk. u. Laryngo-Rhinol. 1925. — Fischer, J., und Sommer, J., Beziehungen von Auge und Ohr bei Taubstummen und Taubstummblinden. Zeitschr. f. Hals-, Nasen- u. Ohrenheilk. Bd. 11, H. 1, S. 10. 1925. — Frey, H., Bildungsfehler des Gehörorganes bei der Anencephalie. Arb. a. d. neurol. Inst. d. Wiener Univ. Bd. 16, S. 231. 1907. — Frey, H., Untersuchung von Gehörorganen Anencephaler. Passows Beitr. Bd. 2, S. 32. 1909. — Frey., H., und Hammerschlag, V., Drehversuche an Taubstummen. Verh. d. dtsch. otol. Ges. Fischer, Jena 1904. — Frey, H., und Hammerschlag, V., Untersuchungen über den Drehschwindel bei Taubstummen. Zeitschr. f. Hals-, Nasen- u. Ohrenheilk. Bd. 48, S. 331. 1904. — Goerke, M., Zwei Fälle angeborener Taubstummheit. Anatomie der Taubstummheit. 3. Liefer. J. F. Bergmann, Wiesbaden 1906. — Goerke, M., Pathologie der Taubsth. Erg. d. Path. von Lubarsch-Ostertag, 1908. — Habermann, J., Zur Pathologie der Taubstummheit und der Fensternischen. Arch. f. Ohren-, Nasen- u. Kehlkopfheilk. Bd. 53. — Habermann, J., Zur Lehre der Ohrenerkrankungen infolge von Kretinismus. Arch. f. Ohren-, Nasen- u. Kehlkopfheilk. Bd. 19. — Haike, H., Eine fetale Erkrankung des Labyrinthes im Anschluß an eine Encephalitis haemorrhagica. Arch. f. Ohren-, Nasen-, u. Kehlkopfheilk. Bd. 55, S. 36. 1902. — Hammerschlag, V., Neues Einteilungsprinzip für die verschiedenen Formen der Taubstummheit. Arch. f. Ohren-, Nasen- u. Kehlkopfheilk. Bd. 56, S. 157. — Hammerschlag, V., Zur Kenntnis der hereditär-degenerativen Taubstummheit. Zeitschr. f. Hals-, Nasen- u. Ohrenheilk. Bd. 47, S. 147 u. S. 381. — Hammerschlag, V., Zur Kenntnis der hereditär-degenerativen Taubstummheit. Zeitschr. f.

Hals-, Nasen- u. Ohrenheilk. Bd. 61, S. 225. — Hammerschlag, V., und Stein, C., Die chronische progressive labyrinthäre Schwerhörigkeit (Manasse). Ein kritischer Beitrag zur Wertung der konstitutionellen Disposition. Wien. med. Wochenschr. Nr. 37—39. 1917. — Hartmann, A., Taubstummheit und Taubstummenbildung etc. Enke, Stuttgart 1880. — Hedinger, Die Taubstummen u. Taubstummenanstalten etc. in Württemberg und Baden. Stuttgart 1882. — Herzog, H., Experimentelle Labyrinthitis. Passow-Schäfer, Beitr. Bd. 6, S. 343. 1913. — Herzog, H., Angeborene und erworbene Taubstummheit. Klinische Beiträge zur Ohrenheilkunde. Festschrift für Urbantschitsch. 1919. — Herzog, H., Über die Taubstummenlabyrinthe. Zentralbl. f. Ohrenh. u. Rhino-Lar. Bd. 11, S. 533. — Kaufmann, Die Chondrodystrophia hyperplastica. Beitr. z. pathol. Anat. u. z. allg. Pathol. Bd. 13, S. 32. 1893. — Lange, W., Taubstummheit in Manasses Handbuch der pathologischen Anatomie des Ohres. Wiesbaden 1917, S. 232. — Lange, W., Aplasie des Ganglion spinale und des Nervus cochlearis als Ursache angeborener Taubheit. Arch. f. Ohren-, Nasen- u. Kehlkopfheilk. Bd. 93. 1913. — Lemcke, Die Taubstummheit im Großherzogtum Mecklenburg-Schwerin usw. Leipzig. 1892, S. 113. — Lent, Zit. bei Peipers. — Lindt, Ein Fall von kongenitaler Taubstummheit. Anatomie der Taubstummheit. 6. Liefer. J. F. Bergmann, Wiesbaden 1909. — Manasse, P., Über die chronische progressive labyrinthäre Schwerhörigkeit. Zeitschr. f. Hals-, Nasen- u. Ohrenheilk. Bd. 52, S. 1. — Manasse, P., Über kongenitale Taubstummheit und Struma. Zeitschr. f. Hals-, Nasen- u. Ohrenheilk. Bd. 52, S. 105. — Manasse, P., Zur pathologischen Anatomie des inneren Ohres und des Hörnerven. Zeitschr. f. Hals-, Nasen- u. Ohrenheilk. Bd. 39, S. 2; Bd. 44, S. 41; Bd. 49. S. 109. — Marx, H., Die Mißbildungen des Ohres in Schwalbes Anatomie und Morphologie der Mißbildungen. G. Fischer, Jena 1911. — Marx, H., Die Mißbildungen des Ohres. Handb. d. spez. pathol. Anat. u. Histologie. Herausg. von Henke und Lubarsch. 12. Bd, Gehörorgan. J. Springer, Berlin 1926. — Mayer, O., Beiträge zur Kenntnis der endemischen Taubstummheit und Schwerhörigkeit. Arch. f. Ohren-, Nasen- u. Kehlkopfheilk. Bd. 83, S. 157. — Mayer, O., Ein Fall von kretinischer Taubstummheit. Festschrift für Urbantschitsch. 1919. — Mayer, O., Zwei Fälle von ererbter labyrinthärer Schwerhörigkeit. Zeitschr. f. Hals-, Nasen- u. Ohrenheilk. Bd. 80, 1920. — Mygind, H., Die angeborene Taubheit. Berlin 1890. — Mygind, H., Taubstummheit. Handbuch der Ohrenheilkunde. II. Vogel, Leipzig 1893. — Mygind, H., Taubstummheit. Coblentz, Berlin 1894. — Nager, F. R., Mißbildungen der Schnecke und Hörvermögen. Zeitschr. f. Hals-, Nasen- u. Ohrenheilk. Bd. 11, S. 149. 1925. — Nager, F. R., Zur Anatomie der endemischen Taubstummheit. Zeitschr. f. Hals-, Nasen- u. Ohrenheilk. Bd. 75, S. 349. — Nager, F. R. Weitere Beiträge zur Anatomie der endemischen Hörstörungen. Zeitschr. f. Hals-, Nasen- u. Ohrenheilk. Bd. 80, S. 107. — Nager, F. R., Beiträge zur Histologie der erworbenen Taubstummheit. Zeitschr. f. Hals-, Nasen- u. Ohrenheilk. Bd. 54, S. 217. 1907. — Neumann, H., Verh. d. Ges. dtsch. Naturforscher u. Ärzte 1913, Wien. — Neumann, H., Zur Anatomie der angeborenen Labyrinthanomalien. Verh. d. Ges. dtsch. Hals-, Nasen- u. Ohrenärzte S. 154. Wiesbaden 1922. — Oppikofer, Drei Taubstummenlabyrinthe. Zeitschr. f. Hals-, Nasen- u. Ohrenheilk. Bd. 43. — Oppikofer, Weiterer Beitrag zur Anatomie der angeborenen Taubheit. Zeitschr. f. Ohrenheilk. u. Krankheiten der oberen Luftwege Bd. 72, H. 1. — Peipers, Konsanguinität in der Ehe usw. Allg. Zeitschr. f. Psychiatrie Bd. 58. 1901. — Politzer, A., Anatomischer Befund im Gehörorgane eines Taubstummen. Anatomie der Taubstummheit. 1. Liefer. J. F. Bergmann, Wiesbaden 1904. — Politzer, A., Beiträge zur Anatomie der Taubstummheit. Wien. med. Wochenschr. 1917. — Politzer, Lehrbuch der Ohrenheilkunde. 5. Aufl. Enke, Stuttgart 1908. — Pollak, J., Über den galvanischen Schwindel bei Taubstummen, Pflügers Arch. Bd. 54, 1893. — Quix, F. M., Angeborene Labyrinthanomalien bei Tieren. Zentralbl. f. Ohrenheilk. Bd. 5,

H. 7. — Quix, F. M., Ätiologie der angeborenen Taubstummheit. Zentralbl. f. Ohrenheilk. Bd. 9, S. 173. — Quix, F. M., Die Gehörorgane eines taubstummen Knaben. Monatschr. f. Ohrenheilk. u. Laryngo-Rhinol. 1917. — Quix und Brouwer, Beiträge zur Anatomie der kongenitalen Taubstummheit. Anatomie der Taubstummheit. 7. Liefer. J. F. Bergmann, Wiesbaden 1910. — Rauch, M., Zur Pathologie der Labyrinthatrophie. Festschrift für Urbantschitsch. 1919. — Scheibe, A., Ein Fall von Taubstummheit mit Acusticusatrophie und Bildungsanomalien im häutigen Labyrinthe beiderseits. Zeitschr. f. Hals-, Nasen- u. Ohrenheilk. Bd. 22, S. 5, 11, 29. 1902.—Scheibe, A., Bildungsanomalien im häutigen Labyrinthe bei Taubstummheit. Zeitschr. f. Hals-, Nasen- u. Ohrenheilk. Bd. 27. — Schmaltz, H., Die Taubstummen im Königreich Sachsen. Leipzig 1884. — Siebenmann, F., Grundzüge der Anatomie und Pathogenese der Taubstummheit. J. F. Bergmann, Wiesbaden 1904. — Siebenmann, F., Demonstration auf dem Gebiete der Taubstummheit. Zentralbl. f. Ohrenheilk. Bd. 16, S. 9. — Siebenmann, F., Ein weiterer funktionell und anatomisch geprüfter Fall von hereditärer Taubheit. Zeitschr. f. Hals-, Nasen- u. Ohrenheilk. Bd. 10, S. 37. — Siebenmann, F., Beiträge zur Kenntnis der Labyrinthanomalien bei angeborener Taubstummheit. Referat. Arch. f. Ohren-, Nasen- u. Kehlkopfheilk. Bd. 61, S. 147. — Siebenmann, F., Faltenbildung und Kollaps der häutigen Wand der Pars inferior labyrinthi als Ursache von angeborener Taubheit. Verh. d. dtsch. otol. Ges., 11. Vers. Trier 1902, S. 121. — Siebenmann, F., Demonstration eines weiteren Falles von Kollaps des häutigen Ductus cochlearis. Verh. d. dtsch. otol. Ges., 12. Vers. Wiesbaden 1903, S. 56. — Siebenmann, F., Anatomie der Taubstummheit. 1. Liefer. J. F. Bergmann, Wiesbaden 1904. — Siebenmann, F. und Bing, R., Über den Labyrinth- und Hirnbefund bei einem an Retinitis pigmentosa erblindeten Angeboren-Taubstummen. Zeitschr. f. Hals-, Nasen- u. Ohrenheilk. Bd. 54, S. 265. 1907. — Stein, C., Gehörorgan und Konstitution. Zeitschr. f. Hals-, Nasen- u. Ohrenheilk. Bd. 76. 1917. — Strehl, Beiträge z. Physiologie des inneren Ohres. Pflügers Arch. Bd. 61. 1895. — Steurer, O., Beiträge zur pathologischen Anatomie und Pathogenese der Taubstummheit. I. Das Einteilungsprinzip der zur Taubstummheit führenden pathologisch-anatomischen Veränderungen. Zeitschr. f. Hals-, Nasen- u. Ohrenheilk. Bd. 1. 1922. II. Posthydropische degenerative Veränderungen im inneren Ohre als Ursache von Taubstummheit. Ebenda Bd. 2, S. 172. 1922. — Uchermann, Zit. bei Peipers. — Uffenorde, W., Über den derzeitigen Stand der Lehre von der Taubstummheit. Med. Klinik Nr. 11. 1924. — Urbantschitsch, E., Taubstummheit. Handbuch der Neurologie des Ohres. Herausgeg. von Alexander und Marburg. Urban & Schwarzenberg, Berlin-Wien 1924. — Wagner-Jauregg, v., Über endemischen und sporadischen Kretinismus und dessen Behandlung. Wien. klin. Wochenschr. 1900, Nr. 19. — Wagner-Jauregg, v., Zweiter Bericht über die Behandlung des endemischen Kretinismus mit Schilddrüsensubstanz. Wien. klin. Wochenschr. 1907. Nr. 2. — Wagner-Jauregg, v., Zur Kropffrage. Wien. klin. Wochenschr. Bd. 37, H. 16. — Wagner-Jauregg, v., Über den Kretinismus. Mitt. d. Verein. d. Ärzte in Steiermark. Nr. 4, S. 87, 145 u. 151. 1893; Med. chir. Zentralbl. Wien Bd. 28, S. 245. 1893. — Wagner-Jauregg, v., Weitere Untersuchungen über den Kretinismus. Jahrb. f. Psychiatrie u. Neurol. Bd. 12, H. 1 u. 2, S. 102. 1893; Bd. 13, H. 1, S. 17. 1894. — Wagner-Jauregg, v., Myxödem und Kretinismus. Handb. d. Psychiatrie. Spez. Teil 2, 1. Hälfte. 1912. — Wegelin, Korrespondenzbl. f. Schweizer Ärzte. 1916, Nr. 20. — Wittmaack, K., Über experimentelle degenerative Neuritis des Hörnerven. Zeitschr. f. Hals-, Nasen- u. Ohrenheilk. Bd. 51, S. 161. — Wittmaack, K., Weitere Beiträge zur Kenntnis der degenerativen Neuritis und Atrophie des Hörnerven. Zeitschr. f. Hals-, Nasen- u. Ohrenheilk. Bd. 53, S. 1. — Wittmaack, K., Die pathologische Anatomie und pathologische Physiologie der nicht eitrigen Erkrankungsprozesse im inneren Ohre und Hörnerven. Arch. f. Ohren-, Nasen- u. Kehlkopfheilk. Bd. 99, S. 71. — Wittmaack, K., Experimentelle Studien über die Beziehungen der Liquorsekretion und die Liquorzusammensetzung bei einigen Erkrankungen des inneren Ohres. Festschrift für Urbantschitsch. 1919.

Erbbiologie der Ohrenleiden u. kausale Genese der Otosklerose, labyrinthären Schwerhörigkeit, konstitutionellen Taubheit u. Taubstummheit (zu S. 240).

Adler, A., Studien über Minderwertigkeit von Organen. Urban & Schwarzenberg, Berlin u. Wien 1907. — Albrecht, W., Über die Vererbung der konstitutionellsporadischen Taubstummheit, der hereditären Labyrinthschwerhörigkeit und der Otosklerose. Arch. f. Ohren-, Nasen- u. Kehlkopfheilk. Bd. 110, S. 15. — Albrecht, W., Zur Vererbung der konstitutionell-sporadischen Taubstummheit. Erwiderung auf die Arbeit von H. Orth über den „Erbgang der konstitutionellen Taubstummheit". Arch. f. Ohren-, Nasen- u. Kehlkopfheilk. Bd. 112, S. 286. 1925. — Albrecht, W., Zur Vererbung der Otosklerose, der labyrinthären Schwerhörigkeit und konstitutionell-sporadischen Taubstummheit. Erwiderung auf die Arbeit von J. Bauer u. C. Stein. Zeitschr. f. Konstitutionsl. Bd. 11, S. 762, 1925. — Alexander G., Zur Pathologie und pathologischen Anatomie der kongenitalen Taubheit. Arch. f. Ohrenheilk. Bd. 61. 1904. — Alexander, G., Das Gehörorgan der Kretinen. Arch. f. Ohrenheilk. Bd. 78. 1908. — Aschner, Berta, Über Konstitution und Vererbung beim Ulcus ventric. und duod. Beitr. z. klin. Konstit. VIII. Zeitschr. f. Konstit. Bd. 9, S. 6. 1923. — Bauer, J., Die Bedeutung des Abderhaldenschen Verfahrens für die innere Medizin. Med. Klinik 1913, Nr. 44. — Bauer, J., Habitus und Morbidität I. Beitr. z. klin. Konstit. I. Dtsch. Arch. f. klin. Med. Bd. 126, S. 196. 1918. — Bauer, J., Der jetzige Stand der Lehre von den Aufbrauchkrankheiten. Dtsch. med. Wochenschr. 1922, Nr. 40. — Bauer, J., Vorlesungen über allgemeine Konstitutions- und Vererbungslehre. 2. Aufl. J. Springer, Berlin 1923. — Bauer, J., Die konstitutionelle Disposition zu inneren Krankheiten. 3. Aufl. J. Springer, Berlin 1924. — Bauer, J., Individual constitution and endocrine glands. Endocrinology Bd. 8, H. 3, S. 297. 1924. — Bauer, J., Der Status degenerativus. Wien. klin. Wochenschr. 1924, Nr. 42. — Bauer, J., und Aschner, B. Konstitution und Vererbung bei Ulcus peptic. ventric. und duoden. Klin. Wochenschr. 1922, Nr. 25/26, S. 1250 u. 1298. — Bauer, J., und Stein, C., Die Bedeutung der Konstitution in der Pathogenese der Otosklerose. Zeitschr. f. angew. Anat. u. Konstitutionsl. Bd. 1, S. 546. 1914. — Bauer, J., und Stein, C., Vererbung und Konstitution bei Ohrenkrankheiten. Beitr. z. klin. Konstitutionspathol. XI. Zeitschr. f. Konst. Bd. 10, S. 483, 1925. — Bauer, J., und Stein, C., Blutdrüsenerkrankungen und Gehörorgan. Handbuch d. Neurol. d. Ohres hrg. von G. Alexander und O. Marburg. Urban & Schwarzenberg, Berlin u. Wien. 1926. — Bauer K.-H., Über Osteogenesis imperfecta. Dtsch. Zeitschr. f. Chir. Bd. 154, S. 166, 1920. — Baur, E., Fischer, E., und Lenz, F., Grundriß der menschlichen Erblichkeitslehre und Rassenhygiene. 2. Aufl. J. F. Lehmann, München 1923. — Bénesi, O., Zur Klinik der kongenitalen Mißbildungen des Gehörorganes. Monatsschr. f. Ohrenheilk. u. Laryngo-Rhinol. Bd. 55, H. 7. 1921. — Berglund, V., Sechs Fälle von Hypotrichosis in einer Familie. Hereditas Bd. 5, S. 44. 1924. — Bigler, M., Über das gleichzeitige Vorkommen von Osteopsathyrose und blauer Verfärbung der Scleren bei Otosklerose. Zeitschr. f. Hals-, Nasen- u. Ohrenheilk. Bd. 5, S. 233. 1923. — Brühl, G., Zur knöchernen Stapesankylose oder Otosklerose. Passow-Schäfer, Beitr. Bd. 4, S. 71. 1910. — Brunner, H., Beiträge zur Pathologie des knöchernen Innenohres mit besonderer Berücksichtigung der Otosklerose. Monatsschr. f. Ohrenheilk. u. Laryngo-Rhinol. Bd. 58, H. 1. 1924. —

Citelli, zit. nach A. Biedl, Innere Sekretion. 4. Aufl. Urban & Schwarzenberg 1922. — Claus, zit. nach E. Finger, Die Hautkrankheiten. F. Deuticke, Wien 1907. — Delie, A., L'otosclérose essentielle et son traitement. Annal. des mal. de l'oreille, du lar., nez et phar. Bd. 42, S, 490. 1923. Ref. in Zentralbl. f. Hals-, Nasen- u. Ohrenheilk. Bd. 4, S. 92. 1923. — Denker, A., Die Otosklerose. J. F. Bergmann, Wiesbaden 1904. — Denker, A., Schilddrüse und Gehörorgan. Verh. d. deutsch. otolog. Gesellsch. 1909, S. 141. — Denker, A., Über Untersuchungen des Blutes bei Otosklerotikern vermittels des Abderhaldenschen Dialysierverfahrens. Verh. d. deutsch. otolog. Gesellsch. 1914. — Drury, D. W., Boston med. a. surg. journ. Bd. 190, Nr. 24. 1924. — Edinger, L., Die Aufbrauchkrankheiten des Nervensystems. Dtsch. med. Wochenschr. 1904, Nr. 45, 49, 52; 1905, Nr. 1 u. 4. — Fetscher R., Über Erblichkeit d. angeborenen Klumpfußes. Arch. f. Rassen- u. Gesellschaftsbiol. 1922, H. 1. — Fischel, A., Die Bedeutung der entwicklungsmechanischen Forschung für die Embryologie und Pathologie des Menschen. Roux's Vortr. u. Aufsätze 1912, H. 16. — Fischer, J., Zur Frage des konstitutionell-kongenitalen Charakters der Otosklerose. Morphologische Anomalien des Innenohres als Ausdruck der konstitutionellen Minderwertigkeit des Gehörorganes. Monatsschr. f. Ohrenheilk. u. Laryngo-Rhinol. Bd. 55, H. 1 u. 2. 1921. — Frey, H., und Kriser, A., Therapeutische Versuche mit Röntgenbehandlung bei Otosklerose, Verhand. d. Gesellsch. Deutsch. Hals-, Nasen- und Ohrenärzte. Kissingen 1923. — Frey, H., und Orzechowski, K., Über das Vorkommen latenter Tetanie bei Otosklerose. Wien. klin. Wochenschr. 1917, Nr. 32. — Frey, H., und Orzechowski, K., Weitere Untersuchungen über die Beziehung zwischen Otosklerose und Tetanie sowie über die körperliche Konstitution der Otosklerotiker. Wien. klin. Wochenschr. 1920, Nr. 32—34. — Garrod, A. E., Glimpses of the higher medicine. Lancet Bd. 204, Nr. 5205, S. 1091. 1923. — Goldschmidt, R., Die quantitative Grundlage von Vererbung und Artbildung. Roux's Vortr. u. Aufsätze z. Entwicklungsmech. Nr. 24. Springer, Berlin 1920. — Gradenigo, G., Sulla eredità morbosa nell' uomo, con particolare riguardo alla sordità famigliare. Riforma med. Bd. 40, Nr. 33, S. 769. 1924. — Halpern, zit. nach Ref. in Dtsch. med. Wochenschr. 1924, Nr. 2 (Orig. russ.). — Hammerschlag, V., Zur Kenntnis der hereditär-degen. Taubstummheit. Zeitschr. f. Ohrenh. Bd. 45. — Hammerschlag, V., Über die Beziehungen zwischen hereditär-degen. Taubstummheit und der Konsanguinität der Erzeuger. Zeitschr. f. Ohrenh. Bd. 47, S. 147 u. 381. 1904. — Hammerschlag, V., Über die Vergesellschaftung der hereditären Taubstummheit mit anderen hereditär-pathologischen Zuständen. Zeitschr. f. Ohrenh. Bd. 59, S. 315. — Hammerschlag, V., Hereditär-degen. Taubheit, progressiv-labyrinthäre Schwerhörigkeit und Otosklerose. Monatsschr. f. Ohrenheilk. 1913. — Hammerschlag, V., Zur Vererbbarkeit der Otosklerose. Wien. klin. Rundschau 1905, S. 1. — Hammerschlag, V., Die hereditären Erkrankungen des Gehörorgans. Wien. med. Wochenschr. 1923, Nr. 51. — Hammerschlag, V., und Stein, C. Die chron. progressiv-labyrinthäre Schwerhörigkeit (Manasse). Ein kritischer Beitrag zur Wertung der konstitutionellen Disposition. Wien. med. Wochenschr. 1917, Nr. 37—39. — Hanhart, E., Schweizer med. Wochenschr. 1924. Nr. 50, S. 1143. — Hass, J., Zur Kenntnis der Osteopsathyros. idiopathica. Med. Klinik 1919, Nr. 45, S. 1112. — Heidler, H., Zur Kasuistik der Ichthyosis congen. Wien. med. Wochenschr. 1922, S. 1787. — Hoeve, J. von der, und Kleyn, A. de. Ref. Dtsch. med. Wochenschr. 1917, Nr. 20, S. 633 (Orig. holl.). — Kaspar, F., Demonstration in der Gesellschaft der Ärzte in Wien 1924. — Key, M. B., Journ. of the Americ. med. assoc. Bd. 79, Nr. 17. 1920. (Ref. Münch. med. Wochenschr. 1920, Nr. 35, S. 1025.) — Körner, O., Das Wesen der Otosklerose im Lichte der Vererbungslehre. Zeitschr. f. Ohrenheilk. Bd. 50. — Kraus, F., und Döhrer, H., Blutsverwandtschaft in der Ehe und deren Folgen für die Nachkommenschaft. In „Krankheiten und Ehe" von

C. v. Noorden und S. Kaminer, 2. Aufl. G. Thieme, Berlin, Leipzig 1916. — Kretschmer, E., Körperbau und Charakter. 2. Aufl. Springer, Berlin 1922. — Landauer, K., Das Tetanoid. Arch. f. Psych. Bd. 66, S. 530. 1922. — Leicher, H., Blutkalkveränderungen bei Otosklerose und ihre Beziehungen zu Störungen der inneren Sekretion. Zeitschr. f. Hals-, Nasen- u. Ohrenheilk. Bd. 3, S. 279. 1922. — Leicher, H., Weitere Mitteilungen über das Symptom der Blutkalkverminderung bei der Otosklerose und seine therapeutische Beeinflußbarkeit. Zeitschr. f. Hals-, Nasen- u. Ohrenheilk. Bd. 4, S. 74. 1922. — Little, C. C., und H. I. Bagg, The occurrence of two heritable types of abnormality among the descendants of X-rayed mice. Americ. journ. of roentgenol. a. radium therapy Bd. 10 Nr. 12, S. 975. 1923. — Lundborg, H., Über die Erblichkeitsverhältnisse der konstitutionellen (hereditären) Taubstummheit. Arch. f. Rassen- u. Gesellschaftsbiol. 1912. — Lundborg, H., Hereditary transmission of genotypical deaf-mutism. Hereditas Bd. 1 S 35. 1920. — Manasse, P., Die Otitis chron. metaplastica der menschlichen Labyrinthkapsel. Verlag Bergmann 1922. — Manasse, P., Über chron. progressiv-labyrinthäre Schwerhörigkeit. Zeitschr. f. Ohrenh. Bd. 52 — Martius, F., Konstitution und Vererbung in ihren Beziehungen zur Pathologie. Verlag v. Jul. Springer, Berlin 1914. — Mayer, O., Untersuchungen über Otosklerose. Wien 1917. — Mayer, O., Der gegenwärtige Stand der Otosklerosefrage. Zentralbl. f. Ohrenh. Bd. 19 S. 257. 1922. — Odermatt, W., Krebs und Schwangerschaft mit besonderer Berücksichtigung der Mammacarcinome. Schweiz. med. Wochenschr. 1924, S. 385. — Orth, H., Zum Erbgang der konstitutionellen Taubstummheit. Arch. f. Ohren-, Nasen- u. Kehlkopfheilk. Bd. 111 S. 84. 1923. — Pearl, R., Interrelations of the biometric and experim. methods of acquiring knowledge with special reference to the problem of the duration of life. Harvey Soc. lectures 1921—1922, S. 179. Lippincott Comp., Philadelphia a. London. — Pearl, R., The biology of death VI. Experim. studies on the duration of life. Scientific monthly 1921, S. 143. — Pearl, R., The age at death of the parents of the tuberculous and the cancerous. Americ. journ. of hyg. Bd. 3 S. 71. 1923. — Plate, L., Vererbungslehre. W. Engelmann, Leipzig 1913. — Roch, E., Otosklerose und Tetanie. Zeitschr. f. Ohrenh. Bd. 80, S 75. 1920. — Rosenstein, A. M. Retinitis pigmentosa bei schwerer Blutschande. Klin. Monatsbl. f. Augenheilk. Bd. 68 S. 204. 1922. — Ruttin, E., Osteopsathyrosis und Otosklerose. Zeitschr. f. Hals-, Nasen- u. Ohrenheilk. Bd. 3, S. 263. 1922. — Schmid, H. H., Magencarcinom und Gravidität. Arch. f. Gynäkol. Bd. 121 S. 168. 1924. — Siebenmann, Multiple Spongiosierung der Labyrinthkapsel. Zeitschr. f. Ohrenh. Bd. 36. 1905. — Spira, Über Heredität bei Ohrenkrankheiten. Monatsschr. f. Ohrenheilk. u. Laryngo-Rhinol. 1914, Nr. 3, S. 354. — Stein, C., Gehörorgan und Konstitution. Zeitschr. f. Ohrenh. Bd. 76 S. 66. 1917. — Stein, C., Ein weiterer Beitrag zur Frage der kongenitalen Anlage der chron. progressiv-labyrinthären Schwerhörigkeit. Passow-Schäfers Beitr. z. Anat., Phys., Pathol. u. Ther. d. Ohr. Bd. 10 S. H. 4. 1918. — Stein, C., Über konstitutionelle Minderwertigkeit des Gehörorgans. Beitr. z. klin. Konstit. IV. Zeitschr. f. angew. Anat. u. Konstitutionsl. Bd. 4 S. 297. 1919. — Szász, T., Gleichzeitige Erkrankung der Hypophyse und des Schalleitungsapparates. Ges. d. Ärzte, Budapest, Otol.-Sekt., 13. XII. 1923. Ref. Zentralbl. f. Hals-, Nasen- u. Ohrenheilk. Bd. 5 S. 159. 1924. — Urbantschitsch, E., Die Taubstummheit. In Alexander-Marburg, Die Neurologie des Ohres. Urban & Schwarzenberg 1924. (Im Druck.) — Voss, G., Verh. d. Deutsch. Otolog-Gesellsch. 1912, S. 193. — Wagner, G. A., Der Einfluß der Schwangerschaft auf das Wachstum und Rezidivieren maligner Geschwülste. Med. Klinik 1924, Nr. 14, S. 466. — Wittmaack, K., Die Otosklerose. Fischer, Jena 1919.

Die individuelle Prophylaxe und Therapie der hereditär-degenerativen Erkrankungen des inneren Ohres und die erbbiologische (eugenische, rassenhygienische) Prophylaxe der konstitutionell bedingten Ohrenleiden (zu S. 308 und S. 315).

Alexander, G., Die Schädigung des Gehörorganes durch Geschlechtsfunktion und Mutterschaft. Monatsschr. f. Ohrenheilk. u. Laryngo-Rhinol. Bd. 59, H. 1, 1925 — Bauer, J., Degeneration und ihre Zeichen. Wien. klin. Wochenschr. 1920, Nr. 7. — Bauer, J., Praktische Folgerungen aus der Vererbungslehre. Med. Klinik. 1925, Beih. Nr. 1. — Bauer, K. H., Zur Vererbung und Konstitutionspathologie der Hämophilie. Dtsch. Zeitschr. f. Chir. Bd. 176, S. 169. 1922. — Beck, O., Verhandl. d. dtsch. otol. Ges. 1914. — Blohmke, in „Die Indikationen zur künstlichen Unterbrechung der Schwangerschaft“ von Prof. Dr. G. Winter und seinen Schülern Prof. Sachs, Dr. Benthin, Dr. Sachs, Dr. Kunkel, Dr. Blohmke, nebst einem Beitrag von Prof. Dr. E. Meyer. Urban & Schwarzenberg, Berlin u. Wien 1918. — Cornet, Otosclerose et auto-intoxication. Congrès de la soçiété française d'otol. de laryngol. et de rhinol. 1908. — Denker u. Brünings, Lehrbuch f. Krankheiten d. Ohres u. d. Luftwege. G. Fischer, Jena 1915. — Fleischer, B., Untersuchungen von 6 Generationen eines Geschlechts auf das Vorkommen myotonischer Dystrophie und anderer degenerativer Merkmale. Arch. f. Rassen- u. Gesellschaftsbiol. Bd. 19, S. 13. 1922. — Frey, H. Otosklerose und Gesamtorganismus. Verhandl. d. Ges. dtsch. Hals-, Nasen- u. Ohrenärzte. Nürnberg 1921. — Frey H. u. Kriser, A. Therapeutische Versuche mit Röntgenbehandlung bei Otosklerose. Verhandl. d. Ges. dtsch. Hals-, Nasen- u. Ohrenärzte. Kissingen 1923. — Habermann, Arch. f. Ohren-, Nasen- u. Kehlkopfheilk. Bd. 50. — Haike, zit. nach Blohmke. — Haug, Die Krankheiten des Ohres und ihre Beziehungen zu den Allgemeinerkrankungen. 1893. — Heimann, Die Otosklerose. Monatsschr. f. Ohrenheilk. u. Laryngo-Rhinol. 1909. — Körner, Lehrbuch der Ohren-, Nasen- und Kehlkopfkrankheiten. Wiesbaden 1914. — Leicher, H. Weitere Mitteilungen über das Symptom der Blutkalkverminderung bei der Otosklerose und seine therapeutische Beeinflußbarkeit. Zeitschr. f. Hals-, Nasen- u. Ohrenheilk. Bd. 4. 1922. — Lenz, F., in E. Baur, E. Fischer und F. Lenz, Grundriß der menschlichen Erblichkeitslehre und Rassenhygiene. 2. Aufl. J. F. Lehmann, München 1923. — Minor, Über hereditären Tremor. Berlin. Ges. f. Psych. u. Nervenkrankh. 13. III. 1922. Klin. Wochenschr. 1922, Nr. 19, S. 971. — Neumann, H., Zit. nach Blohmke. — Peller, S., Der Krebs der weiblichen Geschlechtsorgane in seinen Beziehungen zur Schwangerschaft und Geburt. Arch. f. Gynäkologie Bd. 118, S. 59. 1923. — Politzer, Lehrbuch der Ohrenheilkunde, 5. Aufl. — Prinzing, F., Handbuch der medizinischen Statistik. G. Fischer, Jena 1906. — Rümelin, zit. nach Prinzing. — Schwerdtfeger, F., Arch. f. Ohren-, Nasen- u. Kehlkopfheilk. Bd. 109. — Seitz, Die Ohrerkrankungen in ihren Beziehungen zu den Gestationsvorgängen. Döderlein, Handb. d. Geburtshilfe. München 1916. — Stein, C., Sexuelle Entwicklungsstadien und Vorgänge in ihrem Einfluß auf die Otosklerose. Wien. klin. Wochenschr. 1925, Nr. 4 u. 5. — Stein, C., Gravidität und Otosklerose. Monatsschr. f. Ohrenheilk. u. Laryngo-Rhinol. Bd. 59, H. 5. 1925. — Stein, C., u. Pollak, R., Über den Einfluß vasomotorischer Störungen im Kindesalter auf das Gehörorgan. Arch. f. Ohren-, Nasen- u. Kehlkopfheilk. Bd. 96, S. 216. 1915.

Druck der Spamerschen Buchdruckerei in Leipzig